江苏省金陵科技著作出版基金

母胎医学临床诊疗规范丛书

总主编　胡娅莉

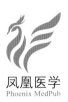

凤凰医学
Phoenix MedPub

产前图像学和遗传学
筛查与诊断工作常规

主　编　李　洁

副主编　郑明明

U0363446

江苏凤凰科学技术出版社　·南京

图书在版编目（CIP）数据

产前图像学和遗传学筛查与诊断工作常规 / 李洁主编. —南京: 江苏凤凰科学技术出版社, 2023.9

（母胎医学临床诊疗规范丛书）

ISBN 978-7-5713-3713-1

Ⅰ.①产… Ⅱ.①李… Ⅲ.①妊娠诊断 Ⅳ.①R714.15

中国国家版本馆 CIP 数据核字 (2023) 第 159348 号

母胎医学临床诊疗规范丛书

产前图像学和遗传学筛查与诊断工作常规

主　　　编	李　洁	
策　　　划	傅永红	
责 任 编 辑	赵晶晶	
责 任 校 对	仲　敏	
责 任 监 制	刘文洋	

出 版 发 行	江苏凤凰科学技术出版社
出版社地址	南京市湖南路 1 号 A 楼，邮编：210009
出版社网址	http://www.pspress.cn
印　　　刷	南京新洲印刷有限公司

开　　　本	889 mm × 1194 mm　1/16
印　　　张	22
字　　　数	400 000
版　　　次	2023 年 9 月第 1 版
印　　　次	2023 年 9 月第 1 次印刷

标 准 书 号	ISBN 978-7-5713-3713-1
定　　　价	158.00 元

图书如有印装质量问题，可随时向我社印务部调换。

编者名单

主　编　李　洁　南京鼓楼医院
副主编　郑明明　南京鼓楼医院
编　者（按姓氏笔画排序）

王　珏	江苏省妇幼保健院	罗春玉	南京市妇幼保健院
王　挺	苏州市立医院	周　霞	南京鼓楼医院
王皖骏	南京鼓楼医院	周乙华	南京鼓楼医院
毛　君	苏州市立医院	周春香	南京鼓楼医院
卢守莲	江苏省妇幼保健院	郑明明	南京鼓楼医院
朱湘玉	南京鼓楼医院	赵　静	南京鼓楼医院
朱瑞芳	南京鼓楼医院	荆秀娟	南京鼓楼医院
向菁菁	苏州市立医院	胡苏玮	扬州市妇幼保健院
李　洁	南京鼓楼医院	茹　彤	南京鼓楼医院
杨　岚	南京鼓楼医院	段红蕾	南京鼓楼医院
杨　滢	南京鼓楼医院	贺权泽	苏州市立医院
肖建平	无锡市妇幼保健院	项文静	南京鼓楼医院
吴　星	南京鼓楼医院	顾茂胜	徐州市妇幼保健院
张　冰	南京鼓楼医院	徐　燕	南京鼓楼医院
张　芹	苏州市立医院	徐学翠	南京鼓楼医院
张　燕	南京鼓楼医院	唐　洁	常州市武进人民医院
陈　瑛	无锡市妇幼保健院	虞　斌	常州市妇幼保健院
陈丽平	南通市第一人民医院	戴晨燕	南京鼓楼医院
陈爱玲	无锡市妇幼保健院		

致 读 者

社会主义的根本任务是发展生产力，而社会生产力的发展必须依靠科学技术。当今世界已进入新科技革命的时代，科学技术的进步已成为经济发展、社会进步和国家富强的决定因素，也是实现我国社会主义现代化的关键。

科技出版工作肩负着促进科技进步、推动科学技术转化为生产力的历史使命。为了更好地贯彻党中央提出的"把经济建设转到依靠科技进步和提高劳动者素质的轨道上来"的战略决策，进一步落实中共江苏省委、江苏省人民政府作出的"科教兴省"的决定，江苏科学技术出版社于1988年倡议筹建江苏省科技著作出版基金。在江苏省人民政府、江苏省委宣传部、江苏省科学技术厅（原江苏省科学技术委员会）、江苏省新闻出版局负责同志和有关单位的大力支持下，经江苏省人民政府批准，由江苏省科学技术厅、凤凰出版传媒集团（原江苏省出版总社）和江苏科学技术出版社共同筹集，于1990年正式建立了"江苏省金陵科技著作出版基金"，用于资助自然科学范围内符合条件的优秀科技著作的出版。

我们希望江苏省金陵科技著作出版基金的持续运作，能为优秀科技著作在江苏省及时出版创造条件，并通过出版工作这一平台，落实"科教兴省"战略，充分发挥科学技术作为第一生产力的作用，为建设更高水平的全面小康社会、为江苏的"两个率先"宏伟目标早日实现，促进科技出版事业的发展，促进经济社会的进步与繁荣做出贡献。建立出版基金是社会主义出版工作在改革发展中新的发展机制和新的模式，期待得到各方面的热情扶持，更希望通过多种途径不断扩大。我们也将在实践中不断总结经验，使基金工作逐步完善，让更多优秀科技著作的出版能得到基金的支持和帮助。

这批获得江苏省金陵科技著作出版基金资助的科技著作，还得到了参加项目评审工作的专家、学者的大力支持。对他们的辛勤工作，在此一并表示衷心感谢！

江苏省金陵科技著作出版基金管理委员会

出生缺陷是流产、死胎、婴幼儿死亡和先天残疾的主要原因，给患儿及其家庭带来巨大痛苦和经济负担。预防和减少出生缺陷，是提高出生人口素质、推进健康中国建设的重要举措。党中央、国务院历来高度重视防治出生缺陷工作。深化医疗体制改革以来，国家先后启动实施免费孕前优生健康检查、增补叶酸预防神经管缺陷、地中海贫血防控、贫困地区新生儿疾病筛查等公共卫生服务项目，着力推进出生缺陷综合防治。2020年，江苏省政府出台《江苏省出生缺陷防治办法》，推动建立政府主导、部门协作、全社会共同参与的出生缺陷防治长效工作机制和完善的出生缺陷防治体系，保障出生缺陷防治工作持续健康发展。多年来，在省卫生主管部门的强有力领导下，在全省妇幼健康领域广大医务工作者的不懈努力下，我省出生缺陷防治工作取得显著成效，出生缺陷导致的婴儿死亡率、5岁以下儿童死亡率明显下降，严重致死致畸出生缺陷发生率控制在较低水平，处于全国领先水平。

出生缺陷涵盖病种多，致病原因复杂，相当一部分出生缺陷的产生是由于生命孕育早期出现问题，如染色体不分离导致的非整倍体异常、基因变异导致的结构异常、宫内感染导致的功能障碍等，所以，孕产期的二级预防是出生缺陷防治的关键时期。产前筛查与诊断是二级预防的主要内容，其主要方法是产前影像学筛查与诊断以及遗传学筛查与诊断，这两类技术的发展日新月异，多技术联合应用提高了胎儿表型异常的检出率；从母血清学筛查到孕妇外周血胎儿游离DNA产前筛查的进展，使对21-三体等非整倍体的筛查效率提高超过30%；染色体微阵列分析在产前诊断中的应用不仅可检出染色体数目和大片段结构异常，还可检出染色体微缺失和微重复。新技术的应用大大提高了出生缺陷产前诊断的效能，但也对临床应用的质量控制、结果分析和报告解读等提出更高的要求，迫切需要一系列的工作常规来保障技术应用的高效性和精准性，以及对报告咨询的科学性。

南京鼓楼医院妇产科是国家区域妇产医疗中心建设单位，是江苏省产前诊断中心挂靠单位，也是国家卫健委全国出生缺陷防治人才培训基地，在产前筛查与诊断工作方面积累了丰富经验。为适应产前筛查与诊断技术发展需要，进一步提高出生缺陷防治从业人员的理论水平和技能，由江苏省产前诊断中心主任李洁教授牵头组织我省出生缺陷防治专家编写了这本《产前图像学和遗传学筛查与诊断工作常规》。本书包括十一章，详细阐述了常见出生缺陷防治技术的应用常规、常见出生缺陷病种的咨询常规和相关技术应用的质量控制要求，同时还涉及部分胎儿宫内治疗的内容，体现了出生缺陷应是既可防也可治的。

本书是我省出生缺陷防治领域专家们不辞辛劳、团结协作、精心编撰的结晶，在编写过程中，南京鼓楼医院团队作为主要编写者为保证本书的质量付出了大量的时间和精力。

　　本书除可用于出生缺陷防治人才培训教材，也可作为广大妇产科医师更新知识、提高出生缺陷防治理论水平和临床工作能力的参考书籍。祝愿江苏省出生缺陷防治水平和能力不断提高。

胡娅莉

2023 年 7 月于南京

前　言

　　国家一直高度关注出生缺陷防治工作。"健康中国 2030"规划纲要指出要"加强出生缺陷综合防治，构建覆盖城乡居民，涵盖孕前、孕期、新生儿各阶段的出生缺陷防治体系"。此防治体系即为我们常说的出生缺陷三级防治，分别为孕前的一级防治、孕期的二级防治和新生儿期的三级防治。

　　出生缺陷二级防治即是对于出生缺陷的产前筛查与诊断。产前筛查涵盖胎儿染色体非整倍体的筛查及胎儿形态学的筛查，现阶段前者的技术手段是母血清学生化筛查和孕妇外周血胎儿游离 DNA 的产前筛查，后者是通过超声扫描进行胎儿结构筛查。产前诊断是指对高风险妊娠进行介入性的产前遗传学诊断和通过超声或磁共振进行的形态学诊断。由此可见，在出生缺陷二级防治中主要依赖的技术手段是超声和磁共振胎儿形态学筛查和诊断与遗传学筛查和诊断。

　　产前图像学和遗传学诊断技术的发展迅速，涉及学科多、覆盖知识面广，对临床应用提出新的挑战，包括对于这些技术应用适应证的把握、技术应用前的咨询、技术应用的室内质控及对检查结果的解读和后续处理等，如何规范开展出生缺陷防治中产前图像学和遗传学筛查与诊断技术是亟待解决的问题。基于此，我们组织出生缺陷防治领域的超声（磁共振）专家和遗传学专家撰写了本书，围绕出生缺陷的病因、筛查、诊断和治疗等方面进行阐述，内容涉及产前图像学、遗传学、宫内感染等出生缺陷相关的产前筛查、诊断、咨询和质量控制，还加入了胎儿宫内治疗相关内容，有助于同道们了解应用产前图像学和遗传学筛查与诊断技术的工作常规，以便大家更恰当、更高效地应用这些技术，更精准地进行出生缺陷防治，从而减轻社会和家庭的负担。本书不仅适用于自学，也可作为出生缺陷防治人才培训的教材。

　　本书编写过程中受到江苏省卫生健康委员会领导的支持、南京鼓楼医院妇产医学中心胡娅莉教授的指导以及全省同行专家们的帮助，在此表示感谢。但由于技术进展快、编者水平有限，书中难免会有不足之处，敬请读者和同道们包涵和批评指正，我们将在再版时修正。

李　洁

2023 年 7 月于南京

目　录

第一章

出生缺陷防治概述

第1节 出生缺陷产前诊疗的相关政策与法规

为减少出生缺陷发生，提高人口素质，我国采取出生缺陷干预"三级预防"策略。一级预防是孕前阶段的综合干预，通过健康教育、选择最佳生育年龄、遗传咨询、孕前保健、合理营养、避免接触放射性和有毒有害物质、预防感染、谨慎用药、戒烟戒酒戒毒等，减少出生缺陷的发生；二级预防是指通过孕期筛查和产前诊断识别胎儿的严重先天缺陷，早期发现，早期干预，减少缺陷儿的出生；三级预防是指针对新生儿疾病的早期筛查，早期诊断，及时治疗，避免或减少致残，提高患儿的生活质量。"政府主导，公平可及；防治结合，全程服务；精准施策，聚焦病种；统筹协调，社会参与"是出生缺陷防治工作的基本原则。出生缺陷产前诊疗属二级预防，涉及财政、医疗单位、教育、司法、人力资源社会保障等部门的分工与合作，需要相关政策及法规规范各部门的职责和权限。本节对出生缺陷产前诊疗的相关政策与法规进行概述。

为保障母婴健康，保证产前诊断技术的安全、有效，规范产前诊断技术应用的监督管理，我国先后出台了《中华人民共和国母婴保健法》《中华人民共和国母婴保健法实施办法》及《产前诊断技术管理办法》。《产前诊断技术管理办法》于2002年依据《中华人民共和国母婴保健法》及《中华人民共和国母婴保健法实施办法》制定，并于2019年根据《国家卫生健康委关于修改〈职业健康检查管理办法〉等4件部门规章的决定》进行修订。《产前诊断技术管理办法》共五章，就产前诊断技术的管理与审批、实施、处罚等方面做出规定。

根据《产前诊断技术管理办法》，目前我国产前诊断技术应用实行分级管理，省、自治区、直辖市人民政府卫生健康主管部门可根据当地实际，因地制宜地规划、审批或组建本行政区域内开展产前诊断技术的医疗保健机构；对从事产前诊断技术的专业人员进行系统培训和资格认定；对产前诊断技术应用进行质量管理和信息管理。申请开展产前诊断技术的医疗保健机构，由所属省、自治区、直辖市人民政府卫生健康主管部门审查批准。产前诊断相关从业人员必须经省级卫生健康主管部门考核合格、取得从事产前诊断的《母婴保健技术考核合格证书》或者《医师执业证书》中加注母婴保健技术（产前诊断类）考核合格。

《产前诊断技术管理办法》要求对一般孕妇实施产前筛查以及应用产前诊断技术必须在知情选择下进行，并对产前诊断的指征及产前诊断重点疾病的条件做出要求。同时规定提供产前诊断技术的医疗保健机构不得擅自进行胎儿的性别鉴定。对怀疑胎儿可能为伴性遗传病，需要进行性别鉴定的，由省、自治区、直辖市人民政府卫生健康主管部门指定的医疗保健机构按照有关规定进行鉴定。对违反本管理办法的单位或个人，按《中华人民共和国母婴保健法实施办法》或《医疗机构管理条例》等有关规定进行处罚。

鉴于我国实行产前诊断技术分级管理，为更好地落实《产前诊断管理办法》，部分省、自治区、直辖市已根据自身实际制定了本地区产前诊断管理的实施细则。强调各部门在出生缺陷防治工作中各司其职、通力合作，例如：财政部门需合理安排经费投入，支持相关部门开展出生缺陷防治工作；司法部门需积极推动促进出生缺陷防治、保护出生缺陷儿童权益法律法规的出台；医疗保障部门需完善出生缺陷防治医疗保障制度并组织实施，按照国家和省有关规定，将出生缺陷产前诊疗纳入基本医疗保险报销范围；教育部门需加强出生缺陷防治专业人才培养，构建适合行业特点的院校教育、毕业后教育和继续教育有机衔接的医学人才培养培训体系；医疗单位在提供高质量产前筛查、产前诊断技术服务的同时，积极开展与出生缺陷防治有关的科学研究，制定出生缺陷的干预技术指南和标准，促进出生缺陷防治科技成果和成熟技术的转化应用，提高出生缺陷防治的科学技术水平。

据估算，我国出生缺陷总发生率约为5.6%，目前已知的出生缺陷超过8000种，基因突变等遗传因素和环境因素均可导致出生缺陷发生。为预防和减少出生缺陷，全面加强出生缺陷综合防治工作，2018年，国家卫生健康委员会组织制定了《全国出生缺陷综合防治方案》。该方案提出我国出生缺陷防治的具体目标：到2022年，出生缺陷防治知识知晓率达到80%，婚前医学检查率达到65%，孕前优生健康检查率达到80%，产前筛查率达到70%；新生儿遗传代谢性疾病筛查率达到98%，新生儿听力筛查率达到90%，确诊病例治疗率均达到80%。先天性心脏病、唐氏综合征、耳聋、神经管缺陷、地中海贫血等严重出生缺陷得到有效控制。除积极开展出生缺陷三级防治外，积极推进出生缺陷防治人才队伍建设。启动实施全国出生缺陷防治人才培训项目，建立规范有序的出生缺陷防治培训模式，针对出生缺陷防治薄弱环节，重点开展优生遗传咨询、产前筛查和产前诊断、出生缺陷鉴别诊断和治疗等方面培训，预计2022年前完成2万名相关专业人员培训。

2020年，为贯彻落实《"健康中国2030"规划纲要》，进一步加强产前筛查与产前诊断工作，完善服务网络，国家卫生健康委员会印发了《开展产前筛查技术医疗机构基本标准》和《开展产前诊断技术医疗机构基本标准》。该标准从主要职责、设置要求、人员能力、房屋与场地、设备配置、规章制度、质量控制等方面对开展产前筛查技术医疗机构和开展产前诊断技术医疗机构提出明确要求。使出生缺陷产前诊疗工作更加有章可循、有法可依。

随着出生缺陷产前诊疗相关政策与法规的出台和完善，我国出生缺陷产前诊疗水平必将大幅提升，出生缺陷发生率将得到有效控制。

（李　洁　段红蕾）

参考文献

[1] 国家卫生健康委. 产前诊断技术管理办法[EB/OL]. (2019-03-15)[2021-06-05]. http://www.nhc.gov.cn/fzs/s7851/201903/63bbfe385f0e48f5b74228663457e914.shtml.

[2] 国卫办妇幼. 全国出生缺陷综合防治方案[EB/OL]. (2018-09-01)[2021-06-05]. http://www.nhc.gov.cn/fys/s3589/201809/9644ce7d265342779099d54b6962a4e0.shtml.

[3] 国家卫生健康委. 开展产前筛查技术医疗机构基本标准[EB/OL]. (2020-01-03)[2021-06-05]. http://www.nhc.gov.cn/fys/s3589/202001/7db164d969474463bba34bebffcc8305.shtml.

[4] 国家卫生健康委. 开展产前诊断技术医疗机构基本标准[EB/OL]. (2020-01-03)[2021-06-05]. http://www.nhc.gov.cn/fys/s3589/202001/7db164d969474463bba34bebffcc8305.shtml.

第 2 节　出生缺陷产前诊疗中的常见问题

出生缺陷产前诊疗主要包括对胎儿的影像学检查、常见遗传病的产前筛查、可疑异常胎儿的病因学诊断以及部分异常胎儿的宫内救治。国家不断出台相关政策推动出生缺陷防治工作，相关技术（如产前图像学筛查与诊断、遗传学筛查与诊断等）也处于快速发展阶段，技术应用得到推广，伴随的问题也逐渐凸显，尤其是在出生缺陷二级防治中。

一、产前图像学检查

我国出生缺陷监测数据表明，胎儿结构畸形发生率位于出生缺陷的首位，占整个出生缺陷构成的 65% 左右。这些胎儿异常的主要产前诊断手段是超声，故高水平的超声胎儿结构筛查及其技术普及是产前诊断工作最重要的基础。欧洲 17 个国家先天畸形与双胎协作组（European Concerted Action on Congenital Anomalies and Twins, EUROCAT）报道显示，不同地区、不同类型的先天畸形产前诊断率存在巨大差异，提示提高一线超声医师的技术水平、提高图像质量非常重要。为了提高图像质量管理能力，也为了超声胎儿结构筛查技术培训的需要，引进了"标准化"的概念，从技术层面规范胎儿超声检查。经过国内数十年的发展，中孕期胎儿结构筛查已经在各级医院广泛开展。广大超声医师不再局限于原有的"标准切面"，也将扫查深度和广度进一步提升。这带来了很多超声"阳性"发现，目前的超声医师尚缺乏对胎儿病生理的进一步认识，担心"漏诊"的同时势必增加"假阳性"发现；另一方面，在大量存在的未经甄别的包含"假阳性"的病例也因为缺乏进一步基于胎儿病生理学的有目的的扫查而导致对"真阳性"病例的忽略，使得出生缺陷，包括可宫内治疗的胎儿疾病、可监测和预防的死产死胎病例难以得到进一步诊治。

二、遗传学检查

遗传学检查是排除遗传性疾病的重要手段，也是结构异常胎儿产前咨询时的重要依据。已经明确，对于超声发现异常的胎儿应该进行遗传学病因的寻找，传统的核型分析可检出约 32% 的染色体异常，包括数目异常和大片段异常；已快速普及的染色体微阵列技术（chromosomal microarray analysis, CMA）和低深度全基因组测序技术（copy number variation sequencing, CNV-Seq）可以检测到染色体的拷贝数变异（copy number variation, CNV），较传统细胞核型分析，其分辨率大幅度提高（从 5~10 Mbp 到 1~700 bp），全外显子测序技术（whole-exome sequencing, WES）和全基因组测序技术（whole-genome sequencing, WGS）逐渐应用于超声提示异常的胎儿产前遗传学诊断，发现还可检出约 10% 的基因突变。

遗传学检测已从细胞遗传进入分子遗传诊断的时代，不同的检查方法有各自的优势和不足，这些技术在产前诊断中的应用，对生物信息学分析提出了更高的要求。产前遗传学诊断方法的选择应根据超声结构异常的类型和病史，因人而异。从检测效率和卫生经济学效益出发，不能盲目追求更新或更贵的技术。2020 年，美国医学遗传学和基因组学院（American College of Medical Genetics and Genomics, ACMG）发布了胎儿外显子测序在产前诊断中应用的建议，指出当核型分析、CMA 对超声结构异常不能明确诊断时，方可考虑行 WES；如果高度可疑为某种遗传综合征可首选靶向基因诊断；目前无证据支持 WES 在其他临床指证如超声软指标以及不明原因复发流产时的应用。国际产前诊断协会（International Society for prenatal Diagnosis, ISPD）于 2022 年更新了全基因测序在产前诊断应用的立场声明，指出 WGS 可用于单发的或多发的胎儿结构异常、未明确诊断的复发的结构异常的遗传学诊断。但由于验证数据和利弊分析认识不足，特别是在没有已知先天性缺陷的情况下，不支持将此技术应用于所有的妊娠诊断检查。

出生缺陷的产前诊断是一个新型交叉学科，从业人员需要掌握胎儿发育的知识，了解超声胎儿表型与遗传综合征的相关性，熟悉行业技术规范，跟进学科发展。因此，产科医师、超声医师以及遗传科医师不仅应在自己的专业领域加强学习，还应学习相关专业跨学科领域知识，逐步填补知识缺口，不断增强对出生缺陷的诊治能力。相信经过不懈的努力，我国出生缺陷的产前诊断水平必将不断提升。

（李　洁　郑明明）

参考文献

[1] LEVI S. Ultrasound in prenatal diagnosis: polemics around routine ultrasound screening for second trimester fetal malformations[J]. Prenat Diagn, 2002,22(4):285-295.

[2] LYU C J, XU C, YU J, et al. Diagnostic Performance of Doppler Ultrasonography for the Detection of Fetal Anemia: A Meta-analysis[J]. Ultrasound Q, 2019,35(4):339-345.

[3] STAGNATI V, ZANARDINI C, FICHERA A, et al. Early prediction of twin-to-twin transfusion syndrome: systematic review and meta-analysis[J]. Ultrasound Obstet Gynecol, 2017,49(5):573-582.

[4] RONALD J W, CHRISTA L M, BRYNN L, et al. Chromosomal microarray versus karyotyping for prenatal diagnosis[J]. N Engl, 2012, 367(23): 2175-2184.

[5] SALDARRIAGA W, GARCIIA-PERDOMO H A, ARANGO-PINEDA J, et al. Karyotype versus genomic hybridization for the prenatal diagnosis of chromosomal abnormalities: a meta-analysis[J]. Am J Obstet Gynecol, 2015,212:330.e1-e10.

[6] PETROVSKI S, AGGARWAL V, GIORDANO J L, et al. Whole-exome sequencing in the evaluation of fetal structural anomalies: a prospective cohort study[J]. Lancet, 2019,393(10173):758-767.

[7] MONAGHAN K G, LEACH N T, PEKAREK D, et al. ACMG Professional Practice and Guidelines Committee. The use of fetal exome sequencing in prenatal diagnosis: a points to consider document of the American College of Medical Genetics and Genomics (ACMG)[J]. Genet Med, 2020,22(4):675-680.

[8] VEYVER I B V D, CHANDLER N, WILKINS-HAUG L E, et al. International Society for Prenatal Diagnosis Updated Position Statement on the use of genome-wide sequencing for prenatal diagnosis[J]. Prenatal Diagnosis, 2022(6):42.

第二章

产前胎儿超声筛查与诊断技术

第1节　胎儿超声技术总体要求与安全

一、总体要求

开展产前胎儿筛查与诊断的医疗机构应严格遵守国家及各地卫生主管部门发布的各项法律法规及相关规定。

（一）机构的基本要求

产前超声筛查与诊断技术服务应在各级卫生健康主管部门许可的、有母婴保健技术服务资质的医疗机构开展。医疗机构应有与检查目的匹配的超声检查设备，并有经过临床技术操作规范（超声医学）培训并取得合格证的医学影像和放射治疗专业执业医师方可开展产前超声检查工作。

（二）人员要求

1. **超声产前筛查/诊断技术服务的卫生专业人员**　从事超声产前筛查/诊断技术服务的卫生专业人员应符合以下所有条件：

（1）从事临床工作的，应取得执业医师资格。

（2）从事医技和辅助工作的，应取得相应卫生专业技术职称。

（3）符合《从事产前诊断卫生专业技术人员的基本条件》。

（4）经省级卫生健康主管部门考核合格，取得从事产前诊断的《母婴保健技术考核合格证书》或者《医师执业证书》中加注母婴保健技术（产前诊断类）考核合格的。

2. **超声产前诊断的医师**　从事超声产前诊断的医师还须符合下列条件：

（1）大专以上学历，中级以上技术职称，且具有5年以上妇产科超声检查工作经验。

（2）具备以下相关专业基本知识和技能：①掌握胎儿发育各阶段脏器的正常与异常超声影像学特征；②具有常见严重胎儿结构异常超声图像的诊断识别能力；③根据胎儿系统超声检查情况，结合相关资料，具有综合判断胎儿疾病及对超声结果解释的能力。

3. **超声产前筛查的医师**　从事超声产前筛查的医师还须符合以下条件：

（1）大专以上学历或中级以上技术职称，且具有2年以上妇产科超声检查工作经验。

（2）掌握胎儿系统筛查要求的正常与常见严重胎儿结构异常超声图像的识别能力。

（三）产前超声设备的要求

1. 开展一般产前超声检查（Ⅰ级）及常规产前超声检查（Ⅱ级）的超声室应配备实时二维超声诊断仪或彩色多普勒超声诊断仪。

2. 开展系统产前超声检查（Ⅲ级）、孕 11~13^{+6} 周颈项透明层（nuchal translucency, NT）及早孕期筛查超声检查的超声室应配备高分辨率彩色多普勒超声诊断仪。

3. 具有完整的图像记录系统和图文管理系统，供图像分析和资料管理。

（四）分级检查和转诊要求

1. **分级检查要求**　根据《江苏省产前超声检查操作要求规范》规定，江苏省产前超声检查目前可分为四级，分别由下列机构承担相应检查工作：

（1）一般产前超声检查（第一层次）：由具备服务能力的乡镇卫生院（社区卫生服务中心）或区级妇幼保健站及以上单位承担。

（2）常规产前超声检查（第二层次）：由二级以上医院承担。

（3）系统胎儿超声检查（第三层次）：由有关三级医院及市级妇幼保健院承担。

（4）针对性胎儿超声检查（第四层次）：由有关三级医院及市级妇幼保健院承担。

2. **转诊要求**　不具备相应资质的医疗机构在进行常规超声产前检查发现可疑胎儿异常时，应如实描述超声产前检查内容，出具常规超声产前检查报告，并明确告知孕妇及时至有相应资质的医疗机构进行超声产前诊断。

二、安全性

自超声诊断技术应用于产科以来，其安全性问题在学术界一直被研究与热议，一般认为超声的安全性问题主要来自于超声波的生物效应，包括热效应、空化效应及机械效应，国内外的研究依然缺乏实质性的证据表明诊断超声对胚胎或胎儿产生明显的生物效应，同时也没有明确的证据表明诊断超声不会导致人类胎儿畸形，因此产科超声安全性问题的研究仍存在许多亟待解决的地方。

超声波作为一种机械能量，必然存在着安全剂量问题，尤其在早孕期需要特别注意，1985年，美国食品药品监督管理局（FDA）对胎儿超声检查允许设置的最大声强为 94 mW/cm^2，我国规定的超声仪器安全阈值为 10 mW/cm^2。进行超声产前诊断应遵循美国超声医学会（AIUM）提出的ALARA（as low as reasonably achievable）原则，即在保证获得必要的超声诊断信息的前提下，用尽可能小的声强、在尽短时间内完成检查；ISUOG 发布的指南中指出在孕 11~13^{+6} 周多普勒超声检查时热指数≤1.0，检查时间一般不超过 5~10 分钟，最长不超过 60 分钟。在未来的产前超声诊断的发展中，相信产科超声检查安全阈值标准的问题将会得到不断完善与规范。

（赵　静）

参考文献

[1] 沈延政, 施丁一, 邓学东, 等. 江苏省产前超声质量控制专家组、江苏省医学会超声分会、江苏省超声医学工程学会、江苏省医师协会超声医师分会, 江苏省产前超声检查操作规范(试行)(续)[J/CD]. 中华医学超声杂志: 电子版, 2011,8(9):2080–2086.

[2] 中华医学会超声医学分会妇产超声学组, 国家卫生健康委妇幼司全国产前诊断专家组医学影像组. 超声产前筛查指南[J]. 中华超声影像学杂志, 2022,31(1):12.

[3] ROTHMAN K J. Ultrasound and hardness[J]. Epidmiology, 2001,12:601.

[4] 李胜利. 胎儿畸形产前诊断[M]. 北京: 人民军医出版社, 2004.

[5] ABRAMOWICZ J, KOSSOFF G, MARSAL K, et al. International Society of Ultrasound in Obstetrics and Gynecology Bioeffects and Safety Committee. Safety Statement, 2000(reconfirmed 2003)[J]. InternationUltrasound Obstet Gynecol, 2003,21(1):100.

[6] SALVESEN K, LEES C, ABRAMOWICZ J, et al. ISUOG statement on safe use of Doppler in the 11 to 13 + 6week fetal ultrasound examination[J]. Ultrasound Obstet Gynecol, 2011,37(6):628.

第 2 节　早孕期胎儿超声检查内容与技术规范

一、孕 11 周前胎儿超声检查

（一）简介

中国医师协会超声医师分会产前超声检查指南（2012）将早孕期超声检查分为："早孕期普通超声检查"和"孕 11~13⁺⁶ 周胎儿颈项透明层超声检查"，明确提出早孕期普通超声检查（孕 11 周前）主要观察的内容是：妊娠囊、卵黄囊、胚芽及头臀长度测量、子宫及双附件。

（二）标准切面及观察内容

1. 妊娠囊　妊娠囊是超声最初观察到的妊娠标志。随着超声仪器性能的不断提升及经阴道超声的普及，最早可在末次月经后的 4 周 2 天就能观察到 1~2 mm 的妊娠囊。宫内妊娠最初的声像图表现为一侧子宫蜕膜内见一无回声结构，另一侧为空腔。而宫腔内其他囊性改变如出血或宫外孕时出现的"假妊娠囊"，是位于宫腔中央的环状囊性结构。

妊娠囊平均内径(mean gestational sac diameter, MSD)测量的方法是测量妊娠囊内无回声区的纵径、横径、前后径 3 条径线取平均值。妊娠囊形态变异较大，根据其平均内径推算孕龄准确性较差。

2. 卵黄囊　卵黄囊是宫内妊娠的标志，它的出现可以排除宫外孕时宫内"假妊娠囊"。声像图表现为妊娠囊内一个亮回声环状结构，中间为无回声区（图 2-2-1）。卵黄囊于妊娠 5~6 周时经阴道超声可以显示，约 12 周时有些妊娠囊不显示卵黄囊，一般在妊娠 14 周后完全消失。正常妊娠 6~10 周卵黄囊的显示率为 100%，大小为 3~8 mm，平均为 5 mm。卵黄囊消失、不规则或太大（ ≥10 mm ），提示预后不良可能。

3. 胚芽及头臀长度测量　胚芽径线在 2 mm 或以上时常能见到原始心管搏动，此时胚芽在声像图上表现为卵黄囊一侧的增厚部分，紧贴卵黄囊上。妊娠 6 周左右时，胚芽头臀长约等于卵黄囊径线，妊娠 7 周胚芽与卵黄囊分开，妊娠 8 周时肢芽冒出。妊娠 8~11 周，胎儿腹壁脐带插入处可见少量肠管样结构位于腹腔外，为生理性中肠疝。当妊娠囊平均内径与头臀长度均可测得时，应以头臀长度测量值推算孕龄。经腹部及经阴道超声均可行头臀长度的测量（图 2-2-2），在胚胎或胎儿的正中矢状切面上，尽量将图像放大，头与臀间的测量线与超声束接近 90° 角。测量时胎儿处于自然姿势（既不过度屈曲也不过度仰伸）。但在孕周较小时（6~9 周）过屈是胚胎的典型体位，故实际测到的是颈臀长度，但仍描述为头臀长度。在孕周极小、不能区分头端尾端时，应测量胚芽的最大长径。

头臀的端点应明确，勿将卵黄囊等结构包含在内。

4.**子宫、附件** 早孕期超声应观察有无合并子宫肌瘤、子宫畸形及卵巢肿瘤等。

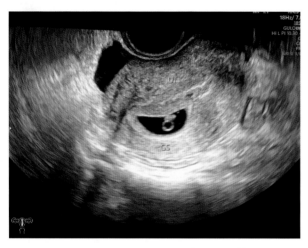

图 2-2-1 孕 6 周 + 妊娠囊，见卵黄囊

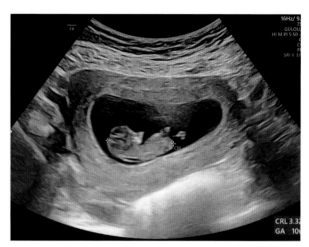

图 2-2-2 孕 10 周 + 胚芽头臀长测量

（三）异常妊娠

1.**胚胎停育** 诊断标准如下，满足以下条件的任何 1 项，可以超声诊断为妊娠失败：

（1）头臀长度≥7 mm，且未见胎心搏动。

（2）孕囊平均直径≥25 mm，且未见卵黄囊和（或）胚胎。

（3）检查出无卵黄囊的孕囊 2 周后仍不见有心跳的胚胎。

（4）检查出有卵黄囊的孕囊 11 天后仍不见有心跳的胚胎。

2.**流产** 临床上将流产分为先兆流产、难免流产、不全流产和完全流产 4 个类型。临床表现与超声图像各具不同的特点。

（1）先兆流产：

声像图特征：妊娠囊、卵黄囊大小正常，内见胚胎或胎儿，大小符合孕周，有胎心搏动，宫腔内无积血或仅有少量积血（图 2-2-3）。宫腔内积血是由于滋养层与蜕膜之间出现积血，称之为绒毛膜下血肿，如血肿大于 50 mL，发展为难免流产的机会较高。

（2）难免流产：

声像图特征：妊娠囊无增长或增长缓慢。妊娠囊不规则、变形、塌陷、萎缩、边缘模糊不清、位置下移至宫颈内口或宫颈管内，卵黄囊消失或太大（图 2-2-4）。妊娠囊内常无胚芽或有胚芽无胎心搏动，囊内可见数个小囊样结构或条状光带。可见宫腔或宫颈管内积血。

（3）不全流产：

声像图特征：子宫小于相应孕周，宫腔内无妊娠囊回声，见不均质低回声团块或少量液性暗区（图 2-2-5）。彩超表现：宫腔内不均质回声内可见较丰富彩色血流信号或无明显血流信号，频谱呈低阻力型的类滋养层周围血流。多普勒超声有助于判断宫腔内残留组织物是绒毛组织还是宫腔积血（图 2-2-6）。

（4）完全流产：

声像图特征：子宫恢复正常大小，宫腔内膜呈线状，宫腔内无不均质回声团块，可有少量液性暗区。

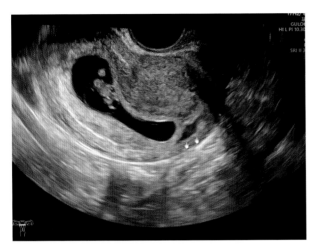

图 2-2-3　先兆流产

可见妊娠囊，见胎心搏动，伴宫腔积血。

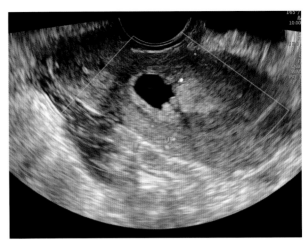

图 2-2-4　难免流产

妊娠囊变形，位于宫腔下段，未见胎心搏动。

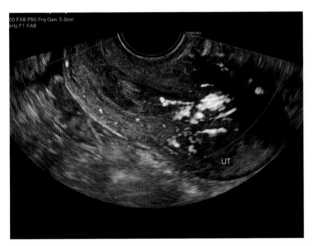

图 2-2-5　药流后，宫腔内不均质占位

见彩色血流信号来自子宫前壁（结合血 HCG，考虑绒毛组织残留可能）。

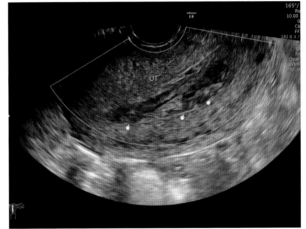

图 2-2-6　流产后，宫腔内不均质占位

未见彩色血流信号（结合血 HCG，考虑宫腔积血可能）。

3. 异位妊娠　当孕卵在宫腔以外的部位着床发育，称为异位妊娠。常见的有：

（1）输卵管妊娠：最常见，临床表现有停经史或不规则出血，血检或尿检 HCG（＋），宫腔内未见妊娠囊，或可见宫腔内积液，扫查附件区可见包块，即一侧卵巢旁的不均质团块状回声。异位妊娠囊未破裂时，其周边可见环状高回声，内有圆形液性暗区，周边见环状彩色血流信号，如可见胚芽及胎心搏动则可明确诊断为异位妊娠活胎（图 2-2-7）。多数伴游离性盆腹腔积液。

（2）宫角妊娠：妊娠囊位于一侧宫角处，突向子宫外生长，其边缘距子宫浆膜层 <5 mm。可表现为不均质高回声团块，周边见彩色血流信号（图 2-2-8）。

（3）剖宫产瘢痕妊娠：妊娠囊位置较低，位于子宫前壁下段剖宫产瘢痕处，妊娠囊边缘突向前壁下段肌层或达浆膜层，本类异位妊娠易并发子宫破裂（图 2-2-9）。

（4）宫颈妊娠：少见，常位于一侧的宫颈间质内，伴宫颈扩张，使子宫呈沙漏样改变（图 2-2-10）。

（5）卵巢异位妊娠：即妊娠囊种植于卵巢内（图 2-2-11），占异位妊娠的 3%，但超声常难以诊断，不易与黄体囊肿鉴别，常在术中才得以明确诊断。

（6）腹腔妊娠：约占异位妊娠的 1%，常见于子宫直肠陷凹或其他部位，术前超声也常难以诊断。

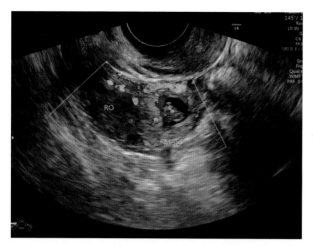

图 2-2-7　右侧输卵管妊娠（异位妊娠活胎）

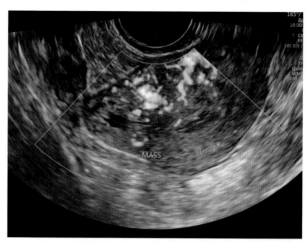

图 2-2-8　右侧宫角妊娠

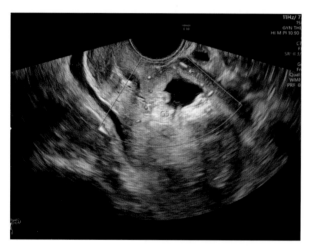

图 2-2-9　剖宫产瘢痕妊娠

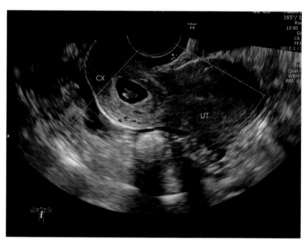

图 2-2-10　宫颈妊娠

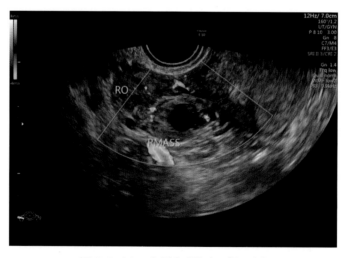

图 2-2-11　右侧卵巢妊娠（活胎）

（7）复合妊娠：宫内外同时存在妊娠囊时（图2-2-12），则为复合妊娠，自然受孕中发生率约为1∶30 000，而试管婴儿中发生率接近1%。此种情况应及时诊断与治疗，以保存宫内妊娠，并减少孕妇的病死率。

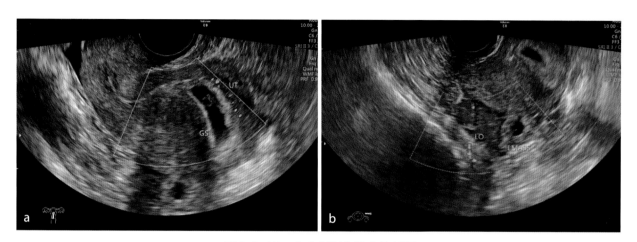

图 2-2-12　宫内妊娠合并宫外妊娠
a. 宫内妊娠囊；b. 左侧附件区混合性包块（异位妊娠可能）。

（四）子宫、附件

妊娠常合并子宫肌瘤、子宫畸形（双子宫、双角子宫、纵隔子宫、鞍状子宫、单角子宫）及卵巢肿瘤等。

二、孕 11~13^{+6} 周胎儿颈项透明层（NT）检测

（一）简介

胎儿颈项透明层（nuchal translucency，NT）指胎儿颈后部皮下组织内液体积聚的厚度，在超声声像图上，即为胎儿颈椎水平矢状切面上测量颈后皮肤至皮下软组织之间无回声层的最大厚度。不论颈后皮下的积水有否间隔、是否局限于颈部，均一律使用"透明层"一词。

正常胎儿淋巴系统建立之前，少量淋巴液聚集在颈部淋巴管内即形成 NT。14 周以后胎儿淋巴系统逐渐发育完善，聚集的淋巴液迅速引流到颈内静脉，NT 通常会消退。当淋巴回流障碍，过多的淋巴液集聚在颈后部，使皮肤与其下方组织之间液体增厚，有时淋巴管扩张形成颈部水肿或颈部水囊瘤。NT 增厚与 21- 三体综合征（即唐氏综合征）、特纳综合征及其他染色体异常、以及多种胎儿畸形及遗传综合征有关。

（二）标准切面及观察内容

1. 胎儿冠臀距测量

（1）经腹部超声及阴道超声均可行胎儿冠臀距测量。

（2）在胎儿的正中矢状切面上，应将图像充分放大，头与臀间的测量线与超声束接近 90° 角。

（3）测量时，胎儿应处于自然姿势，既不过度屈曲也不过度仰伸，在胎儿的下颌与胸壁之间可见"U"形凹陷及羊水。

（4）胎儿冠臀距测量值在 45~84 mm 时方可进行 NT 测量（图 2-2-13）。

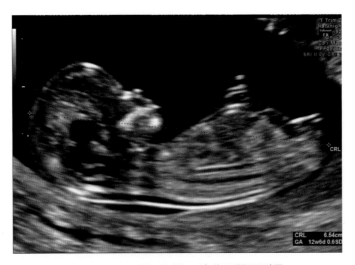

图 2-2-13　孕 12 周 + 胎儿冠臀距测量

2. 胎儿 NT 测量

（1）应于 11~13^{+6} 周、胎儿冠臀距在 45~84 mm 时进行。

（2）获取胎儿正中矢状切面，并在胎儿自然姿势时测量 NT，使胎儿头部和脊柱在一条直线上（当胎儿颈部过度伸展使测量值偏大，颈部屈曲使测量值偏小）。

（3）将图像放大，使胎儿头部和上胸部占满整个屏幕。

（4）区分胎儿皮肤和羊膜，在透明带最宽处测量。

（5）横标尺应放于定义 NT 厚度的界限上即水平线的内部边界，不应该放于颈部积水上，应放置在白线的边界，直至两者融合而标尺不易被察看到。

（6）在放大的图像中（在冻结图像之前或之后）降低图像的灰度（可以避免把横标尺放在边界模糊的线上而导致 NT 测量值偏小）。

（7）在检查时，NT 测量应多于 1 次，并记录所得的符合以上所有标准的最大数值。

（8）当胎儿的颈部被脐带围绕时，在脐带上与脐带下测量出的 NT 值会不同，在计算风险时，需要取 2 个数值的平均值（图 2-2-14）。

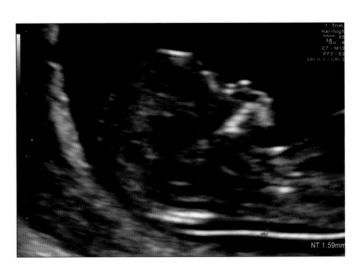

图 2-2-14　孕 13 周 + 胎儿 NT 测量

3.胎儿鼻骨观察

（1）应在孕 11~13⁺⁶ 周时及胎儿头臀长在 45~84 mm 时进行。

（2）图像应放大至只显示头部及上胸。

（3）应取胎儿的正中矢状切面图；超声探头应与鼻的方向成水平。

（4）在鼻的影像中应可见 3 条清晰的线。上端的线为皮肤，下方较厚及回声较上面皮肤多的为鼻骨。第 3 条线与皮肤几乎相连但略高一点，则为鼻尖。

（5）若鼻骨比上方的皮肤回声强，则考虑鼻骨存在；若其回声不可见或其回声等同甚至低于皮肤，则考虑鼻骨缺失。

（6）在 11~13⁺⁶ 周时，胎儿鼻骨检查的成功率超过 95%。

4.胎儿颅内透明层的评估　在孕 11~13⁺⁶ 周获取胎儿 NT 测量的正中矢状切面，观察胎儿脑干和颅内透明层（intracranial translucency, IT）（图 2-2-15）。

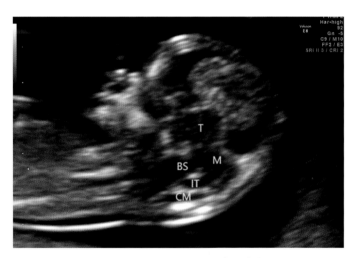

图 2-2-15　胎儿头面部正中矢状切面
缩写：T，丘脑；M，中脑；BS，脑干；IT，颅内透明层；CM，小脑延髓池。

（三）切面异常及相关畸形

1.胎儿 NT 增厚　在正常胎儿中，NT 厚度随胎儿冠臀距上升。NT 增厚定义为厚度超过 95 百分位数，不论积水是否有间隔，是局部或广泛性。孕 14 周后，NT 增厚通常会消退，但在部分病例会演变成水肿或水囊瘤（图 2-2-16）。

2.胎儿鼻骨未见　在标准胎儿正中矢状切面上未探及胎儿鼻骨回声。或可从胎儿鼻后三角平面进一步验证胎儿鼻骨是否可见（图 2-2-17）。

3.胎儿颅内透明层（IT）位置异常　当 IT 位置异常，尤其是颅后窝结构显示不清时，怀疑开放性脊柱裂，应进一步仔细检查胎儿脊柱，其原因可能为脑脊液减少导致颅内压降低，从而后脑结构向后移位，颅后窝变窄所致（图 2-2-18）。

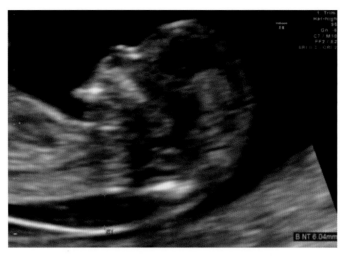

图 2-2-16　孕 12 周 + 双胎之一胎儿 NT 增厚（NT 6.0 mm）

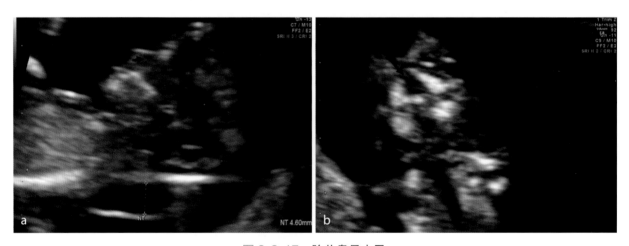

图 2-2-17　胎儿鼻骨未见

a. 胎儿正中矢状面未探及鼻骨回声；b. 胎儿面部鼻后三角平面未探及鼻骨回声（黑色箭头所指处）。

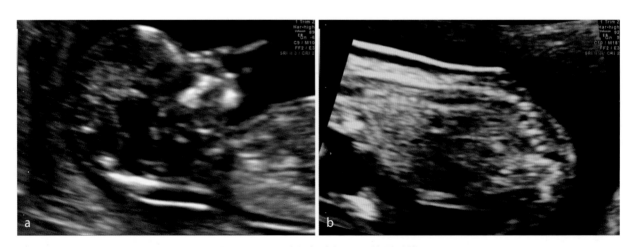

图 2-2-18　胎儿颅内透明层位置异常

　　a. 胎儿颅内透明层变窄，颅后窝显示不清；b. 同一胎儿矢状切面显示脊柱腰骶部表面皮肤不连续，产前超声怀疑胎儿脊柱裂。

三、早孕期胎儿结构筛查

（一）简介

根据英国胎儿医学基金会（FMF）2004 年颁布的"孕 $11\sim13^{+6}$ 周超声筛查"指南及国际妇产科超声协会（ISUOG）2023 年颁布的"胎儿早孕期超声筛查"指南，为了在孕 $11\sim13^{+6}$ 周评估胎儿大体解剖结构及染色体非整倍体的风险，将早孕期可观察的基本标准切面及常见的相关异常进行整理。

（二）标准切面及观察内容

1. 胎儿颅脑横切面　在胎头横切面上充分放大图像，使胎头占据屏幕的 1/2 左右，超声显示颅骨光环完整，不存在颅骨缺陷（变形或断裂）；两侧大脑半球对称，脑中线居中，侧脑室内后 2/3 区域被高回声的脉络丛充填（图 2-2-19）。

2. 胎儿脊柱评估　在纵切面与横切面观察椎骨的排列和完整性，并试行观察外围皮肤的完整性，留取脊柱矢状切面或冠状切面图，并尽量放大图像，注意脊柱骶尾部形态，有无膨出物等（图 2-2-20）。

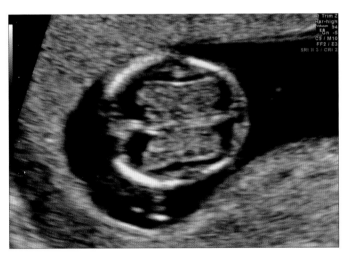

图 2-2-19　胎儿颅脑横切面

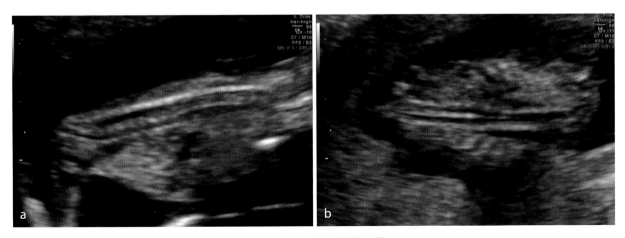

图 2-2-20　胎儿脊柱评估
a. 胎儿脊柱旁矢状切面；b. 胎儿脊柱冠状切面。

3. 胎儿眼眶平面评估 获取胎儿双侧眼眶平面（冠状切面或横切面），须显示其内晶状体存在与否，充分放大图像，使图像占据屏幕 1/2 左右，观察双侧眼眶大小、对称性、眶间距及是否存在占位性病变（图 2-2-21）。

4. 胎儿鼻后三角平面评估

（1）鼻后方的三角形强回声区域即鼻后三角，由左右上颌骨额突及腭骨组成，三角形的顶点为鼻骨横切面。

（2）获取胎儿面部冠状切面（图 2-2-22），倾斜探头获得鼻后三角平面，局部放大胎儿面部图像，使图像占据整个屏幕 1/2 左右。

（3）观察三角的完整性：三角顶点鼻骨是否缺失，腭骨回声是否中断或缺失。

5. 胎儿上腭横切面评估 由胎儿下腭向上扫查即可探及上腭，正常上腭呈弯曲弧形，充分放大图像显示完整的上腭横切面，观察其是否中断或缺失（图 2-2-23）。

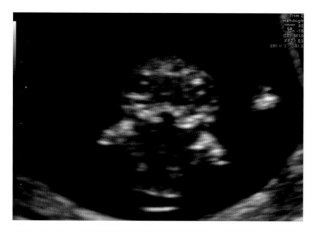

图 2-2-21 早孕期胎儿双侧眼眶平面，可见其内晶状体

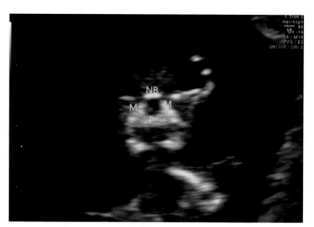

图 2-2-22 胎儿面部鼻后三角区冠状切面图
NB：鼻骨；M：上颌骨额支；P：腭骨。

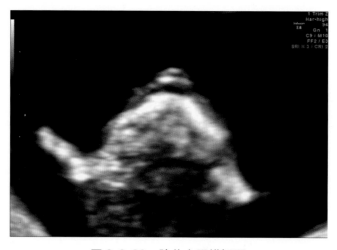

图 2-2-23 胎儿上腭横切面

6. **胎儿心脏扫查**　胎儿心脏扫查包括四腔心灰阶平面、四腔心血流平面、三血管血流平面、胎心率测定等。

（1）四腔心灰阶平面：缩小超声束范围，放大图像使胎儿胸腔占据屏幕 1/3～1/2。观察内容：胸腔内有无占位性病变；心脏位置，心尖是否朝向胎儿左侧，是否与胃泡同位于胎儿身体左侧；心脏大小，是否大部分位于左侧胸腔，占据胸腔 1/3；心轴是否正常；心脏四个腔室是否存在，十字交叉结构是否显示，两心房大小是否接近，两心室大小是否接近；二尖瓣及三尖瓣回声及启闭是否正常；主动脉是否位于脊柱左侧（图 2-2-24）。

（2）四腔心血流平面：在心底或心尖四腔心平面，放大图像使胎儿胸腔占据屏幕 1/3～1/2，调节对比度，显示彩色或能量多普勒血流信号，缩小彩色取样框，调整血流速度，观察两侧房室是否均有血流通过，血流束的方向及宽度（图 2-2-25）。

（3）三血管血流平面：将超声探头向胎儿头侧偏斜，采用能量或彩色多普勒即可获取该平面，充分放大图像，观察血管的数量、大小、走行和排列，动脉导管和主动脉弓是否呈"V"形汇入降主动脉（图 2-2-26）。

（4）胎儿心率（FHR）测量：获得胎儿心脏横断面或长轴切面，在胎儿安静状态下使用脉冲多普勒获取 3～6 个心动周期，使用超声仪器软件测量 FHR（图 2-2-27）。

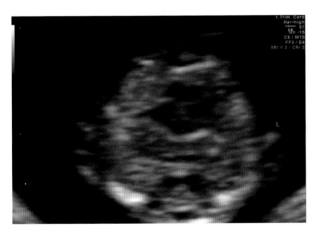

图 2-2-24　孕 12 周 + 胎儿四腔心灰阶平面

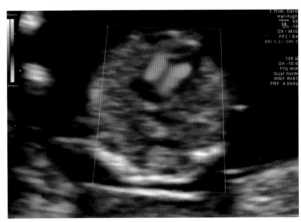

图 2-2-25　孕 12 周 + 胎儿四腔心血流声像图

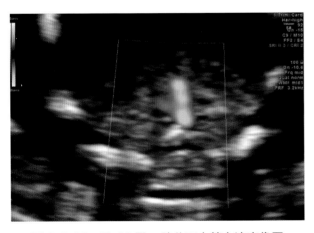

图 2-2-26　孕 12 周 + 胎儿三血管血流声像图

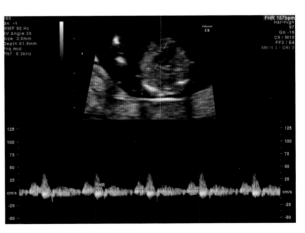

图 2-2-27　孕 12 周 + 胎儿心率测量

7. 胎儿上腹部横切面 获取胎儿腹围平面，充分放大图像至屏幕 1/3～1/2，观察胃泡是否位于胎儿左侧腹腔及其大小（图 2-2-28）。

8. 胎儿腹壁脐带插入部位评估 由胎儿腹围平面向下扫查即可获取胎儿腹壁脐带插入部位平面，充分放大图像至屏幕 1/2 左右，观察是否有 2 根脐动脉及一根脐静脉连接腹壁，腹壁有无缺损及膨出物等，注意生理性中肠疝与脐膨出和腹裂畸形的鉴别（图 2-2-29）。

9. 胎儿膀胱大小及膀胱血流评估

（1）胎儿正中矢状切面可观察胎儿膀胱大小，正常胎儿膀胱矢状切面最大径线不超过 7 mm，大于等于 7 mm 则为巨膀胱。

（2）获取胎儿下腹部经脐带入口水平横断面显示脐动脉及胎儿膀胱，使用彩色多普勒确认胎儿脐动脉位置、数量及血流，观察 2 根脐动脉是否汇聚（图 2-2-30）。

10. 胎儿四肢评估

（1）胎儿双上肢评估：获取胎儿双上肢，尽量放大所取图像，观察双侧肱骨、尺桡骨和手 3 个节段及关节运动情况，观察长骨回声、是否弯曲，尽量分辨手指个数（图 2-2-31）。

（2）胎儿双下肢评估：获取胎儿双下肢矢状切面图像，尽量放大图像，观察双侧股骨、胫腓骨和足 3 个节段及关节运动，观察长骨回声、是否弯曲及足与胫腓骨矢状切面的关系（图 2-2-32）。

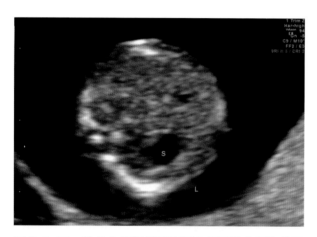

图 2-2-28 胎儿上腹部横切面图中显示胎儿胃泡位于胎儿腹腔左侧

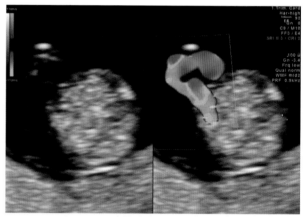

图 2-2-29 早孕期胎儿腹壁脐带插入部位灰阶及彩色血流声像图

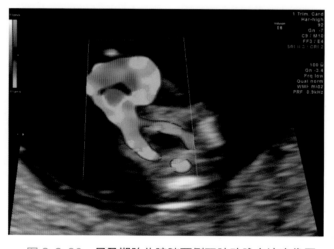

图 2-2-30 早孕期胎儿膀胱两侧双脐动脉血流声像图

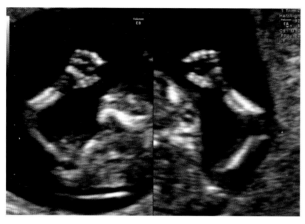

图 2-2-31　早孕期胎儿双上肢三节段

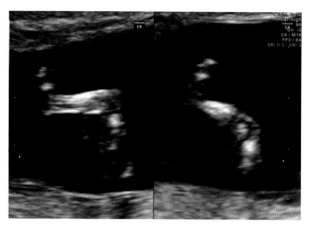

图 2-2-32　早孕期胎儿双下肢三节段

（三）切面异常及相关畸形

1.胎儿颅脑横切面

（1）胎儿全前脑：根据大脑分开程度，分为无叶全前脑、半叶全前脑和叶状全前脑。

1）无叶全前脑：单一脑室，丘脑融合，脑中线结构消失及长鼻、眼距过近或独眼（图 2-2-33）。

2）半叶全前脑：前部为单一脑室腔且明显增大，后部可分开为两个脑室，丘脑融合、枕后叶部分形成。眼距可正常，扁平鼻，也可合并严重面部畸形，早孕期诊断较为困难。

3）叶状全前脑：透明隔腔消失，冠状面上侧脑室前角可在中线处相互连通，面部一般正常，早孕期较难诊断。

（2）胎儿露脑畸形：胎儿露脑畸形系前神经孔闭合失败，导致颅骨穹隆缺如。超声特征主要表现不能显示完整颅骨和大脑回声，颅骨光环缺失，仅在颅底见骨化结构，脑组织直接暴露，浸泡羊水中（图 2-2-34）。

（3）胎儿脑膜脑膨出：

超声表现：胎儿头颅中线顶部或后部突出一包块，有包膜。包块由胎儿颅骨壁缺损处膨出，包块内可见部分或全部实性的脑组织，部分脑组织膨出者，包囊内有大量脑积液。颅骨光环缩小，颅壁厚薄不均。颅腔内结构紊乱（图 2-2-35）。

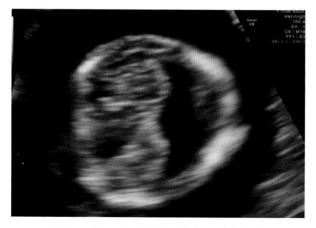

图 2-2-33　孕 12 周 + 胎儿无叶全前脑

胎儿脑横切面未显示正常的"蝴蝶"形结构，前部脑中线结构消失，形成单一脑室腔。

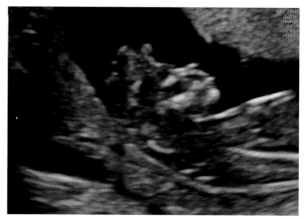

图 2-2-34　孕 12 周 + 胎儿露脑畸形

胎儿矢状切面示胎儿颅骨及脑组织不完整，见脑组织直接暴露于羊水中。

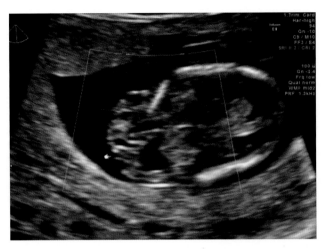

图 2-2-35　孕 13 周 + 胎儿脑膜脑膨出
胎儿枕骨大部分缺损，见脑组织膨出，脑膜完整。

2. 胎儿脊柱评估

（1）胎儿脊柱裂：胎儿脊柱裂系后神经孔闭合失败，背侧椎弓未融合，常见于腰骶部和颈部，可分为隐性脊柱裂和开放性脊柱裂。

超声表现：脊柱局部排列紊乱，后方皮肤或软组织强回声线连续性中断或延续，相应处见囊性包块或不均质回声（图 2-2-36）。

（2）胎儿脊柱异常弯曲：脊柱异常弯曲主要是由脊柱排列异常或畸形造成的，包括脊柱侧凸、后凸、前凸。早孕期胎儿脊柱异常弯曲超声表现为脊柱形态失常，脊柱排列紊乱，矢状切面和冠状切面上脊柱成角弯曲，可合并颅脑、心脏、泌尿系统和其他部位骨骼畸形（图 2-2-37）。

（3）胎儿骶尾部畸胎瘤：

超声表现：胎儿骶尾部畸胎瘤表现为胎儿骶尾部见实性、囊实混合性或以囊性为主包块，彩色多普勒显示肿块内血流丰富，可合并其他畸形，如无脑畸形、脊柱裂等（图 2-2-38）。

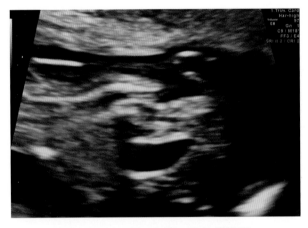

图 2-2-36　孕 13 周 + 胎儿脊柱裂
胎儿脊柱骶尾部及表面皮肤连续性中断。

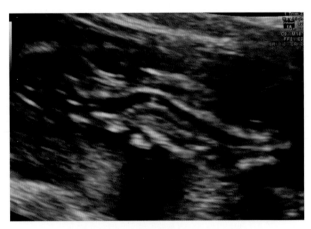

图 2-2-37　早孕期胎儿脊柱侧弯
胎儿脊柱胸段向一侧弯曲成角。

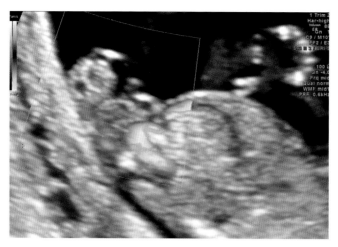

图 2-2-38　早孕期胎儿骶尾部畸胎瘤
胎儿骶尾部见一实性混合性占位，内见丰富血流信号。

3. 胎儿眼眶平面评估　正常胎儿眶内距 / 眶外距为 0.33～0.35 cm，胎儿全前脑时可表现为眼距过窄或独眼畸形（图 2-2-39）。

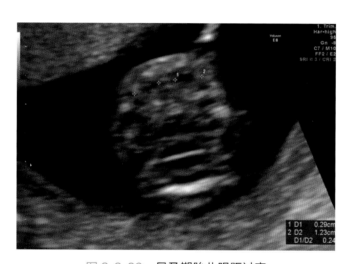

图 2-2-39　早孕期胎儿眼距过窄
眶内距 D1：2.9 mm，眶外距 D2：12.3 mm，D1/D2=0.24。

4. 胎儿鼻后三角平面评估
（1）胎儿鼻骨缺失：超声表现为胎儿鼻后三角的顶点鼻骨完全缺失或单侧鼻骨缺失（图 2-2-40）。
（2）胎儿腭裂：超声可表现为胎儿鼻后三角的底边腭骨回声连续性中断或缺失，但该平面可能会受到上颌骨额支的影响出现假阳性，需进一步从胎儿上腭横断面评估（图 2-2-41）。
5. 胎儿上腭横断面评估　胎儿腭裂，超声表现为胎儿上腭横断面中断或缺失（图 2-2-42）。

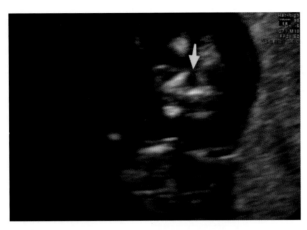

图 2-2-40　孕 13 周胎儿鼻骨缺失

胎儿面部冠状面鼻后三角平面示三角顶端鼻骨缺失（黄色箭头）。

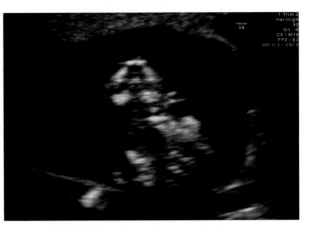

图 2-2-41　孕 13 周 + 胎儿唇腭裂

胎儿鼻后三角底边腭骨回声连续性中断。

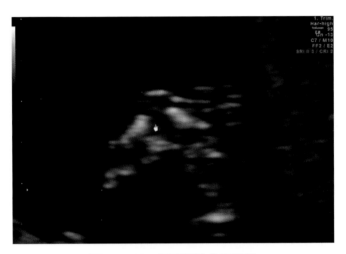

图 2-2-42　早孕期胎儿唇腭裂

胎儿上腭横断面见一裂隙（指示处）。

6. 胎儿心脏扫查　胎儿心脏扫查包括四腔心灰阶平面、四腔心血流平面、三血管血流平面和胎心率测定。

（1）四腔心灰阶平面：早孕期胎儿四腔心切面超声可发现心脏位置异常、心包积液、胸腔积液、胸腔占位性病变如膈疝等。心脏房室间隔十字交叉异常，如单心房、单心室、完全型房室间隔缺损等。左右房室瓣异常，如二尖瓣闭锁、三尖瓣闭锁、三尖瓣下移畸形等。左右房室大小不对称，如左心发育不良综合征、右心发育不良等（图 2-2-43，图 2-2-44）。

（2）四腔心血流平面：左右房室血流信号不对称，单 / 双侧房室舒张期血流信号细窄或未探及血流信号，可见于二尖瓣闭锁、三尖瓣狭窄或闭锁。仅见一大束血流呈 "V" 形，进入两侧心室，可见于完全性房室间隔缺损。若收缩期见反向血流信号，可见于二、三尖瓣返流（图 2-2-45）。

（3）三血管血流平面：主动脉血流信号纤细或未探及可见于左心发育不良、主动脉狭窄或闭锁等；肺动脉血流信号纤细或未探及可见于右心发育不良、肺动脉狭窄或闭锁等。未见正常主动脉与肺动脉、动脉导管形成的 "V" 形结构，而是形成 "U" 形结构，气管位于中间，可能为右位主动脉弓（图 2-2-46）。

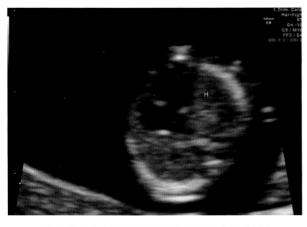

图 2-2-43　早孕期胎儿心脏房室间隔缺损

心脏四腔心灰阶平面显示心脏房室间隔十字交叉不完整，仅见一组房室瓣。

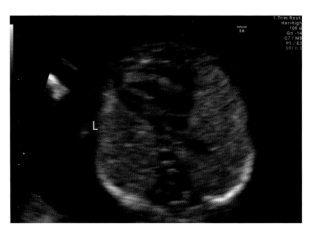

图 2-2-44　早孕期胎儿心脏左心发育不良

心脏四腔心灰阶平面显示左心明显小于右心。

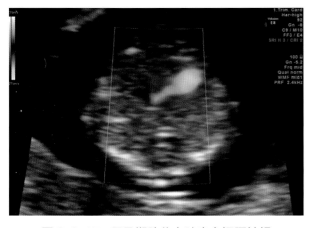

图 2-2-45　早孕期胎儿心脏房室间隔缺损

心脏四腔心血流显示仅见一束血流穿过房室瓣，呈"V"形进入两侧心室。

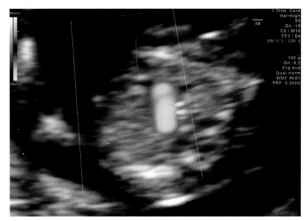

图 2-2-46　孕 12 周 + 胎儿大血管发育异常可能

心脏三血管血流平面仅见一根粗大血管，未见"V"形结构。

（4）胎儿心率（FHR）测量：正常胎儿心率为 110～160 bpm。心率持续 <110 bpm 考虑心动过缓可能；心率持续 >180 bpm 考虑心动过速可能。

7. 胎儿腹壁异常

（1）胎儿脐膨出：胎儿腹壁正中线脐带周围肌肉、皮肤松弛，致使腹膜及腹腔内器官一起膨出体外。

超声表现：胎儿前腹壁中线处皮肤连线中断，见一个向外膨出的包块，内容物可为肠管和肝脏等。包块表面有一层线状强回声覆盖，脐带入口往往位于包块的表面，可合并其他畸形（图 2-2-47）。

（2）胎儿腹裂畸形：胎儿腹裂畸形是胚胎在腹壁形成过程中，脐旁发生缺损。

超声表现：胎儿脐带入口旁的腹壁皮肤强回声线中断，缺损大小一般为 2～3 cm，胃肠等腹腔内脏器外翻至胎儿腹腔外，表面无腹膜覆盖，脐带位置正常（图 2-2-48）。

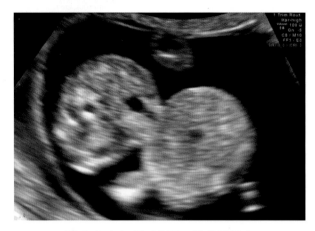

图 2-2-47 孕 13 周 + 胎儿脐膨出

胎儿前腹壁皮肤连续性中断向外膨出一包块，内见肝脏及肠管样回声，脐带入口位于包块表面。

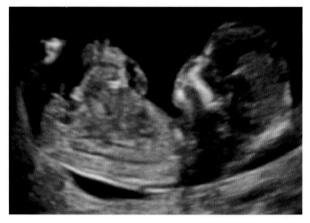

图 2-2-48 孕 12 周 + 胎儿腹裂畸形

胎儿腹壁皮肤连续性中断，见部分肠管及肝脏外翻至腹腔外，表面无包膜覆盖。

8. 胎儿膀胱大小及膀胱血流评估

（1）胎儿巨膀胱：早孕期胎儿巨膀胱的诊断标准为孕 11~13^{+6} 周胎儿膀胱纵径≥7 mm，一般膀胱纵径在 7~15 mm，90% 在孕 20 周时会自行消失，胎儿染色体异常风险大；若胎儿膀胱纵径 >15 mm，后期消失的概率小，很可能是尿路梗阻的早孕期现象（图 2-2-49）。

（2）脐血管单脐动脉：正常脐带内含有两条脐动脉和一条脐静脉。单脐动脉指脐动脉只有一条，发生率约 1%，超声可表现为仅胎儿膀胱一侧见一条脐动脉，其中左侧缺失较右侧多见（图 2-2-50）。早孕期显示单脐动脉需要谨慎检查多普勒血流参数设置，以防存在假阳性可能。

9. 胎儿四肢评估 胎儿四肢发育异常种类多样，早孕期可扫查出的畸形包括严重的部分肢体缺失、人体鱼序列征、成骨不全、致死性侏儒以及肢体姿势异常等。早孕期检出胎儿肢体畸形的预后往往较差，可能为某种综合征的一部分，因此应注意胎儿身体其他部位结构异常的扫查（图 2-2-51）。

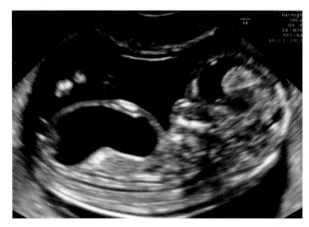

图 2-2-49 孕 12 周 + 胎儿巨膀胱

胎儿正中矢状切面示膀胱增大，膀胱最大纵径为 27 mm。

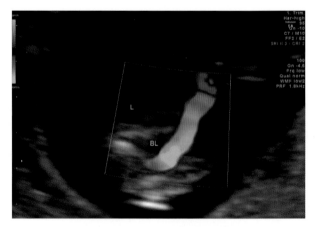

图 2-2-50 脐血管单脐动脉

孕 12 周 + 胎儿膀胱左侧未探及脐动脉血流信号。

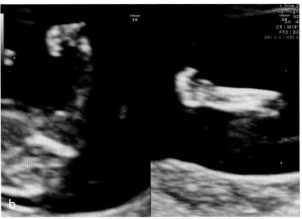

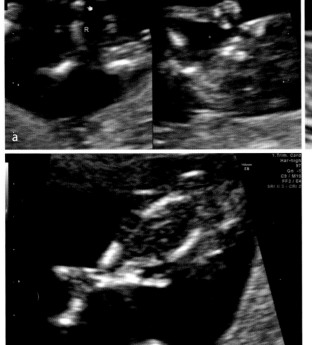

图 2-2-51 早孕期胎儿肢体发育异常
a. 胎儿右上肢发育异常，右侧手掌呈点状强回声；b. 胎儿一侧上肢手掌呈过度屈曲状；c. 胎儿双下肢融合并腿畸形。

（项文静 张 燕）

参考文献

[1] BILARDO C M, CHAOUI R, et al. ISUOG Practice Guidelines (updated): performance of 11-14-week ultrasound scan[J]. Ultrasound Obstet Gynecol, 2023,61(1):127–143.

[2] LANE A, LEE L, TRAVES D, et al. Intracranial translucency assessment at first trimester nuchal translucency ultrasound[J]. J Med Imaging Radiat Oncol, 2017,61(2):185–189.

[3] TANG H R, ZHANG Y, RU T, et al. Prospective cohort study of fetal nuchal translucency in first-trimester and pregnancy outcome[J]. Zhonghua Fu Chan Ke Za Zhi, 2020,55(2):94–99.

[4] ZHENG M M, TANG H R, ZHANG Y, et al. Improvement in early detection of orofacial clefts using the axial view of the maxilla[J]. Prenat Diagn, 2018,38(7):531–537.

[5] KAGAN K O, STABOULIDOU I, SYNGELAKI A, et al. The 11-13-week scan: diagnosis and outcome of holoprosencephaly, exomphalos and megacystis[J]. Ultrasound Obstet Gynecol, 2010,6(1):10–14.

[6] MCBRIEN A, HORNBERGER L K. Early fetal echocardiography[J]. Birth Defects Res, 2019,111(8):370–379.

[7] ZHENG M M, TANG H R, ZHANG Y, et al. Contribution of the Fetal Cardiac Axis and V-Sign Angle in First-Trimester Screening for Major Cardiac Defects[J]. J Ultrasound Med, 2019,38(5):1179–1187.

[8] TANG H, ZHANG Y, DAI C, et al. Postmortem 9.4-T MRI for Fetuses With Congenital Heart Defects Diagnosed in the First Trimester[J]. Front Cardiovasc Med, 2022,8:764587.

[9] 李胜利. 对中国医师协会超声医师分会《产前超声检查指南（2012）》的深入解读[J]. 中华医学超声杂志 (电子版), 2014,11(4):266–282.

[10] 严英榴, 杨秀雄, 沈理. 产前超声诊断学[M]. 北京: 人民卫生出版社, 2003.

[11] 谢红宁. 妇产科超声诊断学[M]. 北京: 人民卫生出版社, 2005.

[12] 李胜利. 胎儿畸形产前超声诊断学[M]. 北京: 人民军医出版社, 2004.

[13] 沈延政, 施丁一, 邓学东, 等. 江苏省产前超声质量控制专家组、江苏省医学会超声医学分会、江苏省超声医学工程学会、江苏省医师协会超声医师分会. 江苏省产前超声检查操作规范(试行)[J/CD]. 中华医学超声杂志: 电子版, 2011,8(8):1880–1882.

[14] 沈延政, 施丁一, 邓学东, 等. 江苏省产前超声质量控制专家组、江苏省医学会超声医学分会、江苏省超声医学工程学会、江苏省医师协会超声医师分会. 江苏省产前超声检查操作规范(试行)(续)[J/CD]. 中华医学超声杂志: 电子版, 2011,8(9):2080–2086.

[15] 邓学东. 规避产前超声检查风险之我见[J/CD]. 中华医学超声杂志(电子版), 2011,8(4):680–682.

[16] SALOMON L J, ALFIREVIC Z, BERGHELLA V, et al. Practice guidelines for performance of the routine mid–trimester fetal ultrasound scan[J]. Ultrasound Obstet Gynecol, 2011, 37(1):116–126.

[17] SALVESEN K, LEES C, ABRAMOWICZ J, et al. ISUOG statement on the safe use of Doppler in the 11 to 13+6-week fetal ultrasound examination[J]. Ultrasound Obstet Gynecol, 2011,37(6):628.

第3节 中孕期胎儿超声检查内容与技术规范

一、头面部

本节主要描述的是胎儿头面部筛查，建议所有孕妇进行中孕期超声结构筛查时，均应筛查胎儿头面部，主要目的是在孕中期最大限度地检出头面部畸形。

（一）标准切面

1. 丘脑水平横切面

切面要求：显示颅骨、脑中线、透明隔腔、第三脑室、丘脑、大脑实质、大脑外侧裂（图 2-3-1a）。

观察内容：颅骨呈椭圆形强回声环，两侧大脑半球对称，脑中线居中，清楚显示透明隔腔、两侧对称丘脑及丘脑之间裂隙样第三脑室。测量内容：双顶径和头围（图 2-3-1b）。

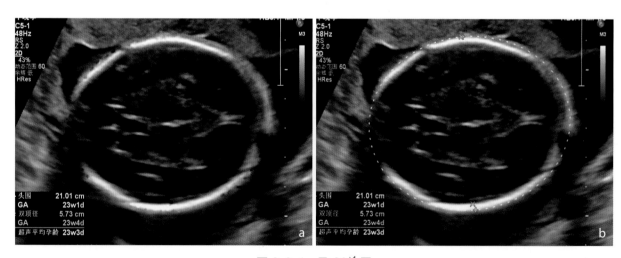

图 2-3-1　孕 23+1 周

a. 丘脑水平横切面声像图显示丘脑、脑中线、透明隔腔、第三脑室、胼胝体、前角、尾状核头部、脉络丛、大脑外侧裂、大脑实质；b. 该切面测量双顶径和头围。

2. 侧脑室水平横切面

切面要求：显示颅骨、脑中线、侧脑室的前后角、脉络丛、透明隔腔、第三脑室、大脑实质（图2-3-2a）。

观察内容：颅骨呈椭圆形强回声环，两侧大脑半球对称，脑中线居中，清楚显示透明隔腔及侧脑室。

测量内容：侧脑室前角和后角（图2-3-2b）。

3. 小脑水平横切面

切面要求：显示脑中线、小脑半球最大横径、小脑延髓池、侧脑室前角、透明隔腔、丘脑、大脑脚及颈项皮肤层厚度（图2-3-3a）。

观察内容：颅骨呈椭圆形强回声环，小脑半球左右对称，中间为中高回声的蚓部，小脑延髓池前后径及第四脑室。

测量内容：小脑横径、小脑延髓池深度及颈项皮肤层厚度（图2-3-3b）。

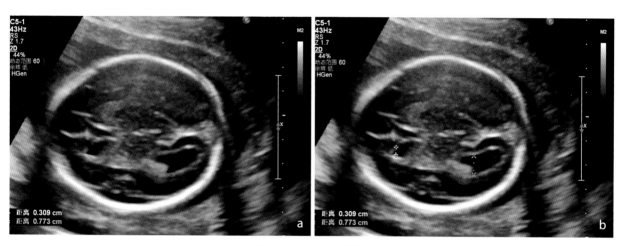

图 2-3-2　孕 22^{+6} 周

　a. 侧脑室水平横切面声像图显示侧脑室前角、后角、丘脑、透明隔腔、脉络丛、大脑镰、大脑外侧裂、大脑实质；b. 该切面测量侧脑室前角及后角。

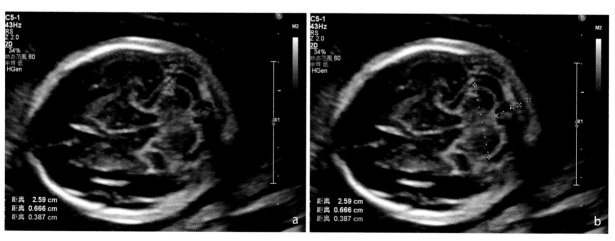

图 2-3-3　孕 23^{+6} 周

　a. 小脑水平横切面声像图显示小脑半球、小脑蚓部、小脑延髓池、大脑脚、丘脑、第三脑室、透明隔腔、侧脑室前角、胼胝体；b. 该切面测量小脑横径、小脑延髓池深度及颈项皮肤层厚度。

4. 双眼球水平横切面

切面要求：显示双侧眼眶、眼球及晶状体（图 2-3-4）。

观察内容：眼眶、眼球及晶状体左右基本对称。

5. 鼻唇冠状切面

切面要求：显示鼻尖、双侧鼻孔、上唇、下唇（图 2-3-5）。

观察内容：双侧鼻孔对称，上唇及下唇连续。

6. 颜面部正中矢状切面

切面要求：显示前额、鼻骨、上下唇、下颌（图 2-3-6）。

观察内容：强回声的鼻骨，上唇及下唇与下颌曲线的形态。

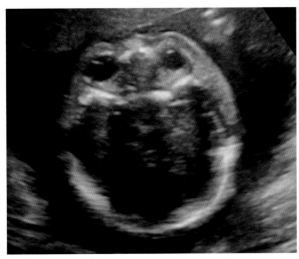

图 2-3-4　孕 22^{+5} 周

双眼球水平横切面，观察眼眶、眼球及晶状体回声。

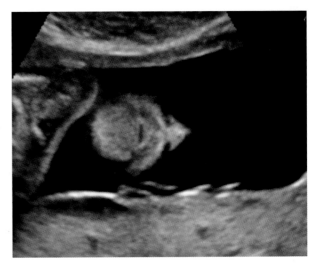

图 2-3-5　孕 22^{+6} 周

鼻唇冠状切面，观察鼻尖、双侧鼻孔、上唇、下唇。

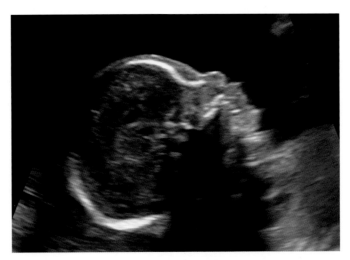

图 2-3-6　孕 22^{+3} 周

颜面部正中矢状切面，观察前额、鼻骨、上下唇、下颌。

（二）切面异常及相关的畸形

1. 丘脑水平横切面及侧脑室水平横切面

（1）脑中线结构畸形主要有胼胝体发育不良、前脑无裂畸形、蛛网膜囊肿、盖伦静脉瘤等。中线结构畸形多为对称性畸形。如超声检查大脑镰、透明隔腔、第三脑室、两侧丘脑等中线结构无异常发现，则可基本排除脑中线结构畸形。如不能显示透明隔腔，且双顶径测值异常，此时应仔细检查脑中线各结构，并详细检查大脑半球与大脑镰。

（2）胎儿小脑幕上脑室系统异常主要有前脑无裂畸形、胼胝体发育不良、无脑畸形、先天性感染、脑穿通畸形、脑裂畸形、脉络丛囊肿等。

（3）大脑实质的异常主要有无脑畸形、露脑畸形、前脑无裂畸形、先天性感染、脑内出血、脑穿通畸形、无脑回 – 巨脑回畸形、脑裂畸形、脑内肿瘤等。如果大脑实质出现异常声像，应判断异常声像是对称性还是非对称性、局部异常还是全脑异常。

（4）头颅大小与形态异常，头围低于同孕周均值的 3 个标准差可考虑小头畸形。而头围大于同孕周均值的 3 个标准差可考虑大头畸形。脑内组织异常发育亦可引起头颅增大，如脑积水、脑肿瘤等。"草莓"头颅可在染色体畸形中出现，如 18- 三体。"三叶草"头颅也是颅缝早闭或致死性侏儒的一个特征。"柠檬"头是开放性脊柱裂在脑部的表现，孕 24 周以后可消失。

2. 小脑水平横切面

（1）可显示颅后窝结构异常，颅后窝池消失常伴随小脑扭曲变形（"香蕉"小脑），是开放性脊柱裂的脑部特征之一，亦是 Arnold-Chiari 畸形的超声特征。颅后窝池大于 10 mm 可考虑颅后窝池增大，应仔细检查小脑蚓部及其与第四脑室的关系。注意与 Dandy-Walker 畸形区别。

（2）脑中线结构畸形、小脑幕上脑室系统异常、头颅形态异常在此切面也可部分显示。

3. 颅脑常见畸形超声表现

（1）无脑畸形：声像图表现为椭圆形颅骨强回声环及大脑实质等结构均缺失，仅见颅底或颅底部少量残存脑组织，眼球突出呈"蛙眼样"面容。是超声筛查指南（2022 年）提出的九种严重畸形之一。

（2）脑膜脑膨出：声像图表现为颅骨环不完整，缺损处向外膨出混合性包块，脑实质与膨出组织相连，常伴颅内脑室增宽。严重者妊娠早期超声检查可发现，但位于额部、顶部的脑膨出，尤其是病灶较小时，各孕期均容易漏诊。严重脑膜脑膨出是超声筛查指南（2022 年）提出的九种严重畸形之一（图 2-3-7）。

（3）前脑无裂畸形：据大脑半球分开程度，分为无叶型、半叶型及叶型。无叶型大脑半球完全融合未分开，声像图表现为：脑中线消失，单个扩张的原始脑室及丘脑融合，无大脑镰、透明隔及胼胝体，脑组织较薄，是超声筛查指南（2022 年）提出的九种严重畸形之一。半叶型声像图表现为：前部为单一脑室腔且明显增大，后部可分开为两个脑室，丘脑部分融合，透明隔腔消失，叶型声像图表现为：侧脑室前角在中线处相互连通，叶型由于畸形程度低，胎儿期很难检出，部分病例可合并透明隔腔或胼胝体发育不良（图 2-3-8）。

（4）胼胝体发育不良：声像图表现为侧脑室标准切面透明隔腔不显示、侧脑室增宽且呈"泪滴"状，第三脑室增宽上移（图 2-3-9）。

（5）Dandy-Walker 畸形：声像图表现为小脑蚓部完全或部分缺失、第四脑室扩张、颅后窝池扩张、小脑幕上抬，可伴侧脑室扩张（图 2-3-10）。

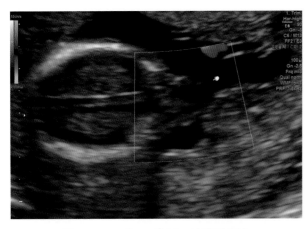

图 2-3-7 孕 20⁺³ 周，脑膜脑膨出

颅骨环不完整，枕骨缺损处向外膨出混合性包块，颅脑实质与膨出组织相连。

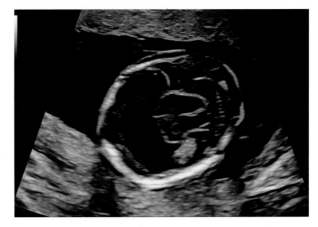

图 2-3-8 孕 19⁺⁵ 周，无叶型前脑无裂畸形

丘脑水平横切面见脑中线回声消失，单个扩张的原始脑室及丘脑融合，无大脑镰、透明隔及胼胝体，脑组织较薄。

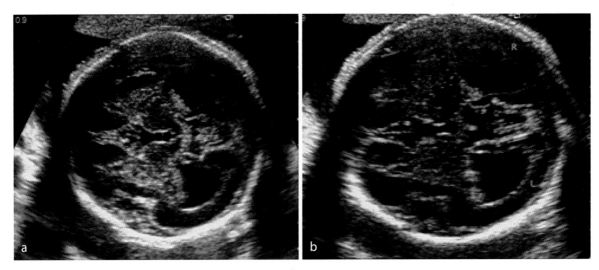

图 2-3-9 孕 27⁺⁵ 周，胼胝体发育不全

a. 丘脑水平横切面透明隔腔未见，第三脑室增宽；b. 侧脑室水平横切面透明隔腔未见，双侧脑室增宽呈平行"泪滴状"。

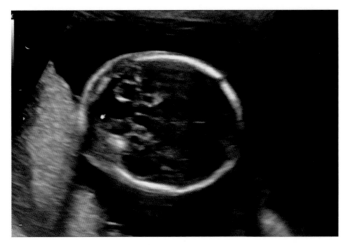

图 2-3-10 孕 22⁺³ 周，Dandy-walker 综合征

小脑水平横切面小脑蚓部缺失、第四脑室扩张、颅后窝池扩张。

（6）蛛网膜囊肿：声像图表现为颅内出现不规则的无回声区，囊壁较为光滑并且很薄，囊肿多位于脑裂缝的间隙处，与侧脑之间互不连通，超声血流显像显示囊肿内无血流信号（图 2-3-11）。

（7）盖伦静脉瘤：声像图表现为在胎儿近中线区、丘脑的后方或后下的盖伦静脉池水平长条状囊性无回声区，彩色多普勒和脉冲多普勒显示病灶内紊乱的动静脉血流。

（8）脑穿通畸形：声像图表现为脑实质内 1 个或多个形态不规则的无回声区，与侧脑室相通或蛛网膜下隙相通（图 2-3-12）。

（9）脉络丛囊肿：声像图表现为脉络膜内圆形或类圆形无回声区，囊壁薄且光滑，可单发，也可多发（图 2-3-13）。

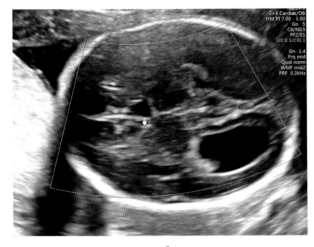

图 2-3-11　孕 22⁺⁵ 周，蛛网膜囊肿

侧脑室水平横切面出现不规则的无回声区，囊壁较为光滑并且很薄，囊肿多位于脑裂缝的间隙处，与侧脑之间互不连通，超声血流显像显示囊肿内无血流信号。

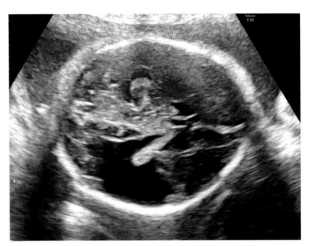

图 2-3-12　孕 30⁺¹ 周，脑穿通畸形

侧脑室水平横切面见脑实质内 1 个形态不规则的无回声区，与侧脑室相通。

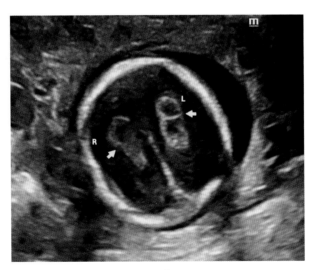

图 2-3-13　孕 21⁺⁵ 周，脉络膜囊肿

脉络膜内见类圆形无回声区。

（10）颅内出血：胎儿颅内出血的声像图表现多种多样，跟出血部位、时间、出血量相关。超声表现为脑组织或脑室内团状、片状或条状高回声、不规则低回声、脑室壁回声增强、脑组织混合性占位或液化等，内部及周边均无明显彩色血流信号（图2-3-14）。

（11）无脑回-巨脑回畸形：声像图表现为丘脑水平横切面见大脑外侧裂低平且伴有脑室扩张及胼胝体发育不良、头围偏小（图2-3-15）。

（12）颅内脂肪瘤：颅脑内偏高回声，彩色多普勒显示少量短棒状血流信号（图2-3-16）。

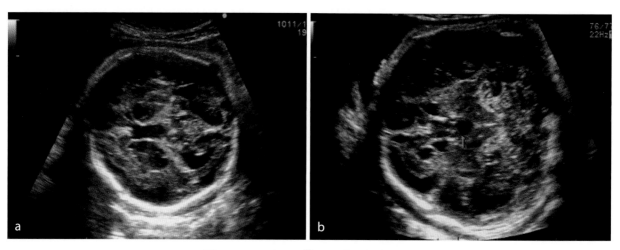

图 2-3-14 孕 33⁺³ 周，胎儿颅内出血
a. 侧脑室水平横切面见颅内混合性占位；b. 小脑水平横切面见颅内混合性占位。

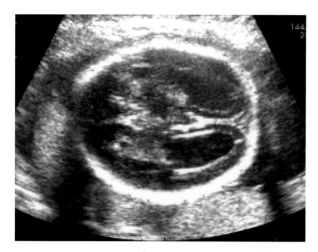

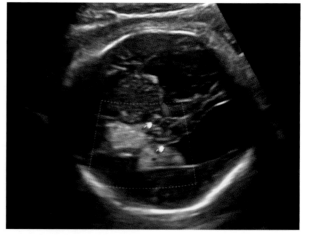

图 2-3-15 孕 26⁺⁶ 周，无脑回-巨脑回畸形
侧脑室水平横切面见大脑外侧裂低平，且伴有脑室扩张及胼胝体发育不良。

图 2-3-16 孕 31⁺⁶ 周，脑内脂肪瘤
侧脑室水平横切面见透明隔腔区偏高回声，彩色多普勒显示少量短棒状血流信号。

4. 双眼球水平横切面

（1）眶间距异常：眶间距过大表现为眶间距大于第95百分位数，可合并额部脑膨出和胼胝体发育不全；眶间距过小表现为眶间距小于第5百分位数，主要是中线迁移障碍，同时常伴有视交叉畸形；视力减退的程度可能与独眼症一样严重。

（2）小眼 / 无眼畸形：小眼症超声表现为眼球减小 / 无眼球、视神经、视交叉消失。两者都可以是单侧的或双侧的（图 2-3-17）。

（3）白内障：超声表现为单侧或双侧晶状体混浊。双侧病变通常是综合征，而单侧病变通常与胎儿感染有关（图 2-3-18）。

（4）先天性泪囊突出：超声表现为眼眶下段与鼻子之间的囊肿 (75% 为单侧，25% 为双侧)（图 2-3-19 ）。

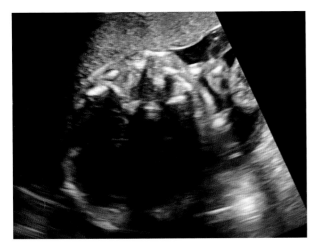

图 2-3-17　孕 22^{+4} 周，无眼畸形
胎儿双眼球水平横切面双侧眼区未见胎儿正常眼眶回声，仅探及骨性组织，眼球缺如。

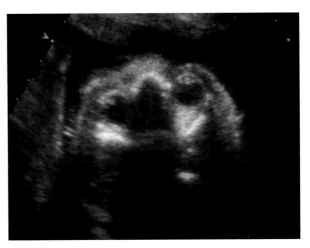

图 2-3-18　孕 23^{+2} 周，白内障
胎儿双眼球水平横切面见双侧晶状体回声增强。

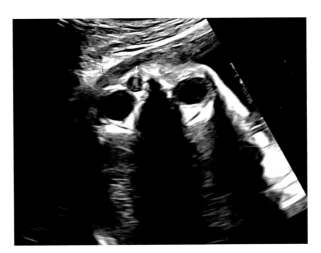

图 2-3-19　孕 32^{+2} 周，先天性泪囊突出
胎儿双眼球水平横切面见左眼眼眶内下方囊性无回声。

5. 鼻唇冠状切面

唇腭裂：典型的唇裂超声表现为从嘴唇一侧延伸到鼻孔的线性缺损。与唇裂有关的腭裂可通过牙槽嵴和硬腭延伸至鼻腔底甚至眶底。孤立腭裂的产前诊断困难（图 2-3-20）。

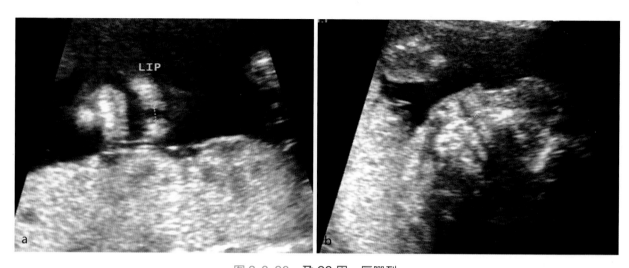

图 2-3-20　孕 23 周，唇腭裂

a. 鼻唇冠状切面上唇不连续，见回声失落；b. 牙槽嵴和硬腭不连续，见回声失落。

6. 颜面部正中矢状切面

（1）小下颌畸形：超声表现为正中矢状面上唇突出、下颌后缩。可能是由于小颚（短下颌骨）或后颚（下颌骨向后移位）引起。重度小下颌畸形伴羊水过多（＞孕 25 周），这是由于会出现舌下垂（正常舌阻塞小口腔）（图 2-3-21），影响吞咽所致。

（2）鼻子异常：前脑无裂畸形伴有一系列鼻中线异常，包括：无鼻（鼻结构完全缺失）、长鼻（前额下方突出的软组织）和单个鼻孔（通常位于中央）（图 2-3-22）。

（3）上颚瘤——畸胎瘤：超声表现为来源于蝶骨、软硬腭、咽、舌、颌的实性肿瘤。肿瘤向口腔、鼻腔或颅内生长。通常合并羊水过多（由于咽部受压）（图 2-3-23）。

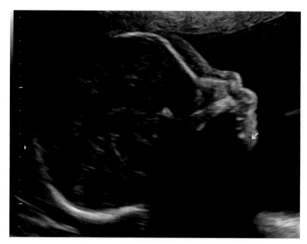

图 2-3-21　孕 22⁺ 周，小下颌

胎儿颜面部正中矢状面见上唇突出、下颌后缩。

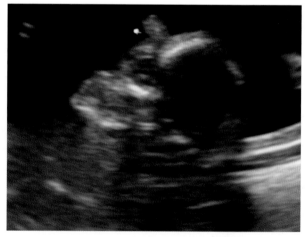

图 2-3-22　孕 18⁺¹ 周，长鼻

前额下方突出的软组织，未探及正常鼻回声。

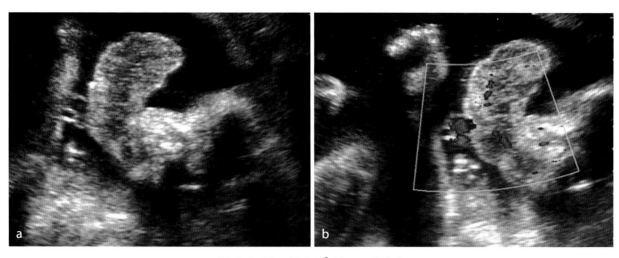

图 2-3-23　孕 20^{+3} 周，口腔肿瘤

a. 见来源口腔的实性回声；b. 彩色多普勒见条状彩色血流信号。

二、颈部

（一）标准切面及观察内容

通过纵切、横切和冠状面扫查颈部，要求观察胎儿颈部是否有包块、水囊瘤及甲状腺肿等。

（二）切面异常及相关的畸形

1. 颈部畸胎瘤　超声表现为颈部前外侧有囊性成分的血管性实性肿块。肿瘤生长迅速（尤其是大于孕 26 周时），可向内扩张，导致颈部过度伸展和羊水过多。约 50% 的病例出现钙化。

2. 胎儿颈部淋巴水囊瘤　超声表现为位于胎儿枕颈区域的多房性囊性包块（图 2-3-24）。它是最常见的淋巴管瘤（75% 位于颈部，20% 位于腋窝，5% 位于胸壁、腹壁和四肢）。大约 50% 的病例中发现染色体异常，主要是特纳综合征。

3. 甲状腺肿　超声表现为胎儿颈前大小不等的肿块。由于肿块压迫食道引起机械性阻塞，胎儿头部可能过度伸展。常合并羊水过多。

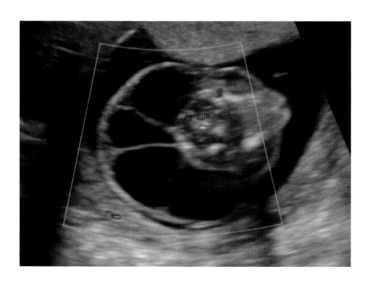

图 2-3-24　孕 22 周，胎儿颈部淋巴水囊瘤

　　超声显示胎儿枕颈区域的多房性囊性包块，内见光带分隔。

三、心脏

胎儿心脏超声检查包括心脏超声筛查和超声心动图检查，本节主要描述的是胎儿心脏超声筛查，根据超声医疗技术能力及中国国情，建议胎儿心脏超声筛查的最佳时机为孕 20~24 周，建议对所有低风险孕妇进行中孕期胎儿结构超声筛查的同时，进行胎儿心脏超声筛查，而对高风险孕妇及中孕期结构筛查中发现可疑心脏异常者建议行进一步胎儿超声心动图检查。主要目的是在孕中期最大限度地检出心脏畸形。

（一）胎儿心脏超声筛查简介

2006 年，国际妇产科超声协会（International Society of Ultrasound in Obstetrics and Gynecology, ISUOG）发表了《胎儿心脏超声筛查指南》，提出心脏超声筛查以四腔心为基础切面，有条件的单位可以加做左右室流出道拓展切面进行扫查。2013 年，ISUOG 就该指南作了修订，推荐将四腔心和左右心室流出道切面均列入常规筛查。

（二）标准切面及观察内容

1. 上腹部横切面   即腹围切面，观察胃泡、门静脉窦、脊柱、腹主动脉及下腔静脉的位置关系。

正常情况下，胃泡位于腹腔左侧，门静脉窦转向胎儿右侧，腹主动脉在脊柱左前方，下腔静脉位于脊柱和腹主动脉的右前方（图 2-3-25）。

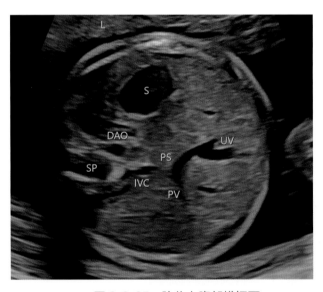

图 2-3-25   胎儿上腹部横切面

缩写：L，左侧；S，胃泡；DAO，降主动脉；IVC，下腔静脉；SP，脊柱；UV，脐静脉；PS，门静脉窦；PV，门静脉。

2. 四腔心切面   观察心脏位置、心轴、心脏大小、心肌厚度、心包积液、四个腔室、房间隔、室间隔、房室瓣膜、胎心搏动、节律及房室血流。

正常情况下，心脏大部分位于胸腔左侧，心尖指向左前方，心轴左偏 45°±20°，心脏大约占胸腔面积的 1/3，有 4 个腔室，心率 120~160 次 / 分，节律规则，无明显心包积液，无心肌肥厚，左右心房大小相近，房间隔中段见卵圆孔，卵圆孔瓣随心动周期飘向左心房，原发隔存在（近房室十字交叉），肺静脉回流入左心房（至少见 2 条），左右心室大小相近，无室壁肥厚，右心室心尖部见调节束，室间隔完整（从心尖至房室十字交叉处），房室十字交叉存在，二、三尖瓣形态正常，开放自如，三尖瓣在室间隔上的附着点相较二尖瓣更靠近心尖。彩色多普勒显示二尖瓣和三尖瓣处见各自心房流入心室血流信号，宽度和色彩亮度基本相等（图 2-3-26）。

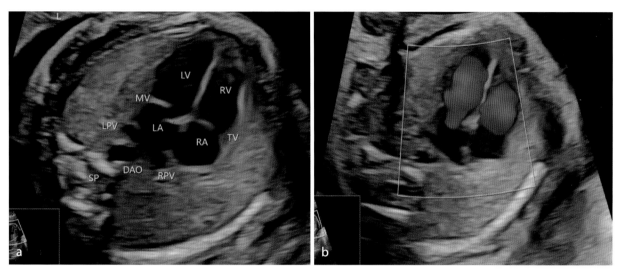

图 2-3-26　胎儿四腔心切面（a）及相应的彩色多普勒（b）

缩写：L，左侧；LA，左心房；RA，右心房；LV，左心室；RV，右心室；MV，二尖瓣；TV，三尖瓣；LPV，左肺静脉；RPV，右肺静脉；DAO，降主动脉；SP，脊柱。

3. 左室流出道切面　观察左心室、左室流出道、室间隔、主动脉瓣和升主动脉。

正常情况下，升主动脉起源于形态学左心室，前壁与室间隔相连续，后壁与二尖瓣前叶相连续，主动脉瓣形态正常，启闭自如，升主动脉内径正常。彩色多普勒显示主动脉瓣处见从左心室流入主动脉的血流信号（图 2-3-27）。

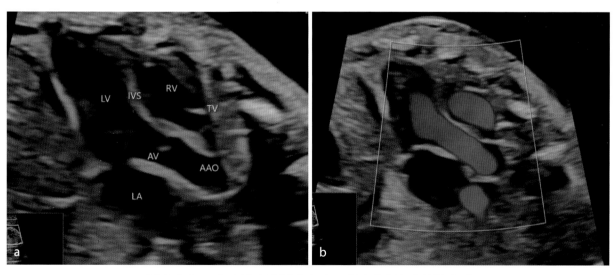

图 2-3-27　左室流出道切面（a）及相应的彩色多普勒（b）

缩写：LV，左心室；RV，右心室；IVS，室间隔；LA，左心房；TV，三尖瓣；AV，主动脉瓣；AAO，升主动脉。

4. 右室流出道切面 观察右心室、右室流出道、肺动脉瓣、主肺动脉及分叉。

正常情况下，主肺动脉起源于形态学右心室，跨越升主动脉前方，向左侧走行，与升主动脉呈交叉关系，主肺动脉根部内径稍大于主动脉根部，走行一段后分叉为左右肺动脉和动脉导管，肺动脉瓣形态正常，启闭自如。彩色多普勒显示肺动脉瓣处见从右心室流入主肺动脉的血流信号（图2-3-28）。

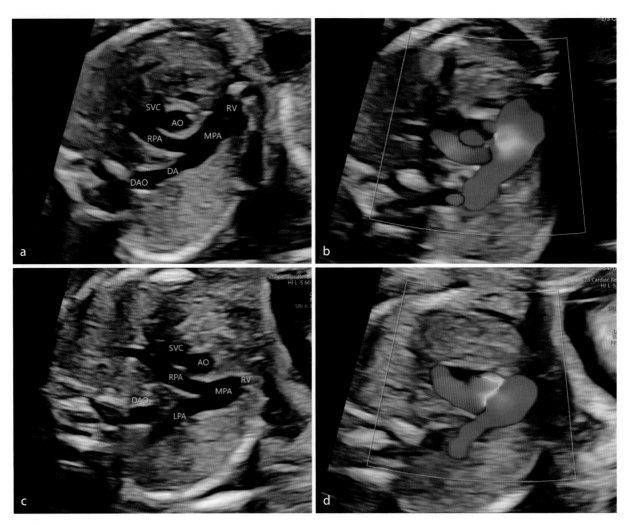

图 2-3-28 右室流出道切面（a、c）及相应的彩色多普勒（b、d）

缩写：RV，右心室；MPA，主肺动脉；RPA，右肺动脉；LPA，左肺动脉；DA，动脉导管；AO，主动脉；SVC，上腔静脉；DAO，降主动脉。

5. 三血管切面 观察上腔静脉、主动脉和主肺动脉的数目、大小、排列和间隔关系，动脉导管内径及走行。

正常情况下，显示主肺动脉长轴、主动脉和上腔静脉短轴，从左至右见主肺动脉、主动脉和上腔静脉依次排列，内径依次递减（图2-3-29）。

6. 三血管气管切面 观察主动脉弓、动脉导管和气管的关系。

正常情况下，主动脉弓和动脉导管走行于气管的左侧，共同汇入降主动脉，两者形成"V"形结构，彩色多普勒显示主动脉弓与动脉导管血流方向一致，均流入降主动脉（图2-3-30）。

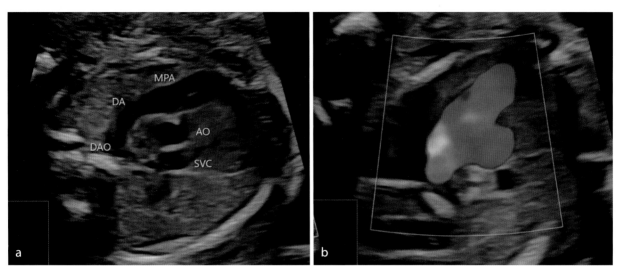

图 2-3-29　三血管切面（a）及相应的彩色多普勒（b）

缩写：SVC，上腔静脉；AO，主动脉；MPA，主肺动脉；DA，动脉导管；DAO，降主动脉。

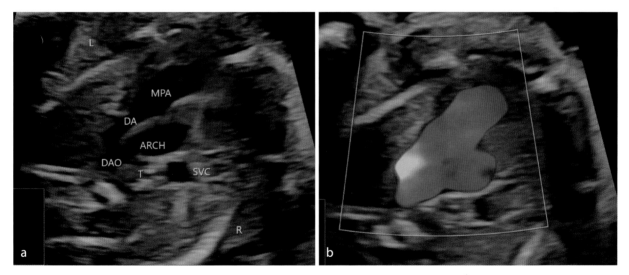

图 2-3-30　三血管气管切面（a）及相应的彩色多普勒（b）

　　缩写：L，左侧；R，右侧；SVC，上腔静脉；ARCH，主动脉弓；MPA，主肺动脉；DA，动脉导管；DAO，降主动脉；T，气管。

（三）切面异常的超声征象及相关心脏畸形

1. 上腹部横切面异常

（1）下腔静脉离断腹主动脉右前方未探及血管回声，可单独发生，多合并有左房异构综合征。若伴奇静脉或半奇静脉异常连接，则腹主动脉右后方或左后方可见奇静脉或半奇静脉扩张（图 2-3-31）。

（2）下腔静脉位于腹主动脉的前方腹主动脉与下腔静脉位于同一侧，是右房异构综合征的特征性征象（图 2-3-32）。

（3）腹主动脉与下腔静脉前方见垂直静脉，最终汇入门静脉主干，见于心下型肺静脉异位引流（图 2-3-33）。

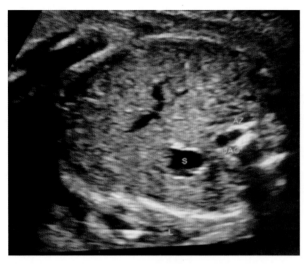

图 2-3-31　下腔静脉离断

腹主动脉右前方未探及下腔静脉，右后方见奇静脉扩张。

缩写：L，左侧；S，胃泡；DAO，降主动脉；AZ，奇静脉。

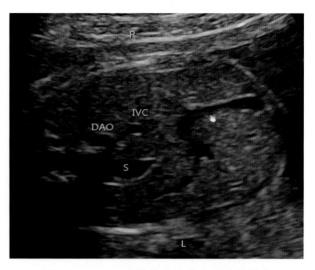

图 2-3-32　下腔静脉位于腹主动脉的前方

胎儿下腔静脉与降主动脉均位于腹腔右侧，下腔静脉在降主动脉前方，胃泡紧贴脊柱，肝脐静脉走向反向。

缩写：L，左侧；R，右侧；S，胃泡；DAO，降主动脉；IVC，下腔静脉。箭头所指处为肝脐静脉。

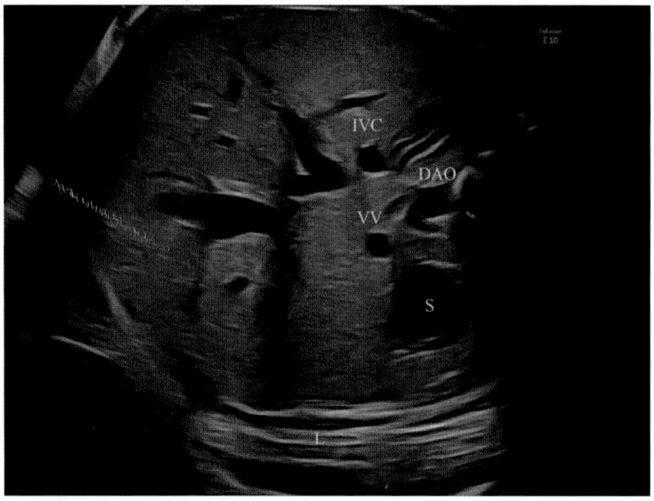

图 2-3-33　心下型肺静脉异位引流

缩写：L，左侧；S，胃泡；VV，垂直静脉；DAO，降主动脉；IVC，下腔静脉。

2. 四腔心切面异常

（1）心脏位置异常：分为胸腔外心脏位置异常（可孤立发生，见图 2-3-34，也可见于 Cantrell 五联症、羊膜带综合征等）和胸腔内心脏位置异常，后者根据心脏在胸腔内的位置，分为左位心、右位心及中位心。右位心分为镜像右位心、右旋心和右移心，镜像右位心：心脏在胸腔右侧，心房、心室和大血管的位置左右反转，常伴有内脏转位（图 2-3-35）；右旋心：心脏在胸腔右侧，同时心尖指向右侧，但各心腔间的关系未形成镜像倒转，常合并矫正型大动脉转位、肺动脉瓣狭窄和房间隔或室间隔缺损。右移心：心脏位于胸腔右侧，但心轴指向左侧，多由胸腔占位性病变引起（如膈疝、肺囊腺瘤、隔离肺等，图 2-3-36）。

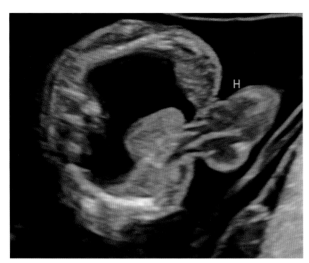

图 2-3-34　胎儿胸腔外心脏位置异常

胎儿胸骨缺损，大部分心脏位于胸腔外，胸腔出现大量积液，双肺受压变小。

缩写：H，心脏。

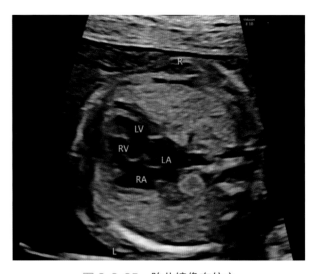

图 2-3-35　胎儿镜像右位心

胎儿心脏大部分位于胸腔右侧，左右心房和心室位置反转。

缩写：L，左侧；R，右侧；LA，左心房；RA，右心房；LV，左心室；RV，右心室。

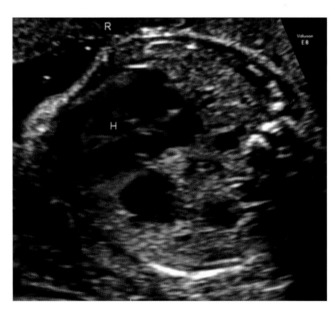

图 2-3-36　胎儿右移心

胎儿胸腔左侧出现大的混合型包块，将大部分心脏推向胸腔右侧，但心轴仍然左偏。

缩写：R，右侧；H，心脏。

（2）心脏大小异常心胸比异常：心胸比增大，见于扩张型心脏病、Ebstein 畸形、三尖瓣发育不良、动静脉畸形（骶尾部畸胎瘤、盖伦静脉瘤、胎盘绒毛膜血管瘤）、某些致死性骨发育不良和严重肺发育不良等引起的胸围缩小等（图 2-3-37）；心胸比减小，见于高位气道梗阻、胸部占位性病变等（图 2-3-38）。

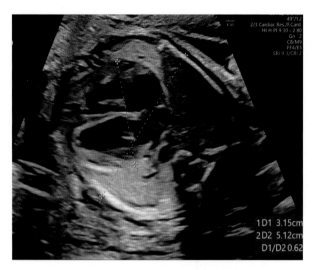

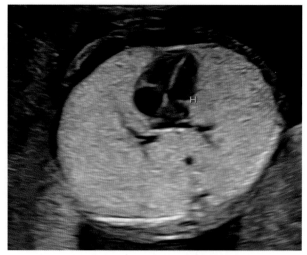

图 2-3-37 胎儿心胸比增大

图 2-3-38 胎儿心胸比减小

胎儿高位气道梗阻，双肺增大，心脏受压变小。

缩写：H，心脏。

（3）心包积液：正常可见少量心包积液，少于 3 mm 时常被认为是正常变异。

（4）心律失常：分为心动过缓、心动过速和心律不规则。心率 <110 次 / 分，持续时间 >10 分钟，则为心动过缓，又分为窦性心动过缓、房性早搏未下传二联律、房室传导阻滞等（图 2-3-39）；心率 >180 次 / 分，持续时间 >10 分钟，则为心动过速，分为窦性心动过速、室上性心动过速、室性心动过速、心房扑动、心房颤动（图 2-3-40）；轻微的心动过速（>160 次 / 分）可能是胎动时胎心的正常变异。心脏节律不规则主要见于早搏，如房性早搏、室性早搏（图 2-3-41）。

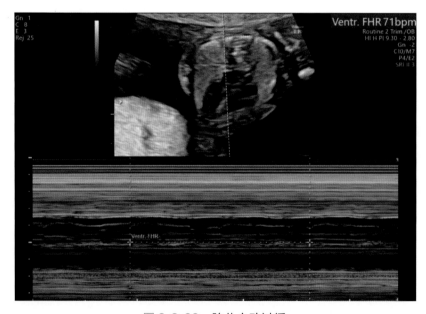

图 2-3-39 胎儿心动过缓

胎儿心率 71 次 / 分，房室传导 1：1。

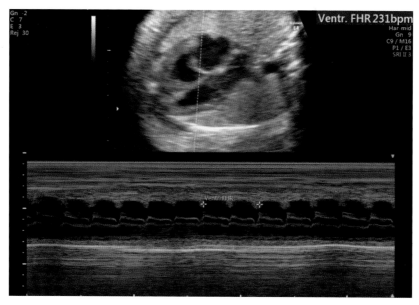

图 2-3-40　室上性心动过速

胎儿心率 231 次 / 分，房室传导 1 ∶ 1。

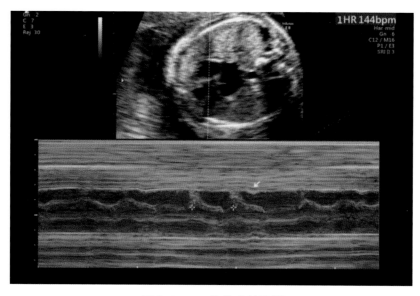

图 2-3-41　胎儿房性早搏

箭头所指处为提前收缩的心房搏动，末下传至心室。

（5）房室异常：

1）数目异常：单心房或单心室：无房间隔或室间隔回声，仅见一个心房或心室。

2）房室连接异常：见于矫正型大动脉转位、单心房、单心室。

3）房室比例异常：

①左右心比例异常：左心 / 右心明显小于右心 / 左心，则疑为左心 / 右心发育不良；②心室比例异常：左心室缩小，见于二尖瓣重度狭窄 / 闭锁、早期出现的主动脉瓣重度狭窄等、左心发育不良综合征；左心室增大，见于主动脉狭窄、心内膜弹力纤维增生症、室壁瘤、憩室等；右心室缩小，见于三尖瓣重度狭窄 / 闭锁、Ebstein 畸形、早期出现的肺动脉重度狭窄等；右心室增大，见于肺动脉狭窄、肺动脉瓣缺如等；③心房比例异常：左心房缩小，见于左心发育不良综合征、完全型肺静

脉异位引流、房间隔膨胀瘤、卵圆孔提前关闭等；左心房增大，见于三尖瓣闭锁、二尖瓣返流继发左室流出道梗阻；右心房增大，见于 Ebstein 畸形、三尖瓣发育不良、肺静脉异位引流等；④三房心：心房内出现异常隔膜样结构将心房分为两个心腔，可分为左侧三房心和右侧三房心。左侧三房心多见，典型征象是左心房被异常隔膜分隔成两个腔，与肺静脉相连的是副房，与二尖瓣和心耳相连的是真房，两房可通过狭小的孔相连；⑤冠状静脉窦扩张：左侧房室沟处可见冠状静脉窦扩张，垂直于房室隔走行，开口于右心房后壁，见于永存左上腔静脉、心内型肺静脉异位引流、静脉导管异位回流等（图2-3-42）。

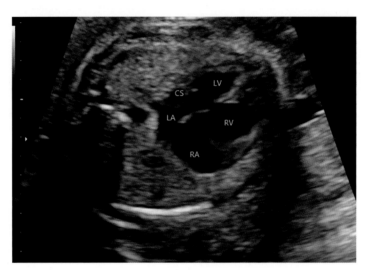

图 2-3-42 胎儿冠状静脉窦扩张

缩写：LA，左心房；RA，右心房；LV，左心室；RV，右心室；CS，冠状静脉窦。

（6）房室瓣异常：

1）二、三尖瓣狭窄：见二、三尖瓣瓣叶增厚、回声增强，启闭运动受限，彩色多普勒显示二、三尖瓣处收缩期血流细窄，呈花彩色。

2）二、三尖瓣闭锁：二、三尖瓣启闭运动消失，代之以厚隔膜回声，彩色多普勒显示舒张期二、三尖瓣处未探及左心房入左心室血流信号或右心房入右心室血流信号（图2-3-43）。

3）Ebstein 畸形：三尖瓣隔叶和后叶附着点向心尖部下移，附着于室间隔上，与二尖瓣在室间隔上附着点距离中孕期大于3 mm，晚孕期大于5 mm（图2-3-44），可出现右心房明显增大，三尖瓣全收缩期返流，返流束起源于右心室中部。

4）三尖瓣发育不良：三尖瓣附着于瓣环处，瓣叶明显增厚，收缩期关闭不拢，引起三尖瓣返流，但返流束起源于瓣环水平，右心房增大。

5）三尖瓣返流：三尖瓣收缩期见反向回流入右心房的血流信号，频谱显示血流速度大于60 cm/s，波宽大于1/2收缩期（图2-3-45）。根据返流束长度及面积，可以分为轻度、中度和重度。轻度：返流束局限于右房近端1/3，返流束面积小于右房面积的30%；中度：返流束达右房中部，占右房面积的30%~50%；重度：返流束达右房后壁，大于右房面积的50%。

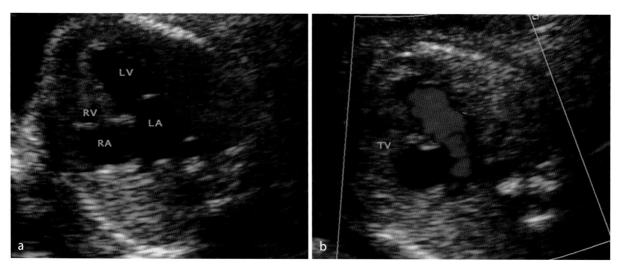

图 2-3-43 胎儿三尖瓣闭锁

胎儿三尖瓣瓣叶增厚，回声增强，代之以厚隔膜回声，未探及右心房入右心室血流信号，右心室明显小于左心室。

缩写：LA，左心房；RA，右心房；LV，左心室；RV，右心室；TV，三尖瓣。

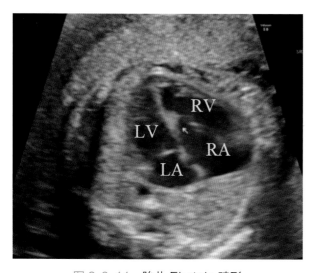

图 2-3-44 胎儿 Ebstein 畸形

四腔心切面上显示三尖瓣隔叶附着点位于室间隔中段，右心房明显增大。

缩写：LA，左心房；RA，右心房；LV，左心室；RV，右心室；箭头所指处为三尖瓣隔叶附着点。

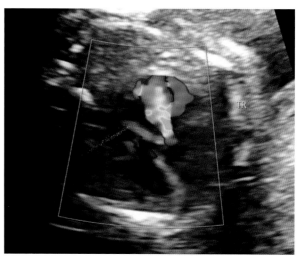

图 2-3-45 胎儿三尖瓣重度返流

胎儿三尖瓣收缩期见大量反向回流入右心房的血流信号，返流束达右房后壁。

（7）房间隔或室间隔异常：

1）室间隔缺损：室间隔肌部或膜部回声失落，见双向穿隔血流信号（图 2-3-46）。

2）原发孔房缺：房间隔原发隔回声失落，见右向左分流。

3）继发孔房缺：胎儿期以卵圆孔增大，大于 8 mm 最为常见。

4）房间隔膨胀瘤：房间隔卵圆孔瓣在收缩期呈瘤样膨向左心房，膨出直径大于左心房横径的一半，卵圆孔处见双向血流信号（图 2-3-47）。

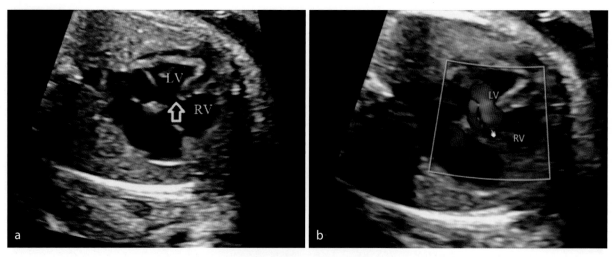

图 2-3-46　胎儿室间隔膜部缺损（箭头所指处为室缺）

胎儿室间隔膜部回声失落，箭头所指处室水平见双向穿隔血流信号。

缩写：LV，左心室；RV，右心室。

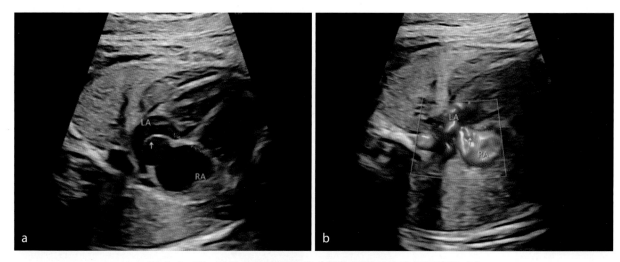

图 2-3-47　胎儿房间隔膨胀瘤（箭头所指处为房间隔膨胀瘤）

缩写：LA，左心房；RA，右心房。

（8）肺静脉与心房连接异常：左心房后壁光滑，未探及肺静脉角，左心房后方与降主动脉之间见共同静脉腔，左心房与降主动脉间距增加，则疑有完全型肺静脉异位引流（图 2-3-48），若同时伴有冠状静脉窦扩张，可能为心内型肺静脉异位引流。

（8）房室血流异常：房室瓣处舒张期见细窄血流信号，见于二、三尖瓣狭窄；未探及血流信号，见于二、三尖瓣闭锁；收缩期见反向血流信号，见于二、三尖瓣返流。

（9）心脏内异常：回声见于心脏肿瘤、心内膜弹力纤维增生症、心肌致密化不全等（图 2-3-49）。

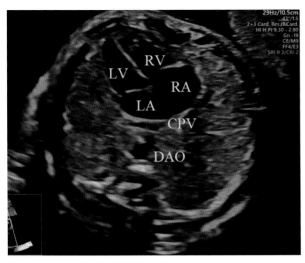

图 2-3-48　胎儿完全型肺静脉异位引流

胎儿左心房后壁光滑，未见肺静脉角，后方见共同静脉腔，与降主动脉间距增宽。

缩写：LA，左心房；RA，右心房；LV，左心室；RV，右心室；DAO，降主动脉；CPV，共同静脉腔。

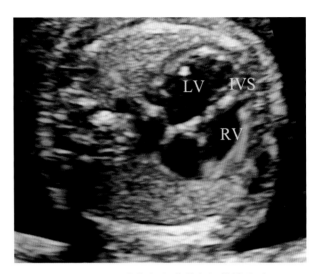

图 2-3-49　胎儿心内膜弹力纤维增生症

四腔心切面显示左心室及室间隔内膜回声增强。

缩写：LV，左心室；RV，右心室；IVS，室间隔。

3. 左室流出道切面异常

（1）心室大血管连接异常：肺动脉起源于形态学左心室，可能为大动脉转位或左室双出口。

（2）室间隔异常：室间隔与主动脉前壁连续性中断，见穿隔血流信号，疑为膜周部室间隔缺损，若缺损较大，可显示主动脉骑跨在室间隔上（图 2-3-50）。

（3）主动脉瓣异常：① 主动脉瓣狭窄：主动脉瓣叶增厚、回声增强，启闭运动受限，收缩期见细窄血流信号（图 2-3-51）；② 主动脉瓣闭锁：主动脉瓣启闭运动消失，代之以厚隔膜回声，收缩期未探及左心室入主动脉血流信号。

（4）主动脉异常：主动脉内径宽，见于法洛四联症、主动脉瓣狭窄后扩张；主动脉内径细，见于主动脉狭窄、主动脉闭锁、左心发育不良等。

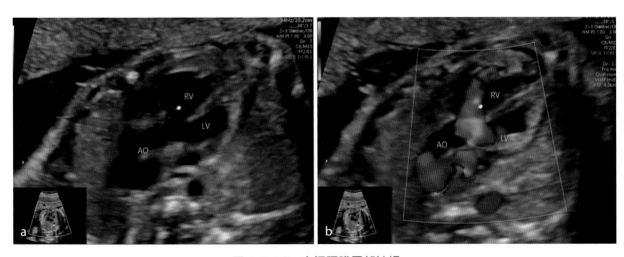

图 2-3-50　室间隔膜周部缺损

左室流出道切面显示室间隔与主动脉前壁不连续，见回声失落，见穿隔血流信号，主动脉骑跨在室间隔上。

缩写：LV，左心室；RV，右心室；AO，主动脉。

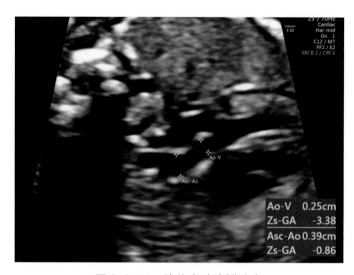

图 2-3-51　胎儿主动脉瓣狭窄

左室流出道切面显示主动脉瓣环内径狭窄，Z 值小于 −2。

4. 右室流出道切面异常

（1）心室大血管连接异常：主动脉起源于形态学右心室，可能为大动脉转位或右室双出口等。

（2）肺动脉瓣异常：

1）肺动脉瓣狭窄：肺动脉瓣叶增厚、回声增强，启闭运动受限，收缩期见细窄血流信号，肺动脉瓣上可见主肺动脉扩张（图 2-3-52）。

2）肺动脉瓣闭锁：若肺动脉瓣启闭运动消失，代之以厚隔膜回声，收缩期未探及右心室入肺动脉血流信号。

3）肺动脉瓣缺如：肺动脉瓣环较小，无明显肺动脉瓣活动或仅见少量残留肺动脉瓣组织，但无明显活动，主肺动脉和左右肺动脉呈瘤样扩张，形成"金鱼"征，彩色多普勒显示收缩期肺动脉瓣处见花彩血流信号，舒张期见血流反向流至右心室。

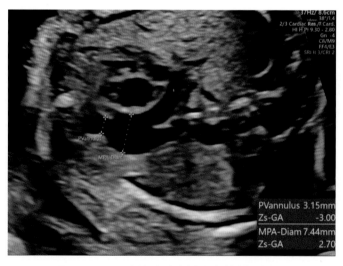

图 2-3-52　胎儿肺动脉瓣狭窄伴瓣后扩张

右室流出道切面显示肺动脉瓣开启受限，内径狭窄，Z 值小于 −2，主肺动脉明显扩张，Z 值大于 2。

（3）肺动脉异常：

1）肺动脉内径宽：见于肺动脉瓣狭窄后扩张、肺动脉瓣缺如等。

2）肺动脉内径窄见于肺动脉狭窄、右心发育不良、法洛四联症等。

（4）肺动脉分支异常：

1）左/右肺动脉缺如：左/右肺动脉未显示，常见于永存动脉干Ⅳ型。

2）动脉导管缺如：动脉导管未显示，常见于法洛四联症。

3）肺动脉交叉：左右肺动脉不能在同一切面上显示，左肺动脉源于主肺动脉分叉处右上方，右肺动脉源于主肺动脉分叉处左下方，两者在起始部交叉后向左右肺门走行（图 2-3-53）。

4）肺动脉吊带：左肺动脉发自右肺动脉，在气管后方向胸腔左侧走行，进入左肺（图 2-3-54）。

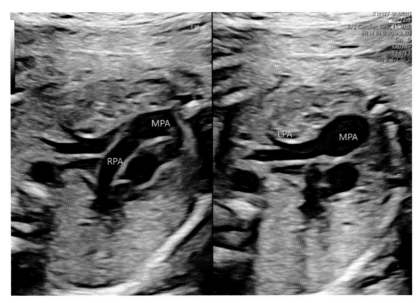

图 2-3-53　胎儿肺动脉交叉

缩写：MPA，主肺动脉；LPA，左肺动脉；RPA，右肺动脉。

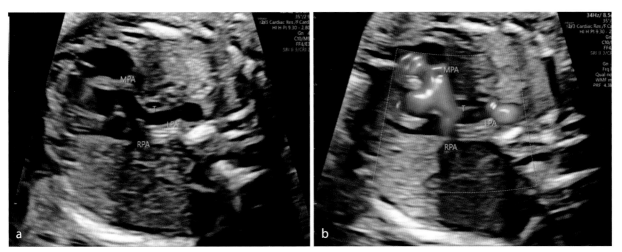

图 2-3-54　胎儿肺动脉吊带

缩写：MPA，主肺动脉；LPA，左肺动脉；RPA，右肺动脉；T，气管。

5. 三血管切面异常

（1）数目异常：

1）两根：见于永存动脉干、主/肺动脉闭锁、右上腔静脉缺如（图 2-3-55）。

2）四根：见于永存左上腔静脉、心上型肺静脉异位引流（图 2-3-56）；若右上腔静脉缺如，出现永存左上腔静脉，亦可为三根血管（图 2-3-57）。

（2）内径异常：

1）上腔静脉增宽：见心上型肺静脉异位引流、下腔静脉离断伴奇静脉异常连接、心功能失代偿等。

2）主动脉内径细：见于主动脉狭窄、主动脉闭锁、左心发育不良等。

3）主动脉内径宽：见于法洛四联症、主动脉瓣狭窄后扩张等。

4）肺动脉内径细：见于肺动脉狭窄、法洛四联症、右心发育不良等（图 2-3-58）。

5）肺动脉内径宽：见肺动脉瓣狭窄后扩张、肺动脉瓣缺如等。

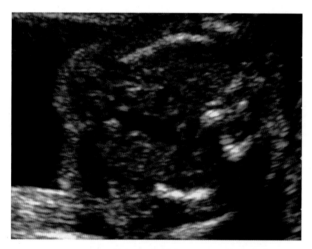

图 2-3-55　胎儿三血管切面显示两根血管

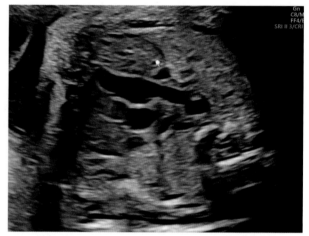

图 2-3-56　胎儿三血管切面显示四根血管

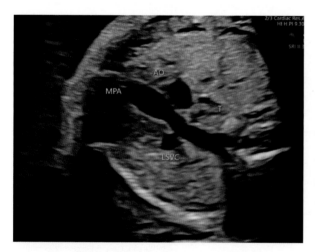

图 2-3-57　胎儿三血管切面显示三根血管

缩写：AO，主动脉；MPA，主肺动脉；T，气管；LSVC，永存左上腔静脉。

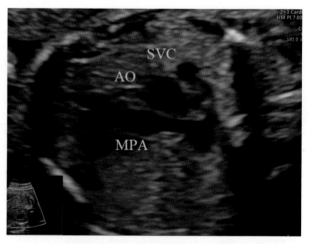

图 2-3-58　胎儿肺动脉狭窄

三血管切面显示主肺动脉内径明显小于主动脉内径。

缩写：SVC，上腔静脉；AO，主动脉；MPA，主肺动脉。

（3）排列异常：见于大动脉转位、左/右室双出口等。

（4）间隔缺损：主肺动脉间隔缺损，主动脉与肺动脉间隔回声失落，见双向彩色血流信号。

（5）动脉导管：走行迂曲随孕周增大而出现，可单独出现（图2-3-59），如果动脉导管迂曲、扩张，内径>8 mm，则可诊断动脉导管瘤。

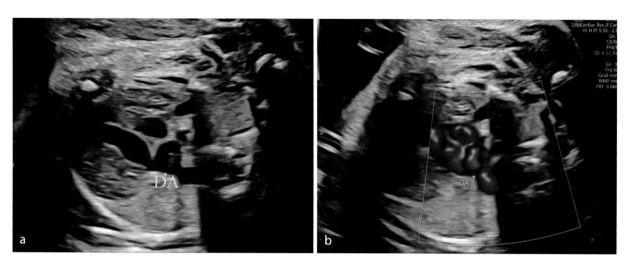

图 2-3-59　胎儿动脉导管走行迂曲（箭头所指处为动脉导管）

缩写：DA，动脉导管。

6.三血管气管切面异常

（1）主动脉弓内径变细或不连续：见主动脉弓缩窄、主动脉弓离断。

（2）形成血管环右位主动脉弓：主动脉弓走行于气管右侧，与肺动脉、动脉导管形成"U"形结构，半包绕气管（图2-3-60），伴有左锁骨下动脉迷走时，可见降主动脉起始处发出一支血管经气管和食管后方向左肩部走行；伴有镜像分支时，主动脉弓第一分支为右无名动脉，分出右颈总动脉和右锁骨下动脉；伴有右位动脉导管时，主动脉弓与动脉导管形成"V"形夹角，走行在气管的右侧（图2-3-61）。

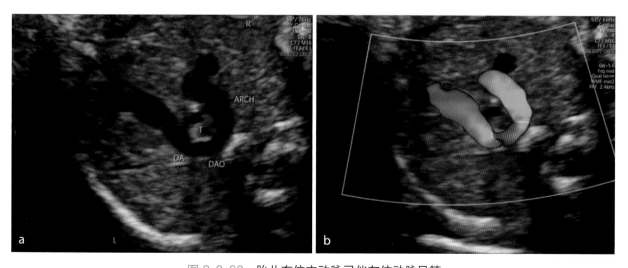

图2-3-60　胎儿右位主动脉弓伴左位动脉导管

缩写：L，左侧，R，右侧，ARCH，主动脉弓；T，气管；DA，动脉导管；DAO，降主动脉。

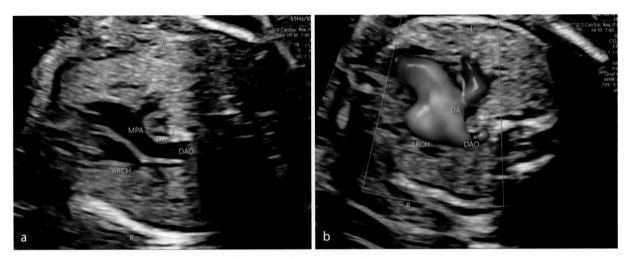

图 2-3-61 胎儿右位主动脉弓伴右位动脉导管

缩写：L，左侧，R，右侧，ARCH，主动脉弓；MPA，主肺动脉；T，气管；DA，动脉导管；DAO，降主动脉。

（3）双主动脉弓：主动脉在气管前方发出左主动脉弓和右主动脉弓，将气管包绕其中，最终汇入降主动脉，形成"O"形结构，左、右主动脉弓与动脉导管形成"N"形结构（图 2-3-62）。

（3）主动脉与肺动脉血流方向不一致：见于严重主动脉狭窄/闭锁、严重肺动脉狭窄/闭锁（图 2-3-63）。

（4）右锁骨下动脉迷走：降主动脉起始处发出右锁骨下动脉，经气管和食管后方向右肩部走行（图 2-3-64）。

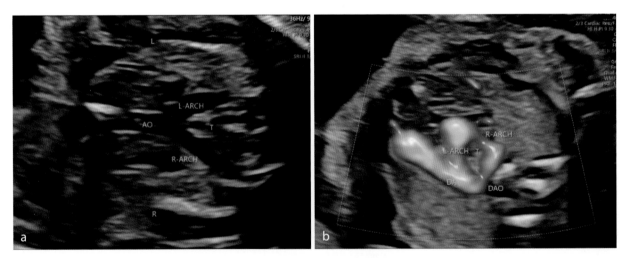

图 2-3-62 胎儿双主动脉弓

缩写：L，左侧；R，右侧；L-ARCH，左主动脉弓；R-ARCH，右主动脉弓；T，气管；AO，主动脉；DA，动脉导管；DAO，降主动脉。

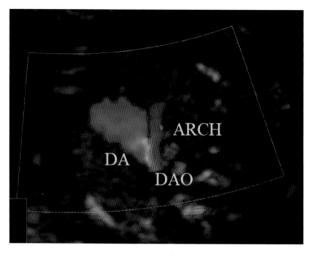

图 2-3-63　胎儿主动脉瓣闭锁

　　三血管气管切面显示主动脉弓与动脉导管血流反向，主动脉弓内见反向血流信号。

　　缩写：ARCH，主动脉弓；DA，动脉导管；DAO，降主动脉。

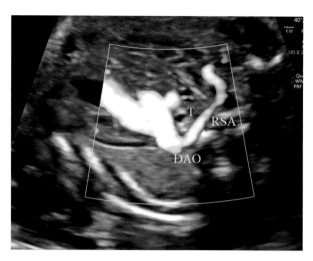

图 2-3-64　胎儿迷走右锁骨下动脉

　　缩写：RSA，右锁骨下动脉；DAO，降主动脉；T，气管。

四、胸部

（一）标准切面及观察内容

　　1. 胸部横切面　胸部横切面见胎儿胸壁皮肤连续，无局部隆起或凹陷。双侧肋骨基本对称，弧度正常，未见平直或内陷。双肺大小正常，内部回声均匀。纵隔居中，胸腺位于前纵隔，大小正常，内部回声均匀。四腔心切面见心尖指向左侧，心轴左偏 $45 \pm 20°$。心脏面积约占据 1/3 胸腔，至少显示 1~2 支肺静脉汇入左房，左房后方仅显示胸主动脉（图 2-3-65）。

　　2. 胸部纵切面　胸部纵切面见双肺大小正常，回声均匀。膈肌呈凸向胸腔的低回声带。胸腹腔比例正常，胸腹连接处未见切迹（图 2-3-66）。

　　3. 胸部冠状切面　胸部冠状切面见双侧胸廓应基本对称，胸腹腔比例正常。双肺大小正常，回声均匀。纵隔居中。膈肌呈凸向胸腔的低回声带（图 2-3-67）。

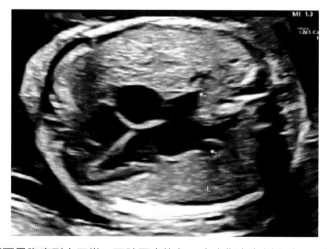

图 2-3-65　胸部横切面见胸廓形态正常，双肺回声均匀，心尖指向左侧胸腔，两条肺静脉汇入左心房内

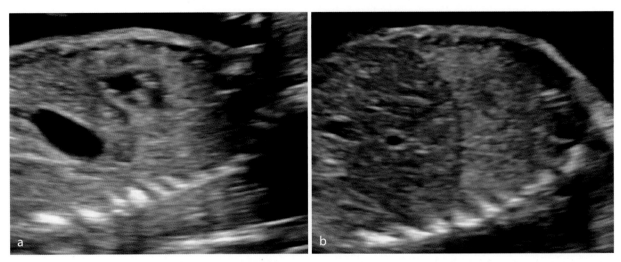

图 2-3-66　a 和 b 分别为左、右侧胸腔纵切面，显示双肺内部回声均匀，双侧膈肌呈凸向胸腔低回声带

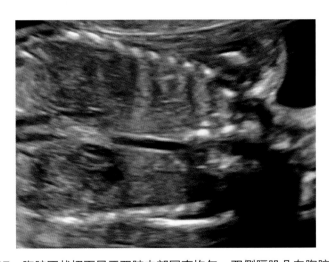

图 2-3-67　胸腔冠状切面显示双肺内部回声均匀，双侧膈肌凸向胸腔低回声带

（二）异常切面

1. 异常胸部横切面

（1）胸腔狭小：超声显示胎儿胸腔明显缩小，心胸比增大，肋骨短平甚至反向弯曲，见于致死性骨骼发育不良如短肋 - 多指（趾）综合征、窒息性胸廓发育不良等。通过计算胸围 / 腹围比（正常参考值 0.77~1.01）及胸围 / 头围比（正常参考值 0.56~1.04），评估胎儿胸腔狭小程度。

（2）纵隔移位：超声显示纵隔向左侧或右侧胸腔移位，见于纵隔肿瘤如胸腺腺瘤、畸胎瘤及神经源性肿瘤等；一侧肺缺如或发育不良，胸腔向患侧移位；单侧胸腔积液、肺囊腺瘤、隔离肺及膈疝，胸腔向健侧移位；当存在双侧胸腔积液或膈疝时，纵隔移位不明显。

（3）胸壁异常：超声发现胎儿胸壁异常回声时，应重点鉴别占位与胸腔的关系，胸壁占位可为血管淋巴瘤等。

2. 异常胸部纵切面

（1）胸腹间切迹：超声显示胸腹比例异常，胸腹连接处角度变小，见于致死性骨骼发育不良、胎儿骨骼发育异常、肺缺如或发育不良等（图 2-3-68）。

（2）横膈异常：

1）横膈连续性中断，腹腔脏器位于胸腔，见于膈疝。

2）膈肌凸向腹腔，同时合并双肺回声明显增强，见于高位气道阻塞或闭锁。

3）膈肌连续性完整，但位置移向胎儿头侧，见于膈膨升（图 2-3-69），可因肺缺如或发育不良、腹腔内压力增大如腹水或腹腔巨大占位等引起。

（3）胸腔内无回声区：见于各种原因引起的胸腔积液。

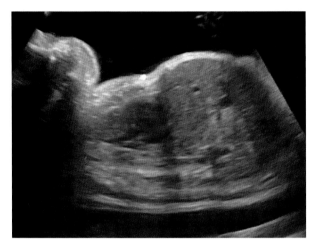

图 2-3-68　胎儿胸腹之间见切迹

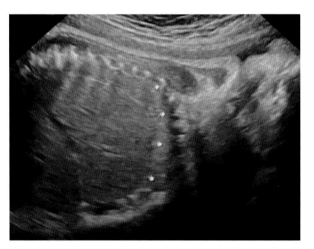

图 2-3-69　膈膨升

见膈肌凸向右侧胸腔，并明显向头侧移位。

3. 异常胸部冠状切面

（1）胸廓异常：胎儿胸廓形态呈钟形，胸腹腔比例异常，见于致死性骨骼发育不良相关畸形。

（2）纵隔移位：详见异常胸部横切面纵隔移位内容。

（3）横膈异常：膈肌连续性中断，见于膈疝；膈膨升时膈肌向胎儿头侧移位；高位气道阻塞或闭锁时，膈肌凸向胎儿腹侧。

（4）单侧或胸腔内无回声区：见于单侧或双侧胸腔积液。

（三）胸部常见病超声表现

1. 先天性肺气道畸形（congenital pulmonary airway malformation, CPAM）
旧称肺囊腺瘤样畸形（congenital cystic adenomatoidmalformation, CCAM）（图 2-3-70，图 2-3-71）。

（1）单侧或双侧胸腔内囊实混合回声或实性强回声，境界清，多普勒血流示其血供来自于肺循环。

（2）依据病灶内囊性病灶的大小，CPAM 可分为 3 种类型：Ⅰ型，大囊型（囊肿直径 ≥ 2 cm）；Ⅱ型，小囊型（囊肿直径 < 2 cm）；Ⅲ型微囊型或实性肿块。微囊型病变通常与胎儿水肿相关，若出现水肿，胎儿死亡率极高，因此被认为是产前治疗的指征。

（3）较大的病灶可压迫同侧和对侧肺组织，引起肺发育不良、胎儿水肿、心脏及纵隔移位。

（4）伴羊水过多，其原因可能由于肿块压迫食管影响胎儿吞咽羊水或肿块产生液体过多。

（5）超声随访发现：部分病灶随着孕周的增大可缩小甚至消失，但产后的 CT 检查仍可发现病灶，所以产前超声诊断需慎重。

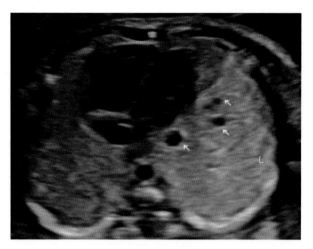

图 2-3-70　肺囊腺瘤

胸部横切面见左侧胸腔内高回声区，内见散在液性暗区。

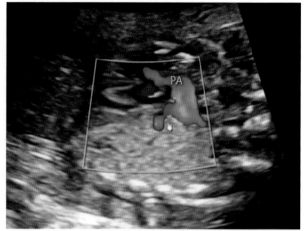

图 2-3-71　肺囊腺瘤

胸部横切面见左侧胸腔内高回声区，内见血流信号来自肺动脉。

（6）可通过计算 CCAM 体积比（CCAM volumeratio，CVR；CVR＝病灶长 × 宽 × 高 ×0.523/ 头围；单位为厘米）评估其预后，当 CVR>1.6 时，胎儿水肿风险较高。最大 CVR>1.0 的非水肿胎儿呼吸系统疾病风险增加，往往需要手术干预。

2. 支气管肺隔离症（bronchopulmonary sequestration, BPS）（图 2-3-72）

（1）好发于左肺与膈之间，少数发生在膈下。

（2）胸腔内见三角形高回声区，回声多均匀，少数内部可观察到囊肿，境界清，CDFI 示其血供多来自胸主动脉或腹主动脉。

（3）超声动态随访，大部分隔离肺可缩小或完全萎缩。

（4）病灶较大可引起纵隔移位、病灶侧胸水和胎儿水肿。

（5）BPS 静脉引流模式的鉴定对预测胎儿 BPS 的产前行为具有临床意义，体循环引流相关异常风险较高。

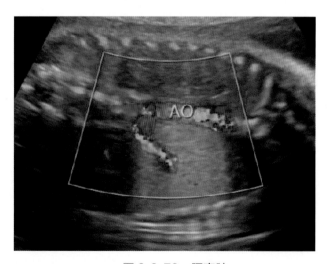

图 2-3-72　隔离肺

冠状切面胎儿左侧胸腔内见实性高回声区，境界清，CDFI 示其血供来自于胸主动脉。

3. 膈疝（congenital diaphramatic hernia, CDH）（图 2-3-73）

（1）膈肌连续性中断。

（2）胸部横切面在胎儿胸腔内可同时显示胃泡、心脏或其他腹腔内容物，如肠管、肝脏、脾脏、大网膜等。

（3）疝入内容物的鉴别非常重要。①疝入物为肠管，则可见肠管蠕动；②疝入物为肝脏，可于膈肌上方显示肝血管回声，肝脏疝入胸腔，胎儿出生后死亡率及相关并发症的发生率均较高。若左侧膈疝，胃泡位置靠近胸腔中部或后部，应警惕肝脏疝入胸腔。

（4）胎儿呼吸时，膈肌的矛盾运动，即一侧膈肌上升而另一侧膈肌下降，有助于鉴别膈疝与膈膨升。

（5）若胃泡未疝入胸腔，仅肠管疝入，则胃泡与膀胱位置相邻。

（6）胎儿腹围可小于相应孕龄。

（7）心脏及纵隔向健侧移位。

（8）右侧 CDH 合并胸腔积液的概率更高，若怀疑为左侧 CDH，同时又合并胸腔积液，此时应注意排除膈膨升的可能性。

（9）可计算肺头比（lung-to-head ratio, LHR）评估预后。LHR＝膈疝对侧肺（长径 × 宽径）/ 头围（正常值范围 1.1～1.39；单位为毫米）。LHR<1.0，提示预后较差；LHR<0.6，胎儿死亡率为 100%；LHR>1.4，提示预后良好；LHR 位于 1.1～1.39 时，肝脏是否疝入胸腔，对预后有指示作用，若肝脏疝入胸腔，则预后不佳。LHR 实测值与预测值的比值（observed / expected LHR, O/E LHR）低于 22.5% 时，胎儿的存活率相对较低。

4. 支气管囊肿（bronchogenic cyst）

（1）超声表现为近肺实质中央区的单个或多个囊肿，右侧多见。

（2）根据病灶的位置及周围有无正常肺组织，可与 CPAM 相鉴别。

（3）病灶可随孕龄增大而增大，若压迫周围肺组织，可引起胎儿水肿及肺发育不良。

5. 胸腔积液（图 2-3-74）

（1）胎儿单侧或双侧胸腔内新月形无回声区。

（2）大量胸腔积液可导致患侧肺组织受压变小。

（3）单侧大量胸腔积液可导致心脏及纵隔移位，横膈变平甚至反向。

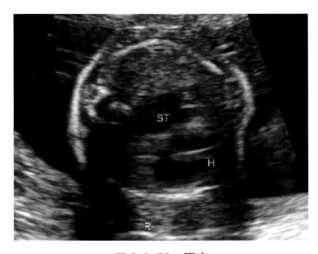

图 2-3-73　膈疝

胎儿胸部横切面见胃泡与心脏均位于胸腔，心脏向右侧移位。

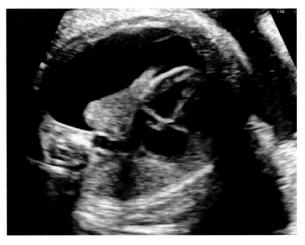

图 2-3-74　左侧胸腔积液

左侧肺组织受压变小，心脏及纵隔向右侧移位。

（4）继发性双侧胸腔积液一般无纵隔移位，但应注意观察患儿有无皮肤水肿及其他浆膜腔积液。

6. 先天性高位气道闭锁（图 2-3-75）

（1）双肺增大，回声增强。

（2）心脏受压缩小，心胸比减小。

（3）膈肌变平，或反向凸向腹腔。

（4）气道可扩张并充满液体，定位先天性高位气道阻塞的水平和范围，气道中的液体作为参考点。

（5）可合并胎儿腹水甚至水肿、胎盘增厚及羊水过多。

7. 肺发育不良（图 2-3-76）

（1）患侧肺及血管缺如。

（2）纵隔及心脏向患侧移位。

（3）健侧肺过度扩张。

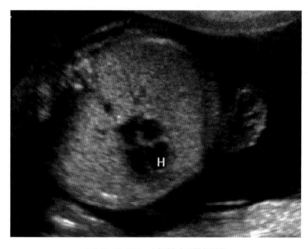

图 2-3-75　高位气道闭锁
胎儿双肺体积对称性增大，回声增强，心脏受压体积缩小。

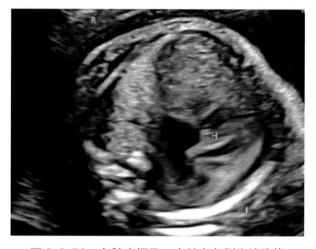

图 2-3-76　左肺未探及，心脏向左侧胸腔移位

8. 胸腺发育异常

（1）胸腺前后径与胸廓前后径比值相对恒定，平均值约为 0.44。

（2）胎儿胸腺体积减小时，在三血管气管切面显示三血管位置前移。

（3）当胸腺回声与肺脏回声难以区分时，胸腺两侧的胸廓内动脉有助于确定胸腺的边界。

（4）胸腺体积增大，可能与孕妇肥胖相关；胸腺体积减小甚至缺失可能与 22q11 微缺失综合征、炎症反应综合征等相关，可合并心脏畸形，应针对心脏仔细检查。

9. 先天性肺叶性肺气肿（congenital lobar emphysema, CLE）

（1）回声均匀肺部肿块，单侧多见，一般无囊性灶。

（2）可伴心脏或纵隔移位、羊水过多及胎儿水肿。

（3）超声随访，病灶可完全消失。

五、腹部

使用高分辨率的超声仪器，横切面及纵切面连续扫查，可评价腹壁的完整性，脐带的附着位置和腹腔内各器官（胃、肝脏、胆囊、肠管）情况，观察胎儿腹部脏器最有效的切面是通过胎儿腹部的横向连续扫查。

胎儿腹部检查常用切面包括上腹部横切面（腹围测量面）、脐带腹壁入口切面和胆囊切面。

（一）标准切面及观察内容

1.**上腹部横切面**　即腹围切面，观察胃泡、脐静脉与门静脉、脊柱、腹主动脉及下腔静脉的位置。

正常情况下：胎儿胃泡正常位于左上腹部，脐静脉及门静脉位于右侧呈"C"形，腹主动脉位于脊柱左前方，下腔静脉位于脊柱和腹主动脉的右前方。该切面上不显示胆囊及肾脏（图2-3-77）。

2.**脐带腹壁入口切面、横切面及纵切面**　观察腹壁完整性、脐带内有无占位。腹壁完整，应采取上下及左右的连续横切面及纵切面扫查。

正常情况下：腹部脐孔水平的横切面基本呈圆形，正常脐带腹壁入口应显示位于前腹壁中央，脐带内脐静脉与肝内段相延续，观察腹壁完整性。该平面不显示膀胱（图2-3-78）。

3.**胎儿胆囊横切面及纵切面**　观察胆囊存在与否、位置、大小及是否存在占位情况。

正常情况下：胆囊呈囊性无回声区，多数呈梨形，位于脐静脉肝内段右侧，肝脏下缘，靠近肠袢，近腹壁但与腹壁不相通，无搏动，囊壁回声较脐静脉的管壁回声强，多普勒可鉴别胆囊与脐静脉（图2-3-79）。

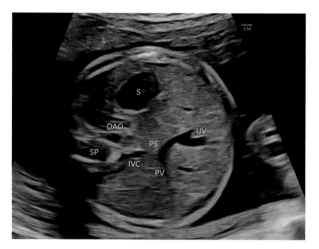

图 2-3-77　胎儿腹平面标准面

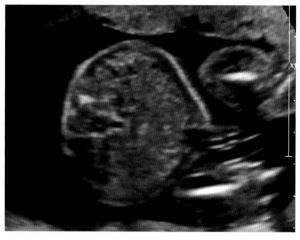

图 2-3-78　胎儿脐带入口标准面

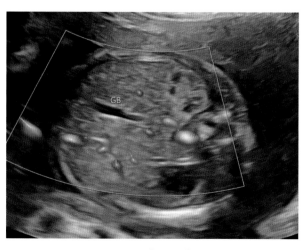

图 2-3-79　胎儿胆囊标准面

（二）切面异常及相关的腹部畸形

1. 腹部横切面

（1）胃泡异常：

1）胃泡位置异常：膈疝、膈下隔离肺、肾上腺肿瘤等都可引起胃泡位置上移；胃泡位于右侧腹腔常见胃完全反位、无脾综合征（右位胃）。

2）胃泡大小异常：当胃泡较小或不显示时，应注意观察食道是否存在食道闭锁、腭裂、膈疝等。当胃泡过大时，注意幽门狭窄或闭锁，常常呈"泡状"；再其次解剖结构异常如幽门肥厚、胃泡内分隔也会引起胃泡的变化。

3）"双泡"征：当胎儿发生十二指肠狭窄或闭锁时，则出现腹平面"双泡"征。

4）胃泡内异常：占位病变如胃内肿瘤等。

（2）腹腔脐静脉异常：包括持续性右脐静脉、腹腔内脐静脉扩张以及少见的静脉导管缺失。

1）持续性右脐静脉：为右脐静脉不退化、反而左脐静脉退化，此时，右脐静脉进入肝脏后经吻合支再进入左肝叶，同时它直接与静脉导管相连。

2）腹腔内脐静脉曲张：中孕期管径大于 5 mm，晚孕期管径大于 8 mm。

3）静脉导管缺失：脐静脉越过肝脏直接与下腔静脉或右心房相连，而不显示静脉导管血流（详见心脏章节）。

（3）胎儿肝脏内异常：

1）肝脏位置异常：中位肝（心房异构），左侧肝（内脏反位）。

2）肝脏内胆管扩张：正常情况下肝内胆管不显示，当胆道梗阻或发育异常时通常会出现扩张的肝内胆管。

3）肝脏肿瘤：胎儿肝血管瘤、肝囊肿、肝母细胞瘤、错构瘤等。肝脏内出现点状或团块样强回声，伴或不伴声影，通常考虑肝内钙化灶或小的血管瘤（图 2-3-80）；肝囊肿通常表现无回声区，境界清楚，有包膜，这需要与胆管囊肿（图 2-3-81）鉴别；肝肿瘤超声表现肝内混合性包块，内有不规则钙化灶。

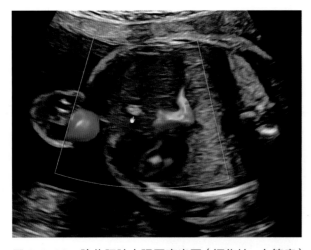

图 2-3-80　胎儿肝脏内强回声光团（钙化灶、血管瘤）

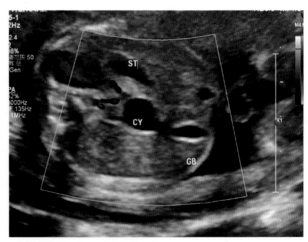

图 2-3-81　胎儿胆囊后下方无回声区，考虑胆管囊肿可能性大

（4）胆囊异常：

1）胆囊位置异常：常见于持续性右脐静脉及肝脏反位等。

2）胆囊大小异常：胆囊发育不全或未显示（图 2-3-82）。常见于胆囊发育不全、胆道闭锁、多脾综合征、囊性纤维化等，但产前极少诊断出上述疾病，单纯的胆囊未显示对诊断上述疾病的特异性较低，需要警惕假阳性；胆囊明显增大时：常见母胎 Rh 血型不合、胆道梗阻等，单纯胆囊增大并不表示预后不良。

3）胆囊内回声异常：常见于结石、胆泥或胆固醇结晶为一过性超声表现，多自发性消失。

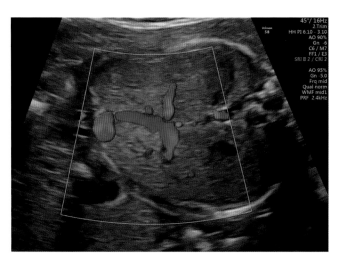

图 2-3-82　该平面上胆囊未显示

（5）胎儿肠管回声增强：一般无特异性，腹腔内肠道出现弥漫性或局灶性回声增强，检查过程中，将仪器增益降至最低，仍显示回声增强并且强于骨骼回声即为国际上定义的作为超声软指标的"肠管强回声"（图 2-3-83）。常见于宫内感染、肠梗阻、囊性纤维化、染色体异常等，其中需注重胎粪性腹膜炎的诊断。

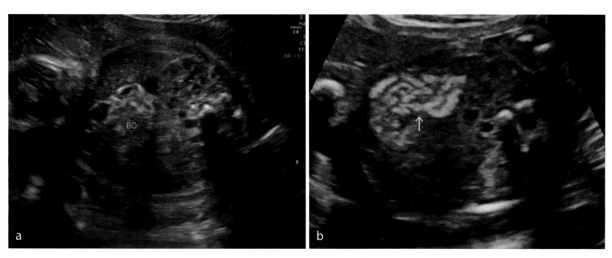

图 2-3-83　孕 32 周胎儿部分肠管扩张、增强

a. 胎儿腹腔横切面见肠管回声增强，与后方脊柱回声相等；b. 腹部横切面上显示肠管明显增强，强于骨骼回声。

（6）胎儿肠管扩张：肠管管径随着孕周增大逐渐增大，正常情况下大肠中孕期不超过 7 mm，晚孕期不超过 18 mm，小肠不超过 7 mm。肠管扩张主要见于肠梗阻、狭窄或肛门闭锁（图 2-3-84）。

（7）腹腔内无回声区：常见于各种原因引起的腹腔积液；再其次见于腹腔内囊性包块，如卵巢囊肿、肠系膜囊肿、肾囊肿、肝总管囊肿等（图 2-3-85，图 2-3-86）。

（8）其他：在上腹部横切面上还应该准确判断胎儿左右及大血管的位置排列，从而判断有无内脏反位及心房异构（详见本章第 4 节）。

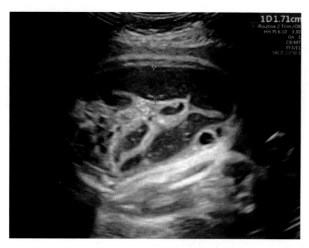

图 2-3-84　孕 33 周，肠管明显扩张

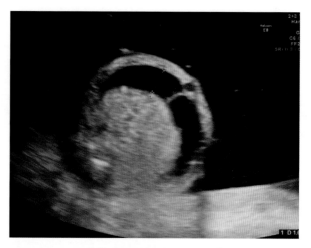

图 2-3-85　胎儿腹部显示腹腔大量无回声区，腹水

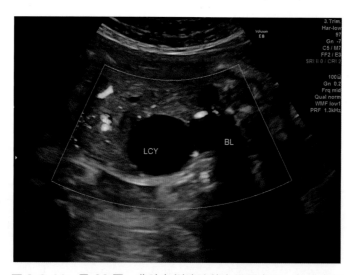

图 2-3-86　孕 32 周，盆腔左侧膀胱前方无回声区，包膜完整

2. 脐带腹壁入口切面异常及相关畸形　超声检查一旦发现腹部有异常膨出或包块，应多方位、多切面仔细观察包块内部结构、包块表面覆盖状况，包块与脐带入口关系以及有无其他部位畸形。

（1）包块表面有无皮肤及膜状结构包裹：①脐膨出：前腹壁皮肤及肌层缺如，包块表面腹膜和羊膜构成的膜状结构覆盖；②脐疝：有完整的皮肤覆盖；③腹裂：全层腹壁缺如。

（2）脐带入口与缺陷的关系：脐膨出时脐带入口总是紧贴疝囊，常位于疝囊顶端；如果发现脐带入口正常，在脐带入口右侧腹壁存在缺陷，多考虑腹裂畸形；如果缺陷偏向入口上方应考虑 Cantrell 五联症；缺陷偏向脐带入口下方者常考虑与膀胱泄殖腔外翻有关。

（3）包块内容物的观察：脐膨出包块内含有小肠或肝脏；肝脏一般不通过腹裂的缺陷外翻至羊水中，如果包块含有肝脏一般不考虑腹裂；当联合心脏外翻时，则需考虑 Cantrell 五联症；当包块内含有较多器官外翻时，则考虑复杂的畸形，包括 Cantrell 五联症、羊膜带综合征、肢体 - 体壁综合征、泄殖腔外翻。

3. 下腹部包块　下腹壁完整，常常考虑 Prune-belly 综合征，此时下腹部膨隆是由于下腹壁肌肉发育不良所致，腹壁皮肤完整连续。超声表现膀胱过度扩张，输尿管扩张；如腹壁缺损，内脏外翻时，常常考虑泄殖腔外翻、肢体 - 体壁综合征等。

（三）腹腔内常见畸形超声表现

1. 十二指肠闭锁或狭窄　十二指肠闭锁与狭窄可发生在十二指肠的任何部位，以十二指肠第二段多见，尤以壶腹附近最多见。超声表现如下（图 2-3-87）：

（1）十二指肠远端闭锁或狭窄，胃泡及闭锁近端十二指肠扩张，中间有幽门管相连，即"双泡"征，位于左侧者为胃，右侧者为扩张的十二指肠近端。

（2）十二指肠近端闭锁或狭窄时仅见胃泡扩张。

（3）羊水过多。

（4）伴发其他畸形时，有相应畸形的超声表现。

2. 胎儿持续性右脐静脉　在胎儿发育过程中，某种原因导致左脐静脉堵塞并萎缩而保留右脐静脉，则形成持续性右脐静脉。超声主要根据脐静脉、胆囊、胃三者关系及脐静脉汇入门静脉的部位来确定，主要表现如下（图 2-3-88）：

（1）持续性右脐静脉与右门静脉相连，正常左门静脉无脐静脉相连。

（2）胎儿腹部横切面是门静脉窦呈弧形弯曲指向无回声的胃。

（3）胎儿胆囊位于脐静脉与胃之间，或脐静脉右侧。

（4）部分持续性右脐静脉可不汇入右肝门静脉，而经肝旁汇入下腔静脉、上腔静脉或直接汇入右心房，这种情况下几乎均伴有其他结构畸形。

（5）可伴发畸形有心血管畸形、泌尿系统畸形、神经系统畸形、骨骼系统畸形等。

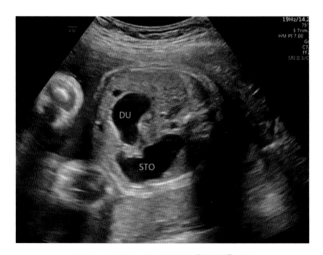

图 2-3-87　**孕 32 周"双泡"征**

胎儿上腹部横切面见胃泡与扩张的肠管同时存在，呈"双泡"征。

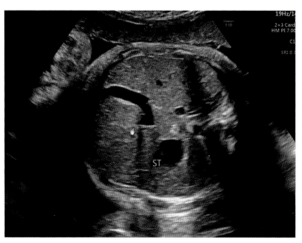

图 2-3-88　**孕 23 周，持续性右脐静脉**

3.胎儿脐膨出 脐膨出是先天性前腹壁发育不全,在正中线处脐带周围肌肉、皮肤缺损,导致腹膜及腹腔内器官一起膨出体外,疝出内容物的表面覆盖一层膜,这个膜分为羊膜和腹膜。脐带位于包膜表面。超声表现如下(图2-3-89):

(1)前腹壁中线处皮肤强回声中断、缺损,并可见一个向外膨出的包块。

(2)包块表面有一层强回声膜覆盖。

(3)脐带入口位于包块表面,可以位于中央,也可以位于一侧。

(4)包块内容物依据缺损大小而不同,缺损小者常常仅见肠管,缺损大者除了肠管,还可以见肝脏、胆囊、脾脏等器官。

(5)脐膨出常合并其他结构异常。

4.胎儿腹裂 腹裂也称内脏外翻,胎儿前腹壁全层缺损导致腹腔内肠管或其他内容物进入腹腔,游离于羊水中,以脐带入口处右侧腹壁缺损多见。超声表现如下(图2-3-90):

(1)通常显示脐带入口右侧的腹壁皮肤强回声线连续性中断。

(2)肠管、胃等腹腔内脏器外翻至胎儿腹腔外,其表面无膜覆盖,在羊水中自由漂浮。胎儿腹腔内容物少,这时腹围小于相应孕周大小。

(3)脐带入口位置正常,通常位于突出物的左侧前腹壁。多普勒超声可鉴别突出的肠管与脐带。

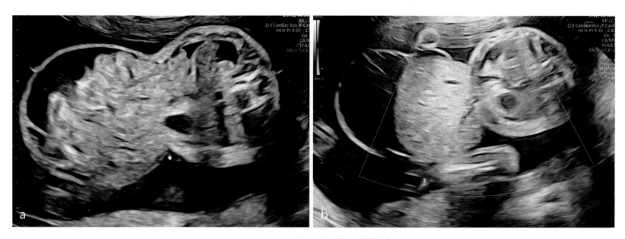

图 2-3-89 孕 26 周,脐膨出
腹部横切面显示肠管及肝脏位于腹腔外,表面见包膜包裹。

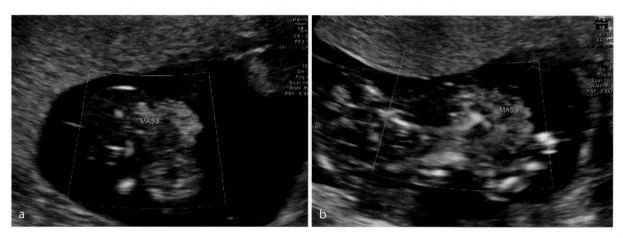

图 2-3-90 孕 13 周,腹裂
腹部横切面及矢状面显示肠管及部分肝脏位于腹腔外,漂浮于羊水中。

（4）羊水过多，羊水中有较多光点翻动。

（5）相对脐膨出而言，腹裂合并其他畸形不常见。

5. 胎儿肛门闭锁　肛门闭锁是后肠发育缺陷或迟缓引起，是一种较常见的先天性畸形。可以单发，也可与其他先天性畸形或染色体异常（如 21- 三体综合征、DiGeorge 综合征）相伴随。超声表现如下：

（1）孕晚期结肠明显扩张，一般来说结肠直径在中期妊娠时不超过 7 mm，足月时不超过 18 mm（图 2-3-91）。肛门闭锁时，常在胎儿盆腔下部显示出"V"或"U"形扩张的肠管。

（2）部分胎儿肛门横切面上"靶环"征消失。

（3）羊水量多正常。

（4）单纯的肛门闭锁产前较难发现并诊断。

6. 泄殖腔外翻　泄殖腔外翻是肛门直肠畸形和泌尿生殖畸形组合多发畸形，主要包括脐膨出、内脏外翻、肛门闭锁、脊柱畸形，也称为 OELS 综合征。超声表现如下（图 2-3-92）：

（1）下腹部皮肤连续性中断，见囊实性包块于缺损处膨出，其两侧可见脐动脉伴行。

（2）盆腔内无膀胱显示。

（3）在男性胎儿中，还可见阴茎短小、甚至阴茎裂。

（4）骨盆中可见耻骨分离或缺如。

（5）羊水量多正常。

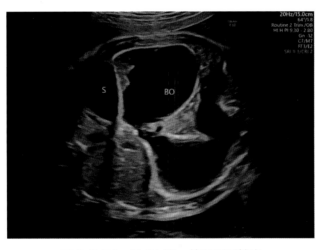

图 2-3-91　孕 31 周，结肠明显扩张

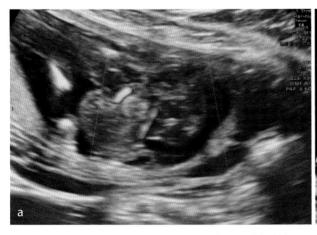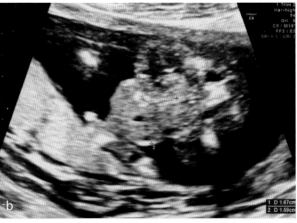

图 2-3-92　孕 15 周，胎儿下腹部缺损，见膨出物，未见膀胱显示，仅见脐动脉伴行

六、泌尿生殖系统

（一）标准切面及观察内容

1. 肾脏切面

肾脏横切面：观察双侧肾脏位置、大小、回声、肾盂是否扩张。肾脏矢状面：观察肾脏的矢状面，观察肾窦、肾盂、及输尿管有无扩张、肾上腺是否有占位。

正常情况下，胎儿肾脏位于背部脊柱两侧，稍低于腹围平面，左肾脏略高于右侧肾脏，呈椭圆形，正常情况下肾盏不易观察到。肾脏大小随着孕周的增大而增大。冠状面上可见肾动脉发自降主动脉。肾脏上方的肾上腺，呈低回声帽状结构，覆盖在肾脏上极（图 2-3-93）。

2. 膀胱切面

膀胱横切面及纵切面：观察膀胱位置、大小、脐动脉的走行、膀胱内有无占位。

正常情况下，膀胱位于下腹部盆腔内，随着充盈和排空，声像图上膀胱大小可有变化。见 2 条脐动脉进入胎体后向下走行在膀胱两侧（图 2-3-94）。

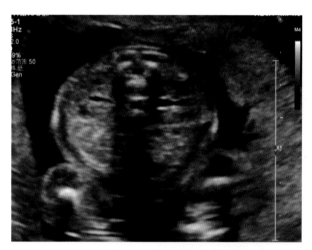

图 2-3-93　胎儿双肾横切标准面

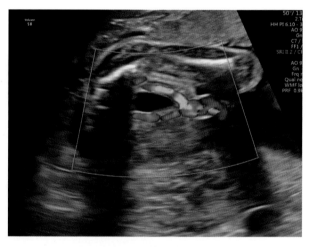

图 2-3-94　胎儿膀胱标准面

（二）异常切面及相关泌尿系统畸形

1. 肾脏切面异常及相关畸形

（1）肾脏数量异常：一侧肾脏或双侧肾脏缺如。其中一侧肾脏缺如见于单纯肾脏缺如或盆腔异位肾。

（2）肾脏体积异常：肾脏缩小见于梗阻性囊性肾发育不良。肾脏增大见于婴儿型多囊肾、成人型多囊肾、多囊性肾发育不良、重复肾、肾积水等（图 2-3-95）。

（3）回声异常：肾脏回声增强见于婴儿型多囊肾、梗阻性囊性肾发育不良、成人型多囊肾。

（4）肾脏内多个无回声占位：成人型多囊肾、多囊性肾发育不良（图 2-3-96）。

（5）泌尿道扩张：分为梗阻性及非梗阻性 2 种，梗阻性包括：①肾盂输尿管连接部梗阻造成肾盂肾盏扩张；②输尿管膀胱连接部梗阻或重复肾所致的输尿管梗阻继发扩张，有时也可累及肾盂肾盏；③尿道后瓣膜或尿道闭锁，阻碍了尿液的排出引起的膀胱扩张，严重时输尿管、肾盂扩张。非梗阻性主要是膀胱输尿管返流，导致输尿管及肾盂肾盏扩张。当泌尿系统明显扩张时，泌尿道梗阻

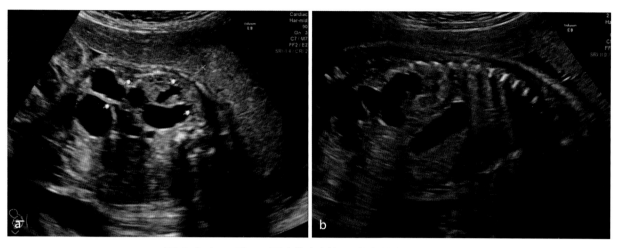

图 2-3-95　孕 26 周胎儿左侧肾积水合并输尿管积水

　　a. 胎儿肾脏横切面见肾盂增宽，以及部分扩张的管样结构，连续扫查发现其与增宽的肾盂及膀胱相连；b. 矢状面再显示扩张的输尿管连接肾脏及膀胱。

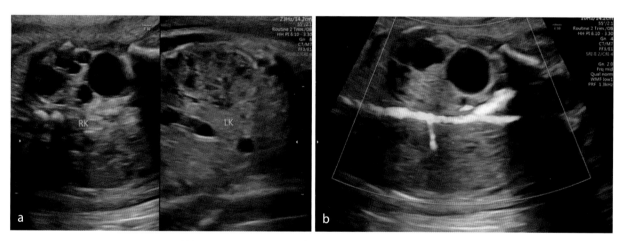

图 2-3-96　孕 33 周胎儿右侧多囊性肾发育不良

a. 胎儿肾脏矢状面见右侧肾脏内见多个大小不等的液性暗区，互不相通；b. 冠状面上未见腹主动脉发出右侧肾动脉分支。

的可能性就明显增大，根据肾盂、输尿管及膀胱是否增大或扩张以及扩张的程度可以推断梗阻的发生平面。

　　（6）集合管异常：重复肾也称重复肾脏系统，是指一个肾脏有两个肾盂，分别连接两条输尿管，大多数情况下，重复肾下肾盂的输尿管与膀胱连接正常，而上肾盂的输尿管与膀胱连接部位较低，位于膀胱后下方，有些甚至与尿道相连，经常出现输尿管积水伴膀胱内囊肿，在膀胱切面见膀胱内壁一个囊泡样结构，连续扫查发现其连接扩张输尿管（图 2-3-97）。

　　（7）肾脏肿瘤：常见肾囊肿（图 2-3-98）、肾母细胞瘤等。

　　（8）肾上腺异常：

　　1）肾上腺平卧：见于肾缺如、肾异位。

　　2）肾上腺占位：肾上腺肿瘤，比较少见。

　　2. 膀胱切面异常及相关畸形

　　（1）膀胱两侧脐动脉数量异常：仅显示一侧脐动脉见于单脐动脉（图 2-3-99）。

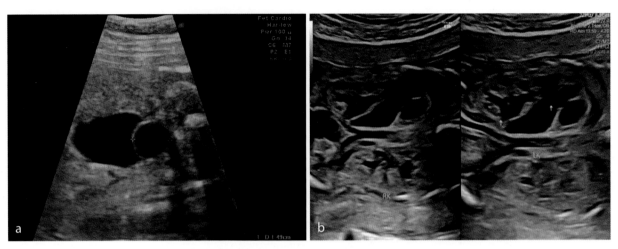

图 2-3-97 胎儿集合管异常

a. 孕 28 周膀胱内输尿管囊肿；b. 重复肾伴上肾盂扩张。

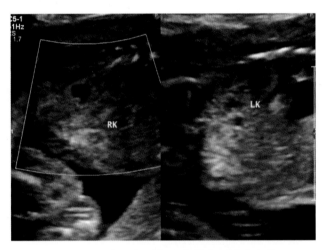

图 2-3-98 胎儿右侧肾脏皮质内无回声占位

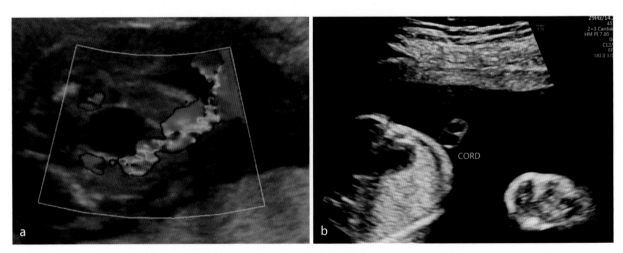

图 2-3-99 单脐动脉

a. 膀胱切面仅显示一侧脐动脉血管；b. 脐带血管横切面显示 2 根血管。

（2）膀胱不显示：见于正常膀胱排空后、肾不发育或发育不全、泌尿系生殖发育异常、无膀胱等。膀胱显著增大时，早孕期表现巨膀胱（详见早孕章节），如果伴有肾积水及输尿管扩张，或显示后尿道扩张、尤其后尿道瓣膜表现，则提示尿路梗阻，也见于巨膀胱－小结肠－肠蠕动过缓综合征。

（3）膀胱外翻：以膀胱黏膜裸露为主要特征的综合畸形。主要是见于以腹壁大面积缺损为主要症状一系列复杂畸形（图 2-3-100）。

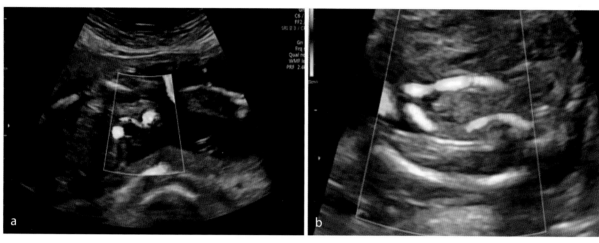

图 2-3-100　膀胱外翻

a. 膀胱切面上未见正常膀胱显示；b. 仅见两条脐动脉血管汇聚，在凸向腹腔外侧的包块内见膀胱的显示。

（三）常见泌尿系统畸形

1. 肾缺如　肾缺如包括单侧肾缺如和双侧肾缺如。

双侧肾缺如超声表现如下（图 2-3-101）：

（1）双侧肾脏未显示，双侧肾上腺"平卧"征。

（2）CDFI 显示双侧肾动脉缺失。

（3）膀胱未显示。

（4）羊水过少甚至无羊水。

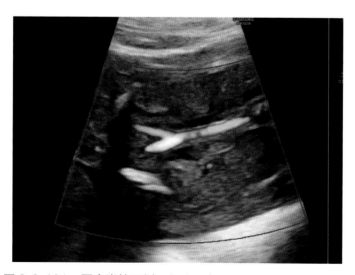

图 2-3-101　图中脊柱两侧无肾脏回声，腹主动脉未见肾脏分支

单侧肾缺如超声表现如下（图 2-3-102）：

（1）一侧肾脏未显示，并见同侧肾上腺"平卧"征，对侧肾脏显示正常。

（2）CDFI 显示一侧肾动脉缺失。

（3）膀胱显示。

（4）羊水多正常。

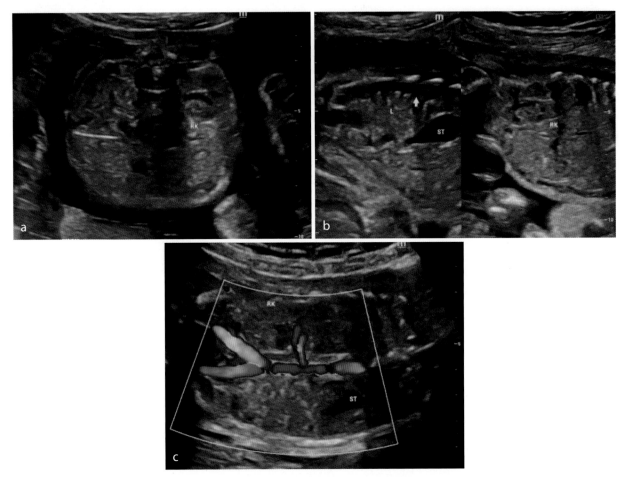

图 2-3-102　孕 22 周，左侧肾缺如

a. 肾脏横切面上仅显示右侧肾脏回声；b. 肾脏矢状面显示左侧肾上腺"平卧"；c. 彩色多普勒仅显示右侧肾脏血管。

2. 盆腔异位肾

是指肾脏位置异常，肾脏可以异位在同侧或对侧，异位于盆腔内时，称为盆腔异位肾。超声多表现如下（图 2-3-103）：

（1）一侧肾区不能显示肾脏回声。

（2）同侧肾上腺呈"平卧"征。

（3）同侧盆腔内显示肾脏图像，有肾积水或多囊性发育不良时有相应表现。

（4）对侧常为正常肾脏图像。

（5）CDFI 患侧肾血流不显示或位置较低，甚至位于髂血管分叉处。

（6）膀胱显示正常。

（7）羊水量正常。

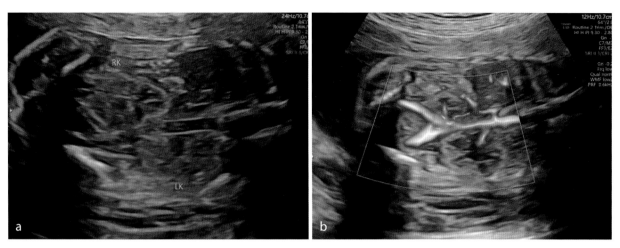

图 2-3-103　孕 25 周，右侧盆腔异位肾

a. 肾脏冠状面右侧肾脏位置明显低于左侧；b. 显示右侧肾脏血流部分来自髂血管分支处。

3. 马蹄肾　马蹄肾是常见的肾融合畸形，主要表现在两侧肾脏的上极或下极在脊柱大血管前相互融合在一起，形成"马蹄"形的先天性肾畸形，绝大多数为双侧肾脏下极融合。超声表现如下（图 2-3-104）：

（1）肾脏横切面上显示双侧肾脏下极于脊柱前方融合，融合部位有时见彩色血流来自腹主动脉。

（2）羊水量多正常。

（3）膀胱显示正常。

（4）合并其他畸形时有相应超声表现。

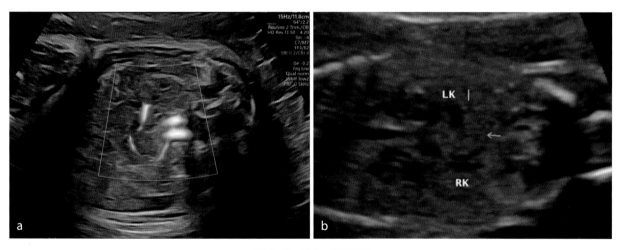

图 2-3-104　马蹄肾

a. 在肾脏横切面显示双侧肾脏融合，并见血供；b. 在双侧肾脏冠状面上显示双侧肾脏部分融合。

4. 胎儿肾积水　胎儿肾积水是指胎儿肾脏集合系统扩张，是产前超声检查发现较多的胎儿异常，可由泌尿道梗阻病变和非梗阻疾病（膀胱输尿管返流）引起，但是胎儿肾积水最佳诊断分级标准尚未达成共识。目前，肾盂直径是大家最普遍接受的方法，是通过超声在横断面测量胎儿最大肾盂前后径。肾盂直径是集合系统扩张的指标，不能反映肾积水程度和肾实质变化情况。

随着技术不断推进，胎儿泌尿外科学会根据肾盂扩张程度、扩张的肾盏数量、有无肾实质萎缩及其严重程度，制订了胎儿肾积水的诊断和分级标准，标准如下：

0级 无肾盂扩张

Ⅰ级 仅轻度肾盂扩张（图2-3-105a）

Ⅱ级 肾盂扩张，可见一个或几个肾盏扩张（图2-3-105b）

Ⅲ级 肾盂肾盏均扩张

Ⅳ级 除有Ⅲ级表现外，扩张更严重，伴有肾皮质变薄

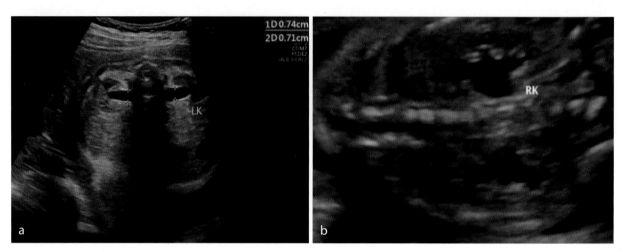

图 2-3-105　肾积水

a.肾积水Ⅰ级，轻度肾盂增宽；b.肾积水Ⅱ级，肾盂增宽伴数个肾盏扩张。

5. 肾脏多囊性疾病

肾脏多囊性疾病的分类，目前多数学者采用Potter分类法，分为以下4型：

Ⅰ型 常染色体隐性遗传性多囊肾（婴儿型多囊肾）。

Ⅱ型 多囊性发育不良肾。

Ⅲ型 常染色体显性遗传性多囊肾（成人型多囊肾）。

Ⅳ型 梗阻型囊性发育不良肾。

本章节主要介绍常见型（Ⅰ型和Ⅱ型）。

（1）常染色体隐性遗传性多囊肾（婴儿型）是一种常见染色体隐性遗传病，超声图像具体独特性，表现如下（图2-3-106）：

1）双侧肾脏均受累，其包膜完整。

2）双侧肾脏一致性增大。

3）双侧肾脏回声增强，主要表现在髓质部分增强，而周围皮质部分则表现为低回声。

4）羊水过少。

（2）多囊性发育不良肾（PotterⅡ型）是较常见的一种肾脏囊性疾病，无遗传，以男性多见，常为单侧发病。超声表现如下（图2-3-107）：

1）病变侧肾脏体积增大，其内见多个大小不一的囊性包块，互不相通。

2）肾脏中央或囊之间可见实质性组织，但肾周围无正常的肾皮质，也不能显示正常集合系统回声。

3）对侧常为正常肾脏回声，双侧发病除外。

4）膀胱显示正常。

5）羊水量正常。

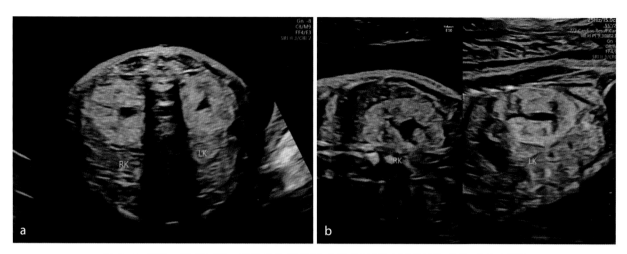

图 2-3-106　孕 28 周，常染色体隐性遗传性多囊肾（婴儿型）俗称"大白肾"
肾脏横切面（a）及纵切面（b）显示双侧肾脏增大、回声增强。

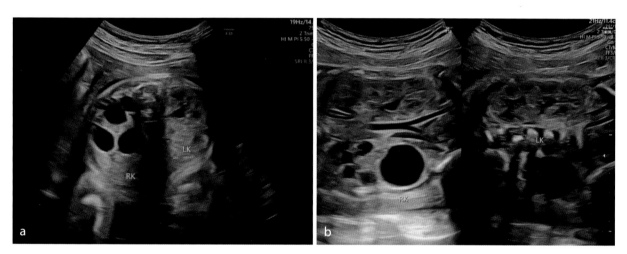

图 2-3-107　孕 31 周，右侧多囊性发育不良肾
肾脏横切面（a）及冠状面（b）显示右侧肾脏多囊性改变，囊间互不相通，对侧正常肾脏图像。

七、脊柱

（一）标准切面及观察内容

1. 脊柱纵切面　沿脊柱长轴扫查，见胎儿背部皮肤连续，脊柱生理曲度正常，椎体及椎弓骨化中心呈平行串珠样排列，最后在骶椎处汇合。脊髓圆锥位置正常，位于 L2~L3 水平（图 2-3-108，图 2-3-109）。

2. 脊柱横切面

沿脊柱横切面连续扫查：胎儿不同节段椎骨形态略有不同，但均可见椎体与两侧椎弓的三个骨化中心呈"品"字形排列，背部皮肤连续（图 2-3-110）。

3. 脊柱冠状面　冠状切面扫查见两条或三条串珠样排列的平行强回声线，于脊柱骶尾部逐渐汇聚，中间串珠样强回声为椎体骨化中心，两侧为椎弓骨化中心（图 2-3-111）。

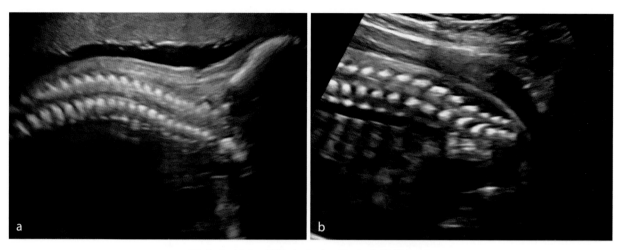

图 2-3-108　脊柱上（a）、下（b）段纵切面
脊柱椎体及椎弓骨化中心自上而下呈平行串珠样排列，并在骶椎处汇合。

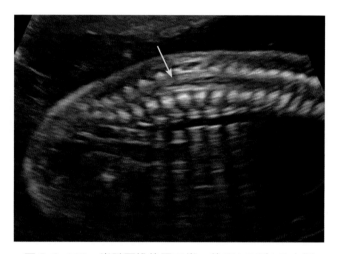

图 2-3-109　脊髓圆锥位置正常，位于 L2 到 L3 之间

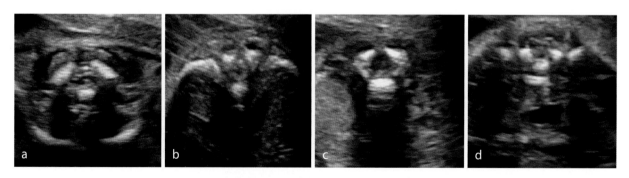

图 2-3-110　a~d. 四幅图分别代表脊柱颈椎、胸椎、腰椎及骶椎的横切面
椎体与椎弓的骨化中心均呈"品"字形排列。

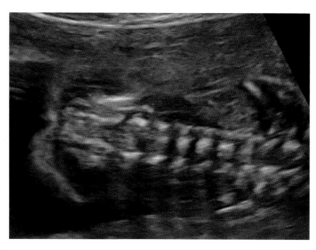

图 2-3-111　脊柱骶尾部冠状切面示椎体及两侧椎弓骨化中心呈平行排列，于骶尾部汇聚

（二）异常切面

1. 异常纵切面及冠状面

（1）椎体排列异常：脊柱局部椎体排列不整齐，连续性中断；冠状切面发现双侧椎弓骨化中心间距增宽，提示脊柱裂可能。

（2）椎体数目异常：椎体骨化中心增多，见于蝴蝶椎；椎体骨化中心减少，见于半椎体。

（3）椎间隙变窄甚至消失：提示椎体融合。

（4）脊柱曲度异常：局部椎间隙变窄，见于软骨发育不全；局部成角、前凸或后凸，见于蝴蝶椎、半椎体、体蒂异常。

（5）背部皮肤异常：背部连续性中断，局部可见包块，见于脊柱裂、脊髓脊膜膨出、脊膜膨出，需注意与骶尾部畸胎瘤相鉴别。

（6）脊髓圆锥位置异常：脊髓圆锥位置偏低，见于脊髓拴系综合征（图 2-3-112）。

（7）骶尾部异常：骶尾部骨化中心未见，见于尾部退化综合征；骶尾部骨化中心汇聚异常，见于脊柱裂。

（8）椎体骨化回声较弱：见于软骨发育不全。

2. 异常横切面

（1）椎弓间距异常：正常椎体及椎弓"品"字骨化中心消失，椎间距增宽呈"V"或"U"形，见于脊柱裂。

（2）椎体数目异常：椎体骨化中心增多，见于蝴蝶椎；椎体骨化中心减少，见于半椎体。

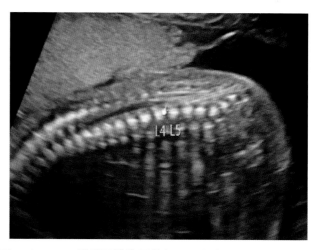

图 2-3-112　脊髓圆锥位置偏低，下缘位于 L4 到 L5 之间

（三）常见畸形的超声表现

1. 脊柱裂

（1）矢状切面见脊柱椎体排列不整齐，横切面及冠状切面见椎弓骨化中心间距增宽，"品"字形结构消失，呈"V"或"U"形（图 2-3-113）。

（2）合并脊膜或脊髓脊膜膨出时，局部可见包块；根据胎儿背部皮肤是否完整，可将脊柱裂分为开放性脊柱裂及闭合性脊柱裂。超声可依据有无胎儿颅脑形态及颅后窝池的继发征象来鉴别诊断开放性与闭合性脊柱裂。

1）开放性脊柱裂：以腰骶部多见，胎儿背部皮肤连续性中断，椎管内成分经缺损处向后膨出形成包块。可同时观察到羊水过多、足内翻、脑积水、"柠檬"头及"香蕉"小脑征等征象。常见类型包括脊髓脊膜膨出（图 2-3-114）、脊膜膨出（图 2-3-115）及脊髓外露（图 2-3-116）。

2）闭合性脊柱裂：多切面扫查均未发现背部皮肤缺损，椎管内成分向后膨出，可形成背部包块。可伴脊髓圆锥位置异常，胎儿颅内压可正常。

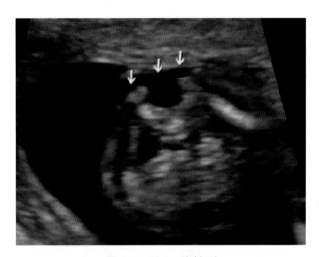

图 2-3-113　脊柱裂
脊柱横断面见脊柱背部皮肤连续性中断，双侧椎弓骨化中心间距增宽，与椎体骨化中心组成"U"形结构。

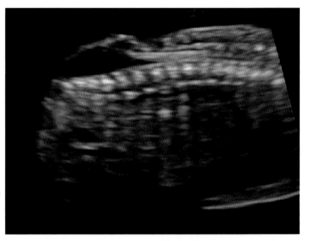

图 2-3-114　开放性脊柱裂伴脊髓脊膜膨出
胎儿腰骶段椎体排列不整齐，椎体及背部皮肤连续性中断，骶尾部背部见无回声区，内见丝状中强回声。

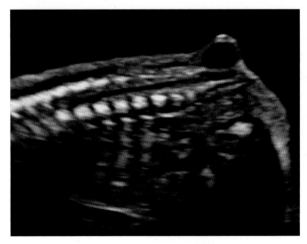

图 2-3-115　脊柱裂伴脊膜膨出
胎儿骶尾部背部见无回声区。

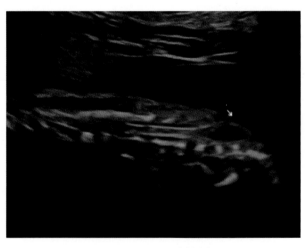

图 2-3-116　脊柱裂
胎儿骶尾部背部皮肤连续性中断，见脊髓外露。

2. 半椎体（图 2-3-117，图 2-3-118）

（1）椎体排列不整齐，脊柱向椎体骨化中心消失侧成角或侧弯。

（2）病变椎体小于正常，边缘模糊，形态呈圆形、类圆形或三角形。

（3）单发或多发，可伴肋骨发育异常。

（4）三维超声有助于脊柱发育异常的诊断。

3. 蝴蝶椎（图 2-3-119，图 2-3-120）

（1）纵切面或冠状切面于病变椎体处见两个骨化中心。

（2）横切面见椎体中部矢状裂缝，左、右两个椎体大小相似，也可见其中一个发育不良，引起脊柱侧弯。

（3）病变椎体小于正常椎体，形态呈楔形或三角形，邻近椎体可增大，向病变椎体中央凸出。

（4）多发的蝴蝶椎可引起脊柱后凸，可合并其他椎体畸形。

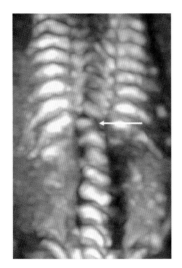

图 2-3-117　脊柱三维重建显示 T11 半椎体

箭头所指处仅见一楔形椎体，体积较相邻椎体小，脊柱向左侧侧弯。

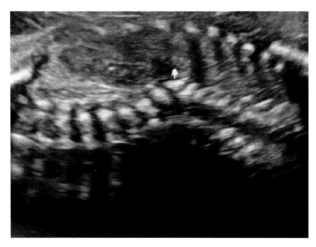

图 2-3-118　脊柱冠状切面显示椎体骨化中心呈三角形，脊柱弯向三角形尖端侧

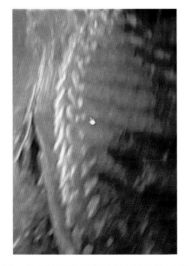

图 2-3-119　脊柱三维重建显示 T10 椎体见两个骨化

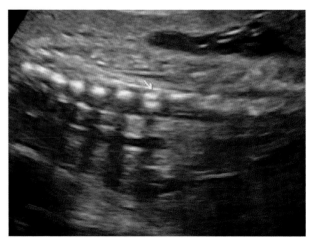

图 2-3-120　蝴蝶椎

脊柱冠状面箭头所指处椎体见两个骨化中心。

4. 骶尾部畸胎瘤（图 2-3-121，图 2-3-122）

（1）脊柱骶尾部囊性或囊实性包块。

（2）脊柱排列连续且整齐，于骶尾部汇聚，背侧皮肤未见中断。

（3）在诊断骶尾部畸胎瘤后，孕期应密切监测胎儿生长、肿瘤增长、胎儿心力衰竭或水肿等并发症及羊水量情况。

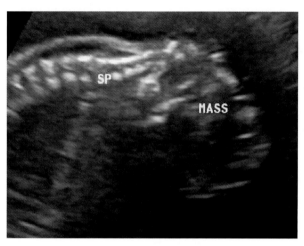

图 2-3-121　胎儿脊柱骨化中心连续对称

于骶尾部汇聚，背部皮肤未见中断，骶尾部见混合性回声。

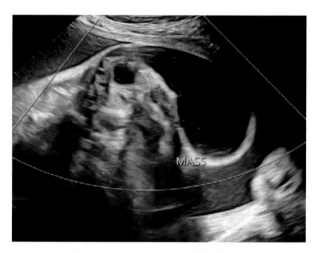

图 2-3-122　骶尾部囊性畸胎瘤

于胎儿脊柱骶尾部见囊性为主混合性回声区，内见点状彩色血流信号。

八、四肢

（一）标准切面及观察内容

1. 上下肢三节段纵切面（图 2-3-123，图 2-3-124）

（1）上肢三节段纵切面应同时显示胎儿的上臂、前臂、手掌、肘关节及腕关节，此切面可观察胎儿上肢的各个节段有无缺失，形态及姿势是否正常。

（2）下肢三节段纵切面应同时显示胎儿的大腿、小腿、足、膝关节及踝关节，此切面可观察胎儿下肢的各个节段有无缺失，形态及姿势是否正常。

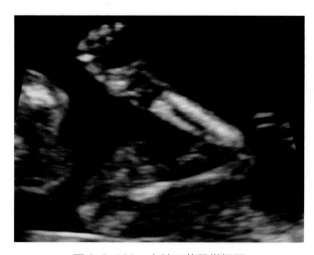

图 2-3-123　上肢三节段纵切面

此切面显示上臂、肘关节、前臂、腕关节以及手掌。

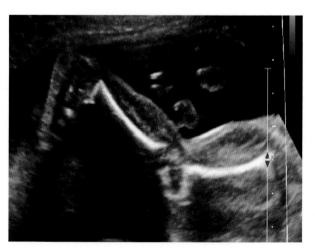

图 2-3-124　下肢三节段纵切面

此切面显示大腿、膝关节、小腿、踝关节以及足的侧面。

2. 肱骨 / 股骨纵切面及横切面（图 2-3-125）

（1）纵切面肱骨及股骨呈平直强回声，横切面呈弧形强回声，其周边可见低回声的软骨及软组织。

（2）纵切面为四肢长骨的测量切面，可用于评估胎儿孕龄，所以应尽量将超声束与近探头侧的长骨骨干垂直，否则容易导致测值偏小以及误认为长骨弯曲可能。

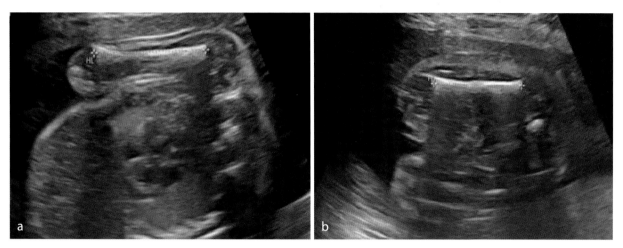

图 2-3-125　a. 肱骨长轴切面；b. 股骨长轴切面

在长骨外侧扫查，并尽量将超声束与长骨骨干垂直，测量时应将测量点放置于长骨两端中部，不包括骨骺端。

3. 前臂 / 小腿冠状切面及横切面（图 2-3-126，图 2-3-127）

（1）冠状面显示双侧尺、桡骨及胫、腓骨均呈平行平直强回声。

（2）横切面显示前臂 / 小腿内见两个弧形强回声，后伴声影。

（3）尺骨长于桡骨，胫骨长于腓骨。

（4）冠状切面可观察尺、桡骨及胫、腓骨长度、数目及形态是否正常，有无缩短、弯曲或缺失；若前臂旋前，尺骨及桡骨可表现为"交叉"状态，切勿将此误认为异常，建议等待一会再行检查。

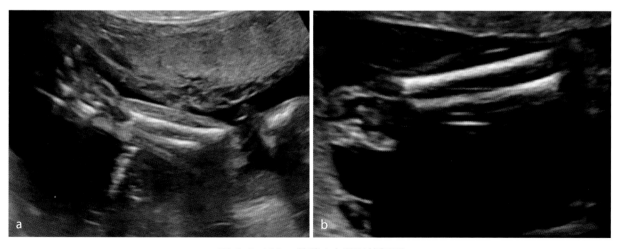

图 2-3-126　前臂 / 小腿冠状切面

a. 前臂尺骨、桡骨冠状切面，尺桡骨呈平行平直强回声；b. 小腿胫骨、腓骨冠状切面，呈平行平直强回声。

79

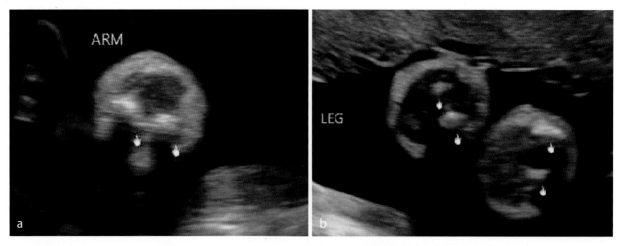

图 2-3-127　前臂 / 小腿横切面

a. 前臂横切面显示尺骨、桡骨呈弧形强回声，后伴声影，周边为软组织影；b. 小腿横切面显示胫骨、腓骨呈弧形强回声，后伴声影。

4. 手、足冠状切面（图 2-3-128，图 2-3-129）

（1）冠状切面可观察手、足形态、指 / 趾数目及姿势是否正常。

（2）有无缺指 / 趾、多指 / 趾或并指 / 趾。

（3）有无手裂或脚裂等。

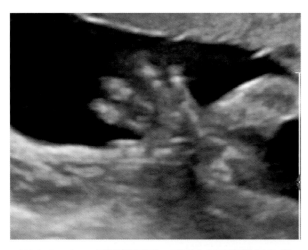

图 2-3-128　手冠状切面，手形态及手指数目正常

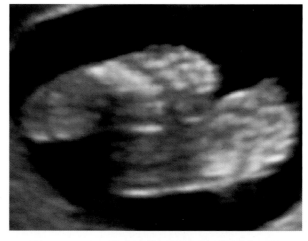

图 2-3-129　足底冠状切面显示双足形态正常

注意：因四肢具有可运动的特殊性，其位置及姿势灵活多变，应连续顺序对上下肢长、短轴追踪扫查，仔细观察每一肢体内长骨的数目、长短、形态、关节姿势及活动情况，以减少漏诊。

（二）异常切面

1. 异常上、下肢三节段纵切面

（1）肢体缺失：

1）肢体完全缺失：一个或多个肢体完全缺如。

2）肢体部分缺失：手、足直接连于躯干，见于完全性海豹肢畸形。若手与上臂相连，足与大腿相连，则属于不全性海豹肢畸形。

3）肢体远端缺失：手缺失、足缺失或双手双足均缺失。

（2）关节姿势异常：

1）关节挛缩：一侧或双侧上下肢关节姿势异常，可表现为上肢屈曲，下肢过度伸展（图 2-3-130），动态观察见胎儿不运动。

2）膝关节反屈：膝关节呈向心性屈曲，即膝关节弯曲时下肢远端肢体向胎儿前方运动，病侧肢体运动受限，无自主屈曲活动（图 2-3-131）。

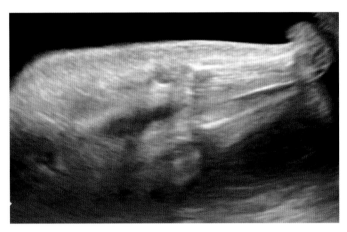

图 2-3-130　胎儿双下肢呈持续伸展并拢状态

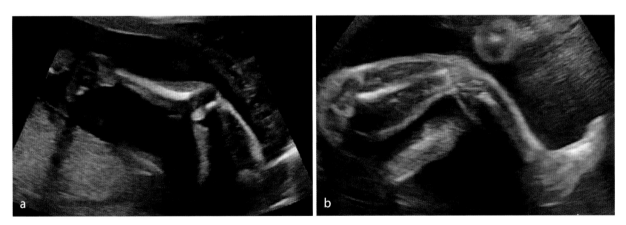

图 2-3-131　a.显示膝关节呈方向屈曲；b.正常膝关节朝向

（3）肢体短小：

1）整肢短肢畸形：肢根部、肢中部及肢端均短小，见于软骨发育不全、骨发育不全症、短肋 - 多指（趾）综合征、成骨不全（Ⅱ型）纤维软骨增生等。

2）肢根短肢畸形：肢根部短小，见于致死性侏儒、骨发育不全、先天性股骨短、软骨发育低下或不全。

3）肢中短肢畸形：肢中部短小，见于肢中部发育不良、软骨外胚层发育不良。

4）肢端肢中短肢畸形：肢端及肢中均短小，见于软骨外胚层发育不良。

2. 异常肱骨及股骨纵切面

（1）长骨短小（肢根短肢畸形）：

1）股骨短小，但形态正常，且胎儿其他测值亦小于正常，体重低于对应孕周第 10 百分位数，可见于宫内发育迟缓。

2）先天性股骨短，仅发现股骨测值短，又不伴其他畸形时应考虑此病；单侧或双侧受累，以右侧更为常见；双侧受累时需仔细检查面部以排除股骨发育不全 - 面部特殊面容综合征；可同时合并上肢畸形。

3）严重缩短可见于软骨发育低下、软骨发育不全、致死性侏儒及成骨发育不全。

（2）长骨弯曲或成角（图 2-3-132，图 2-3-133）：

1）长骨弯曲见于致死性侏儒、肢体屈曲症或软骨发育不全。

2）长骨弯曲并且局部成角见于成骨发育不全。

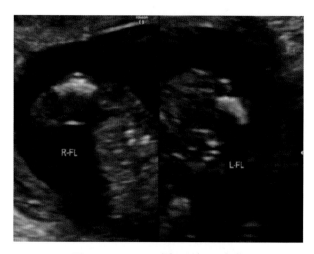

图 2-3-132　双侧股骨短且弯曲

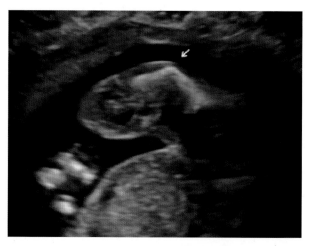

图 2-3-133　成骨发育不全病例，股骨弯曲并且局部成角

3. 异常前臂及小腿冠状切面

（1）尺 / 桡骨、胫 / 腓骨短小（肢中短肢畸形）：尺 / 桡骨、胫 / 腓骨整体测值短于对应孕周的相应测值，见于肢中部发育不良及 Ellis-van Creveld 综合征。

（2）尺骨缺如或发育不全：仅见桡骨强回声，与之相伴行的尺骨缺如或缩短，胎儿手掌向尺侧偏斜，通常单发，不构成综合征。

（3）桡骨缺如或发育不全：仅见尺骨强回声，与之伴行的桡骨缺如或缩短，胎儿手掌向桡侧偏斜，可单发，也可合并其他结构畸形，如先天性心脏病、脊柱侧弯等；部分患儿合并血液系统异常。

（4）腓骨缺如或发育不全：见小腿弯曲及胫骨强回声，腓骨缺如或明显缩短可伴足外翻及足趾缺失。

（5）胫骨缺如或发育不全：见小腿弯曲及腓骨强回声，胫骨缺如或明显缩短可伴足内翻及足趾缺失。

（6）下肢融合：见于人体鱼序列征。

4. 异常手、足矢状及冠状切面

（1）手、足姿势异常：

1）重叠指：胎儿手指交错重叠，拳头表面参差不齐，拳头不易张开，可见于18-三体综合征、13-三体综合征（图2-3-134）。

2）尺偏手/桡偏手手掌姿势异常：向尺侧/桡侧偏斜，见于尺骨/桡骨缺如或发育不全。

3）足内翻/外翻：小腿冠状切面可同时显示小腿的胫骨、腓骨以及足底，可合并胫骨/腓骨缺如或发育不全，也与中枢神经系统发育异常相关（图2-3-135）。

（2）手、足形态异常：

1）三叉手：第三、第四指骨间距增宽，见于软骨发育不全。

2）草鞋足：第一、第二趾骨间距增宽，见于21-三体综合征（图2-3-136）。

3）裂手/裂足：也称缺指/趾畸形，手/足外形呈"V"形，形似虾螯，可单独发生，也可为综合征的一部分。

4）摇椅足：又称先天性垂直距骨，超声表现为足底凸起，足跟后凸，足背凹陷及足趾上翘，外形形似摇椅，可与18-三体综合征、脊柱异常相关（图2-3-137）。

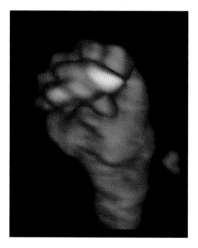

图2-3-134 重叠指，见胎儿手指持续交错重叠

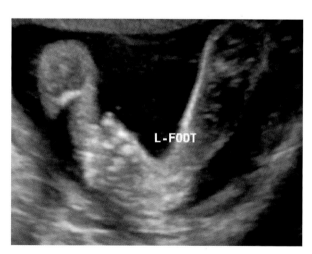

图2-3-135 左足内翻，胎儿足底与小腿冠状面在同一切面显示

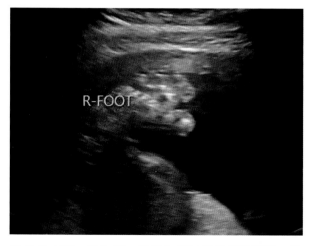

图2-3-136 胎儿第一足趾与第二足趾间距增宽，称为"草鞋"足

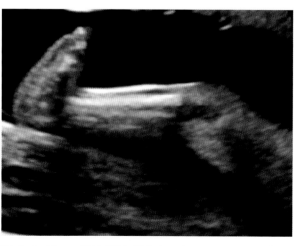

图2-3-137 摇椅足胎足足底凸起，足跟后凸，外形形似摇椅故称"摇椅"足

（3）手指 / 足趾畸形：

1）多指 / 趾畸形：冠状切面显示手指 / 足趾数目多于 5 个，根据多出手指 / 足趾的发生部位，将其命名为轴前（拇指 / 第一足趾外侧）多指 / 趾及轴后（小指 / 第五足趾外侧）多指 / 趾（图 2-3-138）。

2）少指 / 趾：冠状切面显示手指 / 足趾数目少于 5 个，可见于一些综合征（图 2-3-139）。

3）并指 / 趾：冠状切面显示部分或全部手指 / 足趾呈同步运动，无法分开，多指并指形似手套（图 2-3-140），产前诊断比较困难。

4）截指 / 趾：患指 / 趾长度明显缩短，当全部指 / 趾骨被截断时，手 / 足长度明显缩短，可见于羊膜束带综合征。

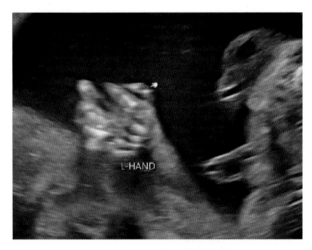

图 2-3-138　左手轴前多指

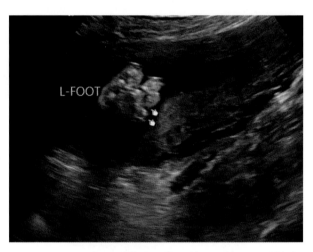

图 2-3-139　左足趾发育异常，第 4、第 5 足趾缺失

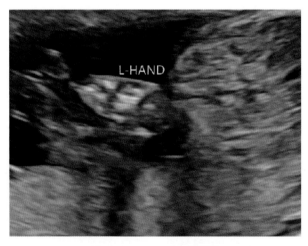

图 2-3-140　左手并指

胎儿左手指端骨化中心减少，指端未见手指分离，形似手套。

（三）四肢常见畸形的超声表现

1. 致死性骨骼发育不良　致死性骨骼发育不良是威胁胎儿生命安全的一系列骨骼畸形，其特征性超声表现为：① 四肢长骨短小，低于同孕周胎儿正常预测值的 4 倍标准差；FL/AC<0.16；② 严重胸部发育不良，可导致肺发育不良和胎儿死亡。

致死性骨骼发育不良种类较多，下面对几种常见致死性骨骼发育不良的超声表现进行描述：

（1）致死性侏儒（图 2-3-141，图 2-3-142，图 2-3-143）：

1）致死性侏儒Ⅰ型：长骨明显缩短，股骨呈"电话听筒"征。

2）致死性侏儒Ⅱ型：长骨缩短不如Ⅰ型显著，股骨短直，头型呈典型"三叶草"形。

3）前额隆起、侧脑室扩张、巨颅和羊水过多也较为常见。

4）其他超声表现包括扁平椎、短肋以及手足管状骨短宽。

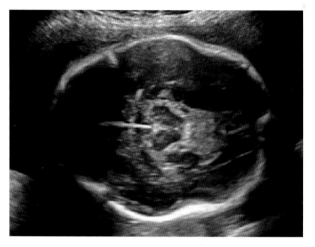 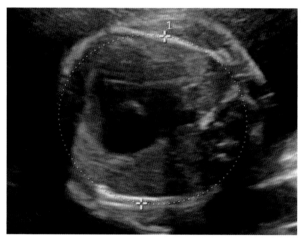

图 2-3-141　胎儿头型异常，呈"三叶草"形　　　图 2-3-142　胎儿胸腔狭小，心胸比增大，肋骨平直

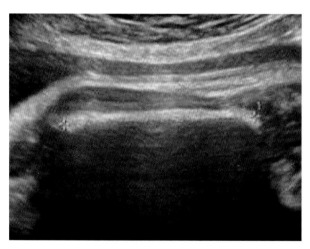

图 2-3-143　胎儿股骨弯曲，呈"听筒"征

（2）成骨不全Ⅱ型：

1）四肢长骨严重短小，弯曲，合并骨折时局部成角。

2）胸腔狭窄，见多处肋骨骨折。

3）颅骨薄且透明。

4）可伴羊水增多。

（3）软骨发育不全（Ⅰ型/Ⅱ型）：

1）软骨发育不全Ⅰ型：四肢长骨极短，颈短，躯干短，颅骨与椎骨骨化差，长骨后方无声衰减，肋骨细小可有多处骨折。

2）软骨发育不全Ⅱ型：短肢程度较Ⅰ型轻，四肢及躯干稍长，椎体及颅骨骨化相对正常，不伴肋骨骨折。

3）胸腔狭窄，腹部膨隆，可伴腹水。

4）还可合并其他系统畸形如脑积水、唇腭裂及先天性心脏病等。

2. 与肢体发育异常相关的序列征及综合征

（1）人体鱼序列征：

1）见双下肢融合，同步运动，双下肢长骨及双足畸形。

2）尾椎、腰椎下部及脊柱远端节段异常。

3）双肾畸形，膀胱缺如。

4）合并单脐动脉，腹部及下肢血管异常。

5）因羊水过少，可导致双肺发育不良。

（2）肢体–体壁综合征（也称体蒂异常）：

1）肢体异常，可见肢体完全或部分截断。

2）露脑畸形或脑膨出，可伴面裂。

3）胎儿腹壁缺损伴内脏器官外翻。

4）脐带过短（<10 cm）或缺失。

5）脊柱侧弯。

（3）羊膜带综合征（图2-3-144，图2-3-145）

1）肢体畸形可为截肢、截指。

2）羊水内可见条索状羊膜带回声与肢端相连。

3）可见缩窄环及远端肢体水肿。

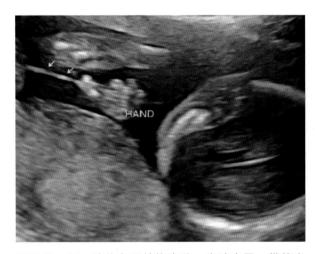

图2-3-144　胎儿左手结构紊乱，宫腔内见一带状高回声与胎儿手指相连

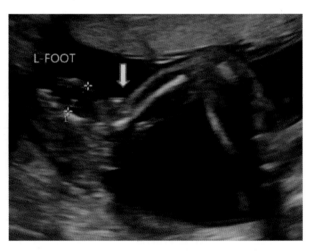

图2-3-145　胎儿左小腿远端（箭头所指处）见环形缩窄环，左足肿胀

九、胎儿附属物异常

（一）正常胎盘、脐带、羊水声像图表现

1. 胎盘分级　根据声像图表现，妊娠期胎盘大致可分为四级：

0 级胎盘　均匀一致的强回声（早孕期）。

Ⅰ级胎盘　均匀一致的中等回声（中孕期及晚孕早期）。

Ⅱ级胎盘　中等回声胎盘内见散在不均匀点状强回声（晚孕期）。

Ⅲ级胎盘　胎盘内可见大量强回声光环，包绕一个个胎盘小叶，少数足月胎盘、过期妊娠胎盘或是胎盘提前老化者易出现。

2. 正常胎盘的一些变异及特殊表现

（1）胎盘内母体血池：如图 2-3-146。

（2）副胎盘：如图 2-3-147。

（3）轮廓状胎盘：如图 2-3-148。

（4）宫腔粘连带：如图 2-3-149。

3. 脐带　脐带一端与胎儿腹壁脐孔相连，一端与胎盘相连。脐带内含两条脐动脉及一条脐静脉，以及血管周围的华通胶。

4. 羊水量　单胎羊水指数（四个象限总和）为 5~25 cm，双胎最大羊水池深度为 3~7 cm。

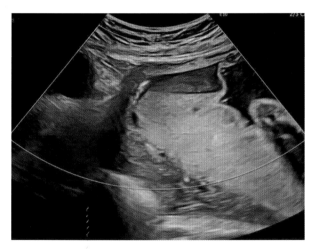

图 2-3-146　胎盘内母体血池

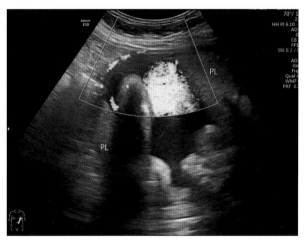

图 2-3-147　副胎盘

见两个独立的胎盘组织以胎膜及血管相连，主胎盘体积大于副胎盘。

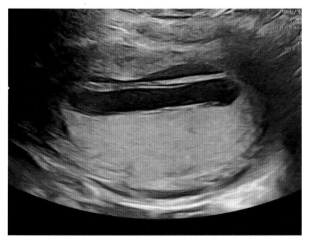

图 2-3-148　轮廓状胎盘

胎盘两端见一光带相连。

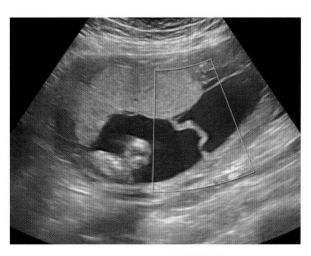

图 2-3-149　宫腔粘连带

（二）胎盘、脐带、羊水的异常声像图表现

1. 胎盘绒毛膜血管瘤 发生率约为 1/5000，超声表现为低或高回声肿块，边界清晰，通常位于脐带插入部位附近的绒毛膜板下方，并突出于羊膜腔中，彩色多普勒示其周围及内部有大血管走行（图 2-3-150）。

较大的肿瘤可能导致胎儿贫血和血小板减少症（由于肿瘤引起红细胞和血小板的分离），胎心衰竭，胎儿水肿及胸腔 / 腹腔积液（由于动静脉分流引起的高动力循环），羊水过多（由于直接渗透到羊水中、胎儿多尿继发高动力循环）和母体镜像综合征（广泛性液体超负荷和先兆子痫）。

2. 其他异常 胎盘血窦、胎盘老化、脂肪瘤（图 2-3-151）。

3. 胎盘植入 包括绒毛附着于子宫肌层、绒毛侵入子宫肌层和绒毛侵入并通过子宫肌层到达浆膜层（图 2-3-152）。超声表现如下：

（1）胎盘内的多个胎盘陷窝（"瑞士奶酪"外观），彩色多普勒呈湍流（收缩期峰值流速 > 15 cm/s）。

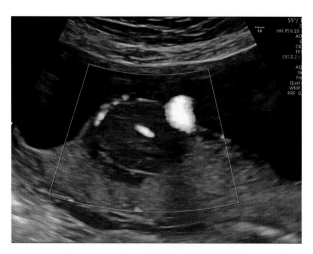

图 2-3-150 胎盘绒毛膜血管瘤

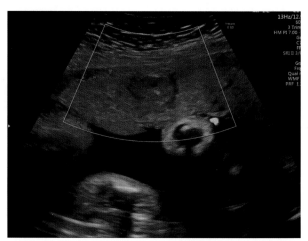

图 2-3-151 胎盘脂肪瘤

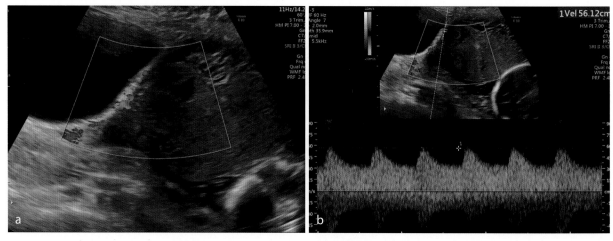

图 2-3-152 胎盘植入

胎盘内见多个胎盘陷窝，胎盘后低回声带消失，胎盘后子宫肌层显示不清，见桥接血管连接子宫肌层 - 胎盘界面、子宫肌层 - 膀胱界面，收缩期峰值流速为 56.12 cm/s。

（2）胎盘后子宫肌层厚度 <1 mm。

（3）正常的胎盘后低回声带消失。

（4）血管及胎盘组织连接子宫 – 胎盘界面、子宫肌层 – 膀胱界面或直接穿过子宫浆膜层，形成外植体侵入膀胱。

（5）子宫浆膜 – 膀胱连接处形成不规则血管化，用三维能量多普勒可以观察。

4. 胎盘低置状态、前置胎盘　在 28 周前，经腹部超声检查胎盘下缘距宫颈内口距离小于 20 mm或覆盖宫内口时，为胎盘低置状态，同时要描述胎盘脐带插入部位以排除前置血管或脐带先露的可能（图 2-3-153）。在 28 周以后，如胎盘仍是低置状态，建议经阴道检查明确胎盘位置，如距离仍小于 20 mm 或胎盘覆盖宫内口，位置低于胎儿先露部，则诊断前置胎盘（图 2-3-154）。

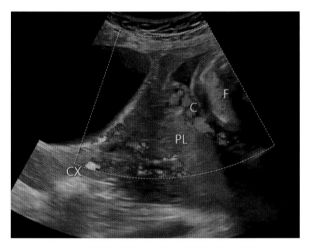
图 2-3-153　经腹部超声，中央型前置胎盘伴脐带先露

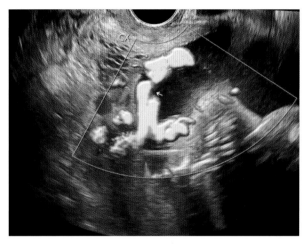
图 2-3-154　经阴道超声，胎盘低置状态伴血管前置

5. 胎盘早剥　胎盘早剥是妊娠 20 周以后正常位置的胎盘在胎儿娩出前部分或全部从子宫壁剥离。

（1）显性剥离：胎盘后方无积血，胎盘形态无变化，超声难以诊断。

（2）隐性剥离：由于受剥离部位积聚血液的影响，剥离区胎盘增厚，向羊膜腔方向突出，胎盘厚度常常大于 5cm。

（3）混合性剥离：胎盘与子宫壁之间形成的血肿内部回声杂乱，随胎盘剥离出血时间的不同而表现不一：急性期（10~48 小时）包块内较为均匀的高回声；剥离出血后 3~7 天为等回声；1~2周后变为内部夹有强回声团的无回声；2 周后血块的一部分变为无回声（图 2-3-155）。如血液破入羊膜腔，羊水内透声差，可见漂浮点状低回声或团块。剥离面积过大可出现胎心减慢甚至胎死宫内。最常见的胎盘剥离部位是胎盘边缘（绒毛膜下出血）。

6. 单脐动脉　发生率约占 10% 妊娠。胎儿膀胱横切面仅见一条脐动脉围绕，脐带横切面仅见一条脐动脉、一条脐静脉（图 2-3-156）。

在 5% 的病例中发现染色体异常，主要是 18- 三体、13- 三体和三倍体。10% 的病例发生胎儿生长受限（< 第 5 百分位数）。通常与生长受限相关的死产率是一般人群的 2 倍。在 20% 的病例中发现有心血管、骨骼、胃肠道、泌尿生殖系统和中枢神经系统畸形。

7. 脐带囊肿　脐带囊肿包括真囊肿和假囊肿。真囊肿：来源于尿囊或肛门管的胚胎残余物，并通常位于腹壁脐带插入部位。假囊肿：比真囊肿更常见，可位于脐带的任何部位。它们没有上皮衬附，代表华通胶的局部水肿和液化（图 2-3-157）。

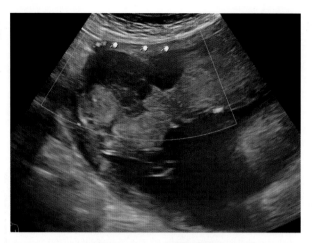

图 2-3-155　胎盘早剥

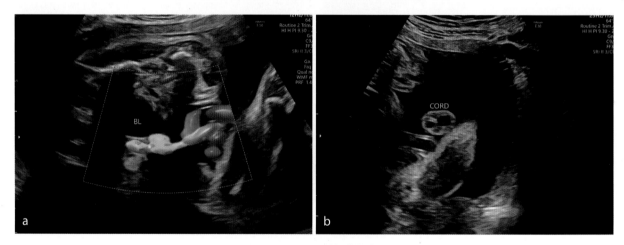

图 2-3-156　单脐动脉

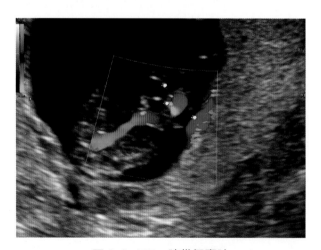

图 2-3-157　脐带假囊肿

　　脐带囊肿的相关异常：单个囊肿通常是暂时性的，没有副作用。多发性囊肿可能与流产风险增加、18- 三体和 13- 三体、脐膨出、VACTREL 和胎儿生长受限有关。

　　8. 脐带打结　超声表现为横切面见脐带被脐带环包围，呈"悬挂绳索"征（图 2-3-158）。诱发因素包括脐带过长，胎儿小，羊水过多，单羊膜囊双胎。脐带打结发生死产风险增加 5 倍。

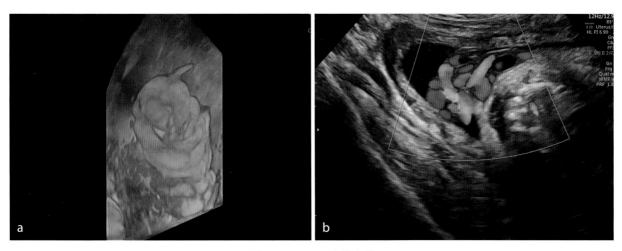

图 2-3-158　脐带真结

9. 前置血管　没有脐带或胎盘组织支撑的脐血管穿过宫颈上方下段的胎膜（图 2-3-159），也称脐血管前置。使用经阴道超声和彩色多普勒是诊断的必要条件。

脐血管前置通常与帆状胎盘、双叶胎盘或副胎盘有关，血管穿过胎膜以连接分开的胎盘。风险因素包括多胎妊娠，胚胎移植（1/300）和孕中期低置胎盘。26 周后每 2 周进行一次随访检查，以监测宫颈长度。如果有宫颈缩短（<25 mm），应考虑住院治疗。

脐血管前置如果未在产前诊断，则胎儿死亡率 >60%，如果在产前确诊则 <3%。

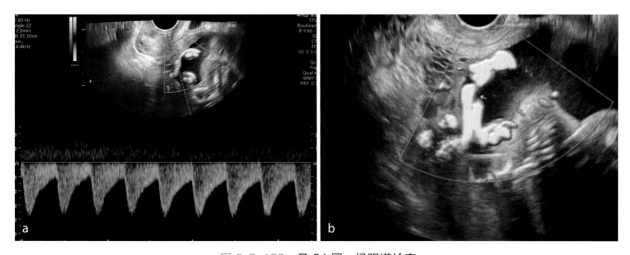

图 2-3-159　孕 24 周，经阴道检查

a. 见脐血管穿过宫颈内口上方的胎膜；b 频谱为脐动脉频谱。

10. 羊水异常　诊断标准：羊水指数 ≥25 cm 或最大羊水池深度 ≥8 cm 诊断羊水过多；羊水指数 <5 cm 或最大羊水池深度 <2 cm 诊断羊水过少。

随着胎儿医学的进展及新技术的开发应用，关于羊水过多的诊断标准有诸多不同，比如英国 NICE 指南中诊断羊水过多时仅采用最大羊水池深度，按最大羊水池深度将羊水过多分为轻度（8~11 cm），中度（12~15 cm）和重度（≥16 cm），这样避免了很多过度诊断。

（周　霞　徐学翠　荆秀娟　徐　燕　项文静）

参考文献

[1] 中华医学会超声医学分会妇产超声学组, 国家卫生健康委妇幼司全国产前诊断专家组医学影像组. 超声产前筛查指南[J]. 中华超声影像学杂志, 2022,31(1):12.

[2] 杨帆, 李胜利, 罗红, 等. 胎儿中枢神经系统产前超声检查专家共识(2020)[J]. 中华医学超声杂志(电子版), 2021, 18(5):11.

[3] 徐学翠, 王景美, 茹彤, 等. 胼胝体发育不良胎儿产前超声、磁共振与病理解剖间的对照研究[J]. 现代医学, 2017, 45(12):1752–1756.

[4] 徐学翠, 茹彤, 杨燕, 等. 胎儿前脑无裂畸形的早孕期超声筛查研究[J]. 中华医学超声杂志(电子版), 2017,8(14):582–585.

[5] 杨燕. 孕期超声筛查在胎儿前脑无裂畸形的产前诊断价值[J]. 江苏医药, 2011,37(22):2643–2645.

[6] 周霞. 超声诊断胎儿唇腭裂畸形的价值及其漏诊原因分析[J]. 交通医学, 2017, 31(3):285–286.

[7] DIPIETRO J A, CRISTOFALO E A, VOEGTLINE K M, et al. Isolated prenatal choroid plexus cysts do not affect child development[J]. Prenat Diagn,2011,31(8):745–749.

[8] 鲁建央, 朱惠青, 王志华, 等. 28例胎儿颈部淋巴水囊瘤预后分析[J]. 现代实用医学, 2018, 30(7):3.

[9] VAKNIN Z, REISH O. Prenatal diagnosis of sex chromosome abnormalities, the 8-year experience of a single medical center [J]. Fetal Diagn Ther, 2014, 23:76–81.

[10] YOSHIMURA S, MASUZAKI H, GOTOH H, et al. Ultrasonographic prediction of lethal pulmonary hypoplasia: Comparison of eight different ultrasonographic parameters[J]. 1996, 175(2):477–483.

[11] DURELL J, LAKHOO K. Congenital cystic lesions of the lung[J]. Early Human Development, 2014, 90(12):935–939.

[12] STOCKER J T. Congenital pulmonary airway malformation: A new name for and an expanded classification of congenital cystic adenomatoid malformation of the lung[J]. Histopathology, 2002, 41(Suppl2):424–430.

[13] STOCKER J T, MADEWELL J E, DRAKE R M. Congenital cystic adenomatoid malformation of the lung. Classification and morphologic spectrum[J]. Human Pathology, 1977, 8(2):155–171.

[14] COOK J, CHITTY L S, DE COPPI P, et al. The natural history of prenatally diagnosed congenital cystic lung lesions: long-term follow-up of 119 cases[J]. Arch Dis Child, 2017,102(9):798–803.

[15] EHRENBERG-BUCHNER S, STAPF A M, BERMAN D R, et al. Fetal lung lesions: can we start to breathe easier?[J]. Am J Obstet Gynecol, 2013,208(2):151.e1–151.e1517.

[16] LIN M F, XIE H N, ZHAO X H, et al. Systemic Venous Drainage Is Associated with an Unfavorable Prenatal Behavior in Fetal Bronchopulmonary Sequestration[J]. Fetal Diagnosis & Therapy, 2018,44(4):291–298.

[17] SANANES N, BRITTO I, AKINKUOTU A C, et al. Improving the Prediction of Neonatal Outcomes in Isolated Left-Sided Congenital Diaphragmatic Hernia by Direct and Indirect Sonographic Assessment of Liver Herniation[J]. J Ultrasound Med, 2016,35(7):1437–1443.

[18] COMSTOCK C, BRONSTEEN R A, WHITTEN A, et al. Paradoxical Motion A Useful Tool in the Prenatal Diagnosis of Congenital Diaphragmatic Hernias and Eventrations[J]. J Ultrasound med, 2009, 28(10):1365–1367.

[19] JEANTY C, NIEN J K, ESPINOZA J, et al. Pleural and pericardial effusion: a potential ultrasonographic marker for the prenatal differential diagnosis between congenital diaphragmatic eventration and congenital diaphragmatic hernia[J]. Ultrasound in Obstetrics & Gynecology, 2010, 29(4):378–387.

[20] JANI J C, NICOLAIDES K H, GRATACÓS E, et al. FETO Task Group. Fetal lung-to-head ratio in the prediction of survival in severe left-sided diaphragmatic hernia treated by fetal endoscopic tracheal occlusion (FETO)[J]. Am J Obstet Gynecol, 2006,195(6):1646–1650.

[21] 王淑霞, 张为霞, 刘惠. 胎儿支气管囊肿(纵隔型)的超声表现1例[J]. 中国超声医学杂志, 2007, (08):640.

[22] GOWDA M, GUPTA S, ALI A, et al. Locating the Level and Extent of Congenital High Airway Obstruction: Fluid in the Airway Tract as Reference Points[J]. J Ultrasound Med, 2017,36(10):2179–2185.

[23] GOTSCH F, ROMERO R, KUSANOVIC J P, et al. The Fetal Inflammatory Response Syndrome[J]. Clinical Obstetrics & Gynecology, 2007, 50(3):652–683.

[24] KHATIB N, BELOOSESKY R, GINSBERG Y, et al. Early sonographic manifestation of fetal congenital lobar

emphysema[J]. Journal of Clinical Ultrasound, 2019, 47(4):225–227.

[25] 李胜利, 朱军. 简明胎儿畸形产前超声诊断学[M]. 北京: 人民军医出版社, 2015.

[26] FERNBACH S K, MAIZELS M, CONWAY J J. Ultrasound grading of hydronephrosis: introduction to the system used by the Society for Fetal Urology[J]. Pediatr Radiol, 1993,23(6):478–480.

[27] CHOW J S, DARGE K. Multidisciplinary consensus on the classification of antenatal and postnatal urinary tract dilation (UTD classification system). Pediatr Radiol, 2015, 45:787.

[28] 魏小燕, 石宇, 胡海云, 等. 胎儿先天性椎体畸形的产前超声分型及诊断切面探讨[J]. 临床超声医学杂志, 2016, 18(7):486–487.

[29] 李丹娜, 栗河舟, 李洁, 等. 63 例闭合性脊柱裂胎儿的超声诊断价值分析[J]. 中国临床医师杂志, 2019,47(05):592–594.

[30] 刘廷良, 扬帆, 李红琼,等. 胎儿半椎体畸形的产前超声诊断分析[J]. 影像研究与医学应用, 2017, 1(5):172–174.

[31] WEI Q, CAI A, WANG X, et al. Value of 3-dimensional sonography for prenatal diagnosis of vertebral formation failure. [J]. J Ultrasound Med, 2013, 32(4):595–607.

[32] 尚宁, 郭爽萍, 舒爽, 等. 二维及三维超声联合磁共振诊断胎儿蝴蝶椎的临床价值[J]. 中国临床医学影像杂志, 2020,31(07):517–519.

[33] 钟兰, 王晓东, 余海燕. 胎儿骶尾部畸胎瘤研究进展[J]. 实用妇产科杂志, 2019,35(01):24–26.

[34] PAKKASJRVI N, RITVANEN A, HERVA R, et al. Lethal congenital contracture syndrome (LCCS) and other lethal arthrogryposes in Finland—An epidemiological study[J]. Am J Med Genet A,2006, 140A(17):1834–1839.

[35] HALL J G. Arthrogryposis multiplex congenita: etiology, genetics, classification, diagnostic approach, and general aspects[J]. Journal of Pediatric Orthopaedics-part B, 1997, 6(3):159–166.

[36] 袁瑞, 栗河舟, 李春玲. 胎儿膝关节反屈超声表现[J].中国医学影像技术, 2020, 36(11):1675–1678.

[37] CHEN C P, SU Y N, HSU C Y, et al. Ellis-Van Creveld Syndrome: Prenatal Diagnosis, Molecular Analysis and Genetic Counseling[J]. Taiwan J Obstet Gynecol, 2010, 49(4):481–486.

[38] TRAVESSA A M, DIAS P, SANTOS A, et al. Upper limb phocomelia: A prenatal case of thrombocytopenia-absent radius (TAR) syndrome illustrating the importance of chromosomal microarray in limb reduction defects[J]. Taiwan J Obstet Gynecol, 2020, 59(2):318–322.

[39] OPRESCU I, BECHEANU C, DARIE R, et al. Caudal regression syndrome—a rare congenital disorder with multiple systemic implications[J]. Pediatru Ro, 2020, 4(60):40.

[40] 李胜利, 罗国阳. 胎儿畸形产前超声诊断学第2版[M]. 北京: 科学出版社, 2017.

[41] 李胜利. 对中国医师协会超声医师分会《产前超声检查指南(2012)》的深入解读 [J]. 中华医学超声杂志(电子版), 2014, 11(4): 266–282.

[42] 严英榴, 杨秀雄, 沈理. 产前超声诊断学[M]. 北京: 人民卫生出版社, 2003.

[43] 谢红宁. 妇产科超声诊断学[M]. 北京: 人民卫生出版社, 2005.

[44] 李胜利. 胎儿畸形产前超声诊断学[M]. 北京: 人民军医出版社, 2004.

[45] 沈延政, 施丁一, 邓学东, 等. 江苏省产前超声质量控制专家组、江苏省医学会超声医学分会、江苏省超声医学工程学会、江苏省医师协会超声医师分会 . 江苏省产前超声检查操作规范(试行)[J/CD].中华医学超声杂志: 电子版, 2011, 8(8):1880–1882.

[46] 沈延政, 施丁一, 邓学东, 等. 江苏省产前超声质量控制专家组、江苏省医学会超声医学分会、江苏省超声医学工程学会、江苏省医师协会超声医师分会、江苏省产前超声检查操作规范(试行)(续)[J/CD]. 中华医学超声杂志: 电子版, 2011, 8(9):2080–2086.

[47] 邓学东. 规避产前超声检查风险之我见[J/CD]. 中华医学超声杂志(电子版), 2011, 8(4):680–682.

[48] SALOMON L J, ALFIREVIC Z, BERGHELLA V, et al. Practice guidelines forperformance of the routine mid-trimester fetal ultrasound scan[J]. Ultrasound Obstet Gynecol, 2011,37(1):116–126.

[49] SALVESEN K, LEES C, ABRAMOWICZ J, et al. ISUOG statement on the safe use of Doppler in the 11 to 13+6-week fetal ultrasound examination[J]. Ultrasound Obstet Gynecol, 2011,37(6):628.

第4节 胎儿超声心动图

一、简介

先天性心脏病是常见的出生缺陷之一，发生率约为 8‰，也是婴幼儿及围产儿死亡的主要原因。提高先天性心脏病的产前超声诊断水平对提高出生人口素质具有重要意义。胎儿心脏超声检查分为心脏超声筛查和胎儿超声心动图检查。心脏超声筛查已在上一节讨论；而对于先天性心脏病高危因素胎儿应进行超声心动图检查，进行更为全面的心脏结构、血流动力学及功能评估。

二、适应证

胎儿先天性心脏病的高危因素来自母亲和胎儿两方面。胎儿超声心动图检查的适应证见表 2-4-1。

表 2-4-1 胎儿超声心动图检查的适应证

母亲因素	
家族史	一级亲属患有先天性心脏病或与该病相关的遗传综合征
母体代谢性疾病	糖尿病、苯丙酮尿症
母体感染	巨细胞病毒、弓形虫、风疹病毒、柯萨奇病毒、单纯疱疹病毒等
心脏致畸剂接触史	服用维甲酸、苯妥英、卡马西平、碳酸锂、丙戊酸等
母体免疫性疾病	系统性红斑狼疮、干燥综合征或抗 Ro 抗体（SSA）、抗 La 抗体（SSB）阳性
前列腺素合成酶抑制剂	布洛芬、水杨酸、吲哚美辛
人工辅助生殖技术	
胎儿因素	
怀疑有心脏畸形	
心外结构畸形	脑积水、消化道闭锁、肾发育不全、腹裂等
胎儿染色体核型异常	
胎儿水肿	皮下、浆膜腔（胸、腹壁）积液、心包积液
NT 增厚	孕 14 周前大于等于 3.5 mm
胎儿心律失常	持续性心动过速、持续性心动过缓、持续性心律不齐
宫内生长受限	
多胎妊娠及可疑双胎输血综合征	
胎儿脐带、胎盘或静脉系统异常	单脐动脉、静脉导管缺失、持续性右脐静脉
羊水过多或羊水过少	

三、检查时机

国内建议最合适检查孕周为妊娠 20~24 周。妊娠 30 周以上，由于胎位、羊水减少、肋骨声影及呼吸样运动，通常较难获得满意的图像。目前，有些学者推荐在 13~15 周进行胎儿超声心动图检查，但由于心脏较小及心脏发育过程中的动态变化，需在 20~24 周再次复查。

四、检查步骤

第一步 确定胎方位，判断胎儿左右侧。
第二步 确定内脏位置，包括胃泡和心脏位置。
第三步 确定左右心房的位置、大小、房间隔、卵圆孔瓣、肺静脉 / 体静脉与心房连接。
第四步 确定左右心室：位置、大小、室壁厚度、心包、室间隔。
第五步 确定房室连接：二尖瓣、三尖瓣、房室十字交叉。
第六步 确定心室大动脉连接：左右心室与主动脉 / 肺动脉连接关系。
第七步 确定大动脉：主动脉与肺动脉内径及排列关系。
第八步 确定心脏节律和心功能。

五、检查模式

（一）二维超声检查

1. 检查切面 包括上一节介绍的心脏筛查切面（四腔心切面、左室流出道切面、右室流出道切面、三血管切面和三血管气管切面）、主动脉弓切面、动脉导管弓切面、上下腔静脉切面、心室短轴切面、大动脉短轴切面等。

（1）主动脉弓切面：观察主动脉弓内径、连续性及 3 个分支。

1）正常情况：主动脉弓与降主动脉连续，形成"手杖状"，内径正常，弓上发出无名动脉、左颈总动脉和左锁骨下动脉。彩色多普勒显示主动脉弓血流连续，汇入降主动脉，3 个分支可见（图 2-4-1）。

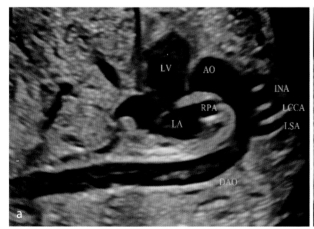
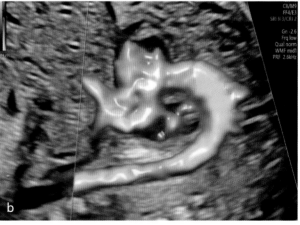

图 2-4-1 胎儿主动脉弓切面（a）及相应的彩色多普勒（b）

缩写：ARCH，主动脉弓；INA，无名动脉；LCCA，左颈总动脉；LSA，左锁骨下动脉；RPA，右肺动脉；DAO，降主动脉；RA，右心房；LA，左心房。

2）切面异常：主动脉弓细小，彩色多普勒显示花彩血流信号，见于主动脉弓缩窄，最常发生在峡部；主动脉弓与降主动脉不连续，彩色多普勒显示血流信号中断，见于主动脉弓离断，常伴有室间隔缺损。根据离断部位，分为3型：A型，离断在左锁骨下动脉起始部远端（图2-4-2）；B型，离断在左颈总动脉与左锁骨下动脉之间；C型，离断在头臂干与左颈总动脉之间。

（2）动脉导管弓切面：观察动脉导管的内径及连续性。

1）正常情况：动脉导管与降主动脉相连续，形成"曲棍球杆状"，动脉导管开放，内径正常。彩色多普勒显示动脉导管血流汇入降主动脉（图2-4-3）。

2）切面异常：动脉导管弓内径细小见于动脉导管提前收缩（收缩期峰值流速为200～300 cm/s，舒张期流速＞35 cm/s，PI＜1.9），动脉导管弓与降主动脉不连续，见于动脉导管提前关闭。

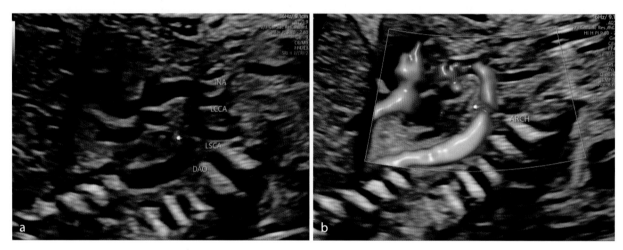

图2-4-2 胎儿主动脉弓离断A型

a. 主动脉弓切面显示主动脉弓失去正常形态，弓上左锁骨下动脉与降主动脉之间不连续；b. 彩色多普勒显示主动脉弓上左锁骨下动脉与降主动脉之间血流中断。

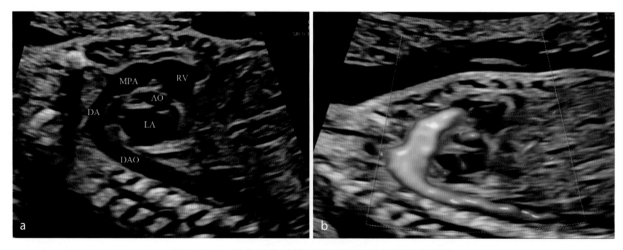

图2-4-3 胎儿动脉导管弓切面及相应的彩色多普勒

缩写：RV，右心室；AO，主动脉；MPA，主肺动脉；DA，动脉导管；RPA，右肺动脉；DAO，降主动脉；RA，右心房；LA，左心房。

（3）上下腔静脉切面：观察上腔静脉与下腔静脉的内径以及与心房的连接。

1）正常情况：上、下腔静脉与右心房连接，内径相近，彩色多普勒显示上下腔静脉血回流入右心房（图 2-4-4）。

2）切面异常：上 / 下腔静脉未显示时，疑为上 / 下腔静脉离断（图 2-4-5）。上腔静脉增宽时，应考虑心上型肺静脉异位引流、下腔静脉离断等（图 2-4-6）。

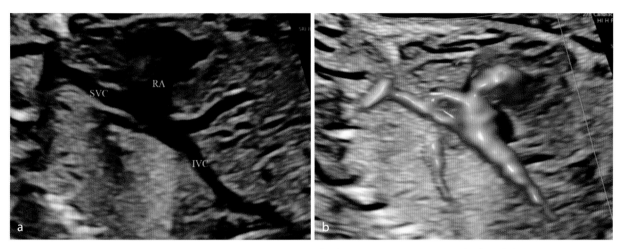

图 2-4-4　胎儿上下腔静脉切面（a）及相应的彩色多普勒（b）
缩写：RV，右心室；RA，右心房；SVC，上腔静脉；IVC，下腔静脉。

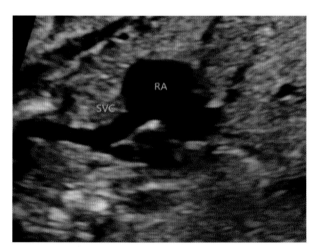

图 2-4-5　下腔静脉离断
缩写：RA，右心房；SVC，上腔静脉。

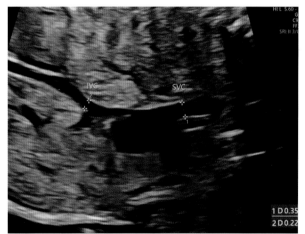

图 2-4-6　上腔静脉增宽
缩写：SVC，上腔静脉；IVC:，下腔静脉。

（4）心室短轴切面：观察室间隔的完整性和房室瓣的形态。

1）正常情况：室间隔肌部无回声失落，二尖瓣开放呈"鱼口"状，关闭呈一字形，三尖瓣开放呈三角形，关闭呈"Y"形（图 2-4-7）。

2）切面异常：见于室间隔缺损（肌部）、二、三尖瓣狭窄或闭锁。

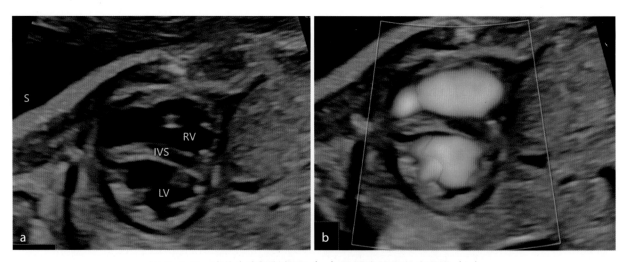

图 2-4-7　胎儿心室短轴切面（a）及相应的彩色多普勒（b）

缩写：S，上；LV，左心室；IVS，室间隔；RV，右心室。

（5）大动脉短轴切面：观察主动脉与肺动脉关系，大血管与心室连接、右心室流入道和流出道、主动脉瓣、肺动脉瓣及肺动脉有无异常。

1）正常情况：主动脉横断面位于中央呈圆形结构，内可见主动脉瓣回声，成"Y"形，围绕主动脉瓣从右向左分别是右心房、三尖瓣、右心室、右室流出道、肺动脉瓣、主肺动脉及左右肺动脉（图 2-4-8）。

2）切面异常：见于室间隔缺损（干下型）、大动脉转位、右室双出口、三尖瓣/肺动脉瓣狭窄或闭锁、肺动脉瓣缺如等。

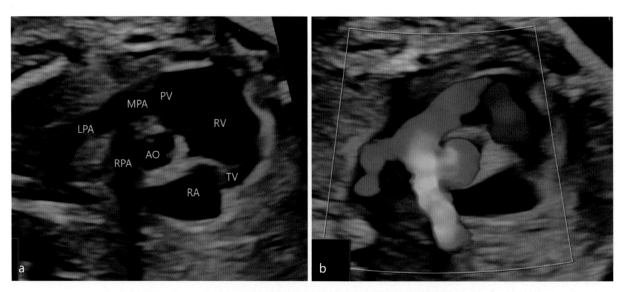

图 2-4-8　胎儿大动脉短轴切面（a）及相应的彩色多普勒（b）

缩写：RA，右心房；TV，三尖瓣；RV，右心室；PV，肺动脉瓣；MPA，主肺动脉；DA，动脉导管；RPA，右肺动脉；AO，主动脉。

2.测量参数

（1）心胸比：包括心脏和胸腔横径比、周长比和面积比，最常用的是面积比。面积比：在四腔心切面，自心包外缘测量心脏面积，自胸廓外缘测量胸腔面积，两者比值（图2-4-9），正常参考值：0.25～0.33。

（2）心轴：在四腔心切面，房室间隔连线与胸骨和胸椎连线形成的夹角（图2-4-10），正常参考值：偏左45°±20°。

（3）房室大小：取胎儿四腔心切面，收缩末期房室瓣关闭时，测量左右心房上下径（房室瓣环连线中点到心房顶部内缘距离）和左右径（房间隔中部心房面到心房侧壁中部内缘距离），舒张末期房室瓣关闭时测量左右心室上下径（房室瓣环连线中点到心室心尖内缘距离）和左右径（室间隔心室面内缘到心室侧壁内缘距离，选基底部最宽处）（图2-4-11）。

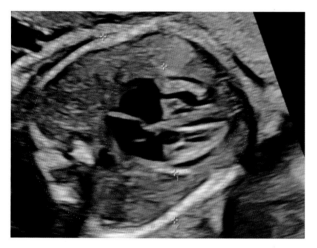

图 2-4-9 胎儿心胸比

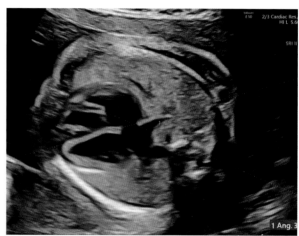

图 2-4-10 胎儿心轴测量

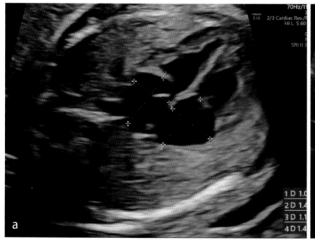

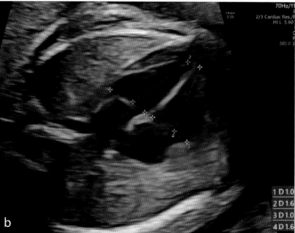

图 2-4-11 胎儿心房和心室测量

（4）主动脉／肺动脉内径：取左室流出道或大动脉短轴切面，收缩期于主动脉瓣或肺动脉瓣上测量主动脉或肺动脉内缘到内缘的垂直距离（图 2-4-12）。

（5）动脉导管内径：取三血管切面，收缩末期，在动脉导管中段（左右肺动脉开口处与降主动脉之间的中点）测量内缘到内缘的垂直距离（图 2-4-13）。

（6）主动脉弓峡部内径：取三血管气管切面，收缩末期，在主动脉弓上左锁骨下动脉起始部与动脉导管之间测量内缘到内缘的垂直距离（图 2-4-14）。

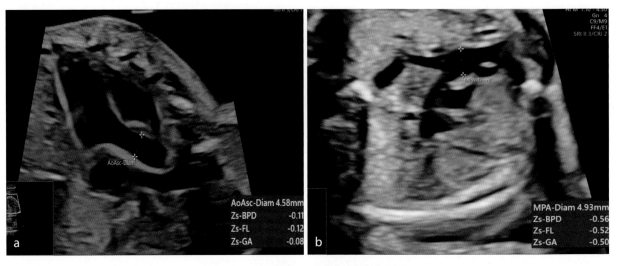

图 2-4-12　胎儿主动脉和肺动脉测量

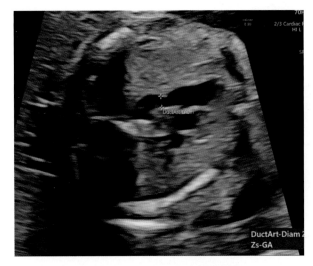

图 2-4-13　胎儿动脉导管测量

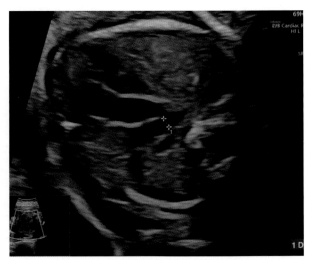

图 2-4-14　胎儿主动脉弓峡部测量

（二）彩色多普勒检查

1. 二尖瓣和三尖瓣

（1）彩色：正常情况下，心尖四腔心切面，血流显示房室瓣舒张期见心房入心室的同色血流信号，收缩期无彩色血流信号。

（2）频谱：取心尖四腔心切面，将取样线置于房室瓣尖，取样门 2 mm（作为筛查三尖瓣返流这一软指标，建议 3 mm），超声束与血流束角度小于 30°，取得房室瓣频谱（图 2-4-15，图 2-4-16）。正常情况下，房室瓣的频谱呈双峰型，第一峰为 E 峰，心室舒张早期，心房内血液经房室瓣对心室快速充盈形成；第二峰为 A 峰，心房收缩使心房内血液经房室瓣对心室进一步充盈形成，E/A 比值随孕周增加而增大，但始终小于 1。三尖瓣频谱的宽度与峰值速度均大于二尖瓣。

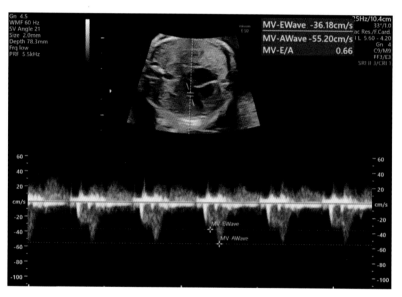

图 2-4-15　胎儿二尖瓣频谱

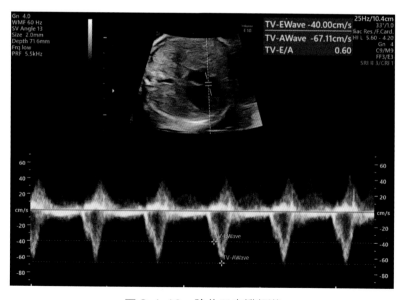

图 2-4-16　胎儿三尖瓣频谱

2. 主动脉瓣和肺动脉瓣

（1）彩色：血流显示左心室入主动脉或右心室入肺动脉的收缩期单一明亮信号，舒张期无血流信号。

（2）频谱：取左室/右室流出道切面，将取样线放在主动脉瓣或肺动脉瓣尖，取样门2mm，超声束与血流束角度小于30°，收缩期单峰层流频谱，主动脉瓣血流速度大于肺动脉瓣，但频谱宽度窄于肺动脉瓣（图2-4-17，图2-4-18）。

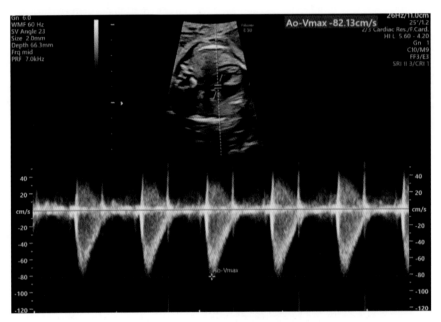

图2-4-17 胎儿主动脉瓣频谱

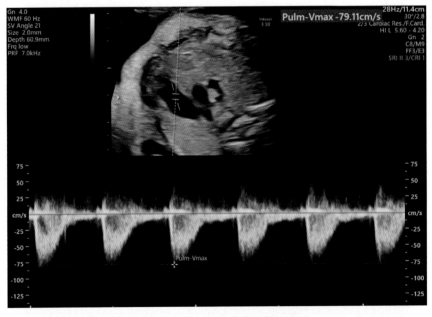

图2-4-18 胎儿肺动脉瓣频谱

3. 主动脉弓和动脉导管弓

（1）彩色：血流显示主动脉弓/动脉导管弓流向降主动脉的收缩期明亮血流信号，舒张期暗淡血流信号。

（2）频谱：取主动脉弓/动脉导管弓长轴切面，将取样线放在主动脉弓或动脉导管上，取样门2 mm，超声束与血流束角度小于30°，呈现收缩期高速血流和舒张期低速血流频谱，动脉导管弓的收缩期峰值速度高于主动脉弓血流速度，舒张期血流呈波峰状，主动脉弓舒张期血流呈平缓状（图2-4-19，图2-4-20）。

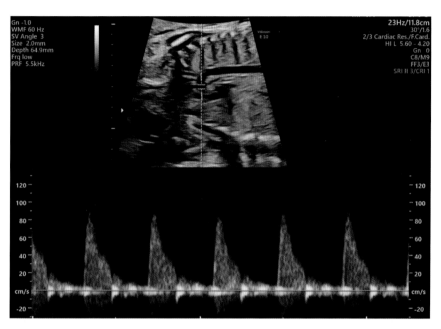

图 2-4-19　胎儿主动脉弓频谱

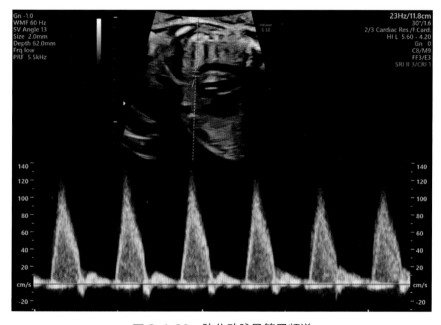

图 2-4-20　胎儿动脉导管弓频谱

4. 肺静脉和下腔静脉

（1）彩色：肺静脉显示为入左心房的双期彩色血流信号；下腔静脉显示为入右心房的双期双向彩色血流信号。

（2）频谱：取心尖四腔心切面，将取样线放在左下或右下肺静脉，取样门 0.5～1 mm，超声束与血流束角度小于 30°，频谱为三相波频谱，S 峰为心室收缩期肺静脉血流快速进入左心房，D 峰为心室舒张早期，a 峰为心房收缩血流缓慢从肺静脉流入左心房（图 2-4-21）。

取上下腔静脉切面，将取样线放在下腔静脉，取样门 0.5～1 mm，超声束与血流束角度小于 30°，频谱为双向的三相波频谱，心室收缩期下腔静脉快速进入右心房，出现第一峰（S 峰），心室舒张期出现第二峰（D 峰），心房收缩期出现一小的负向峰（a 峰），为心房收缩（图 2-4-22）。

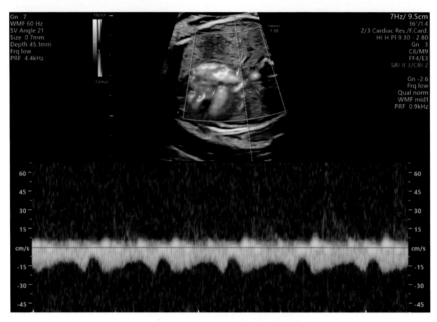

图 2-4-21　胎儿肺静脉频谱

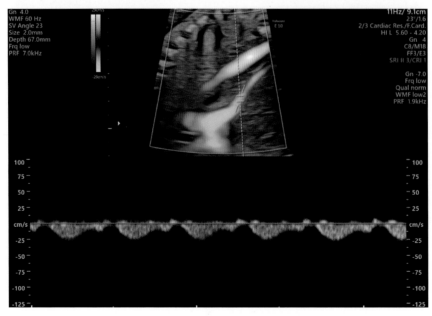

图 2-4-22　胎儿下腔静脉频谱

5. 静脉导管

（1）彩色：血流显示为静脉导管入下腔静脉的明亮双期血流信号。

（2）频谱：取脐静脉接近下腔静脉入右心房切面，将取样线放在静脉导管，取样门 0.5~1 mm，超声束与血流束角度小于 30°，呈现三相波频谱（S 波、D 波和 a 波），S 波为心室收缩期，D 波为心室舒张早期，a 波为心房收缩期（图 2-4-23）。

6. PR 间期

取四腔心切面，将取样点放在左心室流入道和流出道之间，取样门 2 mm，超声束与血流束角度小于 30°，测量从舒张期二尖瓣 A 峰起始至收缩期主动脉射血起始的心房到心室的传导时间，正常参考值：<150 毫秒（图 2-4-24）。

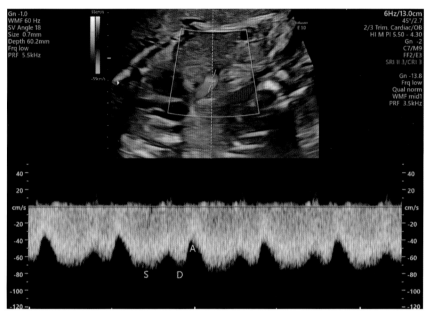

图 2-4-23　胎儿静脉导管频谱

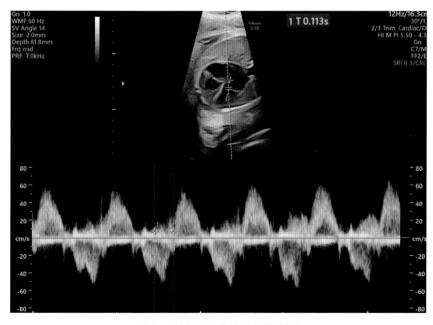

图 2-4-24　胎儿 PR 间期测量

（三）M 型超声

1.测量心率，观察节律 将取样线穿过心房和心室，显示心房壁、房室瓣、室间隔和心室壁，测量心房率或心室率，正常 120～160 次 / 分，房室传导 1 : 1；观察心房收缩与心室收缩之间的关系，判断哪一类心律失常，如房性早搏、室性早搏、心动过速、心动过缓、房室传导阻滞等（图 2-4-25）。

2.评估心脏收缩功能、射血分数及缩短分数 取胸骨旁四腔心切面，将 M 型声束垂直于室间隔，测量心室舒张末期和收缩末期内径，计算缩短分数，通过 Simpson 法或 Teichholz 法得到心室容积，计算公式：缩短分数 ＝（心室舒张末期内径 － 心室收缩末期内径）/ 心室舒张末期内径，正常范围为 0.28～0.38。射血分数 ＝（心室舒张末期容积 － 心室收缩末期容积）/ 心室舒张末期容积 × 100%（图 2-4-26）。

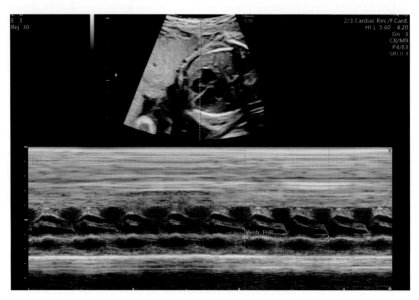

图 2-4-25 胎儿心率测量及节律

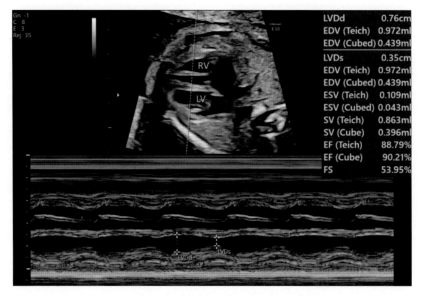

图 2-4-26 胎儿射血分数及缩短分数测量

缩写：EF，射血分数；FS，缩短分数；RV，右心室；LV，左心室。

六、胎儿心功能评估

（一）收缩功能

1.**缩短分数和射血分数**　通过 M 型超声计算缩短分数和射血分数，具体步骤见 M 型超声（2），或通过时间空间相关成像技术（STIC 技术）获得胎儿心脏实时三维成像，在四腔心切面上利用 VOCAL 软件测量心室的舒张末期容积与收缩末期容积，计算射血分数。缩短分数的正常范围为 0.28~0.38。射血分数正常值 >50%。心肌收缩力受损时，缩短分数和射血分数下降。

2.**心输出量**　指的是左或右心室每分钟泵出的血液量，即心率与每搏出量的乘积。计算公式：每搏出量 = 速度时间积分 $\times \pi \times$（血管直径 /2）^{2}，正常胎儿总心输血量大约为 450mL/（mL·kg），右心输血量比左心输血量多 20%~30%。心肌收缩力下降时，每搏出量和心输出量均减少。主要应用于高血容量性疾病（骶尾部畸胎瘤、盖伦静脉瘤、双胎输血综合征受血儿等）和低血容量性疾病（宫内生长受限、双胎输血综合征供血儿等）。

（二）舒张功能

1.**房室瓣 E/A**　E 峰代表心肌舒张过程中心室的被动充盈，A 峰代表心房收缩时心室的主动充盈。胎儿期 E/A<1，与胎儿心室顺应性减低有关。随着孕周的增加，心室顺应性下降，舒张期被动充盈相对增加，E 峰速度和 E/A 增加。E/A 增加，还见于宫内生长受限和先天性肺囊腺瘤等引起的心功能异常。

2.**静脉系统**　脐静脉、下腔静脉和静脉导管频谱反映了右心房压力变化，可间接反映右心室顺应性，肺静脉反映了左心房压力变化，可间接反映左心室顺应性。胎儿心功能异常时胎儿静脉导管频谱显示为 a 峰消失或反向，脐静脉出现波动。

（三）整体功能

Tei 指数是评价胎儿心脏整体功能的常用参数，计算方法是将取样点放在左心室流入道和流出道之间，测量等容收缩期、等容舒张期和射血时间，计算左室 Tei 指数，计算公式：Tei 指数 =（等容收缩期 + 等容舒张期）/ 射血时间，平均值 0.36（范围为 0.28~0.44）。胎儿心脏收缩功能障碍，引起等容收缩期时间延长，Tei 指数增加；舒张功能障碍，引起等容舒张期时间延长，Tei 指数增加（图 2-4-27）。

（四）心血管整体评分

是连续动态评估胎儿心功能不全的有效指标，包括五项内容：水肿、静脉多普勒、心胸面积比、心功能和脐动脉多普勒，每项 2 分，总分 10 分，见表 2-4-2。国内文献报道，随着胎儿心功能不全加重至心力衰竭，心血管整体评分下降，危险临界值为 6.5 分。

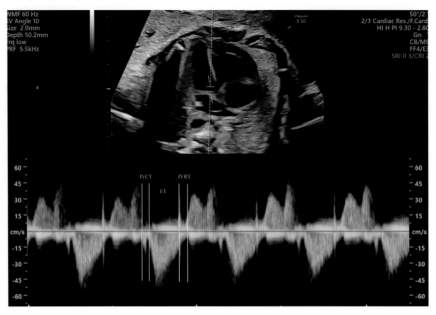

图 2-4-27　胎儿 Tei 指数测量

缩写：IVCT，等容收缩时间；IVRT，等容舒张时间；ET，射血时间。

表 2-4-2　胎儿心血管整体评分

项目	2 分	1 分	0 分
胎儿水肿	无	胸水、腹水、心包积液	皮肤水肿
静脉多普勒	正常	静脉导管 a 波消失或反向	脐静脉搏动
心胸面积比	>0.20 和 ≤ 0.35	0.35～0.50	>0.50 或 ≤ 0.20
心功能	二尖瓣和三尖瓣血流正常 右室 / 左室缩短分数 >0.28 双相舒张充盈	全收缩期三尖瓣返流或右室 / 左室缩短分数 <0.28	全收缩期二尖瓣返流 或单相充盈
脐动脉多普勒	正常	舒张末期血流缺失	舒张末期血流反向

七、常见胎儿先天性心脏病的超声诊断要点

（一）单心室

是国家卫生部规定产前超声筛查的九种常见严重胎儿结构畸形之一。

超声征象：四腔心切面见室间隔全部或大部分回声失落，房室十字交叉消失，心房仅与一个心室腔或一个大的主心室和一个小残腔相连，主心室可以是形态学左心室、形态学右心室或不定型，左心室型最常见，有两组房室瓣或一组共同房室瓣均开口于单室腔或主心室，心室与大动脉的关系可一致或不一致，彩色多普勒显示舒张期见一股或两股血流信号自心房流入心室或主心室（图 2-4-28）。

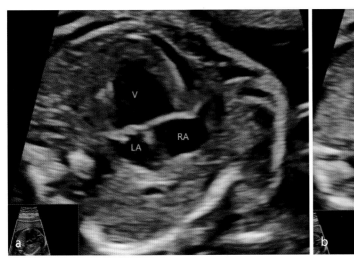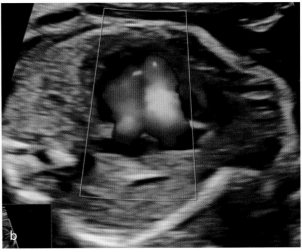

图 2-4-28　胎儿单心室

a、b. 胎儿室间隔全部缺如，见左右心房与此心室相连。

（二）房室间隔缺损

四腔心切面是诊断房室间隔缺损的最佳切面。观察房间隔下段、房室十字交叉、室间隔上段及房室瓣膜变化可以判断分型，彩色多普勒超声有助于明确诊断：

完全型　房间隔下段、房室十字交叉及室间隔上段回声失落，房室水平各见穿隔血流信号，房室间见一组房室瓣膜，舒张期见一股血流由心房流入左右心室，收缩期可出现共同房室瓣返流（图2-4-29）。

部分型　房间隔下段回声失落，见穿隔血流信号，常合并二尖瓣前叶或三尖瓣隔瓣瓣裂，二尖瓣、三尖瓣处可见返流信号。

过渡型　房间隔下段及室间隔上段回声失落，房室水平各见穿隔血流信号（图2-4-30）。

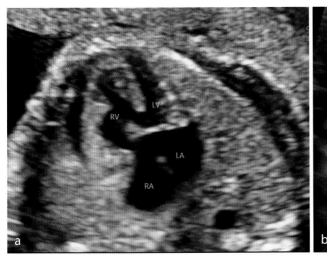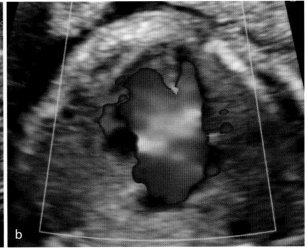

图 2-4-29　胎儿完全型房室间隔缺损

a. 四腔心切面上显示房间隔下段、房室十字交叉和室间隔膜部回声失落，房室间见一组房室瓣膜；b. 房室间见一股彩色血流由心房流向心室。

缩写：LA，左心房；RA，右心房；LV，左心室；RV，右心室。

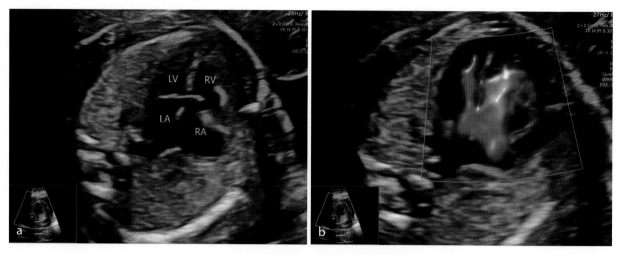

图 2-4-30 胎儿过渡型房室间隔缺损

a. 四腔心切面上显示房间隔下段和室间隔膜部回声失落；b. 房室间见两股彩色血流分别由左右心房流向各自心室。

缩写：LA，左心房；RA，右心房；LV，左心室；RV，右心室。

（三）左心发育不良

1. 四腔心切面的超声征象显示左心明显小于右心

二尖瓣狭窄时：二尖瓣瓣叶增厚，回声增强，启闭运动明显受限，彩色多普勒显示二尖瓣处前向血流细窄（图 2-4-31a、b）。

二尖瓣闭锁时：二尖瓣呈厚隔膜回声，无启闭运动，彩色多普勒显示二尖瓣处未探及血流信号。

2. 左室流出道切面的超声征象

升主动脉狭窄时：升主动脉内径明显小于正常，彩色多普勒显示升主动脉内血流细窄（图 2-4-31c）。

升主动脉闭锁时：彩色多普勒显示升主动脉内未探及前向血流信号。

3. 三血管／气管切面的超声征象　显示主动脉明显小于肺动脉，重度狭窄或主动脉瓣闭锁时可见主动脉弓内反向血流信号（图 2-4-31d）。

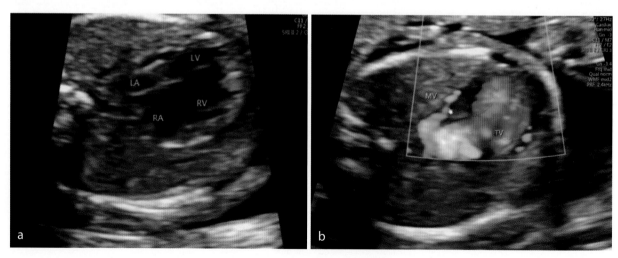

图 2-4-31 胎儿左心发育不良

a. 四腔心切面显示胎儿左心明显小于右心；b. 左心房入左心室血流细窄。

缩写：LA，左心房；RA，右心房；LV，左心室；RV，右心室；AO，主动脉；PA，肺动脉。

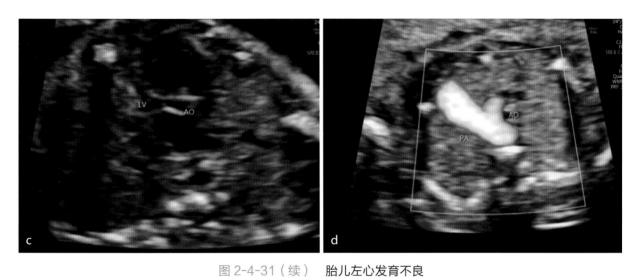

图 2-4-31（续）　胎儿左心发育不良

c. 左室流出道切面显示主动脉内径明显狭窄；d. 三血管气管切面显示主动脉弓内血流反向。

（四）法洛四联症

超声征象：四腔心切面大部分显示正常，若室间隔缺损很大时，也可在该切面上显示；左室流出道切面显示室间隔与主动脉前壁不连续，见回声失落，缺损大时，可见主动脉骑跨在室间隔上，主动脉内径增宽；右室流出道切面显示肺动脉瓣瓣叶增厚，回声增强，启闭运动受限或消失，肺动脉及分支内径细小；三血管切面显示肺动脉内径明显小于主动脉；彩色多普勒有助于显示室缺的过隔血流、血流自双心室进入主动脉以及明显或花彩前向的肺动脉血流信号或反向血流信号（图 2-4-32）。

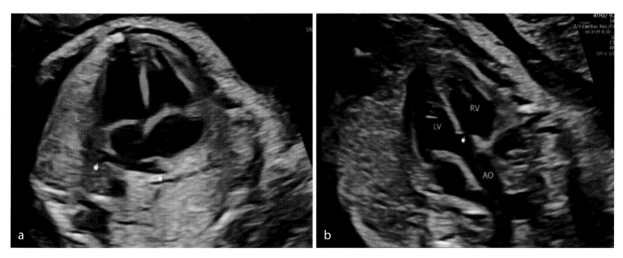

图 2-4-32　胎儿法洛四联症

a. 四腔心切面显示室间隔缺损；b. 左室流出道切面显示室间隔与主动脉前壁不连续，见回声失落，主动脉骑跨在室间隔上。

缩写：LA，左心房；RA，右心房；LV，左心室；RV，右心室；AO，主动脉；PA，肺动脉。

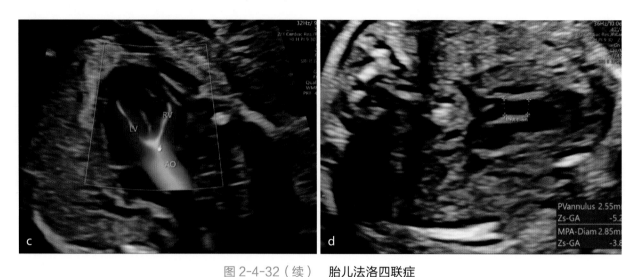

图 2-4-32（续）　胎儿法洛四联症

c. 彩色多普勒显示左心室和右心室血液均流入主动脉内；d. 右室流出道切面显示肺动脉内径狭窄。

（五）大动脉转位

超声征象：四腔心切面显示左心房与左心室相连，右心房与右心室相连，即房室连接一致，为完全型大动脉转位；若房室连接不一致，左心房与右心室相连，右心房与左心室相连，则为矫正型大动脉转位，有时可见室间隔缺损；左右室流出道切面显示主动脉发自右心室，位于肺动脉前方，肺动脉发自左心室，两者平行走行，前者延续为主动脉弓，后者远端见肺动脉分支。三血管气管切面多显示主动脉和上腔静脉两根血管；主动脉弓和动脉导管弓切面可在同一切面上显示，主动脉弓弯曲度较大，动脉导管弓弯曲度较小；彩色多普勒显示主动脉自右心室和肺动脉自左心室发出后平行走行，若有室缺，则室水平见穿隔血流信号（图 2-4-33）。

（六）单一大动脉

国家卫生部规定产前超声筛查的九种常见严重胎儿结构畸形之一。仅显示一条大动脉主干，另一条大动脉主干缺如或不显示，主要包括永存动脉干、肺动脉闭锁和主动脉闭锁。

超声征象：四腔心切面显示正常或室间隔缺损；流出道切面仅显示一条粗大动脉干起自心室，多骑跨于室间隔上，见一组半月瓣，可伴有瓣膜异常，瓣下见较大室间隔缺损，缺损可位于干下、膜周，或为心内膜垫型。永存动脉干：肺动脉与心室无连接，根据肺动脉起源部位不同分为四型：Ⅰ型：肺动脉主干起源于动脉干的左侧（图 2-4-34）；Ⅱ型：左右肺动脉分别起源于动脉干后方；Ⅲ型：左右肺动脉分别起源于动脉干两侧；Ⅳ型：左右肺动脉分别起源于降主动脉。主动脉或肺动脉闭锁时，声像图上可能难以显示该血管，仅见另一粗大动脉与心室连接；三血管切面仅显示两根血管，彩色多普勒显示室间隔缺损，左右心室的血液均流入大动脉干内，部分可见返流信号。

（七）右室双出口

超声征象：四腔心切面显示正常，也可出现左、右心室不对称，室间隔缺损；左室流出道切面不能显示，主动脉不与左心室连接；右室流出道切面显示主动脉和肺动脉全部或部分自形态学右心室发出，两者平行走行，主动脉多位于肺动脉右侧，常出现肺动脉狭窄；三血管气管切面显示常难以同时显示主动脉、肺动脉和上腔静脉；彩色多普勒显示室间隔缺损时室水平的血液分流，右心室血流进入主动脉和肺动脉，两者平行走行，主动脉或肺动脉狭窄时见明亮或花彩血流信号（图 2-4-35）。

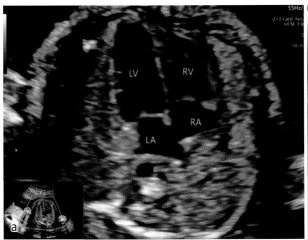
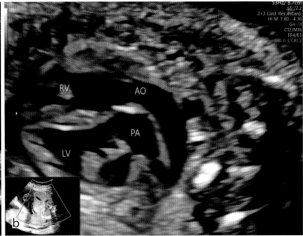
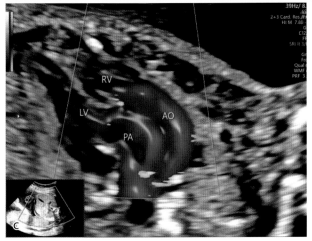

图 2-4-33　胎儿完全型大动脉转位

　　a. 四腔心切面正常；b. 流出道切面显示主动脉发自右心室，肺动脉发自左心室，两者平行走行；c. 彩色多普勒显示主动脉与肺动脉平行走行，室间隔连续完整。

　　缩写：LA，左心房；RA，右心房；LV，左心室；RV，右心室；AO，主动脉；PA，肺动脉。

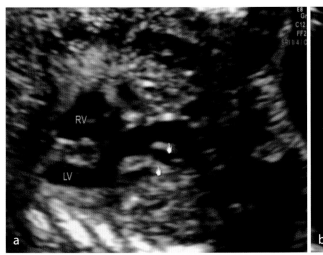
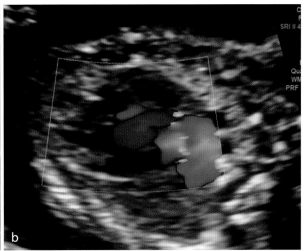

图 2-4-34　胎儿永存动脉干Ⅰ型

　　a. 胎儿流出道切面显示室间隔与主动脉前壁不连续，左右心室发出一条粗大动脉干，骑跨于室间隔上，动脉干左侧壁发出肺动脉主干，指示处分别为大动脉干或肺动脉主干；b. 彩色多普勒显示左右心室血流均汇入大动脉干内，肺动脉内血流自大动脉左侧壁发出。

　　缩写：LV，左心室；RV，右心室。

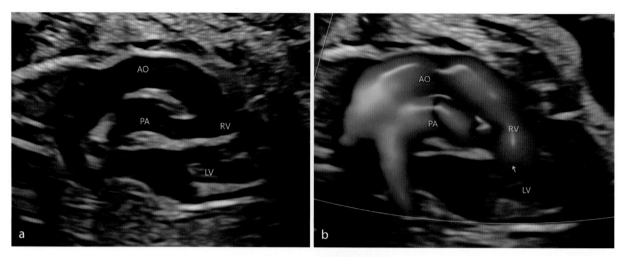

图 2-4-35　胎儿右室双出口

　　a.右室流出道切面显示主动脉与大部分肺动脉均发自右心室，两者平行走行，肺动脉骑跨在室间隔上；b.彩色多普勒显示室水平见穿隔血流信号，主动脉与肺动脉平行走行。

　　缩写：LV，左心室；RV，右心室；AO，主动脉；PA，肺动脉。

（八）主动脉缩窄

　　超声征象：四腔心切面显示左右心室不对称，左心室缩小，若存在室间隔缺损，左右心室比例失调不明显，左右室流出道切面显示升主动脉细小，肺动脉增宽，三血管气管切面显示主动脉横弓细小，主动脉弓切面显示主动脉弓整体细小或局部出现狭窄 / 后壁向管腔内形成嵴样隆起，形成"支架征"；彩色多普勒显示主动脉弓血流连续，狭窄处血流细小，严重者可出现反向血流（图 2-4-37）。

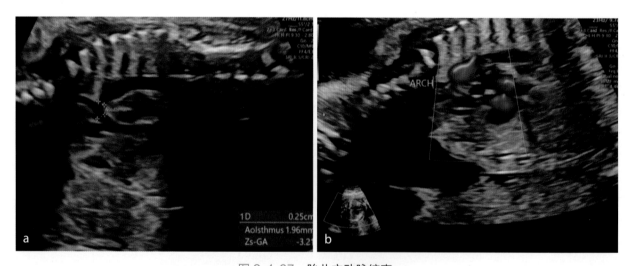

图 2-4-37　胎儿主动脉缩窄

　　a.主动脉弓峡部内径细窄，Z 值小于 –2；b.彩色多普勒显示主动脉弓峡部血流纤细。

缩写：ARCH，主动脉弓。

（九）完全型肺静脉异位引流

超声征象：四腔心切面显示左心房小于右心房，左心房光滑，未探及肺静脉角，左心房与降主动脉之间间距增加，左房后空间指数（左房后壁到降主动脉前壁的距离与降主动脉内径的比值）大于 1.27，彩色多普勒显示四条肺静脉均汇入左心房后方的共同静脉腔，根据共同静脉腔的走行分为四型：Ⅰ 型心上型：共同静脉腔上行至上胸部进入垂直静脉，经无名静脉最终汇入上腔静脉，三血管切面显示肺动脉左侧可见第四根血管，上下腔静脉切面显示上腔静脉增宽（图 2-4-38）；Ⅱ 型心内型：共同静脉腔直接与右心房或引流至冠状静脉窦再汇入右心房，四腔心切面可显示冠状静脉窦扩张；Ⅲ 型心下型：共同静脉腔下行穿过膈肌进入垂直静脉，引流至门静脉系统，最终汇入下腔静脉，上下腔静脉显示下腔静脉扩张；Ⅳ 型混合型：非常罕见，肺静脉流入不同的静脉中，最终回流到右心房。

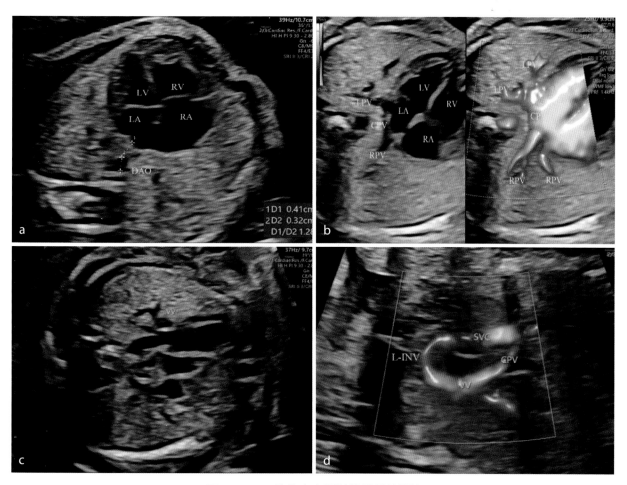

图 2-4-38　胎儿心上型肺静脉异位引流

a. 四腔心切面显示左心房小于右心房，左心房光滑，未探及肺静脉角，左房后空间指数 1.28；b. 灰阶显示左心房后方见共同静脉腔，彩色多普勒显示四条肺静脉均汇入共同静脉腔；c. 三血管切面显示肺动脉左侧见垂直静脉；d. 上胸部纵切面显示共同静脉腔经垂直静脉引流至左无名静脉，最终回流到上腔静脉。

缩写：LA，左心房；RA，右心房；LV，左心室；RV，右心室；LPV，左肺静脉；RPV，右肺静脉；CPV，共同静脉腔；VV，垂直静脉；L-INV，无名静脉；SVC，上腔静脉；DAO，降主动脉。

（十）永存左上腔静脉

超声征象：四腔心切面显示左心房内冠状静脉窦扩张，直径为 3～7 mm 或以上，三血管切面显示肺动脉后方见第四根血管，三血管气管切面未显示左头臂静脉，胸颈部左旁矢状切面显示左上腔静脉经冠状静脉窦汇入右心房（图 2-4-39）。

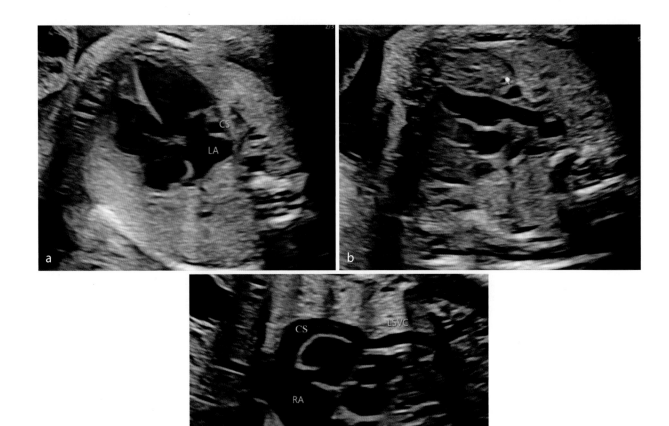

图 2-4-39　胎儿永存左上腔静脉

a.四腔心切面显示冠状静脉窦扩张；b.三血管切面显示肺动脉左侧见永存左上腔静脉，指示处为永存左上腔静脉；c.胸颈部左旁矢状切面显示左上腔静脉经冠状静脉窦汇入右心房。

缩写：LA，左心房；RA，右心房；CS，冠状静脉窦；LSVC，永存左上腔静脉。

（十一）下腔静脉离断伴奇静脉异常连接

超声征象：上腹部横切面显示降主动脉右前方未显示下腔静脉，右后方见奇静脉扩张，胸腹部冠状切面显示降主动脉后方见奇静脉，两者平行走行，四腔心切面显示左心房后方降主动脉右侧见奇静脉扩张，上下腔静脉切面未探及下腔静脉，彩色多普勒显示三血管气管切面奇静脉回流入上腔静脉（图 2-4-40）。

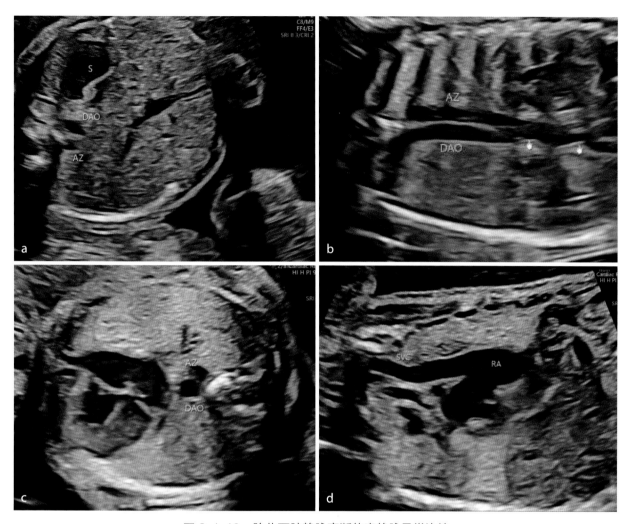

图 2-4-40　胎儿下腔静脉离断伴奇静脉异常连接

　　a. 上腹部横切面显示降主动脉右前方未见下腔静脉，右后方见奇静脉扩张；b. 胸腹部冠状切面显示降主动脉与奇静脉平行走行；c. 四腔心切面显示左心房后方降主动脉右侧见奇静脉扩张；d. 上下腔静脉切面未探及下腔静脉。

　　缩写：L，左侧；S，胃泡；DAO，降主动脉；AZ，奇静脉；RA，右心房；SVC，上腔静脉。

（十二）心脏肿瘤

　　胎儿期横纹肌瘤最常见，其次为畸胎瘤、纤维瘤、血管瘤和错构瘤等。

　　横纹肌瘤超声征象：室间隔、心室游离壁或心房内见实性中强回声光团，呈圆形或椭圆形，均质，边界清晰，常见多发，向心腔内生长，瘤体较小时不影响血流动力学变化，若瘤体较大，可压迫心腔或流出道，引起血流梗阻（图 2-4-41）。

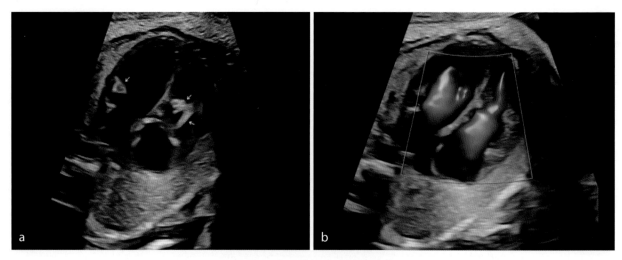

图 2-4-41　胎儿心脏横纹肌瘤

a. 四腔心切面显示左右心室内见多个中强回声光团；b. 彩色多普勒显示房室内血流正常。

（徐　燕）

参考文献

[1] 张慧婧, 杨慧霞. 胎儿心律失常的宫内治疗现状[J]. 中华围产医学杂志, 2021,24(4):241-244.

[2] HERNANDEZ-ANDRADE E, FIGUEROA-DIESEL H, KOTTMAN C, et al. Gestational-age-adjusted reference values for the modified myocardial performance index for evaluation of fetal left cardiac function[J]. Ultrasound Obstet Gynecol, 2007,29(3):321-5. doi:10.1002/uog.3947.

[3] 中华医学会超声医学分会妇产超声学组. 胎儿主动脉缩窄超声检查中国专家共识[J]. 中华超声影像学杂志, 2022,31(3):203-207.

[4] 中华医学会超声医学分会妇产超声学组. 胎儿法洛四联症和右室双出口超声检查中国专家共识[J]. 中华超声影像学杂志, 2022,31(3):192-196.

[5] 中华医学会超声医学分会妇产超声学组. 胎儿完全型大动脉转位中孕期超声检查中国专家共识[J]. 中华超声影像学杂志, 2022,31(3): 197-202.

[6] 李胜利, 罗国阳. 胎儿畸形产前超声诊断学[M]. 2版. 北京: 科学出版社, 2017.

[7] ABUHAMAD A, CHAOUI R. 胎儿超声心动图实用指南[M]. 3版. 刘琳, 译. 北京: 科学技术出版社, 2017.

[8] 中国医师协会超声医师分会. 中国胎儿心脏超声检查指南[M]. 北京: 人民卫生出版社, 2018.

[9] 全国胎儿心脏超声检查协作组, 李治安. 胎儿心脏超声检查规范化专家共识[J]. 中华超声影像学杂志, 2011, 20(10):6.

[10] NORTON M E, SCOUTT L M, FELDSTEIN V A. CALLEN. 妇产科超声学[M]. 6版. 杨芳, 栗河舟, 宋文龄, 等译. 北京: 人民卫生出版社, 2019.

第 5 节　胎儿超声检查新技术

一、概述

三维超声（three-dimensional ultrasound, 3D）及四维超声（four-dimensional ultrasound, 4D, 即实时三维超声）引入到产科领域是产科超声检查的一大技术进步。与传统的二维超声（two-dimensional ultrasound, 2D）不同，3D 和 4D 超声提供了目标解剖区的容积数据，包含了大量的 2D 图像及动态过程。容积超声技术发展有赖于先进的机械及电子探头的发展，它能够通过探头内元件的扫描获取容积数据，并且在计算机快速处理后在毫秒级时间内显示所获得的数据。所获得的 3D 容积数据可以在屏幕上以 2D 图像的形式进行多平面的显示，也能以空间结构的方式显示，并可同时显示内外解剖结构的特点，比如胎儿唇腭裂、脊柱发育异常、颅内占位性病变、肢体形态异常等。3D 超声有着众多显而易见的优势，但无论图像的采集、显示以及容积数据的后处理操作，都需要丰富的经验。在产科超声检查中，由于胎儿在子宫内位置的多变性，加上孕妇腹壁厚度的影响、孕周的大小、羊水量的多少，使得这项技术的应用更加困难，并且限制了该技术在临床的应用，尤其是胎儿心脏这样复杂的解剖结构。近年来，超低速血流（Slow flow HD）显像、动态数据人工智能（AI）分析技术等在胎儿心脏及颅脑的扫查中得到更多的应用。

二、表面成像模式（surface）

在传统认知里，表面重建模式与 3D 同义，能够显示胎儿近乎完美的表面图像。其实表面成像技术是基于液体 - 非液体界面作计算机识别、勾边、数据采集分析、最后显示其表面观，更多地应用于显示胎儿体表畸形或体表包块，比如连体双胎、脐膨出、骶尾部畸胎瘤、肢体畸形（图 2-5-1）、面部发育异常（图 2-5-2）等。

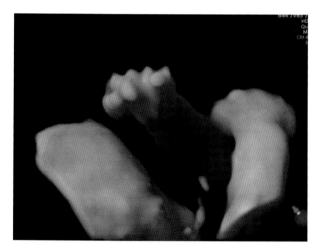

图 2-5-1　表面成像模式：重叠指

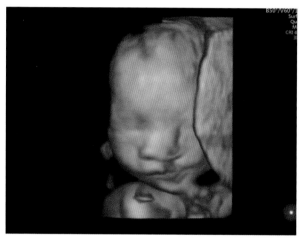

图 2-5-2　胎儿唇腭裂

三、透明成像模式

将实质性组织结构的所有三维回声数据投射到一个平面上，选择性地显示出高回声或低回声结构的特征。采用这种成像模式要求感兴趣的目标结构是灰阶差异明显的界面，如胎儿骨骼、血管或囊性结构，经计算机界面识别，经数据采集、重建作三维显示。可以选择高回声作为成像目标，如胎儿脊柱、肋骨、四肢长骨等（图 2-5-3），也可以选取低回声作为成像目标，如心脏、血管等。透明成像模式应用于心脏时，还可以使用反转模式，将容积内有回声的成分进行反转，如将液体充盈的心腔变得明亮，而室壁及血管壁或肺脏消失，由此得到的重建图像类似于能量多普勒或 B-Flow 所得的图像，但由于比能量多普勒有更高的帧频和分辨率，因此图像质量更高。

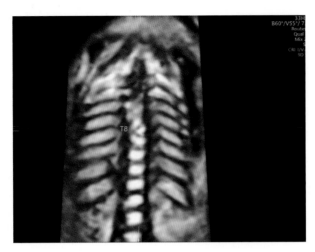

图 2-5-3　透明成像模式：脊柱半椎体

四、断层超声成像技术

断层超声成像技术（tomography ultrasound imaging, TUI），是直观显示 3D 和 4D 数据集的一种新模式。通过对一个容积图像采用同屏的平行多切面显示方法，可以在立体空间 X/Y/Z 三个垂直切面进行平行的多切面同屏显示，并支持测量，使得分析和动态记录更加简单，切面间的间隔可以调节，这种可视化方法与其他医疗系统（如 CT 或 MRI）所使用的方法一致，是以多个相互平行切面直观显示 3D 和 4D 容积数据的信息，可呈现特定器官或区域的多层序列图像（图 2-5-4，图 2-5-5），简化了动态研究的分析和记录，可同屏显示同一容积数据集的多幅图像并可调整切面的数量和各切面之间的层间距。

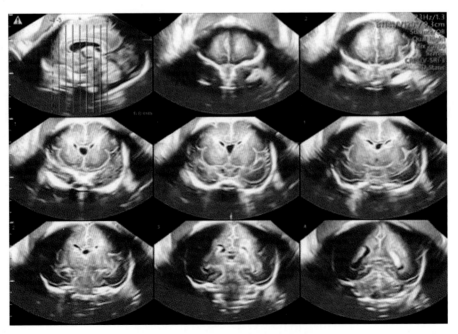

图 2-5-4　胎儿颅脑冠状切面 TUI

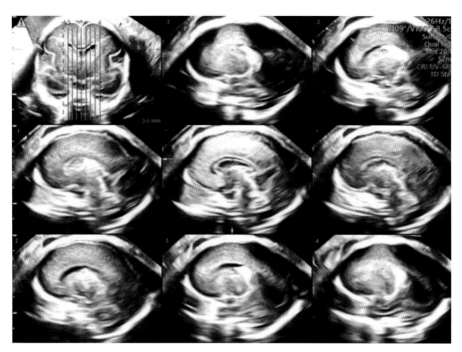

图 2-5-5　胎儿颅脑矢状切面 TUI

五、3D 彩色多普勒和玻璃体成像模式

彩色多普勒、能量多普勒和高分辨血流显像都可以与 3D 静态和 STIC 联合应用，这种重建方式可以选择只显示彩色信息或只显示二维信息或同时显示两者，称作"玻璃体模式"。三维血管成像方法能够跟踪血管走向，区分重叠血管，更多地用于胎儿心脏检查和胎儿肿瘤的血管显像，以及凶险性前置胎盘植入深度的评估（图 2-5-6，图 2-5-7）。

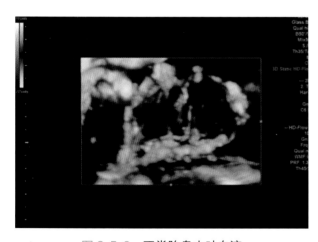

图 2-5-6　正常胎盘小叶血流

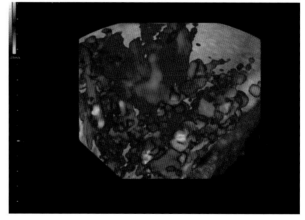

图 2-5-7　植入性胎盘血管成像

六、空间－时间关联成像（STIC 技术）

STIC 数据采集是间接的运动门控脱机模式，基于心脏运动同时产生的组织位移而抽取心动周期不同时相的信息。STIC 容积数据采集时间在 7.5~15 秒，采集角度在 15°~40°。获得的容积进行内

部数据处理，根据收缩峰值计算胎心率，然后根据心动周期的不同时相重新排列容积图像，从而形成单心动周期的电影动态图像（图 2-5-8）。

STIC 容积采集的优点包括：可以评价心房和心室壁运动及瓣膜的活动。容积采集的四维信息在数秒内即可获得，有利于临床应用。STIC 容积采集可以在二维灰阶图像基础上联合应用其他成像模式，如彩色、能量或高分辨率血流显像及 B-Flow。

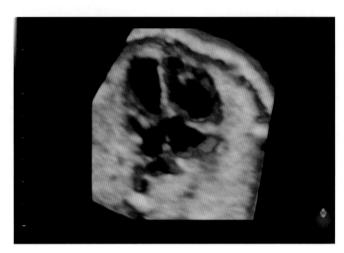

图 2-5-8　心脏 STIC 成像

七、胎儿心脏功能定量分析技术

近年来，基于斑点追踪技术（STIC 技术）的胎儿心脏功能定量分析技术（fetal HQ 技术）在系统化评估胎儿心功能方面显示了巨大的临床应用前景，能够在 2D 采集动态数据后评估胎儿心脏大小与形状（球形指数）、24- 节段分析胎儿心室的形状与大小、评估胎儿左、右心室面积变化率与心室长轴应变等（图 2-5-9），将胎儿先天性心脏病（congenital heart disease, CHD）的诊断由结构筛查与诊断向系统化、精准化评估推进，有助于系统化定量准确评估正常发育中的胎儿与心血管疾病状态下的胎儿心血管结构及功能的变化，佐证胎儿 CHD 的诊断及动态评估疾病的进展、指导胎儿介入治疗的疗效评估及预后分析。

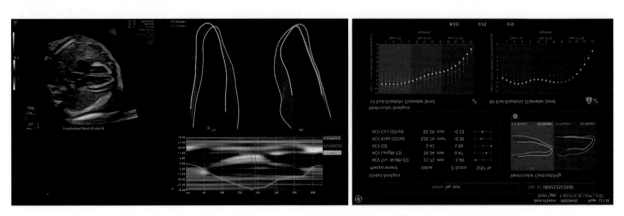

图 2-5-9　心肌顺应性分析

八、新三维技术的优势

3D/4D 新技术的优势在于：能够获得任意平面的图像，并标明其在空间的方向和位置，有利于对图像进行仔细分析，减少主观因素的干扰；具有精确的体积计算功能；能够对感兴趣结构重建三维立体图像，使得结构更加直观；实时三维扫查瞬间完成，容积数据获取后可以储存起来，随时调出研究分析，有利于后期详细评价研究。

诊断超声（diagnostic ultrasound, DUS）可以说是产科实践中最常用的技术，从 1950 年后期的 A 模式，到 1970 年代的 B 模式，1980 年代初期的实时和灰度，稍晚一点的多普勒，20 世纪 90 年代复杂的彩色多普勒到 2000 年代的 3D/4D 超声，DUS 始终与产科实践保持着密切相关性。最近的创新是人工智能的应用，毫无疑问它将在我们的产科领域发挥越来越大的作用。未来可能还有更多更新的功能可应用于临床，还有待于进一步的研发。

（戴晨燕）

参考文献

[1] DRUKKER L, DROSTE R, IOANNOU C, et al. Function and Safety of SlowflowHD Ultrasound Doppler in Obstetrics[J]. Ultrasound Med Biol, 2022,48(6):1157–1162.

[2] DRUKKER L, NOBLE J A, PAPAGEORGHIOU A T. Introduction to artificial intelligence in ultrasound imaging in obstetrics and gynecology[J]. Ultrasound Obstet Gynecol, 2020,56(4):498–505.

[3] PAVLOVA E, IVANOV S, et al . Three- and four-dimensional (3D/4D) ultrasound in obstetric practice: review[J]. Akush Ginekol (Sofiia), 2014,53(1):21–34.

[4] ARYANANDA R A, AKBAR A, WARDHANA M P, et al. New three-dimensional/four-dimensional volume rendering imaging software for detecting the abnormally invasive placenta[J]. J Clin Ultrasound, 2019,47(1):9–13.

[5] ABRAMOWICZ J S. Obstetric ultrasound: where are we and where are we going?[J]. Ultrasonography, 2021,40(1):57–74.

第三章

产前胎儿 MRI 技术规范及适应证

自从 1983 年磁共振成像（magnetic resonance imaging, MRI）首次用于胎儿检查以来，对于产前常规超声胎儿结构筛查而言，MRI 只是一种辅助性检查手段，应用较少。近年来，随着 MRI 技术的不断发展，其越来越多的运用于胎脑发育的评估及胎儿畸形检查之中。MRI 视野大，软组织对比分辨率高，可多方位成像，解剖关系显示清楚，不受孕妇体型、羊水量、胎儿体位、含气器官和骨骼的影响，可以弥补超声无法穿透颅骨成像的缺点。现在，对于超声检查无法确定的病例或者虽然超声显示正常，但仍存在神经系统发育高风险的病例，都会常规进行 MRI 扫描。

此章节将重点介绍胎儿 MRI 应用技术规范、安全性及适应证。

第 1 节　胎儿磁共振技术应用规范及安全性

一、胎儿磁共振应用技术规范

（一）胎儿 MRI 检查时机

《胎儿 MRI 中国专家共识》指出，孕 18 周前进行的胎儿 MRI 通常不能比超声提供更多的信息，在孕 20 周及以后，MRI 的作用会更加明显。典型应用如妊娠晚期可对皮层发育以及可导致气道损害的颈部肿块进行评估。大多数病变可在孕 26~32 周的时候清晰地显示出来，但是也有个体差异。因此，胎儿 MRI 检查时机建议在 20 孕周及以后，一般不建议在妊娠 18 周之前进行 MRI 检查。

（二）胎儿 MRI 检查中的四不原则

1. 不使用镇静剂。
2. 不使用对比剂。
3. 不要求孕妇屏气。
4. 不使用各种门控技术。

（三）胎儿 MRI 检查前注意事项

1. 检查前与孕妇沟通，安抚孕妇并进行心理指导，减少胎儿大幅运动伪影。
2. 孕妇 MRI 检查应尽量上午检查，因为胎儿运动幅度比较小。
3. 对胎儿进行 MRI 检查前，孕妇应保持膀胱适当的充盈，有利于胎盘的显示。

4. 对于孕周较小的孕妇应该减少腹式呼吸，减少伪影；晚期妊娠可以平静自由呼吸。

5. 孕妇取舒适的卧位姿势，仰卧或者左侧卧位；孕妇保持平静，可用腹带适当固定腹部，保持孕妇和胎儿检查时的相对稳定（以足先进的方式进入，以减少幽闭的发生）。

6. 孕妇检查时一般会让孕妇手握报警装置，可以随时知道孕妇的感受，检查时如有不适技师及时通知医师。

（四）胎儿 MRI 检查步骤

1. 排除 MRI 禁忌证。绝对禁忌证和常规 MRI 禁忌证一样，如带有金属起搏器、电子耳蜗、牙科植入物、留置气管插管、止血夹、人工瓣膜、普通输液泵、外伤性异物等。相对禁忌证如母体具有幽闭恐惧症，胎儿 MRI 检查不具有优势的病例（如钙化病灶，胎儿性别异常等）。

2. 获得孕妇的知情同意。

3. 注明孕周，最好是按照孕早期超声评估，以及相关的先前临床评估和超声检查结果。

4. 将患者以舒适的体位置于检查床上。

5. 获取定位像。

6. 保证线圈的正确安放，要将首要感兴趣区置于线圈的中心位置，准备下一个序列。

7. 评估主要感兴趣区。

8. 当有指征时，进行完整的胎儿和胎儿外结构（包括脐带、胎盘和母体宫颈）的检查。

9. 如病情明显需要迅速干预，如怀疑胎盘早剥或缺血缺氧性胎儿脑损伤，应尽快通知转诊医师。

（五）胎儿 MRI 序列的选择

1. 胎儿 MRI 扫描序列制订的原则

（1）成像速度要快，建议至少 2 秒扫描一层，覆盖全头。

（2）采用 2D 成像，可以在胎动过程中冻结某些图像，最大程度获得优质图像。不建议采用 3D 图像，因为后者采集时，只要有一副图像运动伪影干扰，则全脑图像重建受干扰。

（3）胎儿脑组织对比好的序列：常规 T_1WI 和 T_2WI 可作为补充，因为胎儿脑含水量非常高，常规序列无法区分精细结构。建议采用平衡梯度回波（如 BTFE），对含水量的微量差异敏感。

（4）厚层负间隔扫描增加信噪比：可以适当增加层厚，BTFE 允许负间隔扫描，特别是胎儿神经系统和胎儿体部诊断中，如层厚 7 mm，层间隔 –5 mm 等。

（5）特殊序列还有弥散加权成像（DW），常用于胎儿脑部、双肾及胎盘检查，回波平面成像（EPI）用于显示胎儿骨骼，动态 SSFP 序列可用于胎儿心脏、肢体检查，磁共振波谱成像（MRS）用于胎儿脑的代谢成分检查等，磁敏感加权成像（SWI）用于胎儿脑静脉的检查，可针对检查需求选择性使用。

2. 胎儿 MRI 扫描线圈：高清一体化线圈（图 3-1-1）

高清一体化线圈，可根据视野内信噪比，自动优化线圈单元选择。

3. 胎儿 MRI 扫描方位　扫描孕妇子宫内胎儿头颅时，定位较为困难。初始三维定位图用于判断胎儿头位或臀位，并按成人头颅扫描方法定位，如无法准确定位则重新扫描定位图，但也不可一味追求定位准确，而延长扫描时间，否则胎动将严重影响图像质量。

（1）横断位扫描（TRA）：用正中矢状位（SAG）做主定位图，使扫描层面与胼胝体膝部与压部连线（AC-PC）相平行（图 3-1-2）。再在相应的冠状位扫描（COR）和 TRA 定位像上对扫描中心进行校正。扫描范围由患者的头颅和病灶大小而定。

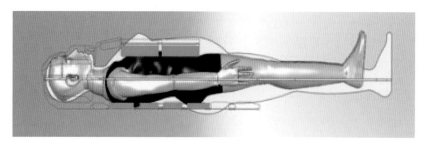

图 3-1-1　高清一体化线圈

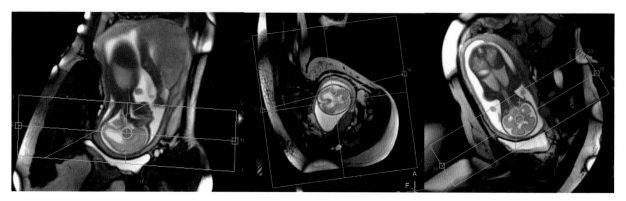

图 3-1-2　胎儿头颅横断位扫描正中矢状位定位图

（2）矢状位扫描 (SAG)：用 TRA 做主定位图，使扫描层面与大脑矢状裂平行。再在 COR 和 SAG 定位图上对扫描中心进行校正。扫描范围由头颅的左右径和病变大小而定。

（3）冠状位扫描（COR）：用 SAG 做主定位图，使扫描层面平行于脑干。再在 TRA 和 COR 定位像上对扫描中心进行校正。扫描范围由患者的头颅前后径和病变大小而定。

4. 胎儿 MRI 常用成像序列及参数　胎儿 MRI 常用成像序列包括 BTFE 序列和 TSE 序列，具体扫描参数如表 3-1-1。

表 3-1-1　常用 BTFE 序列和 TSE 序列的扫描参数

序列	重复时间 /ms	回波时间 /ms	翻转角度 /度	视野 /mm²	矩阵	层厚 /mm	层间距 /mm	激励次数
BTFE	4.2	2.1	90	400 × 400	268 × 266	7	−5	2
TSE	4500	90	90	300 × 300	200 × 200	4	0.4	1

二、胎儿磁共振检查的安全性

MRI 无电离辐射，对胎儿基本是安全的。胎儿 MRI 的安全性主要和 MRI 的 3 个因素有关：场强、射频和电磁场。目前胎儿 MRI 检查设备场强以 1.5 T 为主，也有机构采用 3.0 TMRI 检查胎儿的报道。一些关于磁场强度对胚胎发育的影响研究表明，暴露于 8.0 T 强度及以下的磁场不会对人类培养细胞的分裂、分化和生长产生影响。因此，对于目前使用的 1.5 T 场强，对胎儿不会造成负面的影响，尽管如此，为确保胎儿安全和诊断效果，美国食品药品管理局（FDA）主张对孕 3 个月以内的胎儿不做 MRI 检查。而对于 3.0 T MRI，迄今为止，相关中英文文献均未报道使用 3.0 T 及以下场强 MRI 检查会对母体或胎儿带来任何不良后果，可以告知受检孕妇，3.0T 及以下场强 MRI 检查对中晚孕期胎儿是安全的。为避免射频磁场产生的热效应的潜在危险，在扫描时，一般将特异性比吸收率（SAR）控制在 3.0 w/kg 以下。梯度场产生的 MRI 噪声可达 120 dB，这样的噪声水平是否会损伤胎儿耳朵是一个值得关注的问题；Glover 等报道胎儿的耳朵充满了羊水能够防止外部噪声对耳朵的损伤。已有研究通过胎兔模型表明常用的钆喷酸葡胺注射液（马根维显）等 MRI 造影剂中的金属钆会对胎兔发育有不良影响，因此不主张在胎儿 MRI 中使用马根维显等造影剂。使用药物对胎儿进行镇静也有可能对胎儿产生危害，故也不主张用药物对胎儿进行镇静。

（张　冰）

参考文献

[1] PRAYER D, MALINGER G, BRUGGER P C, et al. ISUOG Practice Guidelines: performance of fetal magnetic resonance imaging[J]. Ultrasound Obstet Gynecol, 2017, 49(5):671–680.

[2] 中华医学会放射学分会儿科学组, 中华医学会儿科学分会放射学组. 胎儿MRI中国专家共识[J]. 中华放射学杂志, 2020, 54(12):9.

[3] TREMBLAY E, THÉRASSE E, THOMASSIN-NAGGARA I, et al. Quality initiatives: guidelines for use of medical imaging during pregnancy and lactation[J]. Radiographics, 2012, 32(3):897–911.

[4] RAY J G, VERMEULEN M J, BHARATHA A, et al. Association Between MRI Exposure During Pregnancy and Fetal and Childhood Outcomes[J]. JAMA, 2016, 316(9):952–961.

[5] EGUCHI Y, UENO S, KAITO C, et al. Cleavage and survival of Xenopus embryos exposed to 8 T static magnetic fields in a rotating clinostat[J]. Bioelectromagnetics, 2006, 27(4):307–313.

[6] 董素贞, 朱铭. 胎儿和新生儿 MRI 检查适应证与禁忌证[J]. 中国医学计算机成像杂志, 2014, 20(5): 435–437.

[7] CHAPMAN T, ALAZRAKI A L, EKLUND M J. A survey of pediatric diagnostic radiologists in North America: current practices in fetal magnetic resonance imaging[J]. Pediatr Radiol, 2018, 48(13):1924–1935.

第 2 节　胎儿磁共振技术应用适应证

胎儿 MRI 适应证分为 3 类：① 胎儿超声检查有固有局限性或超声显示不满意时；② 当超声诊断胎儿异常或可疑胎儿异常时；③ 当有遗传性疾病家族史或孕妇有疾病时。

一、胎儿超声检查有固有局限性或超声显示不满意时

如孕妇过于肥胖、合并子宫肌瘤、羊水过少、子宫畸形、多胎、胎儿体位不佳和孕晚期等情况时，超声有时不能清晰显示某些胎儿结构。而胎儿 MRI 不受孕妇肥胖、羊水量、多胎、胎儿体位和胎儿骨骼的影响，有可能提供一些超声无法提供的额外胎儿影像学信息。在这种情况下，胎儿的各个系统，包括神经、头颈五官、胸部、腹部和肢体均可以做胎儿 MRI 检查。

二、当超声诊断胎儿异常或可疑胎儿异常时

（一）胎儿头颈 MRI 检查

1. 胎儿神经系统 MRI 检查 胎儿 MRI 在中枢神经系统的应用最广泛。美国放射学会的调查也显示，在胎儿 MRI 检查中，神经系统检查量居第一位，超过所有其他系统检查量的总和。胎儿 MRI 对于胎儿颅后窝异常、胼胝体发育不全、脑回畸形、结节性硬化、神经管闭合不全和胎儿脑出血等异常的诊断相当可靠。因此，当产前超声发现胎儿神经系统异常，如无充分的把握，最好应进一步行胎儿 MRI 检查，胎儿 MRI 结合产前超声能提高胎儿神经系统畸形的产前准确诊断率。胎儿 MRI 检查中，神经系统检查是最可靠、风险最小、对超声补充作用最明显、最适合首先开展的部分。本节重点对胎儿颅后窝异常、胼胝体发育不全、脑回畸形、结节性硬化和神经管闭合不全的 MRI 检查优势进行阐述。

（1）颅后窝异常：颅后窝异常包括多种异常，其预后根据不同的异常类型差异很大，可以没有任何症状，也可以导致新生儿死亡。

1）Dandy-Walker 畸形：Dandy-Walker 畸形是由于第四脑室顶膜性成分发育异常导致，常合并多种中枢神经系统异常以及中枢神经系统外畸形。正中矢状位可观察到旋转的小脑蚓部、增大的颅后窝池以及颅后窝囊肿通过小脑蚓部缺损部位与第四脑室相通。

2）Joubert 综合征：Joubert 综合征是一组常染色体隐性遗传性疾病，罕见 X 连锁遗传的病例。产前超声由于缺乏特异性征象，诊断十分困难，因此需要 MRI 确诊。MRI 上主要表现为：小脑蚓发育不良或缺失，小脑脚在水平方向上增粗变长，脚间池加深，在轴位图像上呈现典型的"臼齿"征；其他表现包括颅后窝池增宽，脑干形态异常，顶盖和中脑畸形，小脑桥，幕上畸形包括胼胝体发育不全、脑膨出、海马旋转不良、移行障碍（多脑回细小）、下丘脑错构瘤和脑室扩张等。

3）菱脑融合：菱脑融合是一种罕见的颅后窝发育异常，其特征是小脑蚓部部分或完全缺如、小脑半球及齿状核不同程度地融合。菱脑融合常伴有其他脑内及脑外畸形。菱脑融合早期易漏诊，胎儿 MRI 及孕晚期超声可提高诊断的灵敏度，尤其是胎儿 MRI，可很容易地观察到小脑的融合及小脑蚓部缺如或发育不全。除了观察颅后窝结构，也要评估幕上幕下的其他畸形以便分析预后。

4）Chiari 畸形：Chiari 畸形是由于神经管闭合障碍引起脊膜脊膨出，从而导致的复合型神经畸形，主要是颅后窝体积小，导致颅后窝拥挤。Chiari 畸形在超声上呈现典型的"柠檬"征及"香蕉"征，超声发现胎儿头部有"柠檬"征及"香蕉"征时，应高度怀疑 Chiari 畸形，并且应该进一步行胎儿 MRI 检查，从而明确其他影响预后的关键因素，包括疝的程度、胼胝体发育不良、脑皮质及白质的异常等。

5）布莱克囊肿：布莱克囊肿是由于胚胎时期莫氏孔形成障碍，导致布莱克小袋退化失败，脑脊液由第四脑室流入蛛网膜下腔受阻，引起髓帆向颅后窝池的囊性扩张，其囊肿与第四脑室相通。MRI 正中矢状位上可观察其特征性改变：①小脑蚓部形态大小正常；②小脑蚓部逆时针旋转，第四脑室增大，蚓干角增大；③小脑蚓部下方可见囊肿的顶。诊断过程中，难点在于区分小脑下蚓部究竟是压迫性改变还是发育不良。

6）大枕大池：大枕大池指颅后窝蛛网膜下腔增大，大于 10 mm，但是小脑发育正常，MRI 正中矢状位可观察到第四脑室及小脑蚓部的完整形态，被认为是一种正常变异，如果不合并其他异常，预后均很好。

（2）胼胝体发育不全、脑回畸形、结节性硬化和神经管闭合不全：胎儿 MRI 在诊断胼胝体发育不全等中线结构异常时，常能分清完全性还是部分性胼胝体缺如，能显示胼胝体发育不全伴随的各种畸形，还常常能显示有无前联合、海马联合等其他跨越中线的白质纤维束的存在。在双侧侧脑室相通时，由于 MRI 空间分辨率高，可观察视交叉、垂体柄和视束等结构，可显示左右半脑之间有无异常的灰质相通，在鉴别单纯透明隔缺如、脑叶型前脑无裂和视隔发育不良时能起到一定作用。对于神经元移行畸形，由于 MRI 的对比分辨率高，可显示无脑回 – 巨脑回畸形和多脑回细小畸形等，如能仔细观察，MRI 对灰质异位和局灶性皮层发育不良也可显示，并能通过信号的差别，与结节性硬化等鉴别。对于胎儿脊柱，目前常用 MRI 扫描序列对椎体的显示不如超声，但 MRI 对脊髓的显示很好，对脊髓脊膜膨出、脊髓低位、脊髓纵裂合并脊髓空洞等均有较高的诊断价值。

2. 胎儿面颈部 MRI 检查　胎儿面部畸形中单纯硬腭裂、舌增生、内耳畸形 MRI 诊断优于超声，眼部畸形的诊断和超声相当。颈部异常中 MRI 比较有优势的是可显示颈部异常对气道的压迫程度、食管闭锁的袋状盲端、颈部肿瘤的鉴别诊断以及显示颈部动静脉及其相关异常等。

（二）胎儿胸部 MRI 检查

1. 胎儿肺部 MRI 检查　MRI 在胎儿肺部畸形的诊断中也有很高的应用价值，MRI 通常可以正确诊断先天性膈疝，且在判断被压缩肺组织的发育情况和预后方面常比超声提供更多的信息。胎儿 MRI 在左侧膈疝中可通过测量各个孕周实际肺体积与理想肺体积之比，作为预测胎儿生存率、是否需要体外膜氧合治疗以及是否会发生慢性肺疾病的指标，且准确度比超声测的胎儿实际肺头比与理想肺头比之比要高。另外，肝脏是否疝入胸腔可作为预测生存率的独立因素，超声多数只是描述肝是否疝入胸腔，而胎儿 MRI 可定量肝疝入胸腔的比例，从而更准确地评估预后及生存率。在先天性肺囊腺瘤样畸形的诊断和鉴别诊断方面也有很高的应用价值，胎儿 MRI 检查可以显示肿块的供血动脉是来自主动脉还是来自肺动脉，据此可以鉴别肺囊腺瘤样畸形和肺隔离症。

2. 胎儿心脏 MRI 检查　胎儿心脏因心率很快且结构很小，MRI 检查相对困难。胎儿心脏 MRI 检查无疑是胎儿 MRI 的一大难点，不能使用造影剂和无法使用门控技术的缺陷对胎儿心脏检查影响大于对其他系统。对于非先天性心脏病的其他胎儿心脏疾病，如心包积液、心包囊肿、心脏横纹肌瘤、心脏扩大和心脏位置异常等，胎儿心脏 MRI 有很好的诊断效果。对先天性心脏病的心外大血管异常，如主动脉缩窄、血管环、双上腔静脉和肺静脉异位引流等，胎儿 MRI 检查也有良好的诊断效果。但对于胎儿先天性心脏病的心内结构异常，如室间隔缺损和较轻的肺动脉瓣狭窄等，目前常用 MRI 扫描序列对病变的显示是不如超声的。另外，MRI 能较好地显示气道和结节性硬化，这对某些胎儿心脏疾病也很有价值。

（三）胎儿腹部 MRI 检查

在胎儿腹部异常方面，如先天性肠闭锁或狭窄、肝脏肿瘤、卵巢囊肿、脐膨出和腹裂等病变，胎儿 MRI 由于视野大、软组织对比分辨率高，在部分病例诊断中可体现 MRI 全面直观的好处。肠道系统 MRI 可通过不同孕周肠管内液体和胎粪成分的不同识别不同的肠袢，可诊断肠道异位、旋转不良、肠腔扩张或发育不良。肝脏 MRI 可清晰显示肝脏的位置、大小及形态结构异常。胆囊 MRI 显示优于超声。脾脏也可显示，脾脏异常（无脾或多脾）是内脏异位综合征的一个征象。泌尿生殖系统中肾脏 MRI 显示具有优势，不受羊水量和孕周的影响，DWI 序列能较好显示异位肾。输尿管和尿道扩张时也可显示，可将膀胱与盆腔其他囊性占位区分开。生殖系统 MRI 对卵巢复杂囊肿显示较好。

（四）胎儿肢体 MRI 检查

对于骨骼肌肉系统，EPI 序列可以显示，通过识别骨化中心可诊断骨骼发育不良，可以较好地诊断脊柱裂，也可诊断肌营养不良。但是检查时要特别仔细和小心，因为胎儿肢体在宫内常有运动，位置并非固定不变，必须扫描许多角度，才能更好地诊断异常，若扫描太快，比较容易漏诊。

（五）胎儿以外的异常

虽然脐带不是胎儿 MRI 检查的特有适应证，但是 MRI 可以评价脐带血管数量、脐带长度及弯曲度，羊水内是否有出血，胎盘尺寸、形态及内部结构，母体脊髓病变，母体子宫肌瘤等。

三、当有遗传性疾病家族史或孕妇有疾病时

当有遗传性疾病家族史或孕妇有疾病时，即孕妇可疑家族遗传综合征，以前孕妇有不明原因流产或死胎史时，母体具有影响正常妊娠的慢性疾病时（如红斑狼疮、抗磷脂抗体综合征等），母体患急性疾病（心肺衰竭，代谢昏迷、中毒等），母体创伤等都可做 MRI 检查。

（张　冰）

参考文献

[1] PRAYER D, MALINGER G, Brugger P C, et al. ISUOG Practice Guidelines: performance of fetal magnetic resonance imaging[J]. Ultrasound Obstet Gynecol, 2017, 49(5):671–680.

[2] 宋燕, 宁刚.《2017 ISUOG实践指南：胎儿MRI操作》解读[J]. 现代临床医学, 2019, 45(5):377–381.

[3] MANGANARO L, BERNARDO S, ANTONELLI A, et al. Fetal MRI of the central nervous system: State-of-the-art[J]. Eur J Radiol, 2017, 93:273–283.

[4] RUANO R, LAZAR D A, CASS D L, et al. Fetal lung volume and quantification of liver herniation by magnetic resonance imaging in isolated congenital diaphragmatic hernia[J]. Ultrasound Obstet Gynecol, 2014, 43(6):662–669.

[5] AL N B, van AMEROM J F, FORSEY J, et al. Fetal circulation in left-sided congenital heart disease measured by cardiovascular magnetic resonance: a case-control study[J]. J Cardiovasc Magn Reson, 2013, 15:65.

[6] RYAN G, SOMME S, CROMBLEHOLME T M. Airway compromise in the fetus and neonate: Prenatal assessment and perinatal management[J]. Semin Fetal Neonatal Med, 2016, 21(4):230–239.

[7] EDWARDS L, HUI L. First and second trimester screening for fetal structural anomalies[J]. Semin Fetal Neonatal Med, 2018, 23(2):102–111.

[8] BAHADO-SINGH R O, GONCALVES L F. Techniques, terminology, and indications for MRI in pregnancy[J]. Semin Perinatol, 2013, 37(5):334–339.

第四章

产前遗传学筛查技术

产前筛查是指通过经济、简便、较少创伤的检测方法，从孕妇群体中发现某些有先天性缺陷和遗传性疾病胎儿的高风险孕妇，以便进一步明确诊断，最大限度地减少异常胎儿的出生。对于所有孕妇均应参加产前筛查。

第1节　胎儿非整倍体母血清学筛查

一、产前筛查目标疾病

21- 三体综合征（21-trisomy syndrome）又称唐氏综合征（Down syndrome），为常见的染色体非整倍体疾病，患儿多表现为结构畸形、智力低下，亦称先天愚型。21- 三体综合征患儿具有明显的特殊面容体征：体格发育迟缓，智力发育障碍，头围小于正常，头前后径短，枕部扁平；眼距宽，眼裂小，眼外侧上斜；低鼻梁，鼻根低平；耳郭小，耳位低；口小舌大，且舌多伸出口外，流涎多；四肢短，手指粗短，关节弯曲，小指中节骨发育不良使小指向内弯曲，约50% 的患者单侧或双侧通贯掌，手掌三叉点向远端移位，常见草鞋足，约半数患儿拇趾球部呈弓形皮纹。21- 三体综合征患者 40%～60% 伴有先天性心脏病，且心脏畸形通常较复杂，容易早期形成肺动脉高压，甚至发生艾森曼格综合征。

18- 三体综合征（18-trisomy syndrome）又称为爱德华综合征（Edwards syndrome），在新生儿中的发病率约为 1/6000，在不同地区有所差异，是仅次于 21- 三体综合征的第二大染色体病。18- 三体综合征患儿在出生前可有影像学提示，如具有胎儿生长迟缓、先天性心脏病、胎动微弱、胎盘位置低下、羊水多、单脐动脉等症状。18- 三体综合征通常预后较差，宫内死亡率较高，存活者存在严重智力低下，伴有多种生理结构缺陷，存活期很短，约有 30% 的 18- 三体综合征患儿可存活至出生后 3 个月，存活至 1 岁者小于 10%，仅 1%～2% 患儿可存活至 10 岁。

开放性神经管缺陷（open neural tube defect, ONTD）是在胚胎发育过程中神经管未闭合引起的一种先天性中枢神经系统畸形。开放性神经管缺陷包括开放性脊柱裂、无脑儿等。ONTD 在我国北方地区的发病率约为 6/1000，南方地区约为 1/1000。

二、产前筛查常用指标

妊娠相关血浆蛋白 A（PAPP-A）是由胎盘衍生出来的一种大分子糖蛋白，是由胎盘合体滋养层细胞、蜕膜细胞及正常月经周期子宫内膜间质细胞合成并分泌到血清中。PAPP-A 在母血清中浓度随孕周增加而上升，足月时浓度达到高峰，产后逐渐下降。染色体异常妊娠的孕妇血清 PAPP-A 浓度显著降低，是早孕期筛查的重要指标。

人绒毛膜促性腺激素（HCG）是一种由胎盘合体滋养细胞分泌的孕期激素，母血清 HCG 随着孕周增加浓度逐渐上升，于孕 8 周时达到高峰，第 9 周以后，HCG 水平开始降低。HCG 由 α 和 β 二聚体的糖蛋白组成，其中 β - 亚单位因其独特的氨基酸序列，以及特殊的免疫学特性，用于生化检测可避免交叉反应，更能准确评价胎儿状况。因此，Free β -hCG 因其临床稳定性好、敏感性高，是目前早、中孕期首选的生化筛查指标。

甲胎蛋白（AFP）在孕早期由卵黄囊产生，孕中期由胎儿肝脏产生。母血清 AFP 浓度在孕早期开始增加，妊娠 10~20 周呈直线上升，28~32 周处于相对稳定，其后迅速降低。AFP 的升高与胎儿患有开放性神经管缺陷有关。

游离雌三醇(uE3)是由胎儿肾上腺皮质和肝脏提供前体物质,最后由胎盘合成的一种甾体类激素,可以游离形式直接进入母体循环,是评估胎儿生长和胎盘功能的良好指标。uE3 在孕中期母血清中浓度随孕周增加而上升,但在 21- 三体综合征患儿母体血清中,uE3 水平会出现降低。

三、常用产前筛查方案

1. 孕中期产前筛查 孕中期筛查（孕 15~20^{+6} 周）最早以年龄为筛查指标，后随着生化指标的不断发现，形成了中孕期二联、三联及四联多种筛查模式。中孕二联筛查模式包括 AFP + hCG 或 AFP + Free β -hCG，其假阳性率为 5% 时检出率可达 65%。中孕期三联在二联的基础上增加了标志物 uE3 或 inhibition-A，胎儿检出率为 69%~77%。中孕期四联筛查，即 AFP + Free β -hCG/HCG + uE3 + inhibition-A，相较于三联筛查，其检出率进一步提高 7%。由于筛查成本及其他多因素影响，目前国内主流的孕中期筛查方案仍是中孕二联及中孕三联的筛查模式。

2. 孕早期产前筛查 孕早期筛查指标包含血清学指标 PAPP-A、Free β -hCG 及超声指标 NT。SURUSS、FASTER 和 BUN 三个研究结果显示，孕早期联合筛查的检出率分别达到 83%、85% 和 79%，假阳性率分别为 6%、5% 和 9%。

孕早期产前筛查相比孕中期筛查具有一定优势。孕早期筛查使得异常胎儿能在孕早期得到及时诊断并做出妊娠抉择，此外孕早期引产相比孕中期并发症明显降低，手术安全性相对较高；孕早期筛查检出率更高，降低漏筛风险；孕早期筛查 PAPP-A 等指标能为早产、宫内发育迟缓、先兆子痫等疾病提供临床参考指征，为高危孕妇管理提供了更多的思路。

孕早期产前筛查的好处是早发现、早诊断和早做决策，然而也有一定的局限性。孕早期筛查病种只针对 21- 三体综合征和 18- 三体综合征，仍需要在妊娠中期进行 AFP 检查或胎儿超声检查排除开放性神经管缺陷；NT 测量技术难度较高，需经过系统性培训，才能保证测量的准确性；对于孕早期筛查结果为高风险的孕妇需进行绒毛膜穿刺取材诊断，部分产前诊断机构不具备相应技术条件。

四、产前筛查流程

1. **孕妇信息与样本采集** 取得孕妇知情同意后，开单医师需完整填写申请单上相关内容，详细询问并记录孕妇的出生年月日、末次月经日期、月经周期、种族、是否为双胎或多胎、是否吸烟、是否有1型糖尿病、是否有异常妊娠史、是否有辅助生殖等情况；填写采血日期、孕妇筛查当日的体重、孕妇的通信地址和联系电话等信息；记录孕妇妊娠期间或当日进行超声检查的报告单上对应的头臀长、双顶径、头围等信息。

采用无菌不抗凝采血管抽取孕妇的静脉血2~3 mL，待血液标本充分凝集后离心分离血清，采血管和血清保存管上要注明孕妇姓名、标本编号等信息。采血前孕妇应避免剧烈活动，勿喝茶或咖啡、禁止抽烟和饮酒，应清淡饮食或空腹采血；采血时不能使用含柠檬酸盐或EDTA等易对检测结果造成影响的采血管。

2. **样本运输与保存** 采血后应以血清的形式通过冷链运输将血清样本、筛查申请单、递送信息单及时送到筛查实验室，运送过程中样本的温度保持在4~8℃冷藏或−20℃冷冻条件。完成样本验收后应尽快进行样本的暂存，当日进行检测的标本可4~8℃冷藏，当日不能完成检测的样本需在−20℃冷冻。样本检测后应长期保存在−70℃以下，并避免反复冻融。

3. **实验室检测** 实验室接收样本时，应核对申请单、血清样本及递送信息单是否匹配，检查血清样本是否合格，对使用抗凝剂的标本、溶血、高血脂等不合格样本需退回采血单位重新采集。HCG易受高温影响，不建议使用37℃水浴加热促进凝集；当日不能完成递送的样本需保存在−20℃。样本检测的人员应相对固定，如需更换实验人员应提前完成专业培训并获得资格许可证后方可上岗，操作时应严格按照实验操作规程，检测设备以及辅助设备均应按期维护和校验，保持设备运行状态良好。每次实验应同时检测室内质控品，定期参加室间质量评价。

4. **报告发放与高风险召回** 筛查报告应以书面形式发放给孕妇，由临床医师进行报告内容解读，并对高危孕妇提出进一步检查和诊断的建议。筛查结果为高风险的孕妇，由负责召回的人员及时通知孕妇或家属前往咨询门诊，由专业的遗传咨询医师进行报告解读，并提出进一步检查和诊断的建议，由孕妇或家属知情选择。产前筛查机构应及时将产前筛查高风险病例进行转诊。对于21-三体、18-三体风险值介于截断值与1/1000之间的孕妇，临床医师结合其他临床信息综合判断后，可建议孕妇在有资质的单位进行孕妇外周血胎儿游离DNA产前检测或其他进一步检查，医师向接受外周血胎儿游离DNA产前检测的孕妇说明该检测只是进一步筛查技术，并不是诊断技术。

单项MOM值异常的病例伴随染色体异常风险及不良妊娠结局的可能性增加。低水平的AFP MOM值可能与胎盘功能不全及妊娠期糖尿病（GDM）有关，而胎盘功能不全可能与宫内生长迟缓儿（SGA）、胎盘异常、新生儿窒息和早产有关；HCG水平异常与子痫前期、SGA、早产、胎死宫内、胎盘早剥等不良妊娠结局的发生率相关。

（顾茂胜 段红蕾）

参考文献

[1] WALD N J, RODECK C, HACKSHAW A K, et al. First and second trimester antenatal screening for Down's syndrome: the results of the Serum, Urine and Ultrasound Screening Study (SURUSS)[J]. Health Technol Assess, 2003,7(11):1-77.

[2] TU S, ROSENTHAL M, WANG D, et al. Performance of prenatal screening using maternal serum and ultrasound markers for Down syndrome in Chinese women: a systematic review and meta-analysis[J]. BJOG,2016,123 (3):12-22.

[3] ALLDRED S K, TAKWOINGI Y, GUO B, et al. First trimester serum tests for Down's syndrome screening[J]. Cochrane Database Syst Rev, 2015(11):CD011975.

[4] ALLDRED S K, DEEKS J J, GUO B, et al. Second trimester serum tests for Down's Syndrome screening[J]. Cochrane Database Syst Rev, 2012(6):CD009925.

第 2 节　孕妇外周血胎儿游离 DNA 产前检测

孕妇外周血胎儿游离 DNA 产前检查是应用高通量基因测序等分子遗传技术检测孕期母体外周血中胎儿游离 DNA 片段，以评估胎儿常见染色体非整倍体异常风险的非侵袭性产前筛查技术（noninvasive prenatal testing, NIPT）。

一、基于胎儿游离 DNA 的 NIPT 技术原理

1997 年，香港中文大学的卢煜明等首次发现孕妇血浆中存在胎儿游离 DNA（cell-free fetal DNA, cff DNA）。更进一步的研究发现，孕妇血浆中的 cff DNA 几乎都来源于胎盘的滋养层细胞，妊娠第 4 周开始即可被检出，妊娠第 8 周开始以一定比例稳定存在于母体外周血中。

一般情况下，孕妇外周血中 cffDNA 的比例为 3%~30%。当胎儿的染色体数目存在异常时，孕妇血浆中的游离 DNA 含量也会发生微小变化，通过高通量测序结合生物信息学分析即可检测到这种改变，在检测报告中体现为 Z 值，反映了对应染色体的检测值相对于正常人群的偏移程度。

NIPT 与传统母血清学产前筛查相比，具有更高的敏感性和特异性，已广泛应用于 21- 三体综合征、18- 三体综合征及 13- 三体综合征的产前筛查。然而，NIPT 不能用作诊断性检测，因为它有很小的可能出现假阳性或假阴性结果。导致 NIPT 与胎儿实际情况不一致的主要原因是孕妇血浆中的 cffDNA 几乎都来源于胎盘的滋养层细胞，胎盘和胎儿的染色体核型存在差异时就会影响 NIPT 检测结果的准确性。因此，NIPT 的阳性结果应通过侵入性产前诊断（羊膜腔穿刺取样）来确认。

二、NIPT 的应用范围

（一）目标疾病

根据目前技术发展水平，NIPT 的目标疾病为 3 种常见胎儿染色体非整倍体异常，即 21- 三体综合征、18- 三体综合征和 13- 三体综合征。

（二）应用时间

孕妇外周血胎儿游离 DNA 检测适宜孕周为 12^{+0}~22^{+6} 周。

（三）应用人群

1. 适用人群

（1）血清学筛查显示胎儿常见染色体非整倍体风险值介于高风险截断值与 1/1000 之间的孕妇。

（2）有介入性产前诊断禁忌证者（如先兆流产、发热、出血倾向、慢性病原体感染活动期、孕

妇 Rh 阴性血型等）。

（3）孕 20^{+6} 周以上，错过血清学筛查最佳时间，但要求评估 21- 三体综合征、18- 三体综合征、13- 三体综合征风险者。

2. 慎用人群

有下列情形的孕妇进行检测时，检测准确性有一定程度下降，检出效果尚不明确；或按有关规定应建议其进行产前诊断的情形。包括：

（1）早、中孕期产前筛查高风险；

（2）预产期年龄 ≥35 岁；

（3）重度肥胖（体重指数 >40）；

（4）通过体外受精 – 胚胎移植方式受孕；

（5）有染色体异常胎儿分娩史，但排除夫妇染色体异常的情形；

（6）双胎及多胎妊娠；

（7）医师认为可能影响结果准确性的其他情形。

3. 不适用人群

有下列情形的孕妇进行检测时，可能严重影响结果准确性。包括：

（1）孕周 $<12^{+0}$ 周；

（2）夫妇一方有明确染色体异常；

（3）1 年内接受过异体输血、移植手术、异体细胞治疗等；

（4）胎儿超声检查提示有结构异常须进行产前诊断；

（5）有基因遗传病家族史或提示胎儿罹患基因病高风险；

（6）孕期合并恶性肿瘤；

（7）医师认为有明显影响结果准确性的其他情形。

排除上述不适用情形的，孕妇或其家属在充分知情同意情况下，可选择孕妇外周血胎儿游离 DNA 产前检测。

三、NIPT 的检测结果判读

检测值（Z 值）的绝对值 |Z|<3 提示低风险，|Z| ≥3 提示高风险。

四、NIPT 的临床咨询要点

（一）检测前咨询

对符合适用人群情形并自愿进行检测的，或符合慎用人群情形但在充分告知并知情同意的前提下仍自愿要求进行检测的孕妇，医师应当对孕妇本人及其家属详细告知以下要点：

1. 告知本技术的目标疾病。

2. 告知本技术的检出率、假阳性率和假阴性率，强调该检测结果不是产前诊断结果，高风险结果必须进行介入性产前诊断以确诊，以及检测费用及流程等。

3. 告知本技术有因检测失败重新采血的可能。

4. 告知影响该检测准确性的相关因素。

5. 医师对病例个案认为应该说明的相关问题。

（二）检测后咨询

对检测结果为低风险的孕妇，应当建议其定期进行常规产前检查；如果同时存在胎儿影像学检查异常，应当对其进行后续咨询及相应产前诊断。对检测结果为高风险的孕妇，应当尽快通知其进行后续咨询及相应产前诊断。

对于目标疾病以外的其他异常高风险结果，应当告知孕妇本人或其家属进行进一步咨询和诊断。

（王皖骏）

参考文献

[1] LO Y M, CORBETTA N, CHAMBERLAIN P F, et al. Presence of fetal DNA in maternal plasma and serum[J]. Lancet, 1997, 350: 485–487.

[2] CHIU R W, AKOLEKAR R, ZHENG Y W, et al. Non-invasive prenatal assessment of trisomy 21 by multiplexed maternal plasma DNA sequencing: large scale validity study[J]. BMJ, 2011, 342:c7401.

[3] SPARKS A B, STRUBLE C A, WANG E T, et al. Noninvasive prenatal detection and selective analysis of cell-free DNA obtained from maternal blood: evaluation for trisomy 21 and trisomy 18[J]. Am J ObstetGynecol, 2012,206(4):319.e1–9.

[4] KOUMBARIS G, KYPRI E, TSANGARAS K, et al. Cell-Free DNA Analysis of Targeted Genomic Regions in Maternal Plasma for Non-Invasive Prenatal Testing of Trisomy 21, Trisomy 18, Trisomy 13, and Fetal Sex[J]. Clin Chem, 2016, 62(6):848–855.

[5] FILOCHE S, LAWTON B, BEARD A, et al. New screen on the block: non-invasive prenatal testing for fetal chromosomal abnormalities[J]. J Prim Health Care, 2017, 9(4) :248–253.

[6] LUO Y, HU H, JIANG L, et al. A retrospective analysis the clinic data and follow-up of non-invasive prenatal test in detection of fetal chromosomal aneuploidy in more than 40,000 cases in a single prenatal diagnosis center[J]. Eur J Med Genet, 2020, 63(9): 104001.

[7] 中华人民共和国卫生和计划生育委员会. 孕妇外周血胎儿游离DNA产前筛查与诊断技术规范[Z]. 2016–10–27.

第 3 节　特殊人群的产前筛查方案选择

目前临床上常用的胎儿非整倍体产前筛查技术有母血清学产前筛查、孕妇外周血胎儿游离 DNA 产前检测（NIPT）及胎儿超声筛查等。上述筛查技术在普通人群中获得了良好的筛查效果，但对高龄、双胎等特殊人群中的适用性及检出率有所不同，本节将对特殊人群的产前筛查方案选择进行阐述。

一、预产年龄≥35 岁的高龄孕妇

2002 年 12 月 13 日，原卫生部公布《产前诊断技术管理办法》定义预产年龄≥35 周岁的孕妇为高龄孕妇，因其胎儿出生缺陷率增高，应当建议其进行产前诊断。但这种单纯以高龄为指征的产前诊断方案，假阳性率高，可能导致与穿刺相关的流产风险以及宫内感染风险增加。临床上羊膜腔穿刺术的流产风险约为 0.2%，按 35 岁孕妇生育 21- 三体患儿风险为 1/378 计算，如对其通过羊膜腔取样术进行产前诊断，每万名 35 岁孕妇中可产前诊断 26 名 21- 三体患儿，但同时会有 20 名正常胎儿因穿刺手术而流产。35 岁孕妇直接进行产前诊断，阳性预测值仅 0.3%，假阳性率高达 99.7%。

近年来产前筛查技术飞速发展，力求在合理的假阳性率下不断提高检出率，降低有创产前诊断率，减少漏诊情况的发生，不但使胎儿非整倍体达到较高的产前检出率，对胎儿的严重结构异常如开放性神经管缺陷、早发型子痫前期、胎儿宫内生长受限等都有较好的预测作用。鉴于此，2015 年，国际产前诊断协会（ISPD）发表声明不推荐单独用孕妇年龄作为产前诊断指征，所有孕妇均应先接受产前筛查，依据筛查结果决定是否有必要进行产前诊断。

母血清学产前筛查、孕妇外周血胎儿游离 DNA 检测及胎儿超声筛查均是高龄孕妇可选择的产前筛查技术。根据国家卫生和计划生育委员会于 2016 年出台的《孕妇外周血胎儿游离 DNA 产前筛查与诊断技术规范》，高龄为 NIPT 的慎用人群，高龄孕妇在充分知情同意下可接受 NIPT 检测。但值得注意的是，母血清学产前筛查、孕妇外周血胎儿游离 DNA 检测，甚至介入性产前诊断，均不能取代胎儿超声结构筛查，无论筛查 / 诊断结果如何，孕妇均应接受胎儿超声结构筛查。

二、双胎妊娠

2017 年，国家卫生和计划生育委员会公益性行业科研专项《常见高危胎儿诊治技术标准及规范的建立与优化》项目组颁布了《双胎妊娠产前筛查与诊断技术规范》，认为所有双胎妊娠孕妇都应接受产前筛查。推荐双胎孕妇进行早孕期超声筛查，评估胎儿颈项透明层（NT）厚度、鼻骨及静脉导管等，尽可能发现严重的胎儿畸形，如无脑儿、单心室、胎儿严重水肿。

双胎妊娠可进行早孕期母血清学 + NT 联合筛查，但并不推荐单独进行血清学筛查。对母血清学产前筛查而言，双胎妊娠的风险评估难度较大，其血清标志物浓度受多种因素的影响，并不是简单的为单胎妊娠的 2 倍。双胎妊娠的母体血清学指标是反映两个胎儿的情况，可能由于 1 名正常胎儿的存在而降低异常胎儿的检出率。同时，其风险评估与绒毛膜性有关，单绒毛膜双胎妊娠的风险与单胎妊娠相同，两个胎儿应同时为患儿或同为正常胎儿；而在双卵双胎中，每个胎儿都有独自患有非整倍体染色体病的风险，因而至少怀有 1 个患病胎儿的风险较单胎妊娠增加 1 倍，在风险评估时应对其进行校正。

双胎妊娠可选择 NIPT 筛查 21- 三体综合征，0.23% 的假阳性率下，双胎 NIPT 对 21- 三体综合征的检出率目前可达到 93.7% 以上，但双胎 NIPT 应用于 18- 三体综合征及 13- 三体综合征的筛查数据十分有限，需更多的研究及数据积累。当出现双胎一胎消失的情况时，消失胎儿的 DNA 将会影响 NIPT 的准确性，目前没有足够的证据证实该影响将在几周后消失，因此，对于出现双胎一胎消失时推荐产前诊断而非产前筛查。

三、辅助生殖妊娠

辅助生殖妊娠发生胎儿染色体异常的风险高于自然受孕人群，对产前筛查的要求更迫切，胎儿超声结构筛查是有效的筛查手段，母血清学产前筛查和孕妇外周血胎儿游离 DNA 产前筛查的结果均可能受到受孕方式的影响。目前对于辅助生殖妊娠的产前筛查方案国内尚无相关指南或技术标准。

2009 年，美国医学遗传学会发布产前筛查技术指南，认为目前对母血清学标志物在辅助生殖妊娠中的预测价值尚存争议，实验室需酌情对患病风险进行校正。尽管有研究显示，辅助生殖技术可导致母血清 PAPP-A 水平下降，hCG 水平升高，但在大样本系统性回顾分析中，并未发现辅助生殖妊娠和自然受孕人群中的 PAPP-A 和 hCG 水平存在差异。鉴于目前还缺少可靠的风险校正公式，辅助生殖妊娠应谨慎选择母血清学产前筛查。

我国《孕妇外周血胎儿游离 DNA 产前筛查与诊断技术规范》规定，辅助生殖妊娠为该检查的慎用人群。辅助生殖妊娠经常会植入 2 个或 2 个以上的胚胎，可能存在双胎消失综合征或因减胎造成的胚胎停止发育，由于 NIPT 技术检测的是胎儿胎盘组织被母体免疫系统降解后的小片段 DNA，胚胎停止发育后，其胎盘可能与存活胚胎胎盘融合，形成胎盘嵌合体而影响 NIPT 结果的准确性。辅助生殖妊娠孕妇，在知情同意下可选择 NIPT，但应准确提供植入胚胎数量及存活胎儿数。

（段红蕾）

参考文献

[1] BENN P, BORRELL A, CHIU R W, et al. Position statement from the Chromosome Abnormality Screening Committee on behalf of the Board of the International Society for Prenatal Diagnosis[J]. Prenat Diagn, 2015,35(8):725–734.

[2] 国卫办妇幼发〔2016〕45号,《国家卫生计生委办公厅关于规范有序开展孕妇外周血胎儿游离DNA产前筛查与诊断工作的通知》.

[3] 国家卫生和计划生育委员会公益性行业科研专项《常见高危胎儿诊治技术标准及规范的建立与优化》项目组, 栗娜, 吕远, 刘彩霞, 等. 双胎妊娠产前筛查与诊断技术规范(2017)[J]. 中国实用妇科与产科杂志, 2017,33(08):810–814.

[4] PALOMAKI G E, LEE J E, CANICK J A, et al. Technical standards and guidelines: prenatal screening for Down syndrome that includes first-trimester biochemistry and/or ultrasound measurements[J]. Genet Med, 2009,11(9):669–681.

第五章

产前遗传学诊断技术

第 1 节　染色体核型分析

一、染色体核型概述

1. **核型定义**　个体的染色体组成称核型。在核型图中，常染色体依照长度递减的顺序用数字1~22 编号，性染色体用 X 和 Y 表示。

2. **染色体的分组**　按染色体的长度、长短臂比率、着丝粒的位置把染色体分为七个染色体组（A~G）（图 5-1-1）。

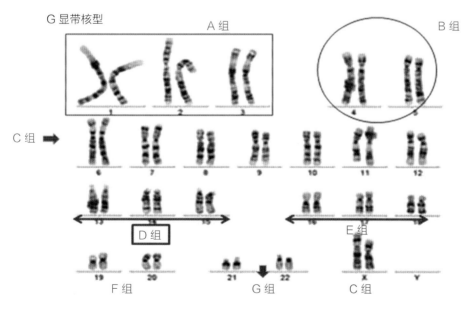

图 5-1-1　染色体 G 显带核型

3. **区、带、亚带的命名**　一般沿着染色体的臂从着丝粒开始向远端连续的标记区和带。p 和 q 分别用于表示染色体的短臂和长臂，着丝粒区定义为 10，向着短臂部分称为 p10，面向长臂的部分称为 q10。每条臂上与着丝粒相连的部分定义为 1，稍远的区定义为 2，依次类推。

在定义一个特定的带时，需要下列 4 个条件：①染色体号；②臂的符号；③区号；④该带在所属区的带号。这些条件需要连续列出，中间不要有空格和间断。例如，1p31 表示 1 号染色体短臂 3 区 1 带。

二、染色体显带技术

1. 带型的定义   是运用一种或多种显带技术，使得染色体某个区域和附近的片段比较起来，显得深染或浅染，这个明显和周围区别的区域就命名为带。用一种方法深染的带，用另一种方法染色时可能为浅染。染色体可被视为由一系列连续的深染和浅染的带组成。

染色体显带技术可以显现染色体本身更细微的结构，有助于准确地识别每条染色体及染色体异常疾病。染色体分带技术能适用于各种细胞染色体标本。

2. 显带技术方法分类

（1）带纹沿整条染色体分布的，可以显示整条染色体带的分布方法，如 G、Q、R 显带方法。

（2）显示特殊染色体结构，只限于特定带的显示。包括 C 显带（显示所有染色体的着丝粒及 1、9、16、Y 染色体上异染色质区域），N 显带（显示 13、14、15、21、22 近端着丝粒染色体短臂的核仁组织区），T 显带（显示端粒区域）。

3. 常用的 G 显带方法原理介绍   染色体经胰蛋白酶消化处理后，使染色体里 DNA 暴露，然后用一种能结合 DNA 的化学染料 Giemsa 染色。因 A-T 碱基和 G-C 碱基对染料亲和力不同，可使染色体染上深浅不一的带纹。人类的 24 条染色体可显示出各自特异的带纹。

4. 显带水平（BPHS）   指单倍体所有染色体显带可出现的条带总数。产前诊断核型分析一般要求达到 400 带水平，如需达到 550 带以上水平，需在细胞培养过程中加入同步化试剂。

三、染色体核型分析要求

（一）一般要求

1. 按一定方向读片先用低倍镜找到合适的中期分裂相，再转到高倍镜下分析。选择染色体完整、没有丢失、分散良好、显带清晰、分辨率符合要求的分裂相细胞。

2. 根据染色体大小、着丝粒位置、带纹特征对染色体进行辨认排列和比较，识别发生畸变的染色体。

3. 要求熟练掌握各条染色体正常形态和带纹特征，按质量规范要求进行染色体计数、同源染色体间带纹比对，并拍照存档。

4. 按 ISCN 规范书写核型。

（二）染色体核型分析质量要求

1. 羊水和绒毛

（1）培养瓶法：

1）计数：至少计数在 2 个以上独立培养的培养瓶中平均分布的 20 个细胞，记录任何观察到的染色体数目或结构异常。

2）分析：至少分析在 2 个以上独立培养的培养瓶中的 5 个细胞，所分析细胞的染色体分辨率应达到 400 条带水平。

3）拍照存档：2 个细胞，每个独立的培养瓶各有 1 个细胞。

（2）原位法：

1）计数：至少计数在 2 个以上独立培养的器皿中平均分布的 15 个集落中的 15 个细胞，1 个集落计数 1 个细胞。如果没有 15 个集落，则至少计数 10 个集落中的 15 个细胞。记录任何观察到的染色体数目或结构异常。

2）分析：至少分析在 2 个以上独立培养的培养器皿中的 5 个细胞，所分析细胞的染色体分辨率应达到 400 条带水平。

3）拍照存档：2 个细胞，如果发现有 1 个以上的细胞克隆，则每个克隆核型各存档一个细胞。

检测绒毛和血性羊水样本时，特别注意母体污染，必要时采用短串联重度序列（short tandem repeat, STR）方法加以鉴别。

2. 脐血 同羊水和绒毛的培养瓶法。

（三）真性与假性嵌合的鉴别检测方案

对羊水细胞嵌合体的真实性评估及处理规则。

1. 诊断羊水细胞嵌合体的步骤

（1）常规工作：

培养瓶法：每个培养瓶中计数 10~20 个细胞，总共 30~40 个细胞

（2）第二阶段工作：当常规工作中发现异常细胞时才需要分析额外的细胞，而不是每一份羊水标本都常规计数大量的细胞。

A1 高强度的额外工作

培养瓶法：在第二个培养瓶中再分析 10 个细胞，从第三个培养瓶中再分析 20 个细胞，总共分析超过 50 个。

A2 中等强度的额外工作

培养瓶法：在初始的培养瓶中再分析 10 个细胞，总共分析超过 30 个细胞，如果细胞数不够，则需收获第三瓶。

A3 无须额外工作

所有原先分析过的细胞都必须重新针对特异性的异常进行检查。

2. 羊水染色体嵌合体诊断标准 参照中华人民共和国卫生行业标准 WS322.2—2010。

3. 注意检测标本的组织来源与检测结果的判断

绒毛：胚外组织（绒毛外胚层、绒毛中胚层）

羊水：胎儿皮肤上皮脱落细胞（胎儿外胚层）

胎儿消化道上皮脱落细胞（胎儿内胚层）

脐血：胎儿脐静脉血细胞（胎儿中胚层）

四、染色体核型分析在产前诊断中的应用

（一）染色体畸变类型

1. 染色体数目异常

（1）多倍体：染色体数目成倍增加（三倍体、四倍体等）。

（2）非整倍体：某条染色体数量增加或减少（多见增加 1 条或减少 1 条）。

2. 染色体结构异常（缺失、易位、插入、重复、倒位、环状染色体、等臂染色体等）

（1）非平衡性结构异常：染色体上 1 个或多个片段的数量增加或减少。

（2）平衡性结构异常：染色体上 1 个或多个片段的位置发生改变。

3. 非平衡性染色体异常　包括染色体数目异常和染色体结构异常，由于基因总量发生改变，通常会造成胎儿宫内发育停止、发育迟缓、多发畸形和出生后智力发育落后等表现，是出生缺陷的主要病因。

4. 平衡性染色体异常　基因总量未发生变化，携带者通常没有明显生理功能异常，但因形成的生殖细胞染色体异常，导致不孕、不育、流产、死胎或子代多发畸形、智力低下风险增加，是有出生缺陷妊娠风险的高危人群。

（二）染色体畸变原因

染色体畸变可是遗传现象也可是独立事件（新发）。染色体数目或结构畸变都可以引起疾病，染色体畸变在新生活婴中发生率为 0.7%，在自发流产胎儿中约为 50%。导致染色体畸变的主要原因有：

1. 化学因素　药物，农药，工业毒物，食品添加剂等。

2. 物理因素　辐射等。

3. 生物因素　病毒干扰、遗传因素等。

4. 母亲年龄　该产年龄 ≥ 35 岁。

（三）核型分析技术的优势和局限

1. 优势

（1）对染色体组全面分析，适合于检测染色体数目异常和大片段结构异常。

（2）能检测染色体片段空间位置变化，是检测平衡性染色体结构异常的最常用方法。

2. 局限性

（1）依靠显微镜下肉眼检测，分辨率不高，不适合片段长度 5~10 Mb 以下的染色体结构异常检测。

（2）需要体外培养获得足够数量位于分裂中期的细胞，检测周期长，对样本中细胞量和细胞活性要求高。

（3）不能检测出低比例的染色体异常嵌合。

（4）因经体外培养，无法反映染色体异常嵌合在胎儿中的真实比例。

（5）前期细胞培养和染色体制备质量与核型分析质量有密切关系。

（四）关于胎儿染色体检查的说明

胎儿细胞培养制备胎儿染色体是进行产前诊断的一项技术，在培养、分析过程中可能出现以下情况：

1. 培养失败：由于活细胞数量少、质量差或宫内感染等原因导致细胞生长较差或不生长，使培养失败。

2. 影响检测结果：细胞生长较差以及染色体可分析核型过少或形态较差时，影响分析结果。

3. 常规染色体检查不能诊断染色体微小结构改变、单基因遗传病、多基因遗传病、环境以及药物导致的胎儿宫内发育异常。

4. 如孕妇术前存在隐性感染，则细胞培养可能因感染而失败，无法得到产前诊断结果。如因细胞培养失败而无法得到结果，则有再次取材的可能。

5.鉴于当今医学技术水平的限制、患者的个体差异以及其他无法预知的原因，即使在医务人员已认真履行了工作职责和严格执行操作规程的情况下，上述情况仍有可能发生。

（五）进行染色体核型分析的时间

1.早孕绒毛染色体检查宜在孕 $11\sim13^{+6}$ 周进行。

2.羊水染色体检查宜在孕 $18\sim22^{+6}$ 周进行。

3.脐血染色体检查宜在孕 23 周以后进行。

（六）进行核型分析的产前诊断方法的质量标准

1.羊水细胞和绒毛细胞培养成功率不得低于95%。

2.脐血细胞培养成功率不得低于98%。

3.在符合标准的标本、培养、制片、显带情况下，核型分析的报告率不得低于98%。

4.绒毛染色体核型分析异常，必要时做羊水或脐血复核。

（朱瑞芳）

参考文献

[1] 中华人民共和国卫生部. 医疗机构临床实验室管理办法: 卫医发〔2006〕73号.
[2] 中华人民共和国卫生部. 中华人民共和国卫生行业标准: WS322.2 – 2010[S].
[3] 左伋. 医学遗传学[M]. 7版. 北京: 人民卫生出版社, 2018.
[4] 江苏省卫生和计划生育委员会. 关于加强产前诊断（筛查）技术管理的通知: 苏卫妇幼〔2018〕19号.

第 2 节　荧光原位杂交技术

荧光原位杂交技术（fluorescence in situ hybridiztion, FISH）是于 20 世纪 80 年代发展起来的一种靶基因检测技术，1988 年应用于临床。它具有敏感度高、信号强、背景低、快速、多色等特点，如今已作为一种成熟的技术广泛应用于国内外基础医学领域和临床医学领域，是细胞遗传学检测的常规手段。

一、FISH 的技术原理

荧光原位杂交技术的基本原理是利用已知单链 DNA 序列作为探针，以非放射性的荧光物质对其标记后与靶基因进行杂交，形成靶 DNA 与核酸探针的杂交体，通过在荧光显微镜下观察杂交后的颜色信号，从而对特定 DNA 序列进行定性、定量或定位分析。

二、FISH 的应用范围

在医学领域，FISH 技术主要被用于：

1. 染色体分析 FISH 技术可常规应用于产前诊断和遗传病诊断领域，对染色体结构变异、染色体缺失、附加或替换染色体等进行定位和分析，能够用于识别染色体重组、断裂点分布、鉴别染色体外核物质的起源等方面。

2. 基因定位 FISH 技术被广泛地应用于基因的定位及图谱分析。利用荧光原位杂交灵敏、准确，并且可以一次检测多段基因等特点，可以确定目标基因的准确位置，确定几个基因之间的位置关系，以及基因与染色体端粒之间的关系，基因与着丝点的关系。

3. 肿瘤诊断 FISH 技术已经被应用到乳腺癌、淋巴瘤、食管腺癌、宫颈癌等多种肿瘤的早期诊断，可准确分析相关癌基因的表达。

三、FISH 的技术优势

最大优势在于它不局限于分裂中期染色体，也同样适用于间期核及细胞周期的所有阶段。例如，在产前诊断领域，FISH 可以免去羊水细胞培养、收获与核型分析的复杂过程，这样有 3 个优点：① 快速检测染色体异常。目前市场上已有专门用于检测 13，18，21，X，Y 染色体的商品化试剂盒，显著缩短了包括唐氏综合征在内的常见染色体数目异常的报告时间（1~3 天），大大缓解了孕妇焦虑；② 较真实反映羊水细胞的嵌合状态。由于避免了体外长时间的环境刺激对羊水细胞可能造成的改变，对于核型分析的嵌合情况或者核型分析和 FISH 结果不相符的嵌合结果，FISH 结果更为可靠；③ 当羊水培养失败时，可直接采用 FISH 检测。因为与常规染色体核型分析比较，FISH 技术杂交信号明亮易判读，即使在细胞分裂相少，分散质量差的玻片上，被标记的异常染色体仍显而易见。

FISH 技术可以弥补传统染色体核型分析的不足。它将基因位点和染色体区带联系起来，使我们能够识别常规染色体核型分析分辨率以下的染色体畸变，以及分析复杂的染色体重排，比如：可以检测涉及基因拷贝数变化的微小缺失、重复；可以检测并不涉及基因拷贝数变化的微小相互易位、倒位、插入；可以确定染色体不明片段、标记染色体的来源，推断衍生染色体归属，等等。

作为一种靶向检测技术，FISH 还可以用于 CMA 等非靶向检测技术的验证。

四、FISH 的技术局限性

1. FISH 虽然可以快速诊断染色体异常，但它是一种靶向性检测技术，只能用于已知的片段，需要事先了解染色体可能存在的异常，一次只能对 1 个或几个已知染色体异常的位点进行检测，无法进行全基因组范围筛查和检测未知的染色体异常。

2. 市场上的常规快速诊断试剂盒只能检测常见染色体的数目异常，不能检测其他染色体数目异常和结构异常，还是需要传统细胞核型分析，来获得染色体组全貌。

3. 由于 FISH 需要探针与靶序列的特异性结合，如果探针结合位点发生变异，可能会造成结果的假阴性或假阳性，故我们仍需要结合细胞核型报告来全面分析。

综上所述，FISH 技术操作简单、灵敏度高、特异性强、误诊率低，与传统细胞核型分析的符合率高达 99.8%，但传统的细胞核型分析还是"金标准"，FISH 只是作为一种重要的辅助诊断，临床医师应当充分知晓它的优势和局限性，在实际工作中做到有的放矢，合理选择，全面分析。

（虞　斌）

参考文献

[1] PRICE C M. Fluorescence in situ hybridization[J]. Blood Rev, 1993,7(2):127-134.
[2] LEVSKY J M, SINGER R H. Fluorescence in situ hybridization: past, present and future[J]. J Cell Sci, 2003,116(14): 2833-2838.
[3] 赵丽, 李红, 薛永权, 等. 荧光原位杂交技术在遗传病诊断中的应用[J]. 中华医学遗传学杂志, 2004, 21(6):611-614.
[4] 中国医院协会临床检验专业委员会出生缺陷防控实验技术与管理学组, 刘世国, 王敬丽, 等. 产前荧光原位杂交技术专家共识[J]. 中华医学遗传学杂志, 2020, 37(9):6.
[5] WYANDT H E, TONK V S, HUANG X L, et al. Correlation of abnormal rapid FISH and chromosome results from amniocytes for prenatal diagnosis[J]. Fetal Diagn Ther, 2006,21(2):235-240.

第 3 节　荧光定量 PCR 技术（QF-PCR）

荧光定量 PCR 技术（QF-PCR）是通过 PCR 扩增遗传标记短串联重复序列（short tandem repeat, STR）进行染色体拷贝数的检测。这种诊断方法于 1993 年首次提出，并于 20 世纪 90 年代中期进行了前瞻性研究，2001 年开始应用于临床。

一、QF-PCR 的技术原理

通过荧光标记 PCR 扩增 STR，标记产物通过毛细管电泳分离。同一染色体区域内两个峰的峰高一致提示目标区域为两个拷贝，而同一染色体区域内的三个峰或两个峰峰高比例为 2:1 则提示目标区域存在三拷贝。

二、QF-PCR 的技术优势

每个个体遗传标记短串联重复序列（STR）基因座的等位基因数量与染色体数目具有对应关系，因此 QF-PCR 通过定性和定量分析 STR 多态性，可发现目标染色体（21、18、13、X 和 Y 等 5 种染色体）的非整倍体异常。此外，还能检测出三倍体和母源污染。相比于其他分子诊断技术，QF-PCR 可批量检测，自动化程度较高，24~48 小时内能得到结果。

三、QF-PCR 的临床应用

该技术临床应用广泛，主要应用于以下方面：
1 产前诊断　如 21、18、13、X 和 Y 等 5 种常见染色体非整倍体异常以及染色体三倍体等。
2. 法医鉴定　亲缘关系分析、法医物证。

四、QF-PCR 用于产前诊断技术的局限性

QF-PCR 技术是快速靶向分子诊断技术，目前尚不能检测出所有的染色体异常，存在一定的漏

检风险。对于超声检查结果异常的胎儿，需要联合应用其他分子诊断技术进行产前诊断，如染色体核型技术、CMA技术等，以提高异常检出率。

五、QF-PCR技术应用的注意事项

1. 由于产前样本的特殊性，羊水、绒毛存在母体污染可能，因此应用QF-PCR技术时需要同时检测孕妇外周血。

2. 由于局限性胎盘嵌合体现象的存在，绒毛样本为阳性结果而胎儿无其他临床指征时，则需要对QF-PCR结果进行进一步验证。

3. QF-PCR技术一般可检测出嵌合比例在20%及以上的三体嵌合体，小于20%的低比例嵌合无法可靠检出，建议采用其他方法检测或验证。

4. 检测前应该进行充分的遗传咨询和知情告知，如QF-PCR检测优势在于快速、高通量检测、适用于多种标本类型，但检测存在局限性，检测结果未显示异常，不排除存在目标染色体以外的其他染色体异常等。

QF-PCR技术的商业化认证试剂盒在产前的应用主要是5条目标染色体异常检测。理论上该技术可进行其他染色体的靶向检测，但目前缺少认证试剂盒，对于其他染色体的检测目前属于科研性质。

（王　挺　毛　君　向菁菁）

参考文献

[1] MANN K, OGILVIE C M. QF-PCR: application, overview and review of the literature[J]. Prenat Diagn, 2012,32(4):309–314.

[2] CIRIGLIANO V, EJARQUE M, CAÑADAS M P, et al. Clinical application of multiplex quantitative fluorescent polymerase chain reaction (QF-PCR) for the rapid prenatal detection of common chromosome aneuploidies[J]. Mol Hum Reprod, 2001,7(10):1001–1006.

[3] 荧光定量PCR技术在产前诊断中的应用协作组, 荧光定量PCR技术在产前诊断中的应用专家共识[J]. 中华妇产科杂志, 2016, 51(5): 321–324.

[4] ROMSOS E L, VALLONE P M. Rapid PCR of STR markers: Applications to human identification[J]. Forensic Sci Int Genet, 2015,18:90–99.

[5] BUCHOVECKY C M, NAHUM O, LEVY B. Assessment of Maternal Cell Contamination in Prenatal Samples by Quantitative Fluorescent PCR (QF-PCR)[J]. Methods Mol Biol, 2019,1885:117–127.

[6] HOLGADO E, LIDDLE S, BALLARD T, et al. Incidence of placental mosaicism leading to discrepant results between QF-PCR and karyotyping in 22,825 chorionic villus samples[J]. Prenat Diagn, 2011,31(11):1029–1038.

第4节　多重连接探针（MLPA）

多重连接探针扩增（multiplex ligation-dependent probe amplification, MLPA）最早由荷兰学者Dr. Schouten于2002年提出，它是一种针对待检DNA序列进行定性和半定量分析的检测方法。该技术仅需20ng DNA即可通过简单的杂合、连接、PCR扩增及电泳步骤，对同一反应管内多达50个不同

的靶基因进行定量检测。可用于血液、肿瘤样本的 DNA、mRNA 的表达谱分析，也可以用于甲基化分析，具有高效、特异、灵敏等优点。

一、MLPA 的基本原理

探针和靶序列 DNA 进行杂交，之后通过连接、PCR 扩增，产物通过毛细管电泳分离及数据收集，分析软件对收集的数据进行分析最后得出结论。每个 MLPA 探针包括两个荧光标记的寡核苷酸片段，一个由化学合成，一个由 M13 噬菌体衍生法制备；每个探针都包括一段引物序列和一段特异性序列。在 MLPA 反应中，两个寡核苷酸片段都与靶序列进行杂交，之后使用连接酶连接两部分探针。连接反应高度特异，只有当两个探针与靶序列完全杂交，即靶序列与探针特异性序列完全互补，连接酶才能将两段探针连接成一条完整的核酸单链；反之，如果靶序列与探针序列不完全互补，即使只有一个碱基的差别，也会导致杂交不完全，使连接反应无法进行。连接反应完成后，用一对通用引物扩增连接好的探针，每个探针的扩增产物的长度都是唯一的，范围在 130~480bp。最后，通过毛细管电泳分离扩增产物，软件分析，得出结论。只有当连接反应完成，才能进行随后的 PCR 扩增并收集到相应探针的扩增峰，如果检测的靶序列发生点突变或缺失、扩增突变，那么相应探针的扩增峰便会缺失、降低或增加，因此，根据扩增峰的改变就可判断靶序列是否有拷贝数的异常或点突变存在。

二、MLPA 技术操作流程

主要包括变性、杂交、连接、PCR 反应和毛细管电泳分析几个步骤。

1. 变性与杂交 样本 DNA 在 98℃下加热 5 分钟，解链后变为单链，后加入 MLPA 探针和缓冲液，60℃温浴，杂交 16~20 小时，在这个过程中，两个寡核苷酸序列与待测靶序列完全互补杂交。

2. 连接反应 杂交完成后加入连接酶 54℃温浴，15 分钟，开始连接反应，连接酶使相邻的两段探针连接成一条完整的核酸单链。若两个寡核苷酸序列与待测靶序列不完全互补，即使只有一个碱基的差别，也会导致杂交不完全，使连接反应无法进行，因此，MLPA 探针具备了高度特异性。

3. PCR 反应 连接反应完成后，产物需要 98℃加热 5 分钟，使连接酶失活，以免影响后续的 PCR 反应。PCR 反应时，扩增的不是样品 DNA 本身，而是以样品 DNA 为模板，由两段探针连接成的连接产物。不同的探针间隔序列长短不一使连接产物大小不同，一般在 130~480bp，但是连接产物的扩增引物是相同的，只需要一对引物就可以完成 PCR 反应，因此，PCR 反应体系具有很高的兼容性，50 种探针可以在同一个反应管中进行，稳定性高。

4. 毛细管电泳及数据分析 扩增后的产物再通过毛细管电泳分离，得到的数据经过测序仪相应软件处理，处理好的数据再通过软件分析，得出结果。

三、MLPA 的应用

MLPA 技术因为其高效、特异的特点被广泛应用于产前诊断、肿瘤诊断与治疗、病原体检测、基因甲基化检测等方面。常见的应用包括以下几个方面：

1. 检测人类基因组拷贝数异常 从小到单个碱基的缺失及大到整条染色体的重复都可以检测，如通过检测 SMN1/SMN2 拷贝数变异诊断脊髓性肌肉萎缩症（SMA）；也可以检测染色体数目异常如

21- 三体、18- 三体、13- 三体、X、Y 等。

2.检测人类基因或基因片段的缺失与重排 如耳聋 *GJB6* 基因中 309 Kb DNA 序列缺失突变的情况；也可以用于微小缺失综合征的检测，如 DiGeorge 综合征、RETT 综合征；还能通过检测 DMD 基因的缺失与重复诊断杜氏肌营养不良（DMD）。

3.基因甲基化检测 如检测宫颈癌中抑癌基因的甲基化情况；甲基化相关智力发育异常的遗传病的检测。

4.肿瘤的诊断与治疗 检测 *MLH1* 和 *MLH2* 基因缺失导致的遗传性非息肉病性结直肠癌（HNPCC）；诊断 *ERBB2*（Her-2）基因重复导致的卵巢癌和乳腺癌等；检测慢性粒细胞白血病 Ph 染色体，检测阳性是其确诊指标，治疗过程中 Ph 染色体的出现或消失，还可作为疗效和愈后的参考指标。

四、MLPA 的技术局限性

MLPA 虽然具有很多优点，但也有其局限性：

1.需要精确测量 DNA 的浓度，样本容易被污染。

2.不能用于单个细胞的检测。

3.MLPA 用于检测基因的缺失或重复，不适合检测未知的点突变类型。

4.不能检测染色体的平衡易位。

总之，MLPA 技术将日渐成熟，应用范围越来越广。

（虞 斌）

参考文献

[1] SCHOUTEN J P, MCELGUNN C J, WAAIJER R, et al. Relative quantification of 40 nucleic acid sequences by multiplex ligation-dependent probe amplification[J]. Nucleic Acids Res, 2002,30(12):e57.

[2] SLATER H R, BRUNO D L, REN H, et al. Rapid, high throughput prenatal detection of aneuploidy using a novel quantitative method (MLPA)[J]. J Med Genet, 2003,40(12):907–912.

[3] STUPPIA L, ANTONUCCI I, PALKA G, et al. Use of the MLPA assay in the molecular diagnosis of gene copy number alterations in human genetic diseases[J]. Int J Mol Sci, 2012,13(3):3245–3276.

[4] NYGREN A O, AMEZIANE N, DUARTE H M, et al. Methylation-specific MLPA (MS-MLPA): simultaneous detection of CpG methylation and copy number changes of up to 40 sequences[J]. Nucleic Acids Res, 2005,33(14):e128.

[5] SLATER H, BRUNO D, REN H,et al. Improved testing for CMT1A and HNPP using multiplex ligation-dependent probe amplification (MLPA) with rapid DNA preparations: comparison with the interphase FISH method[J]. Hum Mutat, 2004,24(2):164–171.

第5节 染色体微阵列分析技术（CMA 技术）

染色体微阵列分析（chromosome microarray analysis, CMA）技术在产前诊断、异常妊娠产物及出生缺陷的遗传学原因分析方面已经取得广泛的应用，相对于传统的 G 显带染色体核型分析技术，该技术大大提高了染色体病的分辨率和准确性。

一、技术原理

根据芯片设计和检测原理，CMA 技术目前主要有两种平台。

1. **比较基因组杂交微阵列技术**　比较基因组杂交微阵列技术（comparative genomic hybridization, array, CGH）是将待检测样本 DNA 与正常对照样本 DNA 分别用红色和绿色荧光染料标记，混合后加入到含有大量已知序列的寡核苷酸探针的支撑物（如玻璃片）上进行竞争性杂交，最后通过杂交后的芯片进行激光扫描，获得每个探针分子的红、绿荧光信号强度，进而分析待检测 DNA 片段的拷贝数变化。

2. **单核苷酸多态性微阵列技术**　单核苷酸多态性微阵列技术（single nucleotide polymorphic microarray, SNP-array）是在探针的设计上，除了基因拷贝数探针，还额外选取了具有多态性的单核苷酸位点（SNP）探针。检测时使用已标记过的待检测样本与探针杂交，进行洗脱和荧光染色后，根据荧光信号强度可获取拷贝数信息及其他反映近亲关系、嵌合体、多倍体等信息。

二、技术优势

染色体异常导致的出生缺陷在所有出生缺陷中占有重要比例。传统细胞染色体检查（核型分析）用于染色体异常的检测可发现 10 Mb 以上的染色体不平衡结构，部分高分辨核型检测可以分辨 5 Mb 以上的染色体不平衡结构。而 CMA 技术可以将远远小于 5 Mb 范围的微缺失和微重复识别出来，不同芯片的识别能力取决于设计探针时特定序列的探针密度。不仅如此，基于单核苷酸多态性设计的 SNP-array 芯片可以检出近亲关系、嵌合体、多倍体等异常。这些微缺失、微重复、嵌合体等异常的总发生率远高于基于核型分析所发现的异常的发生率。

除增加分辨率、检出率外，该技术通过直接检测全基因组 DNA，不需要细胞培养，可用于任何组织和细胞的检测，具有高通量、快速的优势。

三、临床应用

该技术主要用于以下几类情况：

1. 儿童复杂、罕见遗传病，如不明原因的智力低下、生长发育迟缓、非已知综合征的多发畸形、孤独症样表现，在排除染色体病、代谢病、脆 X 综合征之后可作为一线检测。

2. 对自然流产、胎死宫内、新生儿死亡等妊娠产物的遗传学检测。

3. 产前诊断中核型分析结果异常，但无法确定异常片段的来源和性质，可借助该技术进一步了解该异常来源和性质，进一步明确预后。

4. 对于产前超声异常而染色体核型结果正常的胎儿进一步遗传学检测。

5. 产前诊断中，基于染色体核型正常、超声未发现异常的情况下，亦有 1.4%~1.7% 的胎儿携带致病性拷贝数变异，对于想进一步排除胎儿全基因组范围内不平衡拷贝数变异的孕妇可提供该检测方案。

四、技术的局限性

基于芯片技术原理，亦基于不同平台不同厂家芯片探针设计的特点，该技术亦存在相当明显的局限性，主要存在以下几个方面：

1. 无法可靠检出低水平的嵌合体（小于 30% 的嵌合体不一定能有效检出）。

2. 无法检出平衡性结构异常：染色体平衡易位、倒位、插入等染色体组重排性异常。

3. 无法检测低于报告阈值的小片段变异、基因内点突变、基因表达异常和甲基化异常。

4. CMA 技术的阳性检出率仍然有限，并非所有遗传物质异常都能通过该技术得以发现，在超声结构异常但染色体核型正常的胎儿中，该技术可检测出 6%~10% 的致病性拷贝数变异。随着研究的深入，不同类型的超声结构异常其异常检出率有所不同，在某些机构部分系统异常可增加超过 20% 的检出率。

5. CMA 技术可检出不明意义拷贝数变异。不明意义拷贝数变异给临床遗传咨询及患者带来极大的挑战和困惑。

五、技术应用的遗传咨询注意事项

1. 检测前应该进行充分的遗传咨询和知情告知。

2. 部分明确意义的拷贝数变异存在不全外显及临床表现度差异，遗传咨询无法依据芯片结果给出明确的预后判断。

3. 对于不明意义的拷贝数变异，可能需要进一步检测家系用以评估该变异的性质。目前无法对所有变异进行判读和解释。

4. 该技术有可能发现受检者表型外的变异或一些成人期发病或者迟发性疾病，同时可能提示父母之一可能为症状前患者，一定程度上会增加受检者心理压力。

5. 该技术可能会意外发现非亲生关系、乱伦等特殊伦理问题。

（张　芹　毛　君　向菁菁）

参考文献

[1] BRADY P D, VERMEESCH J R. Genomic microarrays: a technology overview[J]. Prenat Diagn, 2012,32(4):336-343.

[2] MILLER D T, ADAM M P, ARADHYA S, et al. Consensus statement: chromosomal microarray is a first-tier clinical diagnostic test for individuals with developmental disabilities or congenital anomalies[J]. Am J Hum Genet. 2010, 86(5): 749-764.

[3] STOSIC M, LEVY B, WAPNER R. The Use of Chromosomal Microarray Analysis in Prenatal Diagnosis[J]. Obstet Gynecol Clin North Am, 2018,45(1):55-68.

[4] 染色体微阵列分析技术在产前诊断中的应用协作组.染色体微阵列分析技术在产前诊断中的应用专家共识[J]. 中华妇产科杂志, 2014, 49(8): 570-572.

[5] 中国医师协会医学遗传学分会, 中国医师协会青春期医学专业委员会临床遗传学组, 中华医学会儿科学分会内分泌遗传代谢学组. 染色体基因组芯片在儿科遗传病的临床应用专家共识[J]. 中华儿科杂志, 2016, 54(006):410-413.

[6] 广东省精准医学应用学会遗传病分会, 广东省医学会妇幼保健分会产前诊断学组, 广东省妇幼保健协会产前诊断技术专家委员会, 等. 产前遗传学诊断拷贝数变异和纯合区域的数据分析解读及报告规范化共识[J]. 中华医学遗传学杂志, 2020, 37(07):701-708.

[7] GONZALES P R, ANDERSEN E F, BROWN T R, et al. Interpretation and reporting of large regions of homozygosity and suspected consanguinity/uniparental disomy, 2021 revision: A technical standard of the American College of Medical Genetics and Genomics (ACMG)[J]. Genet Med, 2022,24(2):255-261.

第6节　全外显子组测序和基于三代测序技术的全基因组测序

全外显子测序（whole exon sequencing, WES）已在不同临床场景下得到广泛的应用，其应用价值在新生儿科、儿科、内分泌科和肾内科等临床一线科室逐步显现。较传统诊断方法，外显子测序通过靶向捕获人类外显子区域，并利用高通量测序方法获取 DNA 序列，以单碱基精度解析患者发病原因、从分子水平阐明致病原理，使诊断更为准确和高效，让精准医疗成为可能，是遗传病的诊断和预防的强有力工具。近几年在测序价格逐渐下降以及 WES 广泛开展的大背景下，由于全基因组测序（whole genome sequencing, WGS）对人类基因组序列的全面覆盖，扩大了 WES 的检测范围，也逐步从科学研究走向临床，目前以 WGS 为目标的三代测序技术正日趋完善。

一、技术原理

WES 是利用超声或酶切方法对样本 DNA 进行随机打断，制备成 DNA 文库，利用序列捕获技术，捕获整个基因组的外显子区域的 DNA、经再次扩增后进行高通量测序的技术。所得的测序结果经过滤低质量测序结果后，经序列比对以及变异检测（variant calling），获得的变异，最后经变异位点注释，依据《遗传变异分类标准与指南》对检出变异，结合临床表型进行结果判读。

基于三代测序技术的 WGS 技术与 WES 技术的实验流程基本相似，但所使用的关键性材料（内切酶）和方法（片段富集方法）有差异，基于三代测序技术的文库长度最长可到 30~50 kbp，全外显子测序的文库长度为 180~250 bp。通过长片段 Reads 突破参考基因组的束缚，在构建个人基因组信息的同时实现分析拷贝数变异检测（copy number variation, CNV）和染色体结构变异检测（倒位、易位，DNA 片段的插入和缺失），目前该技术最大的缺陷是单碱基检测的精度不高，因此目前仅用于 CNV 变异检测和染色体结构变异检测。

二、技术优势

（一）全外显子测序有以下四点优势

1. **更高性价比**　直接对编码蛋白质的序列进行检测，找出可以影响蛋白结构和功能的变异位点，以单碱基的精度来解释致病原因。

2. **经济高效**　检测区域仅占人类全基因组的 1%，与全基因组测序相比，费用大大降低，实验周期和分析工作量大大降低，同等费用下更适合大样本量研究。

3. **更高覆盖度**　同等费用下获得更高测序深度，获得的数据准确性好，更易发现低频突变。

4. **丰富的数据库支持**　为变异的解释与筛选提供参考。

目前通过分析方法的改进，同时检测拷贝数变异的工作，也在逐步开展中。

（二）全基因组测序（三代测序技术）的优势

在信息覆盖上最全面，但由于单碱基精度不高，点突变检测能力有限，拷贝数变异（CNV）、染色体结构变异（SV）、融合基因、病毒整合位点、非编码区变异检测能力明显优于WES，可成为检测染色体结构性变异的有力工具。

三、临床应用前景

在产前超声检测发现异常的胎儿通常采用核型分析方法对胎儿的染色体结构异常进行排查（倒位、易位、大片段的重复和缺失），其诊断率为8%~10%，后续通过染色体微阵列芯片（CMA）等技术可提高约6%的诊断率。这意味着仍有许多胎儿超声异常的病因无法解释，胎儿的遗传信息是唯一且可以有效解析病因的检测材料，其检测结果可直接用于疾病的诊断和后续的遗传咨询工作。目前，国内外有一些小规模研究发现，WES在超声异常，但核型分析正常胎儿中的诊断率可达20%~80%，这使得WES在改善超声异常产前诊断中的应用受到广泛关注。随着测序费用的逐年降低，和国内外研究成果的累积，WES的临床推广和应用也得到广泛的认可。

以三代测序技术为基础的WGS测序，可以提供全基因组序列信息，可一次性分析拷贝数变异（CNV）、染色体结构变异（SV）、非编码区的变异信息。可简化通过超声检测发现异常的胎儿后，先进行核型分析，再通过CMA，最后进行WES分析的过程，实现基因组信息的全面分析，在检测全面性及周期上都具有优势。相信通过技术的不断改进，三代测序技术在单碱基检测精度上也会有明显的改善。

四、WES和WGS技术的局限性

1. 全外显子测序，因假基因对检测结果的干扰有时无法避免。

2. 对低比例嵌合变异的检测能力有限，无法检测易位、倒位或动态突变等不适用于二代测序技术的遗传变异类型，亦无法检出基因调控区及深度内含子区的变异。

3. 基于三代的全基因组测序，目前主要问题还是测序成本高以及单碱基精度欠佳，对低比例嵌合变异的检测能力有限。

五、技术应用的遗传咨询注意事项

广泛的检测前教育，咨询和知情同意以及检测后咨询至关重要。建议至少考虑以下要素：

1. 应尽可能提供个性化的、父母双方的检测前教育和咨询。

2. 在进行全外显子检测和全基因组检测（三代测序）前，应根据患者实际情况，充分考虑全外和全基因组的检测局限性，对已完成的其他的遗传学检测评估是否完善（核型、芯片等）。

3. 进行全外显子检测和全基因组检测（三代测序）必须在充分告知检测目的、检测内容以及检测局限性，并取得受检者或受检者监护人同意，签署知情同意告知书后才能开展。

4. 对于所有产前测试，孕妇可以单独提供对她进行的侵入性产前诊断程序的同意以获得胎儿遗传物质。

5. 检测前咨询和知情同意必须解决以下问题：

（1）报告的结果类型（致病的，可能致病的，意义不明确的，可能良性的和良性的变异）。

（2）关于获得临床重要结果的可能性的期望。

（3）获得结果的时间周期。

（4）没有获得结果的可能性（如与样品质量有关），或者在胎儿出生之前可能无法获得结果。

（5）在结果中是否包含或排除偶然发现（如意外的儿童疾病）。

（6）在结果中是否包含或排除次要发现（如癌症易感基因）。

（7）如何处理在胎儿样本中发现的成人期发病的致病突变。

（8）发现非亲子关系或亲密关系的可能性（如血缘关系或胎儿亲生父母之间的乱伦关系）。

（9）结果报告和检测后咨询将基于当前的知识。随着时间的推移，我们对疾病基因的认识，序列变异的致病性和胎儿表型可能会发生变化。应存储有关样本和（或）数据用于重新分析基因数据。

（10）数据共享的重要性。如果可以，应获得存储抹除个人敏感信息后数据的同意，并应告知家长谁可以访问以及用于何种目的。

6. 检测后咨询和结果返回应考虑到检测前患者的选择，包括将返回哪些结果等。建议对所有受检者提供检测后咨询，包括那些测序没有产生临床有用信息的受检者。

（贺权泽　向菁菁　王　挺）

参考文献

[1] NORMAND E A, BRAXTON A, NASSEF S, et al. Clinical exome sequencing for fetuses with ultrasound abnormalities and a suspected Mendelian disorder[J]. Genome Med, 2018,10(1):74.

[2] RICHARDS S, AZIZ N, BALE S, et al. Standards and guidelines for the interpretation of sequence variants: a joint consensus recommendation of the American College of Medical Genetics and Genomics and the Association for Molecular Pathology[J]. Genet Med, 2015,17(5):405–424.

[3] FORTUNO C, LEE K, OLIVIER M, et al. Specifications of the ACMG/AMP variant interpretation guidelines for germline TP53 variants[J]. Hum Mutat, 2021,42(3):223–236.

[4] PATEL M J, DISTEFANO M T, OZA A M, et al. Disease-specific ACMG/AMP guidelines improve sequence variant interpretation for hearing loss[J]. Genet Med, 2021,23(11):2208–2212.

[5] 广东省精准医学应用学会. 产前外显子组测序遗传咨询和报告规范: ICS 11.100 T/GDPMAA 0003—2020.

第六章

介入性产前诊断取样技术

第1节　羊膜腔穿刺术

羊膜腔穿刺术（amniocentesis）是最常用的侵入性产前诊断取样技术。1956 年，Fucks 进行了羊膜腔穿刺行胎儿性别鉴定以及胎儿 Rh 溶血诊断。1966 年，Mark stele 和 Roybreg 从羊水中分离出羊水细胞并培养成功，进行了胎儿核型分析。1970 年，超声非实时定位技术问世，通过该技术可避开胎盘，找到羊水池进行穿刺。1983 年，Jenty 报道了超声实时监护下羊膜腔穿刺术。技术的精细化及检测手段的日益更新，使羊膜腔穿刺技术在产前诊断领域得到了极大的运用。

一、适应证

1. **DNA 分析**　诊断单基因病。
2. **核型分析**　诊断染色体病。
3. **生化测定**　诊断代谢性疾病。
4. **其他**　胎肺成熟度评估；感染（弓形虫、巨细胞病毒、风疹病毒）。

二、穿刺禁忌证

1. 术前感染未治愈，或手术当天感染及可疑感染者。
2. 中央型前置胎盘或低置胎盘伴有出血者。
3. 先兆流产未治愈者。

三、穿刺时间

1. **核型分析**　孕 18~24 周。
2. **拷贝数分析**　孕 16 周后。
3. **DNA 分析**　孕 16 周后。
4. **生化测定**　孕 16 周后。
5. **巨细胞病毒感染**　孕 21 周后，或确定感染后 6 周。

四、术前检查

1. 感染性指标检查　人类免疫缺陷病毒（human immunodeficiency virus, HIV）抗体、梅毒快速血浆反应素（rapid plasma regain, RPR）试验、乙型肝炎病毒（hepatitis B virus, HBV）血清标志物（"乙肝两对半"）和丙型肝炎病毒（hepatitis C virus, HCV）抗体。

2. 血型　Rh 血型。

3. 其他　血常规。

五、操作流程

1. 20~22 G 穿刺针在超声引导下经腹穿刺。

2. 术前超声检查了解胎儿数及大小、胎心率、胎盘位置和羊水量，并确定穿刺部位。

3. 孕妇排空膀胱，取仰卧位，腹部常规消毒，铺无菌巾。在超声引导下穿刺。穿刺针进入羊膜腔，拔出针芯，接上注射器（5 mL），抽取羊水 1 mL 后，换注射器（10 mL），按需要抽取羊水 10~30 mL。插入针芯，拔出穿刺针。

4. 术后超声检查了解胎心率是否正常、胎盘是否有出血等情况。

5. 书写穿刺记录，包括穿刺适应证、穿刺前后超声发现、穿刺经过、使用的器械、羊水性状、样品质量以及送检项目。

6. 向孕妇进行术后注意事项的宣教。

六、特殊人群的穿刺

1. Rh 血型阴性的孕妇　对尚未产生抗体的 Rh 血型阴性孕妇进行穿刺时，需术后给予 300 g 抗 D 免疫球蛋白。如已产生抗体，则不再注射抗 D 免疫球蛋白。应注意穿刺时避开胎盘。

2. 存在 HBV、HCV 或 HIV 感染的孕妇　应根据孕妇背景风险、遗传病家族史、胎儿超声检查等情况综合制订产前筛查、诊断方案。如确需行产前诊断，应提供介入性产前诊断胎儿垂直传播风险的咨询。此类孕妇进行羊膜腔穿刺操作时，需避开胎盘，避免距胎盘 2 cm 内进针。胎儿是否感染，取决于病毒载量，术前需常规检测病毒载量。

（1）HBV：HBV-DNA 病毒载量 >1 000 000 copis/mL 的乙肝孕妇，羊膜腔穿刺增加垂直传播的感染率高达 21 倍，建议术前抗病毒治疗。

（2）HCV：关于丙肝文献极少，现有文献中丙肝抗体阳性的孕妇，因穿刺导致的母胎垂直传播风险似乎并无显著增加。22 例丙肝抗体阳性孕妇羊穿，16 例孕妇外周血检测出 HCV-RNA，其中仅有 1 例在羊水中检测出丙肝病毒；所有随访的 10 例新生儿均未检出 HCV-RNA，基于 HCV-RNA> 1 000 000/mL 时，母胎垂直传播概率大大增加。需告知孕妇虽然目前文献并未提及穿刺增加母胎感染的概率，但相关文献的资料少，无法准确评估。

（3）HIV：联合抗逆转录病毒治疗 HIV 方案使用后，羊膜腔穿刺并不增加新生儿的 HIV 感染率（特别是对于那些病毒负荷量低或检测不出的孕妇）。建议在 HIV 孕妇行羊穿前，应该先使用联合抗逆转录病毒治疗，直至不能检测出病毒拷贝。

3. 双胎妊娠　双胎妊娠的孕妇羊膜腔穿刺胎儿丢失率为 1.8%。需建立标识质控体系，以备后期宫内减胎（临床超声 – 实验室 – 临床），因此双胎的介入性产前诊断需在有能力进行选择性减胎的胎儿医学中心进行。穿刺前需仔细辨认双胎隔膜，分别对 2 个羊膜腔进行穿刺，并详细记录。单绒毛膜双羊膜囊双胎可选择一个羊膜腔取样，应告知孕妇偶有单绒双胎两胎儿染色体不一致的报道。

七、穿刺相关并发症

1. 流产 / 早产　发生率为 1/500，术中出现严重宫缩的孕妇，可于术中或术后给予宫缩抑制剂，或天然黄体酮类药物，并随访观察，必要时住院治疗。

2. 宫内感染　发生率约为 1/1000，严格无菌操作可避免。

3. 其他情况　1%~2% 出现羊水渗漏、胎膜早破、胎盘早剥、胎心率减慢等情况，胎儿损伤罕见。

八、注意事项

1. 不提倡预防性应用抗生素。

2. 如发现绒毛膜羊膜未融合时，需要谨慎。

3. 为避免羊水取样时母源细胞的污染，常规操作时需要弃去初始的羊水约 1 mL。

4. 术中羊水性状异常时，需及时告知患者，并详细记录。血性羊水时，如送检细胞核型分析，一般不影响羊水细胞的生长和染色体分析的准确性，如送分子检测，则可能影响结果的准确性，此时可先培养羊水细胞，收获后再进行分子诊断。如为暗红色或棕色羊水，则提示陈旧性出血，常与妊娠不良结局有关。

5. 对于羊膜腔穿刺术前已用抗凝药物预防血栓的孕妇是否要停用抗凝药物，尚缺乏可用数据。考虑到阿司匹林和低分子量肝素使用的是预防剂量，从临床上判断，似乎没有理由在手术前中断其使用，故停用一次剂量的肝素似乎是可取的。

（杨　滢）

参考文献

[1] GHI T, SOTIRIADIS A, CALDA P, et al. ISUOG Practice Guidelines: invasive procedures for prenatal diagnosis[J]. Ultrasound Obstet Gynecol, 2016,48(2):256–268.

[2] GAGNON A, DAVIES G, WILSON R D, et al. Prenatal invasive proceduresin women with hepatitis B, hepatitis C, and/or human immunodeficiencyvirus infections[J]. J ObstetGynaecol Can,2014,36:648–653.

[3] DELAMARE C, CARBONNE B, HEIM N, et al. Detection of hepatitis C virus RNA (HCV RNA) in amniotic fluid: a prospective study[J]. J Hepatol, 1999,31:416–420.

[4] MONEY D, TULLOCH K, BOUCOIRAN I, et al. Guidelines for the care of pregnantwomen living with HIV and interventions to reduce perinatal transmission:executive summary[J]. J ObstetGynaecol Can ,2014,36:721–734.

第 2 节　脐带血管穿刺术

脐带血管穿刺术 (cordocentesis) 是诊断胎儿遗传性疾病和评估胎儿宫内情况的一种重要手段。最早是在胎儿镜下进行脐带血管穿刺，但胎儿镜技术复杂，对母胎风险大，使其应用受到限制。1983 年，出现了在超声引导下经腹脐带血管穿刺术。脐带血管穿刺取胎血可行相关检查、子宫内输血和药物灌注胎儿治疗等。

一、适应证

1. **DNA 分析**　诊断单基因病。
2. **核型分析**　诊断染色体病。
3. **产前诊断**　胎儿血液系统疾病，如溶血性贫血、自身免疫性血小板减少性紫癜和地中海贫血等的产前诊断。
4. **宫内输血**　胎儿严重贫血时进行宫内输血治疗。
5. **其他**　需要行药物灌注的宫内治疗。

二、穿刺禁忌证

1. 术前感染未治愈，或手术当日感染及可疑感染者。
2. 中央型前置胎盘或低置胎盘伴有出血者。
3. 先兆流产未治愈者。

三、穿刺时间

妊娠 18 周之后。

四、术前检查

1. **感染性指标检查**　HIV 抗体、梅毒 RPR 试验、HBV 血清标志物（"乙肝两对半"）、HCV 抗体。
2. **血型**　Rh 血型。
3. **其他**　血常规、凝血功能。

五、操作流程

1. **穿刺针**　21~22 G 穿刺针。

2. 术前常规超声检查 了解胎儿一般情况，以及羊水量、胎盘位置、脐带血管情况等，观察脐带位置及走向，进行初步定位。穿刺点多选在距根部 2～3 cm 处，此处脐带较固定，血管扭曲少，利于进针。当脐带根部难以显露或受胎体遮挡，游离脐带亦可选用。

3. 穿刺方法 孕妇排空膀胱，取平卧位，腹部常规消毒、铺无菌巾，用消毒穿刺探头再次定位脐带，缓慢移动探头，将脐带清晰地显示在引导区内。将探头固定，在实时的超声引导下将穿刺针经孕妇腹壁以"冲击式"手法刺入脐静脉，拔出针芯，抽取脐血 1～2 mL，后插入针芯拔针。

如果胎盘位置在前壁，则建议在胎盘插入水平面的脐带处进行穿刺；如果胎盘位置在后壁，则对脐带的自由环或腹内的脐静脉进行取样。

4. 术后检查 术后超声检查了解胎心率是否正常、脐带穿刺处有无渗血等情况。

5. 损伤记录 书写穿刺记录，包括穿刺适应证、穿刺前后超声发现、穿刺经过、使用的器械、脐血性状、样品质量以及送检项目。

6. 术后沟通 向孕妇进行术后注意事项的宣教。

六、常用胎儿血鉴定方法

为鉴定所采集血样是否为胎儿血，且需排除母血污染，可采取以下几种方法，包括：

1. 血红蛋白电泳 纯胎血 HbA2 应为 0。

2. Kleihaure 染色 每例标本取血制成薄而均匀的涂片，1 小时后置于 80% 乙醇固定，pH3.3 柠檬酸－磷酸盐酸缓冲液洗脱 5 分钟，0.5% 酸性溶液染色 3 分钟。经上述步骤后，胎儿血红蛋白未被洗脱，仍为双凹圆盘状，色鲜红。而成人血红蛋白被洗脱，呈无色空泡下状。

3. 抗碱变性试验 取试管 1 支，加入 1/12N NaOH（或 KOH）溶液 2 mL，滴少许血入试管内，摇匀，1 分钟后肉眼观察，胎血（HbF 抗碱变性的能力比 HbA 强）不变色，暗红，而成人血则变色（HbA 变性），为棕色。

七、特殊人群的穿刺

1. 双胎妊娠孕妇需建立标识质控体系，以备后期宫内减胎（临床超声－实验室－临床），因此双胎的侵入性产前诊断需在有能力进行选择性减胎的胎儿医学中心进行。穿刺前需仔细辨认双胎隔膜，分别对 2 个脐带进行穿刺。并详细记录。

2. Rh 血型阴性的孕妇不建议使用脐血管穿刺术。

3. 存在 HBV、HCV 或 HIV 感染的孕妇，不建议使用脐血管穿刺术。

八、穿刺相关并发症

1. 胎儿丢失 可能出现流产、早产，发生率约为 1/100，与术者操作技术熟练程度有关，多次穿刺、穿刺时间过长，可致胎儿丢失机会增加。如果胎儿存在严重的结构异常、生长受限等高危情况时，极少数的脐静脉穿刺可能出现胎死宫内。

2. 宫内感染 发生率为 1/1000，严格无菌操作可避免。

3. 胎心减慢 常为一过性的胎儿心动过缓。一过性子宫收缩、脐血管痉挛等因素可引起胎儿迷走神经兴奋，从而出现胎儿一过性心动过缓。此时要立即停止穿刺，让孕妇左侧卧位，吸氧，必要时给予静脉注射 50% 的葡萄糖和 0.5 mg 的阿托品。

4.**胎盘、脐带渗血**　穿刺针经过胎盘或脐带的穿刺部位可引起渗血，一般出血在 1 分钟内自止，此时需超声监测出血情况和胎心变化。

5.**羊水渗漏**　发生率约为 0.5%。

6.**其他情况**　1%~2% 出现羊水渗漏；超声引导下穿刺时脐带血栓的发生率低；胎膜早破、胎盘早剥、胎心率减慢以及胎儿损伤等更罕见。

九、注意事项

1. 不提倡预防性应用抗生素。

2. 如发现绒毛膜、羊膜未融合时，需要谨慎。

3. 造成穿刺失败的原因有：孕周过小，脐血管直径太细；羊水过少，脐带显影不清；孕妇精神紧张，子宫收缩；胎儿肢体运动致脐带难以固定等。

4. 因可能出现胎心减慢，故做好相应宫内复苏预案，如发生胎儿心动过缓，应立即停止手术密切观察。如持续胎儿心动过缓，应采取紧急宫内复苏甚至剖宫产分娩（取决于孕周）及家属态度。

5. 对于有血栓预防用抗凝药物的孕妇，缺乏胎儿侵入性手术之前停止血栓预防的可用数据。

（杨　滢）

参考文献

[1]　GHI T, SOTIRIADIS A, CALDA P, et al. ISUOG Practice Guidelines: invasive procedures for prenatal diagnosis[J]. Ultrasound Obstet Gynecol, 2016,48(2):256−268.

[2]　MARK I E, MARK P J, YUVAL Y. 产前诊断[M]. 段涛, 胡娅莉, 吕时铭, 译. 北京: 人民卫生出版社, 2010:407.

第 3 节　绒毛穿刺术

由于绒毛组织位于胚囊之外且又具有和胚胎同样的遗传性，故早孕期绒毛活检（chorionic villi sampling, CVS）被认为是产前诊断的一个重要突破。自 1975 年我国鞍山钢铁公司医院妇产科首先报道了经宫颈盲吸法进行绒毛活检并成功进行了胎儿性别预测、1983 年 Simoni 应用绒毛组织成功地进行了胎儿核型分析之后，这一技术便开始应用于胎儿遗传性疾病的产前诊断，将产前诊断的时间由中孕期前移至早孕期。

一、适应证

1.**DNA 分析**　诊断单基因病、染色体病。

2.**核型分析**　诊断染色体病。

二、穿刺禁忌证

1. 术前感染未治愈，或手术当日感染及可疑感染者。
2. 先兆流产未治愈者。
3. 胎盘形态异常者。

三、穿刺时间

因孕 10 周前行 CVS 会增加胎儿肢体截断畸形的风险，14 周后穿刺绒毛黏稠，很难抽吸，同时嵌合体比率增加，故适宜的绒毛穿刺孕周为孕 $11\sim13^{+6}$ 周。

四、术前检查

1. **感染性指标检查** HIV 抗体、梅毒 RPR 试验、HBV 血清标志物（"乙肝两对半"）、HCV 抗体。
2. **血型** Rh 血型。
3. **其他** 血常规、凝血功能。

五、操作流程

1. **穿刺针** 绒毛穿刺套针：外针 17/19 G，内针 19/20 G。
2. **术前常规超声检查** 测量头臀长度以核对孕周，定位胎盘绒毛部位。
3. **穿刺方式** 包括经腹穿刺和经宫颈穿刺，根据胎盘部位以及操作者的经验而定。
（1）经宫颈绒毛活检：孕妇取膀胱截石位，常规消毒铺巾，用扩阴器扩张阴道，膀胱适当充盈以显示宫底为度。在腹壁超声监视下，将导管从子宫颈外口缓缓地经宫颈内口进入宫腔，当进入孕囊种植部位时，取出针芯接上 20 mL 针筒，并形成负压，停留约半分钟即有绒毛和血液进入针管，边抽边退，随即将吸出物放入显微镜下或放入生理盐水小瓶中，观察有无绒毛，如未见到绒毛或抽取量不够时，可再取 1 次。因经阴道和宫颈操作，增加感染风险，现极少应用。
（2）经腹部绒毛活检：孕妇排空膀胱，取仰卧位，腹部常规消毒，选择穿刺点，在超声引导下先将引导套针经腹壁及子宫穿刺胎盘绒毛，拔出针芯，然后将活检针经引导套针内送胎盘绒毛组织，连接含 5 mL 生理盐水的 20 mL 注射器，以 5~10 mL 的负压上下移动活检针吸取绒毛组织，应注意避免穿刺针进入羊膜腔。如一次活检的绒毛量不够，可再次将活检针送入引导套针内进行抽吸，直到获取需要量的绒毛标本。此为目前常用的绒毛取样方式。
4. **术后检查** 术后超声检查了解胎心率是否正常、胎盘穿刺处有无渗血等情况。
5. **操作记录** 书写穿刺记录，包括穿刺适应证、穿刺前后超声发现、穿刺经过、使用的器械、样品质量以及送检项目。
6. **术后沟通** 向孕妇进行术后注意事项的宣教。

六、特殊人群的穿刺

1. Rh 阴性血型的孕妇　不建议进行绒毛取样术，建议中孕期羊水产前诊断。确需绒毛取样术时，对尚未产生抗体的 Rh 阴性孕妇进行穿刺时，需术后给予 300μg 抗 D 免疫球蛋白。如已产生抗体，则不再注射抗 D 免疫球蛋白。

2. HBV、HCV 或 HIV 感染的孕妇　相关绒毛取样的文献数据极少，倾向于建议中孕期进行羊水产前诊断。

3. 双胎妊娠的孕妇　需建立标识质控体系，以备后期宫内减胎（临床超声 – 实验室 – 临床），因此双胎的侵入性产前诊断需在有能力进行选择性减胎的胎儿医学中心进行。与双胎羊膜腔穿刺术相比，胎儿丢失率没有显著差别。穿刺前需仔细辨认双胎隔膜，分别对两个胎盘进行穿刺，并详细记录。当双绒双羊双胎胎盘融合时，可能存在 1% 交叉污染或重复取样的风险，知情同意后穿刺取样，取样时尽量避开融合区。缺乏三胎及三胎以上的妊娠在侵入性手术中流产风险的数据。

七、穿刺相关并发症

1. 胎儿丢失　流产的发生率约为 1/500，可于术中或术后给予宫缩抑制剂含服，或保胎药（血络酮）阴道用药，随访观察。

2. 宫内感染　发生率约为 1/1000，严格无菌操作可避免。

3. 阴道出血　发生率约为 10%，经宫颈取样风险更高（30%）。出血是自限性的，结局良好。

4. 胎儿损伤　孕 10 周前穿刺会增加胎儿肢体截断畸形的风险，孕 10 周后穿刺暂无相关报道。

八、注意事项

1. 不提倡预防性应用抗生素。

2. 胎盘细胞嵌合发生率约为 1%，可行羊水产前诊断用于检出真嵌合，排除胎盘嵌合。

3. 分子学检测前需行母血鉴定排除母源污染可能。

4. 对于用抗凝药物预防血栓的孕妇，缺乏胎儿侵入性手术之前停止血栓预防的可用数据。考虑到阿司匹林和低分子量肝素使用的是预防剂量，从临床上判断，似乎没有理由在手术前中断其使用。然而，停用一次剂量的肝素似乎是可取的。

（杨　滢）

参考文献

[1] GHI T, SOTIRIADIS A, CALDA P, et al. ISUOG Practice Guidelines: invasive procedures for prenatal diagnosis[J]. Ultrasound Obstet Gynecol, 2016,48(2):256–268.

[2] MARK I E, MARK P J, YUVAL Y. 产前诊断[M]. 段涛, 胡娅莉, 吕时铭, 译. 北京: 人民卫生出版社, 2010:399.

第七章

常见胎儿形态学异常的咨询与诊疗

第1节　常见胎儿超声软指标

胎儿超声软指标（ultrasound soft marker, USM）是指胎儿超声检查时发现的胎儿结构改变，多数是正常变异，不是真正的胎儿异常。大样本临床研究中发现在妊娠中期超声软指标阳性的发生率达5%。

USM通常是临时性的，可能会随着妊娠的进展而逐渐消失。但有些软指标可能提示胎儿存在潜在的其他结构异常或染色体异常风险。应用USM使胎儿畸形的发现率增加4%，但假阳性率却增加12倍，明显增加了介入性诊断穿刺率，也给父母带来了紧张情绪和心理负担，故对超声软指标的咨询需慎重。

一、心室强回声光点

（一）定义

心室强回声光点（echogenic intracaridac focus, EIF）指在乳头肌或任意心室内出现的回声与骨质强度类似的微小钙化灶，直径1~4mm，最常见于左心室，也可存在双心室，可单发也可多发。正常胎儿中发生率为3%~5%，非整倍体染色体异常儿中发生率升高18%~39%。

（二）病因

多数认为EIF是由心内乳头肌微小钙化引起的生理变异。

（三）超声表现

在四腔心切面可显示（图7-1-1）。

（四）咨询要点

1. 不建议低危人群中EIF者行介入性产前诊断。
2. 孤立性EIF与心脏畸形及心脏功能改变无明显关系。
3. 孤立性EIF且染色体检查正常的患儿预后良好，95%的EIF在晚期自然消退。其余妊娠结局与伴发染色体异常及其他结果畸形相关。
4. EIF的再发风险尚未见文献报道。

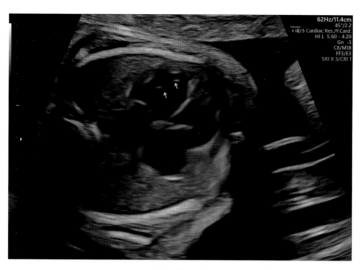

图 7-1-1　胎儿左心室强回声光点

二、肠管强回声

（一）定义

肠管强回声不属于一种疾病，为影像学表现，是指肠管（主要为小肠）回声增强（hypenechogenic bowel），其强度与骨骼回声相似或强于骨骼回声。在正常人群中发生率为 0.2%～1.45%。

（二）病因

肠管强回声多为单发的一过性超声表现，但也有一部分合并异常，如染色体异常，宫内感染、肠梗阻、腹水或囊性纤维化等。胎儿肠管强回声属于唐氏综合征的软指标之一，一般认为似然比为 3～7。肠梗阻早期肠管内压力升高造成少量渗出性腹水，出现肠管回声增强；各种原因（如宫内感染）引起的腹水和肠管水肿早期也可表现为肠管强回声；囊性纤维化胎儿可因黏稠、浓厚的胎粪积聚于回肠远端并伴钙化，超声可表现为肠管回声增强，但亚洲人群中该病少见。

（三）超声表现

肠管强回声分为三级，Ⅰ级为肠管回声强于肝脏但低于骨骼；Ⅱ级为肠管回声与骨骼相同；Ⅲ级为肠管回声强于骨骼回声。目前公认Ⅱ级和Ⅲ级具有临床意义（图 7-1-2）。

（四）咨询要点及临床处理

1. 肠管强回声可能是正常胎儿的变异。

2. 建议行排除病因的检查，如感染指标的检查，胎儿染色体检查等。

3. 应结合是否存在其他异常评估胎儿染色体异常的风险，考虑是否行介入性产前诊断，若血清学筛查或 NIPT 筛查低风险且不合并其他异常，不建议进行有创的胎儿染色体检查。

4. 针对肠管回声增强可能的病因进行相应评估和检查，如囊性纤维化、地中海贫血、感染、溶血等相关风险评估及检测。

5. 孕期需定期超声随访肠管情况，观察有无肠管扩张、腹水等，大多数病例是一过性改变且预后良好。

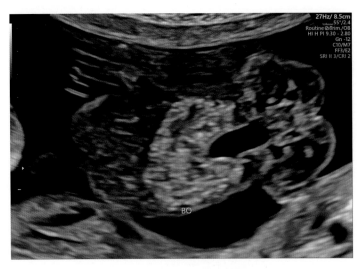

图 7-1-2　胎儿部分肠管强回声

三、肾盂增宽

（一）定义

肾盂增宽（pyelectasia）是指胎儿肾盂前后径线增大但不足以诊断肾盂积水。可表现为单侧肾盂扩张，也可表现为双侧肾盂扩张，单侧多见。中晚孕期发生率为 1%～5%，可以是生理性变异。

（二）病因

在大多数病例中，肾盂扩张是一种暂时性生理状态，但肾脏和泌尿道先天性异常（congenital anomalies of the kidney and urinary tract, CAKUT）可因输尿管梗阻和膀胱输尿管反流（vesicoureteral reflux, VUR）而导致出现胎儿肾积水。这些情况可能会损害肾脏的发育和（或）导致肾损伤。

（三）超声表现

肾盂扩张是指肾盂分离前后径增大但不足以诊断肾积水。20 周以内大于 4 mm，20～30 周大于 5 mm，30 周以上大于 7 mm 被认为有轻度肾盂增宽（图 7-1-3）。

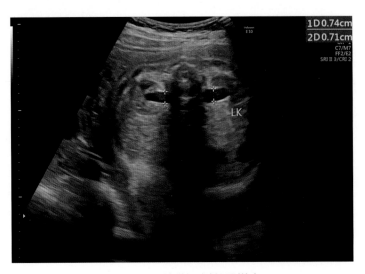

图 7-1-3　胎儿双侧肾盂增宽

（四）咨询要点

1. 单纯性肾盂扩张不增加唐氏综合征风险。

2. 合并其他畸形时或为高龄孕妇应建议胎儿染色体检查。

3. 轻度肾盂扩张是肾积水或泌尿系统畸形（如双肾盂、泌尿道狭窄等）的一个表现，应定期复查，绝大多数胎儿（90.2%）预后良好，1/4~1/3 的胎儿会出现进行性加重。

四、侧脑室增宽

（一）定义

侧脑室增宽（ventriculomegaly，VM）是指侧脑室宽度大于正常，在 10~15 mm，包括单纯侧脑室增宽以及各种原因引起的不同程度继发性脑室扩张。

（二）病因

轻度脑室扩张是染色体异常的软指标之一，约 10% 的病例合并染色体异常，主要是 21- 三体、18- 三体或 13- 三体，也有部分合并小片段拷贝数缺失或重复以及单基因变异。风险值与侧脑室增宽的严重程度密切相关。若合并宫内感染，可能观察到颅内外多系统感染性改变。

（三）超声表现

在大脑的标准横切面上表现为侧脑室的单侧或双侧扩张。根据侧脑室的宽度分为轻度（10~12 mm）、中度（13~15 mm）和重度（>15 mm）（图 7-1-4）。

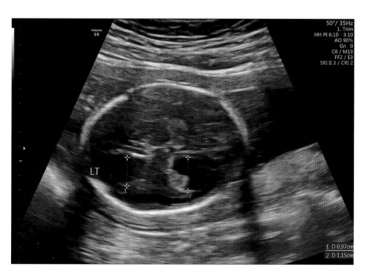

图 7-1-4　胎儿侧脑室增宽

（四）咨询要点

1. 因其增加胎儿染色体异常风险，建议行介入性产前遗传学诊断。

2. 详细检查有无颅内外其他异常，建议胎儿颅脑超声检查或胎儿头颅磁共振检查。

3. 建议 TORCH 检查评估是否存在宫内感染。

4. 侧脑室增宽可以是一过性超声表现，随访过程中脑室扩张消退则预后良好的可能较大。

5. 孤立性轻度或中度侧脑室增宽中约 10% 的病例出现神经系统发育迟缓，与普通人群相当。

6. 重度脑室扩张出现智力低下的可能增加，有生机儿前诊断可考虑终止妊娠。

7. 每 3~4 周进行超声随访以评估侧脑室增宽的改变情况。

8. 单纯侧脑室轻中度扩张不改变产科处理。

五、胎儿颈后皮肤皱褶增厚

（一）定义

是指胎儿颈后皮肤皱褶（nuchal fold, NF）增厚，妊娠 18~24 周正常 NF 厚度 <6.0 mm，NF 厚度≥6.0 mm 为 NF 增厚。

（二）病因

NF 增厚与胎儿染色体异常、胎儿结构异常和不良预后相关。

（三）超声表现

NF 测量时间一般在 18~24 周。在小脑横切面上测量皮肤强回声外缘至软骨强回声外缘之间的距离，正常情况下 NF<6 mm（图 7-1-5）。

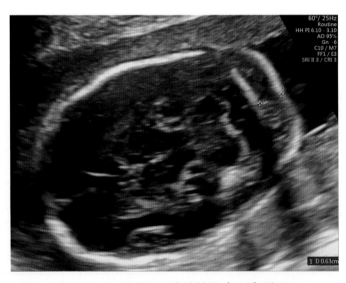

图 7-1-5　胎儿颈后皮肤皱褶（NF）增厚

（四）咨询要点

1. NF 增厚可增加唐氏综合征风险，其阳性似然比达到 17，应建议介入性产前遗传学诊断。

2. 除胎儿染色体异常外，还可能存在其他异常，如心脏畸形、宫内感染、胎儿贫血、某些遗传综合征、骨骼肌肉系统异常、胸腔压力升高等，故应行相关检查，如胎儿超声心动图、TORCH 等。

3. 超声随访。

六、鼻骨发育不良

（一）定义

鼻骨发育不良（absence or hypoplasia of fetal nasal bone）包括鼻骨缺失与鼻骨短小，后者指鼻骨长度 <2.5 mm。

（二）病因

染色体畸变可引起胚胎鼻骨间充质细胞基质成分改变，影响鼻骨骨化过程，导致鼻骨缺失或短小。

（三）超声表现

1. **鼻骨缺失** 在胎儿面部矢状面、横切面和冠状面均未能显示鼻骨声像（图 7-1-6）。
2. **鼻骨短小** 鼻骨超声测量值小于同孕周正常值的第 2.5 百分位数（图 7-1-7）。

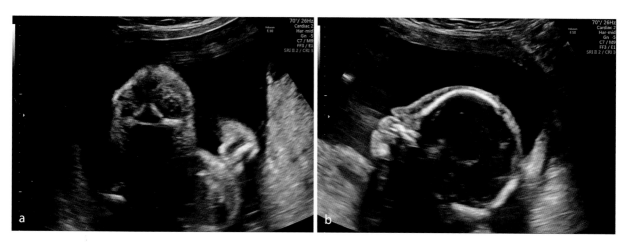

图 7-1-6 胎儿鼻骨缺失

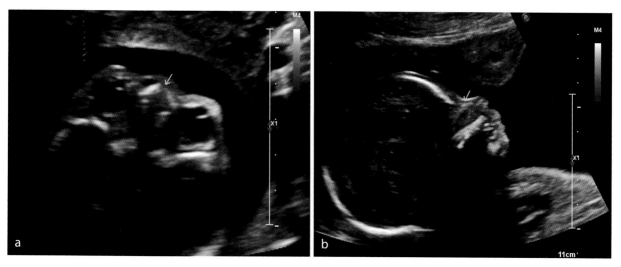

图 7-1-7 胎儿鼻骨发育不良

（四）咨询要点

1. 正常胎儿中发生率为 0.5%～1%。

2. 鼻骨发育不良预测唐氏综合征风险的阳性似然比为 25，在所有指标中敏感性最高，应建议产前遗传学诊断。

七、脉络丛囊肿

（一）定义

脉络丛囊肿（choroid plexus cysts）指侧脑室的一侧或双侧脉络丛中出现单个或多个囊肿（直径大于 3 mm），常在 14～26 周检出。

（二）病因

大部分脉络丛囊肿被认为是快速生长的脑室内的脑脊液所致的良性疾病，但也有可能是由于染色体异常所致。

（三）超声表现

大多数脉络丛囊肿于中孕期超声胎儿结构筛查时发现，表现为强回声脉络丛内的圆形或椭圆形无回声结构，直径≥3 mm，囊壁薄，边缘光滑，整齐，可单侧出现，亦可双侧对称性存在，可单发，亦可多发（图 7-1-8）。

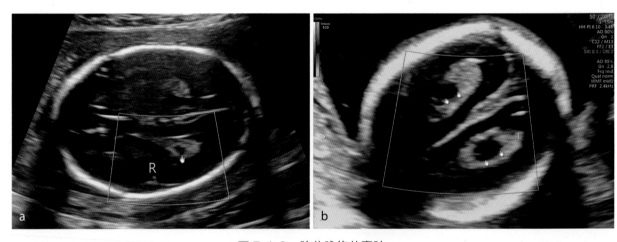

图 7-1-8　胎儿脉络丛囊肿

（四）咨询要点

1. 1%～3% 的正常人群在中期妊娠的超声检查中可发现脉络丛囊肿，90% 以上会在孕 26 周消失。

2. 脉络丛囊肿本身不会造成胎儿发育异常，包括智力障碍、脑瘫和发育迟缓等。

3. 与 18-三体的风险增加相关，30%～50% 的 18-三体胎儿有脉络丛囊肿，需要详细的超声检查其他与 18-三体的超声软指标。孤立性脉络丛囊肿预后良好，可建议行无创产前检测（non-invasive prenatal testing, NIPT）；若合并其他异常，需要遗传咨询，进行介入性产前诊断。

八、单脐动脉

（一）定义

正常脐带含有 2 条动脉和 1 条静脉。单脐动脉（single umbilical artery，SUA）是指脐带解剖变异为只有 1 条脐动脉。发生率约为 0.5%。SUA 可能单独存在，也可能伴有非整倍体或其他先天性异常。

（二）病因

SUA 的形成机制可能包括：一条本来正常的脐动脉出现继发性闭锁或萎缩；一条脐动脉原发性缺如；体蒂的原始单尿囊动脉持续存在。在接受显微镜检查的 SUA 病例中，大约 40% 的脐带存在肌性残余，这表明，原本正常的脐动脉出现继发性闭锁或萎缩有可能是此类 SUA 病例的发生机制。

（三）超声表现

SUA 超声声像图特征是在脐带横断面仅见到两个管腔，其中较大的为脐静脉，另一个稍小的为脐动脉（图 7-1-9）。

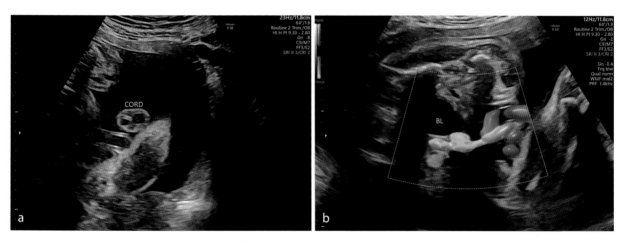

图 7-1-9　脐血管单脐动脉

（四）咨询要点

1. 单脐动脉可以是单发的，也可合并其他部位的畸形，合并的畸形多为心血管畸形与泌尿道畸形。

2. 单纯性单脐动脉预后良好，不是介入性产前诊断的指征。若合并畸形，应建议产前诊断排除胎儿染色体异常。

3. 除了合并胎儿畸形及染色体异常，单脐动脉病例中早产、胎儿生长受限和胎儿死亡的发生率也高于正常。

九、持续性右脐静脉

（一）定义

持续性右脐静脉（permanent right umbilicao vein，PRUV）属于脐静脉异常。胚胎早期，脐静脉有左右两条，起于胎盘经脐带入胚胎，沿腹壁经肝两侧穿过原始横膈入静脉窦。随着胚胎发育，整个右脐静脉和左脐静脉的近心段逐渐萎缩消失，只有左脐静脉远心段保留并增粗。如果由于某种原因导致左脐静脉阻塞并萎缩而保留右脐静脉，就称为持续性右脐静脉。是一种解剖变异，而非胎儿结构畸形。文献报道 PRUV 检出率为 0.08%～0.35%，合并畸形率为 12.8%～23.2%。

（二）诊断与分型

持续性右脐静脉主要超声特征为（图 7-1-10）：

（1）永久性右脐静脉与右门静脉相连，正常左门静脉无脐静脉相连。

（2）胎儿胆囊位于脐静脉与胃泡之间。

随着超声彩色多普勒及三维成像技术的发展，可根据门静脉系统先天发育异常给予分类：

（1）肝内型：右脐静脉与门静脉相连通，血液自静脉导管汇入下腔静脉和右心房，肝内型是一种解剖变异且预后良好。

（2）肝外型：右脐静脉与门静脉不相通，经肝旁汇入髂静脉、下腔静脉或直接汇入右心房。肝外型由于静脉导管未在肝内形成，容易伴发多种胎儿畸形。以心血管系统畸形多见，如单脐动脉、右位心、永存动脉干、右室双出口等；还有消化系统畸形如肠旋转不良、气管－食管瘘、十二指肠闭锁等、泌尿生殖系统、肌肉骨骼系统等。

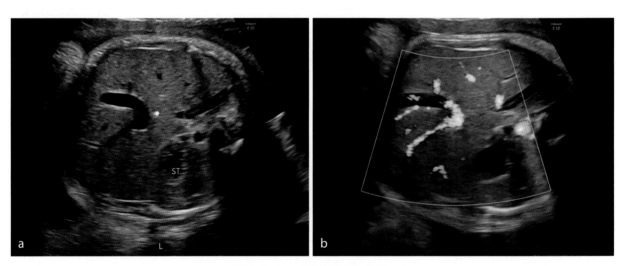

图 7-1-10　持续性右脐静脉

（三）病因

持续性右脐静脉是一种胚胎期血管发育异常，有研究认为可能与外部压力、微小血栓栓塞使左脐静脉阻塞有关。

（四）咨询及临床处理建议

持续性右脐静脉的分型，对于评估胎儿预后至关重要。

1. 一旦发现脐静脉、胆囊、胃泡的位置关系异常，就应该仔细检查静脉导管，跟踪脐静脉及静脉导管的走向，明确肝内型、肝外型分型诊断。

2. 肝外型持续性右脐静脉，应仔细扫查胎儿全身各系统，排除结构畸形。提示合并结构畸形者，应建议介入性产前诊断，进行胎儿染色体核型分析，推荐染色体拷贝数变异（CNV）检测。明确为胎儿染色体异常或结构畸形的，应经过胎儿医学 MDT（儿科、产科、遗传科、母胎医学科等）与孕妇家庭共同沟通探讨后，再行后续决策。

3. 胎儿肝内型持续性右脐静脉，无其他部位异常，多为良性变异，预后较好，右脐静脉一般在出生后 4 个月左右闭合成一纤维条索。

十、右锁骨下动脉迷走

（一）定义

右锁骨下动脉迷走（aberrant right subclavian artery, ARSA）是指右锁骨下动脉起源于降主动脉起始部，行经食管及气管后，直至锁骨处，是常见的主动脉弓分支异常，通常认为是一种正常变异。

（二）超声表现

超声诊断胎儿右锁骨下动脉迷走，其图像特征表现为三血管气管切面显示主动脉弓与动脉导管走行于气管左侧，彩色多普勒超声显示左位主动脉弓与迷走右锁骨下动脉形成不完全"C"形血管环绕气管和食管，可单独存在也可合并有其他畸形（图 7-1-11）。

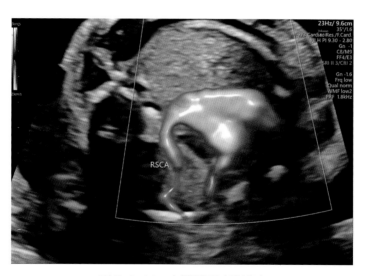

图 7-1-11　右锁骨下动脉迷走

（四）咨询要点

1. 单纯性右锁骨下动脉迷走被认为是正常的血管变异，出生后预后良好。在极少数情况下，右锁骨下动脉迷走压迫食管，导致吞咽困难。

2. 当右锁骨下动脉迷走合并其他心内外畸形时，将增加染色体非整倍体异常的发生风险，特别是 22q11 微缺失综合征和唐氏综合征，应行产前诊断。

（李　洁　周春香　吴　星　王　珏）

参考文献

[1] ROCHON M, EDDLEMAN K. Controversial ultrasound findings[J]. Obstet Gynecol Clin North Am, 2004,31(1):61–99.

[2] AGATHOKLEOUS M, CHAVEEVA P, POON L C, et al. Meta-analysis of second-trimester markers for trisomy 21[J]. Ultrasound Obstet Gynecol, 2013,41(3):247–261.

[3] LEE R S, CENDRON M, KINNAMON D D, et al. Antenatal hydronephrosis as a predictor of postnatal outcome: a meta-analysis[J]. Pediatrics, 2006, 118:586.

[4] DUAN H L, ZHU X Y, ZHU Y J, et al. The application of chromosomal microarray analysis to the prenatal diagnosis of isolated mild ventriculomegaly[J]. Taiwan J Obstet Gynecol, 2019,58(2):251–254.

[5] DUAN H, ZHAO G, WANG Y, et al. Novel missense mutation of L1CAM in a fetus with isolated hydrocephalus[J]. Congenit Anom (Kyoto), 2018,58(5):176–177.

[6] PAGANI G, THILAGANATHAN B, PREFUMO F. Neurodevelopmental outcome in isolated mild fetal ventriculomegaly: systematic review and meta-analysis[J]. Ultrasound Obstet Gynecol, 2014,44(3):254–260.

[7] Society for Maternal-Fetal M, Electronic address pso, Fox NS,et al. Mild fetal ventriculomegaly: diagnosis, evaluation, and management[J]. Am J Obstet Gynecol, 2018,219(1):B2–B9.

[8] BOYD P A, CHAMBERLAIN P, HICKS N R. 6-year experience of prenatal diagnosis in an unselected population in Oxford, UK[J]. Lancet, 1998, 352(9140): 1577–1581.

[9] BORRELL A, MERCADE I, CASALS E, et al. Combining fetal nuchal fold thickness with second-trimester biochemistry to screen for trisomy 21[J]. Ulrasound Obstet Gynecol, 2007, 30 (7): 941–945.

[10] 谢红宁, 朱云晓, 李丽娟, 等. 对妊娠中晚孕妇行超声检测胎儿鼻骨发育状况以筛查唐氏综合征[J]. 中华妇产科杂志, 2008, 43(3):171–174.

[11] GUPTA J K, CAVE M, LILFORD R J, et al. Clinical significance of fetalchoroid plexus cysts[J]. Lancet, 1995, 346(8977):724–729.

[12] BETHUNE M. Management options for echogenic intracardiac focus andchoroid plexus cysts: a review including Australian Association of Obstetrical and Gynaecological Ultrasonologists consensus statement[J]. Australas Radiol, 2007,51(4):324–329.

[13] 《基于影像学的结构性畸形产前筛查与诊断规范化体系研究》解放军总医院第一医学中心超声诊断科课题组. 五个常见产前超声软指标临床处理路径[J]. 中华医学超声杂志: 电子版, 2021, 11:1044–1048.

[14] FRIEBE-HOFFMANN U, HILTMANN A, FRIEDL T W P, et al. Prenatally Diagnosed Single Umbilical Artery (SUA) - Retrospective Analysis of 1169 Fetuses[J]. Ultraschall Med, 2019,40(2):221–229.

[15] 李晓玲. 胎儿右锁骨下动脉迷走的产前超声诊断及临床预后分析[J]. 现代医用影像学, 2020, 7:1321–1323.

[16] 李胜利, 罗国阳. 胎儿畸形产前超声诊断学, 第2版[M]. 北京: 科学出版社, 2017.

第2节　胎儿头面部发育异常

一、脑积水

（一）定义

脑积水（hydrocephalus）是指脑脊液循环受阻积聚于脑室腔内，导致脑室明显扩张。侧脑室宽度10~15 mm为轻中度侧脑室增宽，大于15 mm时称为严重侧脑室增宽或脑积水。

（二）病因

胎儿脑积水往往继发于梗阻或其他器质性病变，中脑导水管狭窄是最常见的病因，其原因可能是导水管自身异常，也可能是肿瘤压迫、炎症或出血引起肿胀等所致。蛛网膜下腔回流受阻引起的交通性脑积水也较常见。

脑积水还可能为中枢神经系统结构异常引起的继发性改变，如脊柱裂、脑膨出、全前脑、Dandy-Walker 异常和胼胝体缺失等。

部分病例涉及染色体数目及拷贝数异常，少部分病例为基因突变所致，较为熟知的是 *L1CAM* 基因突变，引起 X- 连锁隐性遗传性脑积水，其他致病基因包括 *EML1*、*WDR81* 和 *MPDZ* 基因等。

此外，宫内感染（如巨细胞病毒感染）也可引起胎儿脑积水。

（三）诊断

1. **影像学诊断**　通过产前超声诊断，多数脑积水病例在孕 16 周后出现典型声像表现。中脑导水管狭窄引起的脑积水可见双侧脑室及第三脑室扩张，早期可表现为轻中度增宽，呈进行性加重。理论上交通性脑积水还可见到第四脑室扩张及蛛网膜下腔扩张，实际较难观察到，故产前两者难以鉴别。由颅内其他异常如脊柱裂、全前脑、Dandy-Walker 异常等引起的脑积水可见相关改变。X- 连锁遗传病例可合并拇指异常、面部畸形和透明隔缺失等。MRI 对脑积水诊断具有重要价值，除显示脑室增宽，还可评估颅内相关结构及脑皮质发育（图 7-2-1）。

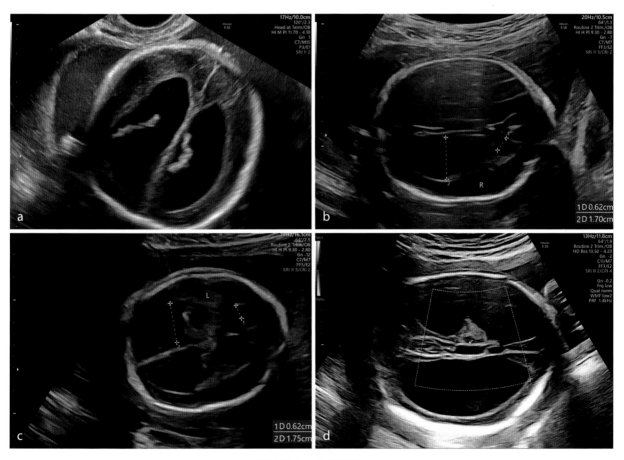

图 7-2-1　胎儿脑积水

2. 病因诊断

（1）遗传学检查。胎儿染色体微阵列芯片检查，必要时可考虑基因检测。

（2）监测感染指标，如母血中 TORCH 特异性 IgG 和 IgM 抗体以及羊水中巨细胞病毒 DNA 等。

（3）仔细检查是否由颅内其他异常（如结构异常、出血、肿瘤和感染性病变等）引起的继发性脑积水。

（四）咨询要点与临床处理建议

1. 脑积水严重的胎儿一部分胎死宫内，一部分新生儿早期死亡，存活儿若及时手术解除梗阻大部分可存活，但神经系统发育异常的风险仍较高。X 性连锁遗传性脑积水预后较差，往往合并严重的神经系统缺陷。

2. 有生机儿前诊断严重脑积水应考虑终止妊娠。非严重脑积水应仔细检查颅内外有无其他异常，并行染色体微阵列芯片检查及感染指标检测。必要时应行基因检测。

3. 对继续妊娠者，定期随访脑积水情况，若无巨头畸形，不改变分娩方式。若已明确预后不良可能性很大，应尽量经阴道分娩。胎儿出生后尽早至儿外科进一步诊治。

4. 再发风险取决于涉及的遗传学异常，X 性连锁遗传性脑积水再发率为 25%。

二、露脑畸形 / 无脑儿

（一）定义

露脑畸形（exencephaly）也称颅盖缺失，是指眼眶以上全颅盖骨或大部分颅盖骨缺失，脑组织外露，外有脑膜覆盖，常伴脑组织发育异常。无脑儿（anencephaly）是指颅盖骨和双大脑半球缺失。

（二）病因

病因不明，为多因素致病，包括遗传因素，环境因素如射线、磺胺，母体因素如糖尿病、高热以及叶酸缺乏等。

（三）诊断

露脑畸形和无脑儿通过产前超声容易诊断。露脑畸形可为无脑儿的早期阶段，在孕 11~14 周超声可见正常骨化的颅骨缺失，大脑半球可见，被膜包绕。随着脑组织暴露于羊水中时间延长，胎儿触碰脑组织，羊水中可见破碎的脑组织，超声检查可见羊水中出现密集光点细颗粒回声。脑组织逐渐脱落后出现无脑儿表现，即无颅盖、无大脑，仅见颅底或颅底部分脑组织，冠状切面见双眼眶位于最高处且无前额，即"青蛙"样面容。无脑儿胎动较频繁（图 7-2-2，图 7-2-3）。

（四）咨询要点与临床处理

1. 露脑畸形与无脑儿均不能存活，少数活产儿也仅能生存数小时至数日，故一旦确诊，任何孕周都应建议终止妊娠。

2. 无脑儿和露脑畸形为多基因遗传，与环境因素也有关，再次妊娠再发风险为 5%。为预防再发，再次妊娠推荐补充叶酸剂量为 4 mg/d，至少在妊娠前 1 个月开始服用直至妊娠 3 个月。

3. 有报道少数无脑儿合并染色体异常，如 13- 三体、18- 三体和三倍体，以及 *TRIM36*、*FOXN1* 等基因突变，可行相关染色体及基因检测。

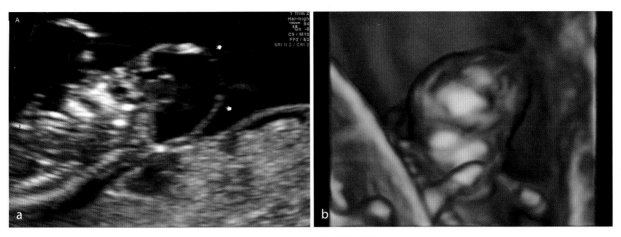

图 7-2-2　胎儿露脑畸形

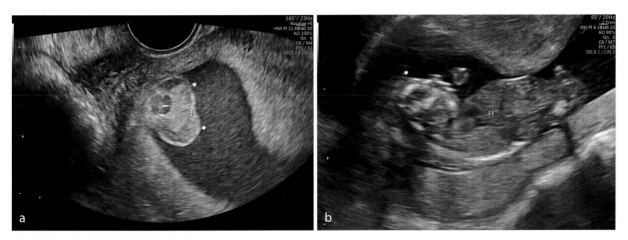

图 7-2-3　无脑儿

三、颅内囊肿

（一）定义

颅内囊肿是指颅内囊性包块，常见的颅内囊肿包括蛛网膜囊肿（arachnoid cyst）、布莱克囊肿（Blake's pouch cyst, BPC）、室管膜下囊肿、中间帆腔增大等。

蛛网膜囊肿是指被软蛛网膜包裹的局部脑脊液，不与颅内脑室系统交流，囊壁衬以蛛网膜细胞和胶原。

布莱克囊肿是第四脑室扩张至小脑延髓池引起颅后窝的单个无血管的囊肿。

室管膜下囊肿（subependymal cysts）是指沿着侧脑室前角下壁或临近侧脑室前角侧壁的囊性结构，少见于侧脑室颞角或枕角内壁的囊性结构。室管膜下囊肿囊壁缺乏上皮层，因此也称为假性囊肿。

中间帆腔又称帆间池或第三脑室上池，一个潜在性的蛛网膜下脑池，位于双侧丘脑及穹隆脚之间处的囊性结构，若中间帆腔增大则形成脑中线处的囊性结构。

（二）病因

蛛网膜囊肿病因不明，可为原发性软脑膜发育异常，通常不与蛛网膜下腔相通；也可继发于出血、外伤、感染等损伤，这类囊肿常与蛛网膜下腔相通。

布莱克囊肿的形成是由于正中孔开窗失败导致，其确切病因尚不明确。

室管膜下囊肿是由胚胎期生发层基质萎缩残留的血管网引起的缺血、出血、感染所导致，常见病毒为巨细胞病毒和风疹病毒。囊腔覆盖有生殖细胞和神经胶质细胞形成的包膜，囊壁薄，边界清，因无上皮细胞，属假性囊肿。

（三）诊断

1.蛛网膜囊肿　最早诊断于妊娠20周，有时在孕晚期才出现。超声可见颅内充满液体的囊性包块，壁薄、边界清、不与侧脑室相通，囊液回声强度似脑脊液，合并囊内出血时可见回声增强。大多位于大脑半球表面或几条主要脑裂隙间，彩色多普勒检查囊内未见彩色血流信号。囊肿压迫脑室系统时可观察到脑室扩张。大型囊肿可使正常脑组织受压失去正常结构，并可造成胎儿头围增大和巨头症。位于颅后窝的蛛网膜囊肿易与Dandy-Walker畸形混淆，需仔细检查小脑蚓部是否完整，头颅MRI成像有助于评估。

2.布莱克囊肿　超声表现为经小脑斜横切面上，两侧小脑半球分开，第四脑室与颅后窝池相通呈"锁匙孔"征象，枕大池正常或增宽；在正中矢状切面上，蚓部形态大小正常，第四脑室顶部存在，蚓部轻度向上方旋转，窦汇位置正常。小脑延髓池正常。一般不并发其他畸形。布莱克囊肿其第四脑室顶部是可见的，这是布莱克囊肿与Dandy-Walker畸形最重要的鉴别点之一（图7-2-4）。

3.室管膜下囊肿　典型声像图表现为一侧或双侧丘脑尾状核沟室管膜下囊性结构，可一个或多个，大部分位于侧脑室前角下壁或侧壁，少数可见于枕角或颞角内壁，通常边界清晰。不典型的室管膜下囊肿可边界不清晰，呈方形，高度大于前后径（图7-2-5）。

4.中间帆腔　超声显示脑中线上的囊性结构，多数情况下因液体量较少而不明显，只有在增大时被发现，横切面上中间帆腔增大形成的囊性结构在脑中线上位于丘脑后方，不与透明隔腔相通；正中矢状面上位于透明隔腔及穹隆下方。中间帆腔部位也可发生蛛网膜囊肿，需要出生后进行脑池造影才可区别蛛网膜囊肿与明显增大的中间帆腔（图7-2-6）。

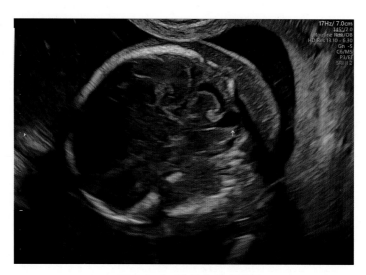

图7-2-4　胎儿布莱克囊肿

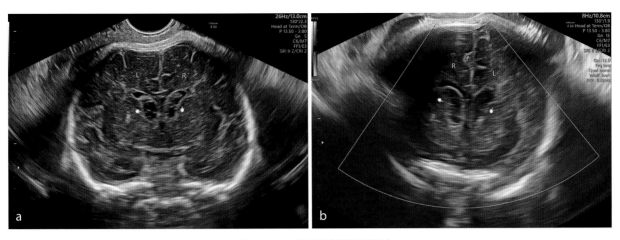

图 7-2-5　胎儿室管膜下囊肿

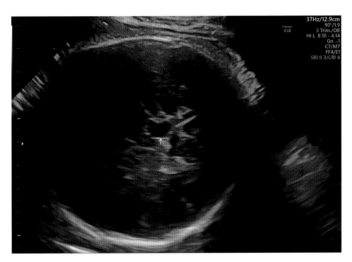

图 7-2-6　中间帆腔

（四）咨询要点与临床处理

1. 颅内囊肿的预后主要取决于是否合并其他异常，如胼胝体缺如、脑实质出血、脑积水等，以及是否压迫颅内重要结构。如颅内囊肿未合并其他结构性畸形，也未出现并发症，则预后良好。产前每 4 周超声监测囊肿大小变化及脑室扩张情况，分娩时机和方式遵循产科原则。主要远期并发症包括脑积水、癫痫和神经系统发育异常。胎儿出生后应随访囊肿生长情况及神经系统发育。有生机儿前发现存在其他严重结构畸形、遗传学异常或大型囊肿压迫颅内重要结构，应考虑终止妊娠。

2. 颅内囊肿无症状者多不需治疗。若未合并其他严重结构性畸形，也未出现治疗引起的并发症，一般预后良好。大的囊肿可能因囊肿压迫引起癫痫、运动或感觉障碍以及脑积水，及时手术引流解除压迫一般预后理想。另外，体积较大的鞍上区蛛网膜囊肿可能引起视力损伤以及内分泌异常，随访中应予关注。胎儿颅内囊肿合并其他结构异常的病例，应建议行染色体微阵列芯片检查和相应的感染指标检查。此外，常染色体显性遗传性多囊肾、神经纤维瘤、黏多糖病等单基因病患者蛛网膜囊肿发生率增加，必要时应行基因检测。

3. 单纯颅后窝池增大合并布莱克囊肿在排除染色体异常和其他结构畸形后，可能是颅后窝池的一种正常变异，在产前超声发现布莱克囊肿的胎儿中，有 1/3~1/2 在出生前恢复正常；95% 的孤立性布莱克囊肿活产儿出生后 1~5 岁神经系统发育正常；合并其他畸形时可能出现神经系统发育异常。

4. 孤立性室管膜下囊肿可持续存在或自行消失，孤立性室管膜囊肿的胎儿神经发育预后较好。当存在胎儿感染、宫内生长受限、畸形和染色体异常等高危因素时，神经系统发育障碍的风险较高。

5. 中间帆腔增宽的预后产前与产后研究结果不同，预后可能与囊性结构大小及是否影响脑脊液循环和脑组织有关。产前发现中间帆腔增宽多不合并其他畸形，预后良好。当中间帆腔增大不合并其他异常时，不需进行额外的产前诊断，应定期复查超声直至出生后，并在胎儿出生后随访复查。

四、颅内强回声占位

（一）定义

胎儿颅内强回声占位主要考虑颅内肿瘤。胎儿颅内肿瘤极罕见，其发生率占活产儿的百万分之 0.34，占小儿颅内肿瘤的 5%。胎儿颅内肿瘤可起源于生殖细胞、神经上皮组织、脑神经或脑膜、淋巴和血管组织等，其中以生殖细胞中的畸胎瘤最多见，占 50%，其次是胶质细胞瘤、颅咽管瘤和原始神经外胚层肿瘤。颅内肿瘤常见于男性胎儿，多发于小脑幕上（占 69%）及中线区域。肿瘤常生长较快，就诊时肿瘤一般已生长巨大，预后差。

（二）病因

具体发病机制尚不清楚。多认为是遗传因素和环境因素共同作用的结果，其中环境因素的作用更为突出，包括病原微生物的感染、化学药品及环境污染、宠物、放射线及高温高热等，均可诱发基因突变，引起胎儿异常发育。

（三）诊断与分类

1. **诊断** 超声检查是诊断胎儿颅内肿瘤的首选方法。此外，胎儿颅内肿瘤临床上也可能表现为死胎、死产，部分病例通过尸体剖解确诊。

超声检查不仅可了解颅内有无肿瘤，还可根据肿瘤部位、大小、形态、内部回声等典型图像特征提示肿瘤类型。超声颅内肿瘤的共同超声特征有：胎儿头部增大；颅内肿物，常位于颅脑一侧；颅内正常结构因肿瘤受压移位，如脑中线明显移向健侧，脑室系统受压而出现明显脑积水声像等（图 7-2-7）。

但超声诊断胎儿颅内肿瘤也存在一定的的局限性：① 大部分颅内肿瘤在中孕超声系统检查时可表现为正常，而在中孕后期或晚孕期才能为超声发现；② 不同组织学类型的颅内肿瘤超声图像表现可能相似，超声难以准确提示肿瘤的组织学类型，只有在出生后通过组织学病理检查才能确诊；③ 产前超声筛查颅内肿瘤的特异度为 86%，与病理检查比较，产前超声诊断肿瘤的组织类型准确率低，仅为 57%；④ 超声检查对胎儿颅内较大肿瘤易于检出，但对颅内小肿瘤，特别是占位效应不明显的肿瘤诊断有一定难度；⑤ 由于超声检查常受操作者与孕妇本身影响，胎儿颅后窝占位性病变易误诊。

超声筛查提示胎儿颅内肿瘤者，尽早行胎儿头部 MRI 进一步评估。MRI 可对胎儿颅脑进行多方位成像，对肿块进行较为准确定位，因此，能较为准确地提示诊断。产前超声与 MRI 两者联合，可优势互补，为临床诊疗提供参考。

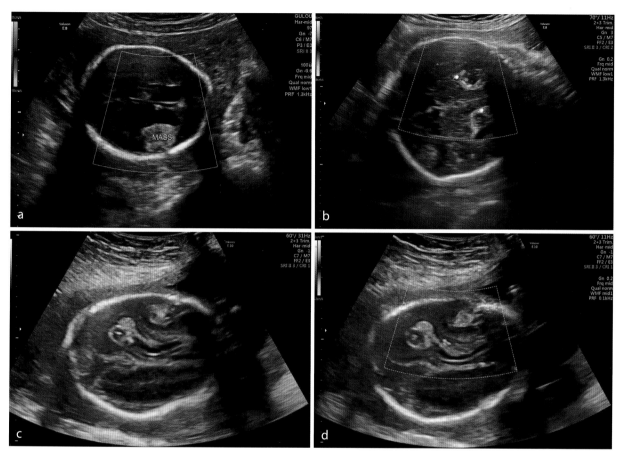

图 7-2-7　a.胎儿颅内强回声占位；b.胎儿颅内不均质占位；c、d.胎儿颅内混合性占位

2.分类

（1）畸胎瘤：多见于脑中线的松果体区和鞍区。主要表现为大头畸形、颅内肿块和脑积水。多为实性肿瘤，成分复杂，钙化和囊变多见。肿瘤通常含有脂肪、胆固醇甚至牙齿或骨。典型颅内畸胎瘤均为不均质占位病变，内伴钙化及血管，大多数可见软组织、脂肪、囊变及钙化成分，以实性居多，可伴囊性病变，其发病部位及来源较易确定，但通常定性诊断相对困难。颅内畸胎瘤明显增大时，可向口咽部突出，部分肿瘤贴近颅骨的，还可以侵蚀颅骨，造成颅骨缺损。

（2）胶质细胞瘤：表现为大的均质高回声肿块，累及幕上脑实质，通常伴有肿块效应和脑积水。动态观察生长速度快，可发生出血。

（3）颅咽管瘤：主要位于蝶鞍区，也可向大脑半球等方向生长。产前超声检查表现为双顶径、头围比相应孕周大，颅底中央部发现高回声占位性病变，也可向颅脑一侧发展，肿块可压迫脑室系统，病变侧侧脑室比健侧扩张，造成脑积水，CDFI 检查肿块内血流信号丰富。

（4）脉络丛肿瘤：常发生在侧脑室，也可发生在第三、四脑室。主要组织类型有乳头状瘤和癌。产前超声检查表现为病变侧侧脑室比健侧扩张，病变侧侧脑室脉络丛回声增大，脉络丛内可见异常回声占位，CDFI 检查占位周边可见血流信号。

（5）脑脂肪瘤：脑中线多见，多表现为稍强回声及高回声肿块，边界较清晰，发育初期体积较小，常呈条索状、半月形或椭圆形。MRI 诊断该病敏感度高，多表现为特异性长 T_1 长 T_2 或短 T_1 长 T_2 高信号。

（6）原始神经外胚层肿瘤：表现为头颅肿大，颅内可见边界清晰的稍高回声占位，内部可伴有坏死区和囊变，血供丰富，周围无水肿或水肿较轻。

3.鉴别诊断

（1）颅内出血：产前超声检出颅内强回声占位时，应与颅内出血相鉴别。颅内血肿出血初期超声表现为强回声占位，随着时间的推移，出血区回声逐渐减弱，或形成无回声区；最后可形成单纯囊性结构，边界清楚，可与脑室相通而形成脑穿通畸形（图7-2-8）。而颅内肿瘤则不同，其生长迅速，肿瘤呈进行性增大，边界模糊不清，内部回声多较恒定，多为不均质实质性肿块，肿块内可有出血、钙化等。肿块内明显出血时，与单纯脑内出血仅从声像图上很难完全区别。血管性肿瘤可用彩色多普勒进行区分。

（2）胎儿宫内感染：孕期胎儿TORCH感染也可导致中枢神经系统异常，主要超声特征是脑室扩张、颅内钙化、脑积水和小头畸形等，颅内钙化超声表现为脑实质内强回声点或强回声团伴或不伴声影（图7-2-9）。而颅内肿瘤多表现为均质或不均质强回声占位肿块，且颅内肿瘤多以大头畸形为主。TORCH感染常致胎儿多器官受累，可通过羊水中病原学检查进行确诊。

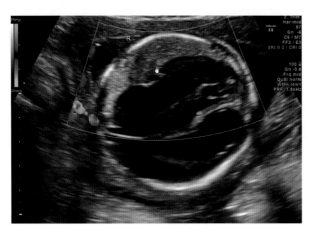

图7-2-8　胎儿脑室内出血

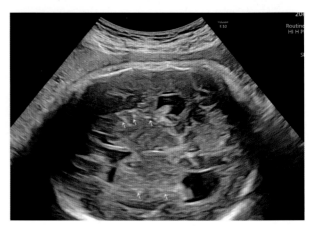

图7-2-9　胎儿颅内感染

（四）咨询要点与临床处理

当产前超声检查提示胎儿颅内强回声占位时，门诊医师应仔细询问孕妇病史，排除因孕妇合并凝血功能障碍、妊娠期高血压疾病、妊娠期糖尿病等导致的胎儿颅内出血可能；尽管超声对胎儿异常的检出率高，但大部分颅内肿瘤要到中孕晚期或晚孕期才能被超声发现，应嘱孕妇定期检查，防止遗漏。

1.畸胎瘤　目前认为颅内畸胎瘤不增加染色体异常和遗传综合征的发生率。颅内畸胎瘤常为致死性肿瘤，患儿在出生前或出生后立即死亡；此外，由肿瘤引起的胎儿头颅增大，可造成头盆不称和难产，分娩时可出现胎头自发性破裂。颅内畸胎瘤的大小、部位及病理性质是影响其预后的重要因素。少数病例出生后行手术切除病灶虽然获得缓解，但是远期预后包括对智力发育的影响缺乏随访资料。对产前发现的病例，建议在详细检查评估后，向患者提供详细的咨询，结合诊断孕周、病情及患者意愿，做出个体化的选择和处理。国内产前发现的病例一般建议行治疗性引产。

2.胶质细胞瘤　预后变化较大，取决于肿瘤细胞的分化程度和肿瘤部位。在中脑深部或累及脑干部位的肿瘤，很少能治愈；幕上低分化胶质细胞瘤的预后差；而小脑囊性细胞瘤有治愈可能。胶质细胞瘤为浸润性生长肿瘤，多数肿瘤切除后有复发危险。胶质细胞瘤新生儿平均生存期约为26个月，平均5年生存率约为50%，尽管后期可以通过手术、化学疗法和放射疗法进行了治疗，但在大龄儿童中结局较差。国外也有先天性胶质细胞瘤发生自发性消退的病例报道。但由于原始病变的质量效应，患儿神经功能预后仍然可能较差。应向孕妇及其家属交代风险，可以由他们综合考虑是否终止妊娠。

3. **颅咽管瘤** 可致内分泌代谢紊乱，产生高热、尿崩症、嗜睡、精神症状及垂体症状等。虽是良性肿瘤，但预后非常差。主要因为瘤体较大、常破坏正常脑组织，手术完全切除困难；其次，颅咽管瘤因其特殊位置常造成垂体功能下降、视力障碍。

4. **脉络丛肿瘤** 可通过手术切除。据报道，CPTs 中 96% 的乳头状瘤及 61% 的癌可通过手术完全切除，这两种组织类型的 5 年生存率分别为 100%、40%。新生儿颅内脉络丛乳头状瘤的预后较好，病死率较低，除了个例外几乎所有患儿均能治愈。脉络丛乳头状癌占 CPTs 的 5%~10%，在应用化疗前的病例预后较差，而应用化疗后其生存时间有机会延长；但由于该肿瘤不能完全切除且常复发，其预后亦不良。脑积水是 CPTs 的首发体征，也是治疗选择和分娩时间选择的决定性因素。在某些情况下，它可能比肿瘤本身更具生命危险。如果将分娩推迟到足月，那么脑积水胎儿的预后可能会比非脑积水胎儿的预后更差。

5. **脑脂肪瘤** 预后较好，可以继续妊娠，定期复查，动态观察肿瘤情况。

6. **原始神经外胚层肿瘤** 恶性程度比较高，可导致死胎、早产、颅内压增高等，发现后建议终止妊娠。

如果怀疑是胎儿颅内肿瘤，应在法律允许的情况下提供终止妊娠的选择。对于拒绝终止妊娠的家庭，医师要充分沟通，告知父母双方可能存在的风险及不良预后结果，嘱其定期随访，并根据病情进展情况择期分娩，分娩方式可以考虑剖宫产。对于合并严重脑积水和（或）大头畸形的，应考虑难产的可能性，并出于母体原因考虑进行穿刺术。

五、透明隔腔未见

（一）定义

透明隔腔（cavum septi pellucidi，CSP）指的是两侧侧脑室前角间的液体腔，内充脑脊液，其上方为胼胝体，下方为脑穹隆，两侧壁为透明隔小叶。

CSP 未见是指在孕 18~37 周或双顶径在 44~88mm 时行超声检查胎儿颅内不能显示透明隔腔。其发生率为 0.02%~0.03%。CSP 未见是超声评价胎儿颅脑是否正常的重要标志（图 7-2-10）。

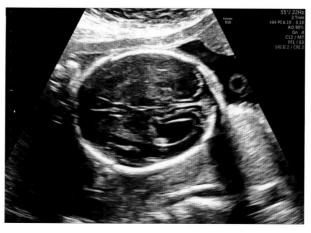

图 7-2-10 胎儿透明隔腔缺失

（二）病因与分类

孤立性透明隔腔未见原因不明，可能是透明隔腔在正常发育过程中的暂时性停滞或者是透明隔腔内充满有形成分或出血，导致透明隔无法显示，也有学者提出有可能是透明隔腔提前闭合所致。其他结构异常如全前脑、脑穿通畸形、胼胝体发育不良、视－隔发育不良等可合并透明隔腔未见。

（三）诊断

产前鉴别孤立性胎儿透明隔腔未见与合并其他神经系统畸形的透明隔腔异常至关重要。产前超声检查发现透明隔腔未显示时，应首先辨认大脑镰和大脑半球，排除全前脑畸形。全前脑畸形时，可显示不同程度的左右大脑半球脑组织不分开，大脑镰缺如或不完整，侧脑室融合为单一脑室。此外，应注意观察胼胝体，排除胼胝体缺如或发育不良。孤立性透明隔缺如应与视神经发育不良和视－隔发育不良鉴别，产前影像学观察视神经大小可能有利于排除部分视神经发育较差的病例。产前超声发现透明隔腔未见时应行 MRI 检查以发现潜在的神经系统病变。

（四）咨询要点与临床处理

1. 孤立性的透明隔缺如是否影响神经系统功能尚待进一步研究。在产后排除了视－隔发育不良后，产前诊断的孤立性透明隔缺如的胎儿短期预后可能较好。基于有限的文献，通常认为大多数产前诊断孤立性透明隔缺如的胎儿出生后不合并视神经、内分泌及其他异常，预后较好。

2. 透明隔腔未见合并其他神经系统异常包括全前脑、胼胝体发育不良，视－隔发育不良和脑积水等，往往预后较差，有生机儿前诊断可考虑终止妊娠，并进行相应遗传学检查。

六、前脑无裂畸形

（一）定义

前脑无裂（holoprosencephaly，HPE）也称为全前脑，是由于前脑完全或部分未分裂引起的一系列异常，包括前脑异常和面部畸形。

（二）病因

全前脑为多基因病，环境因素和遗传因素均可能致病。染色体数目异常常见，主要是 13- 三体综合征，18- 三体综合征相对少见。也可累及遗传综合征如 Charge 综合征。此外，有一些病例为常染色体显性或隐性遗传，目前已知涉及的致病基因有 *SHH*、*ZIC2*、*SIX3* 和 *TGIF* 等。

（三）诊断

通过产前超声诊断。在大脑标准的横切面可见前脑不完全分离所致的异常。根据前脑分裂程度，分无叶全前脑、半叶全前脑、叶状全前脑和端脑融合畸形。

无叶全前脑：大脑半球融合形成一个单室（图 7-2-11a）。

半叶全前脑：大脑半球和侧脑室在前部融合而在后部分离（图 7-2-11b、c）。

叶状全前脑：大脑半球在前部和后部均分离，但是在侧脑室的前角有部分的融合，透明隔的缺失和胼胝体、透明隔腔和嗅束的异常，叶状全前脑需与透明隔－视神经发育不良鉴别（7-2-11d、e）。

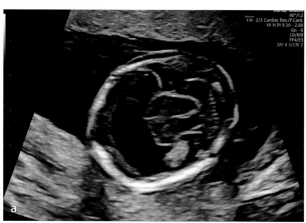

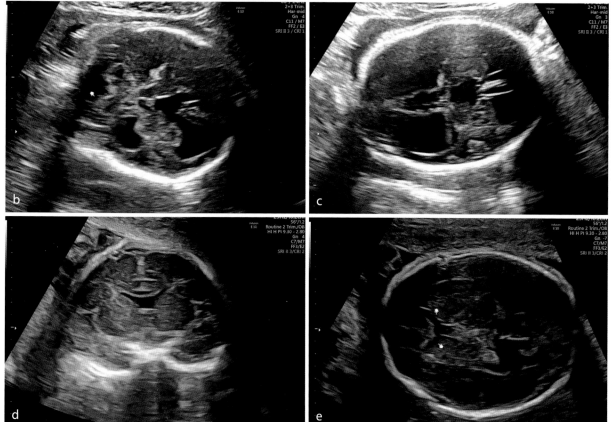

图 7-2-11　a.胎儿无叶全前脑；b、c.胎儿半叶全前脑；d、e.胎儿叶状全前脑

端脑融合畸形：与叶状前脑无裂一样大脑前部和枕部完全分离，但是不同的是存在顶叶的不分离而出现的脑侧裂呈垂直方向，越过大脑中线的大脑顶叶异常连接。

叶状前脑无裂通常在孕 18 周之后发现，但是其他三种类型均可在孕 11~13 周检测出。对于可疑的叶状前脑无裂畸形，进行胎儿头颅 MRI 检查对明确诊断有帮助。80% 的无叶和叶状前脑无裂畸形存在小头畸形和颜面部中线结构的缺陷。脑外畸形在存在染色体异常的病例中常见。

（四）咨询要点与临床处理

1. 无叶全前脑为致死性畸形，半叶全前脑预后也极差，任何孕周诊断无叶或半叶全前脑者均应建议终止妊娠。

2.叶状全前脑预后尚不清楚，有报道预期寿命通常类似于正常人群，但是可有不同程度的神经系统症状和智力低下，有生机儿前也应选择终止妊娠。

3.建议行胎儿染色体微阵列芯片检查，必要时可进一步基因检测。再发风险取决于是否合并相关遗传学异常。

七、胼胝体发育不全

（一）定义

胼胝体发育不全（agenesis of the corpus callosum, ACC）是指两个大脑半球的胼胝体联合纤维未能在脑中线处交叉形成胼胝体，导致完全性和部分性胼胝体缺失。完全性缺失是指整个胼胝体缺失，部分性缺失一般指胼胝体压部缺失。

（二）病因

ACC病因不明，与染色体异常及遗传综合征相关，也可能跟血管破坏或脑部炎症有关。

（三）诊断

孕18周时胼胝体形成，若此时观察不到透明隔腔应怀疑ACC。超声发现侧脑室增宽、透明隔腔变窄或其他神经系统异常等情况导致胼胝体显示不清时也应行胎儿头颅MRI协助诊断。胼胝体缺失者在颅脑正中矢状切面图上无胼胝体与透明隔回声显示，胼胝体周围动脉缺失（图7-2-12）。还可见第三脑室扩张并上移，上方脑回呈异常放射状排列；侧脑室前角、体部向外展，双侧脑室呈平行状，且侧脑室体部与前角变窄，即"泪滴状"侧脑室。

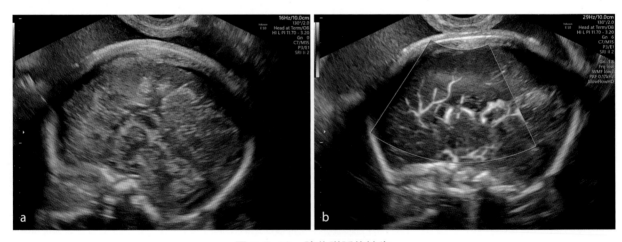

图7-2-12　胎儿胼胝体缺失

部分性胼胝体缺失表现为透明隔极小，似有似无，正中矢状切面不能显示整个胼胝体，或仅见膝部、胼胝体干和（或）压部缺失。

（四）咨询要点与临床处理

1.20%的病例存在染色体异常（包括染色体数目异常和微缺失或重复），超过一半病例合并颅内外畸形，包括中枢神经系统的缺陷（主要是脑回异常、脑膨出、中线囊肿、小头畸形、Dandy-

Walker 畸形、全前脑和脑积水等）或是其他系统的缺陷（主要是心血管系统、肌肉骨骼系统和生殖泌尿系统等）。因此产前发现胼胝体缺失的病例需仔细评估是否存在颅内外其他结构异常，行胎儿头颅 MRI 协助诊断，并行染色体微阵列芯片检查。

2. 胼胝体发育异常伴随颅内外结构畸形或染色体异常时，预后相对较差，有生机儿前诊断可选择终止妊娠，具体需结合涉及的异常。

3. 单纯胼胝体缺失不影响胎儿生存，预后一般较好。部分病例可无任何症状，可能在例行神经系统检查时发现某些神经系统功能缺失，如不能进行双手感觉的比较。有些患者可能出现神经精神系统症状，如癫痫、智力障碍和精神病，这些症状可能并非胼胝体缺失本身引起，而跟潜在的脑部异常有关，但产前评估困难，需告知孕妇及家属相关风险。

4. 产科无特殊处理，出生后儿科随访神经系统发育情况。

八、小脑延髓池异常

（一）定义

小脑延髓池又叫颅后窝池，其与脊髓蛛网膜下腔相通，并通过正中孔与第四脑室连接。小脑延髓池宽度在 19~33 周逐渐增宽，29~33 周最宽，而后逐渐变窄。小脑延髓池宽度与胎儿孕周具有相关性。

（二）病因与分类

胎儿小脑延髓池畸形是胎儿颅脑畸形中最常见的畸形之一，发生率约为 0.02%。主要包括小脑延髓池宽度增大及小脑延髓池先天畸形。常见的小脑延髓池异常主要包括 Dandy-Walker 综合征（Dandy-Walker Complex，DWC）、单纯性小脑延髓池扩张（mega cisterna magna，MCM）、小脑发育不良、Arnold-Chiari 异常、布莱克囊肿和蛛网膜囊肿。

1. Dandy-Walker 综合征 又称 Dandy-Walker 畸形，在胎儿中发病率约为 0.003%，是一种罕见的神经系统发育畸形。15%~45% 的 DWC 患者与染色体缺陷有关，特别是 18- 三体、13- 三体和 21- 三体综合征。

2. 单纯性 MCM 指小脑延髓池的宽度测量值大于 10 mm，但超声检查小脑、小脑蚓部、第四脑室及小脑幕上无异常发现且不伴有其他超声可见的颅内或颅外畸形。病因不明，多数学者认为它是一种正常变异，亦可能与遗传、环境、食品、药物、病毒感染等相关。

3. 小脑发育不全 小脑发育不全是指小脑蚓部及小脑半球发育不全，是一种较为罕见的中枢神经系统畸形。小脑发育不全的病因目前尚不清。在胚胎发育中，小脑发育出现较早却成熟最晚，其发育过程长，形态结构变化复杂，其间任何因素的变化均会影响其发育，包括遗传（如染色体疾病及基因突变）、代谢疾病、宫内感染（特别是巨细胞病毒）、产前暴露于致畸药物、小脑缺血改变及出血性疾病等。

4. Arnold-Chiari 异常 又称小脑扁桃体下疝，表现为小脑扁桃体楔形延长、疝入枕骨大孔和颈椎椎管内，小脑幕上抬，引起小脑延髓、脊髓、后组脑神经及上颈神经症状。依据疾病严重程度分为 4 型：Ⅰ 型：小脑扁桃体及下叶呈锥状向椎管内疝入。伴有轻度的延髓变形，没有脑积水及脊柱裂，童年后期和成人发病；Ⅱ 型：比较常见，小脑蚓部和扁桃体拉长，向下达枕骨大孔下的椎管内。延髓拉长向下移位。后颅凹小，小脑幕低，常伴有脑积水和脊柱裂，婴儿期发病；Ⅲ 型：除有 Ⅱ 型特点外，有颈椎裂，小脑出枕大孔形成小脑脑膜膨出，新生儿期发病；Ⅳ 型：小脑扁桃体不向下移位、小脑发育不全、婴儿期发病。

5. 布莱克囊肿　为胚胎时期部分原始四脑室向中线后方突出所形成，其向下、向后延伸至小脑蚓部下方，然后达颅后窝池，推压小脑蚓部向上移位，被认为是继发于第四脑室正中孔形成障碍。

6. 颅后窝池蛛网膜囊肿　是常见的颅后窝畸形，是脑脊液在蛛网膜下聚集所致，按组织学分为蛛网膜性和室管膜性，很少合并其他中枢神经系统畸形。原发性蛛网膜囊肿是由于大脑发育异常导致，继发性蛛网膜囊肿多与出血、感染以及外伤有关。

（三）诊断

胎儿头颅超声是胎儿中枢神经系统检查的首选影像学方法。但是，超声受孕妇体形、羊水量及胎位的影响较大，因此，如发现胎儿颅内结构异常，建议必要时进行胎儿颅脑 MRI 检查。

1. Dandy-Walker 综合征　以小脑蚓部完全或部分缺失为特征（图 7-2-13）。

（1）小脑蚓部完全缺失：超声表现为在小脑平面横切面上，双侧小脑半球分开，之间无连接，第四脑室扩张及颅后窝囊肿，且两者互相贯通，颅后窝池≥10 mm；产前约有 20% 的 DWC 可伴侧脑室扩张（>10 mm）。

（2）小脑蚓部部分缺失：主要为下蚓部缺失，横切面上常规小脑半球及之间的蚓部显示正常，但平面略往下移，可见小脑下部分开，之间无蚓部相连，颅后窝池扩张，脑室可扩张；正中矢状切面上未见下蚓部，第四脑室与颅后窝相通。

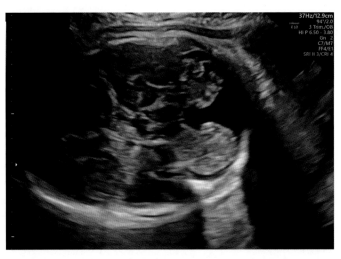

图 7-2-13　胎儿 Dandy-Walker 综合征

2. 单纯性 MCM　超声表现为小脑延髓池深度增大，>10 mm，小脑蚓部完整，第四脑室正常，小脑幕无上抬（图 7-2-14）。

3. 小脑发育不良　超声表现两小脑半球的形态结构和（或）回声信号不对称，解剖学标志点（小脑的沟裂条纹状结构，小脑蚓部的原裂、次裂，第四脑室的顶点）的缺失，解剖位置的变异；或形态结构如常，但生物测量值偏小。小脑萎缩超声表现为孕早期小脑形态结构如常，生物测量值也正常，而孕晚期胎儿小脑停止发育造成小脑形态结构如常，但生物测量值相对于孕周明显变小。

4. Arnold-Chiari 畸形　超声表现为颅后窝池内径很小，脑组织从颅后窝池疝入枕骨大孔（Chiari Ⅰ 和 Chiari Ⅱ）或形成枕部的脑膨出（Chiari Ⅲ）（图 7-2-15）。

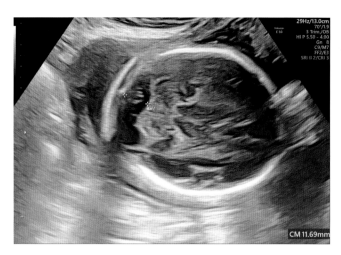

图 7-2-14 胎儿单纯性小脑延髓池扩张

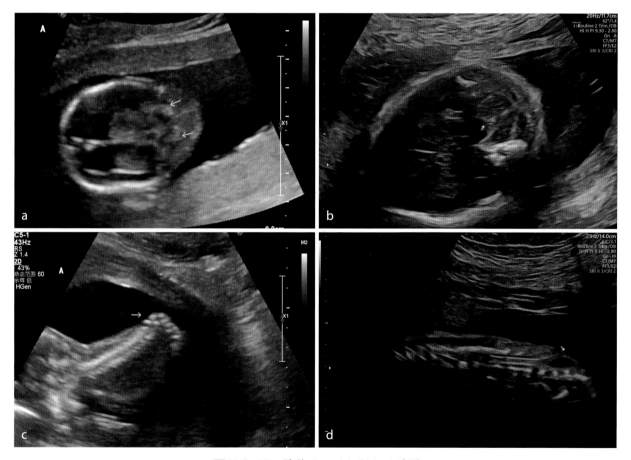

图 7-2-15 胎儿 Arnold-Chiari 畸形

5. **布莱克囊肿** 影像学表现为小脑后方囊性结构。超声表现为在正中矢状面上，小脑蚓部解剖形态和大小正常；第四脑室扩张合并小脑蚓部逆时针方向旋转上移；颅后窝池内径正常；小脑幕位置正常（图 7-2-4）。

6. **颅后窝池蛛网膜囊肿** 超声表现为小脑蚓部大小及位置正常；第四脑室正常；小脑幕位置正常，但当蛛网膜囊肿形成于胚胎早期时，其位置有可能抬高；囊肿与第四脑室不相通，第四脑室脉络丛位置正常；颅后窝池增宽。

（四）咨询及临床处理建议

1. Dandy-Walker 综合征

（1）DWC 常伴有中枢神经系统和非中枢神经系统畸形。当产前超声发现胎儿 DWC 时，应系统检查胎儿其他解剖结构，重点观察胎儿脑部和心脏，避免漏诊胎儿其他结构畸形。

（2）对于 DWC 患者可进一步行染色体核型分析和磁共振检查协助诊断。大约 30% 的 DWC 病例合并有染色体缺陷，主要是 13- 三体和 18- 三体。超过 50% 的病例合并有遗传综合征。超过 80% 的病例在出生后出现严重的脑室肥大。建议每 4 周进行一次超声检查，以监测严重的脑室扩大的可能发展。

（3）总体来说 DWC 预后不良。50% 以上的 DWC 患者有精神运动发育迟滞和智力低下。其预后取决于小脑蚓部的完整性及是否合并其他结构、染色体及基因的异常。小脑蚓部小叶正常、无小脑幕上移者，预后较好，患儿智力可发育正常；合并其他部位神经系统异常及神经系统以外的异常改变者，预后不良；有染色体核型异常者，预后不良。对于预后不良的患者，建议终止妊娠。

2. 单纯性 MCM

（1）当发现胎儿 MCM 时，首先通过超声检查评估是否合并其他畸形。

（2）研究显示，与正常人相比，单纯性 MCM 患者并不存在认知能力及智力等方面的差别。单纯性 MCM 产后正常的概率在 90% 以上。应定期复查，动态观察小脑延髓池宽度变化。

（3）MCM 合并其他系统发育不良，主要与染色体异常有关，三倍体异常是其主要原因。建议孕妇行胎儿染色体核型分析以进一步明确诊断；此外，宫腔内感染也与之相关，建议做病毒学检查以排除宫内感染。

（4）多数学者认为，单纯性 MCM 总体预后较好，大部分胎儿随着发育可恢复正常；结合对胎儿脑室系统及小脑结构、小脑延髓池液性暗区的消长情况等的动态观察更有意义。

（5）产前咨询时应向患者说明：① 某些畸形和综合征在产前是无法被发现和诊断的，孤立性 MCM 可能是某些胎儿畸形的早期表现，这些畸形在初次诊断的时候并未显现；② 即使是出生后 MCM 消失、表型正常的新生儿，仍应重视定期随诊，因其发生神经系统发育迟滞的风险较背景人群高。

（6）如果产前检查发现伴发小脑发育不全，孕妇需要到产前诊断中心进一步确诊，检查项目包括染色体、*PAX-6* 基因及 TORCH，同时患儿父母应被告知关于小脑发育不全的临床症状的多样性。鉴于小脑发育不全有诸多不良预后，一旦产前检查确诊小脑发育不全，结合优生优育原则，在充分知情告知患儿父母前提下，由患儿父母决定是否终止妊娠。

3. Arnold-Chiari 畸形 　发现 Arnold-Chiari Ⅱ 型及以上异常均应建议终止妊娠。

4. 布莱克囊肿 　据报道，若不合并其他畸形和染色体异常时，约 50% 的布莱克囊肿会在妊娠 24~26 周中自然消散，约 90% 以上胎儿无神经发育异常，建议每 4 周进行一次超声检查，以监测囊肿的大小以及可能因压迫而导致的脑室扩大。

5. 颅后窝蛛网膜囊肿 　预后取决于对周围结构影响的大小以及是否合并其他结构畸形。不同大小的蛛网膜囊肿可导致不同程度脑脊液循环障碍，产生继发性脑积水或压迫小脑和枕骨导致枕骨重塑。建议每 4 周进行一次超声检查，以监测囊肿的大小以及可能因压迫而导致的脑室扩大。如合并其他畸形，则建议对胎儿行染色体检查。

九、盖伦静脉动脉瘤

（一）定义

盖伦静脉动脉瘤（vein of Galen aneurysm）起源于 Willis 环或椎基底的动脉系统直接注入盖伦静脉内，这种局部的动 – 静脉瘘或动 – 静脉畸形所导致的盖伦静脉呈瘤样扩张被称为盖伦静脉动脉瘤。盖伦静脉动脉瘤样畸形约占颅内血管畸形的 1%，实际发病率未知，是一种极为罕见的病变。

（二）病因及发病机制

盖伦静脉动脉呈瘤样扩张，其供血动脉可为 1 条或多条小动脉，这些小动脉起源于 Willis 环或椎基底动脉系统，直接注入盖伦静脉内，形成动 – 静脉瘘或动 – 静脉畸形，盖伦静脉只有 1 条，由 2 条大脑内静脉和 Rosenthal 基底静脉在中线结构上融合汇集而成，并向胼胝体的后下方延伸，最终注入直窦。在胚胎发育期间，大脑动脉和静脉在彼此接近的地方相交叉，在这些血管中间只有少量的细胞层分隔，所以它们之间存在着瘘道，动静脉压力梯度使得这些瘘道可能持续存在，盖伦静动脉畸形最有可能发生于孕 8~10 周的早期胚胎，此时动脉和静脉只是一些单纯的上皮血管。

由于这种畸形动脉与静脉之间没有正常的毛细血管网，交通处压差较大、血流阻力低、流速大，大量血液经此畸形区流入静脉返回心脏，形成无效循环，因此，患儿可出现一系列的并发症，累及中枢神经系统、心血管系统、呼吸系统等多脏器的功能。

中枢神经系统由于大量血流经动 – 静脉畸形流回心脏，其周围脑组织血流供应相对减少而引起局部区域梗死和脑室周围脑白质软化。此外，瘤体较大的盖伦静脉动脉瘤患者可能会发生脑积水，发病机制不确定，推测与静动脉瘤压迫大脑导水管、颅内静脉高压所致的脑脊液吸收障碍等相关。

盖伦静脉动脉瘤患者也可发生脑梗死、脑室周围脑白质软化和出血性梗死等实质性损伤，这种脑实质损伤发生的机制可能包括：

1. 覆盖有异常血管的脑组织发生缺血所致的缺血现象。

2. 由充血性心力衰竭引起的血流灌注不足造成的脑缺血。

3. 扩张的盖伦静脉血栓形成造成的局部出血性梗死。

4. 静动脉瘤压迫相邻结构导致的脑组织萎缩。

5. 由于手术干预造成的血液流量的改变。

盖伦静脉动脉瘤患者由于长期高心输出量常导致胎儿充血性心力衰竭，表现为心脏扩大，尤其是右心室扩大明显，上腔静脉及肺动脉亦可出现扩张现象。近年来的研究资料表明，本病患儿常合并存在共同动脉干及大动脉转位等先天性心脏畸形。

（三）分型

盖伦静脉动脉瘤患者的临床表现由瘤体的大小决定，当瘤体较大时，高达 50%~60% 的心排血量可通过病变区分流，这种动静脉分流可能导致高输出型充血性心力衰竭，故患者往往表现为宫内水肿或新生儿早期心力衰竭。体积不大的盖伦静脉动脉瘤在 1 岁以前可能不合并心力衰竭或无明显的临床表现。

根据病变的严重程度和患者出现症状的年龄可分为以下 4 个亚型：

1. 新生儿患有严重的心力衰竭和颅内血管杂音。

2. 儿童患有轻微的心力衰竭和颅内血管杂音。

3. 1 岁以下的儿童伴有颅内血管杂音和脑积水。

4. 仅有头痛和晕厥，查体无明确体征。

（四）诊断及鉴别诊断

盖伦静脉动脉瘤样畸形的诊断主要依据超声和 MRI 等影像检查。本病多在中孕晚期才能被超声检出。

1. 超声检查时主要声像特点

（1）丘脑水平横切面上，第三脑室后方、丘脑后下方中线处探及一椭圆形无回声囊性结构，囊壁薄而光滑，形态规则。

（2）彩色多普勒血流显像显示囊性回声区内充满明亮彩色血流，脉冲多普勒出现高速低阻血流频谱，与其他颅内中线或中线旁囊肿的鉴别主要依靠彩色多普勒，单纯从二维超声特征有时很难将其区分。

（3）瘤体较大时可压迫中脑导水管出现脑积水声像。

（4）伴有充血性心力衰竭时，可有心脏扩大、体静脉系明显扩张、胎儿水肿声像等。

2. MRI 检查

产前胎儿超声诊断疑似盖伦静脉动脉瘤的患者，可进行磁共振检查以进一步确诊，MRI 可以用来明确诊断及显示畸形的解剖结构，而且 MRI 检查结果也可能用于指导产后管理。

3. 胎儿超声心动图检查

胎儿超声心动图检查也很重要，在患有盖伦静脉动脉瘤的婴儿中主动脉缩窄和大血管转位的发病率增加，需要仔细排查。

4. 脑血管造影检查

出生之后的患儿选择性进行脑血管造影检查有助于明确诊断。

（五）咨询及临床处理建议

1. 目前尚无盖伦静脉动脉瘤复发的病例报道，遗传模式是单发的。多为散发病例。

2. 约 50% 患儿可出现新生儿心力衰竭，50% 患儿可无临床症状。

3. 在孕 24 周之前诊断的病例，基于此病的高围生期死亡率，建议选择终止妊娠。

4. 维持妊娠的孕妇建议每 2 周进行一次产科超声检查评估瘤体的大小，监测脑积水或者充血性心力衰竭的发生、发展。没有证据证明盖伦静脉动脉瘤与染色体核型异常有关。

5. 盖伦静脉动脉瘤胎儿的产前干预目前尚无病例报告。理论上讲，一旦超声检查提示胎儿心血管状态恶化，应尽早终止妊娠，这有利于产后患儿的心血管系统稳定，并为静脉动脉瘤的及时干预治疗提供机会。

6. 出生后治疗：如切断供给畸形的大脑后动脉、经静脉和动脉的栓塞技术等。目前认为最安全的干预手段是栓塞疗法，术后患儿存活率高。不管施行何种手术干预，手术前改善心脏功能状态是非常必要的。

十、唇腭裂

（一）定义

唇裂和腭裂（cleft lip and palate）是孕期常见的面部畸形。唇裂伴或不伴腭裂的发病率约为1/700，具有明显的种族差异性。唇裂和腭裂为不同的疾病，但常常同时发生。在所有的口面裂中，唇裂伴或不伴腭裂占 60%~75%，单纯腭裂占 25%~40%。80% 唇腭裂是单侧的，其中左侧发病率是右侧的 2 倍，单纯腭裂常伴有其他部位的畸形。

（二）病因及发病机制

唇腭裂的发生率有种族差异性，单纯性唇腭裂发生可能与环境暴露引起的基因多个位点的改变有关。目前发现的与唇腭裂有关的基因有 *FOXE1*、*JAG2*、*LHX8*、*WSX7*、*MSX2*、*SATB2*、*SK*、*SPRY2* 等。另外有些唇腭裂只是某种遗传综合征的一种表现，与染色体数目异常、染色体微缺失微重复改变等相关。

资料表明，唇腭裂在女性中的发病率是男性的 2 倍，孕期吸烟、饮酒可能通过遗传及环境共同作用增加唇腭裂的发病率；孕前多种维生素的摄入，尤其是补充叶酸可降低腭裂的发病率。

口面裂是面部中胚层细胞异常迁移分化引起的，面部中胚层细胞是由神经嵴细胞衍生而来。面部中胚层合并形成了初级腭板，它对口腔和鼻腔进行了最早的分隔并最终形成上唇和上颌前部。鼻腔和颌面部未融合导致了唇裂的发生，融合过程受中胚层细胞数量、迁移率、迁移距离等因素的影响，唇腭裂则是由发生于腭板形成之前的面突融合缺陷引起的。

单纯腭裂的病理生理过程不同于唇裂或唇腭裂，可能是因正常腭板形成过程中出现了以下干扰而导致：

1. 腭突从两侧垂直延伸至舌水平处融合，并覆盖舌。

2. 舌对腭突融合运动过程产生阻力。

3. 舌在腭突下方向下运动。

4. 腭突在水平方向延伸，其前端边缘至腭中线。

5. 两侧腭突上皮层在腭中线处相遇并融合，各自上皮在融合处退化消失。

由此可见，舌在腭裂的发生中起到关键作用。任何能影响舌位移、运动和下行压力的因素都可能阻碍腭突的融合，导致腭裂的发生。

（三）分类

1. 按裂隙部位分类

（1）单侧唇裂：分为不完全型和完全型。

（2）双侧唇裂：不完全型、完全型和混合型（一侧完全型一侧不完全型）。

2. 按裂隙程度分类

（1）Ⅰ度：唇裂只限于红唇裂开。

（2）Ⅱ度：唇裂为上唇部分裂，未裂至鼻底。浅Ⅱ度为裂隙未超过唇高的 1/2；深Ⅱ度为裂隙超过唇高的 1/2。

（3）Ⅲ度：唇裂为上唇、鼻底完全裂开。

（4）隐裂：指皮肤、黏膜虽然未裂开，但缺少肌层。

（四）诊断及鉴别诊断

1. 唇腭裂的诊断

（1）超声检查：孕 13~14 周经腹部超声可较准确地诊断唇腭裂。一般情况下，选择轴面观察胎儿腭板，冠状面观察唇部。当然，超声检测在口面裂中的诊断价值仍值得商榷。有报道表明，其整体检出率为 65%。结合三维超声可有效提高超声诊断唇腭裂的准确性（图 7-2-16）。

（2）磁共振成像：胎儿磁共振可以弥补超声检查的不足。胎儿鼻部和唇部在磁共振冠状面中成像清晰。当胎儿口腔中充满羊水时，胎儿继发腭、舌、腭部能达到最好的成像效果。

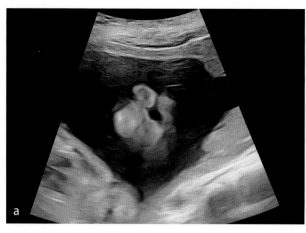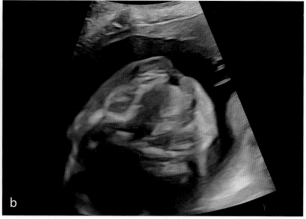

图 7-2-16　胎儿唇腭裂

2. 鉴别诊断

正中唇裂首先应与正常人中相鉴别；由于大多数的唇裂发生在左侧或者单侧，正中唇裂还应排除口面指综合征 Ⅰ 型、额鼻发育不良等；应注意是否存在颌骨前缺失，以排除前脑无叶无裂畸形；双侧唇腭裂中出现的鼻窦部回声团，应鉴别血管瘤、脊膜前突出、畸胎瘤、增大的舌和鼻等。一旦确定唇腭裂，应考虑是否存在其他畸形，目前已发现有 400 多种疾病与口面裂相关。

（五）咨询及临床处理建议

1. 30% 的腭裂胎儿存在其他畸形，故一旦明确胎儿存在唇腭裂，胎儿宫内死亡的风险将增加。

2. 唇腭裂胎儿染色体异常及其他遗传综合征的风险增加，主要与 13- 三体、18- 三体、21- 三体、非整倍体以及染色体微缺失微重复综合征相关，下表列出了常见的与唇腭裂相关的遗传综合征。一旦诊断胎儿唇腭裂，需要做详细的遗传学病因检查以排查相关的遗传综合征（表 7-2-1）。

表 7-2-1　与口面裂相关的常见遗传综合征

疾病类型	临床特点
Goldenhar 综合征（面、耳、脊柱发育不全）	不对称面部发育不全、先天性小耳畸形、耳前悬垂物、偏侧脊柱发育不全、心功能不全
Pierre-Robin 综合征	先天性小耳畸形、"U" 形软腭裂
Shprintzen 综合征（腭 - 心 - 面综合征）	心功能不全、肌张力减低、生长发育受限、染色体 22q 微缺失综合征
Stickler 综合征（遗传性关节 - 眼病）	扁平面容、小颌畸形、肌张力减退、近视、脊柱侧凸、常染色体显性遗传
Treacher-Collins 综合征（下颌面骨成骨不全综合征）	颧骨下颌发育不全、下斜眼皮裂痕、耳畸形、下睫毛缺失、常染色体显性遗传
13- 三体综合征	多指、先天性心脏病、中枢神经发育不全
18- 三体综合征	多系统畸形
Van der Woude 综合征（唇腭裂与先天性唇瘘综合征）	下唇瘘、牙齿缺失、常染色体显性遗传

3.胎儿合并其他畸形的风险增加，主要有中枢神经系统异常、心脏异常、肾脏异常、骨骼异常及腹部异常等，需仔细进行超声排查。

4.目前对唇腭裂患者的产前干预仅限于动物实验。

5.口面裂的新生儿出生体重常低于正常新生儿，出生后应立即清理呼吸道，并且最好有专业人员教授喂养技巧。患儿出生后还应接受全面检查，排除孕期未发现的畸形。

6.手术治疗时机的选择主要取决于患儿唇腭裂的类型。对于单侧完全性唇腭裂患儿，出生 1 个月内即进行初次唇鼻修补术，4~6 个月后进一步手术修复；对单侧或双侧不完全性唇腭裂，可在出生后 6 个月内进行唇鼻修补；双侧完全性唇腭裂需先行上颌矫正，4~6 个月时再进行双侧唇鼻裂修补和牙槽闭合术。通常选择在 1 岁前手术修复软腭和硬腭，主要目的是恢复腭部正常功能。一般来说，75%~85% 患儿的语言能力在术后可恢复至正常；小部分腭咽闭合不良患儿需在 3~7 岁时再次手术，手术后正常说话的比例为 90%~95%。

7.唇腭裂患儿主要的远期问题有面中部发育不良、外形对心理产生的影响、牙齿畸形、语言听力障碍等，腭裂还可能与嗅觉缺失有关。

8.唇腭裂的再发风险与有无伴随症状相关。

有伴随症状的再发风险与遗传模式相关，例如，染色体核型异常的唇腭裂符合染色体畸变的再发风险，染色体微缺失微重复符合常染色体显性遗传病再发风险，单基因病则与遗传方式相关。下表总结了多种遗传综合征的唇腭裂的遗传方式，明确了遗传方式就可以判定再发风险（表 7-2-2）。

表 7-2-2　与唇腭裂有关的遗传综合征主要基因

基因	症状	遗传类型	染色体位置
PTCH	下颌囊脚·基底细胞瘤·骨畸形综合征（Corlin Goltz 综合征）	常染色体显性遗传	9q22
MID	Opitz 综合征	X 连锁遗传	Xp22
MSK	唇腭裂、少牙	常染色体显性遗传	4p16
PVRL	外胚层发育不良综合征（CLPEDI 综合征）	常染色体隐性遗传	11q23
P63	缺指/趾·外胚层发育异常–唇腭裂综合征（EEC 综合征）	常染色体显性遗传	3q28
RF6	Van der Wouder 综合征	常染色体显性遗传	1q32
TBX22	腭裂、舌系带过短	X 连锁遗传	Xq21
FGFR	低促性腺激素性性腺功能减退、嗅觉丧失、唇腭裂	常染色体隐性遗传	8p11
COL2 A	Stickler: 综合征	常染色体显性遗传	12q13

无伴随症状的唇腭裂再发风险一般是按照经验评定的，再发风险与唇腭裂家族史中的患者数量及与先证者的亲缘关系相关，一般说来，家族中患者数越多再发风险越大，亲缘关系越近的再发风险越大（表 7-2-3，表 7-2-4）。

表 7-2-3　口面裂遗传再发风险（经验性）

	患儿数	正常儿数	唇腭裂 /%	单纯腭裂 /%
正常夫妇	1	0	4	3.5
	1	1	4	3
	2	0	14	13
夫妇一方患病	0	0	4	3.5
	1	0	12	10
	1	1	10	9
	2	0	25	24
夫妇双方患病	0	0	35	25
	1	0	45	40
	1	1	40	35
	2	0	50	45

表 7-2-4　先证者亲属口裂畸形再发风险

亲戚关系	唇裂 /%	唇裂 / 腭裂 /%	腭裂 /%
兄弟或姐妹	2.5	3.9	3.3
同父异母的兄弟姐妹	1.0	0.5	1.0
后代	3.5	4.1	4.2
侄女、外甥女 / 侄子、外甥	0.9	0.8	1.1
第一代表亲	0.3	0.5	0.4

十一、小下颌畸形

（一）定义

小下颌畸形（micrognathia）又称"下颌后缩畸形"或"鸟嘴状畸形"，是一种由于先天性下颌骨发育不良引起的面部畸形，主要特征是下颌骨小，下巴后缩，下唇较上唇位置更后，有时无法使舌根保持在前位。小下颌畸形的具体发病原因不清，估计发病率为 1/1600。

（二）病因及发病机制

小下颌畸形的病因不清楚，可能是各种遗传因素或者环境不良因素损害了胚胎的鳃弓形成下颌骨过程，引起下颌骨、上颌骨和耳部的发育异常。许多遗传性缺陷会导致胎儿下颌骨发育不良，常见的有染色体非整倍体畸形、染色体微缺失微重复改变、与骨骼系统发育相关的基因异常及其他单基因异常等。另外，有一些小下颌与家族特征相关。

在胚胎发育的早期，下颌骨的生长十分缓慢。在妊娠第 4~8 周，正在发育的舌头位于腭骨之间的鼻腔中，表现为生理性小颌畸形。大约至孕第 8 周下颌骨生长迅速，舌头通常能被拖向前下方，腭突集合形成次生腭，此时，下颌骨延伸超过上颌骨，至妊娠第 4~5 个月时，上颌骨的持续生长会再次呈现相对小颌畸形，而下颌骨会在妊娠晚期继续生长。如果在出生的时候，下颌骨的补偿生长不完善，则会形成相对性的小颌畸形。

有时候胎儿体位因素也可能导致下颌发育不良，文献报道胎儿过度俯曲会导致小颌畸形，这可能与俯曲体位的胎儿下颌持续产生对抗胸骨的压力，阻碍了下颌骨的生长有关。另外缺乏吞咽运动的胎儿容易有小颌畸形发生。

（三）诊断及鉴别诊断

小颌畸形产前主要依据超声诊断，在胎儿面部正中矢状切面上，通过主观目测下巴小且后缩、下唇较上唇明显后移等征象可以初步诊断明显的小下颌畸形。轻度小下颌畸形则应根据下颌骨的生长发育参数来判断，临床上可大致根据下颌骨的长度和双顶径的比较进行初步估计，正常下颌骨长度约等于胎儿双顶径的一半，而小下颌畸形则明显低于此值。文献报道下颌骨的生长与孕期双顶径的增长呈线性相关，可用下颌指数（下颌骨前后径 / 双顶径 ×100）对小颌畸形进行客观诊断。当切割值小于 23 时，通过下颌指数诊断小颌畸形的敏感性可达 100%，特异性为 98.19%，优于敏感性为 73% 的主观评估方法（图 7-2-17）。

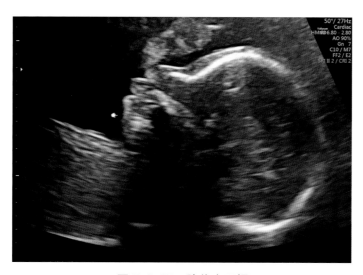

图 7-2-17　胎儿小下颌

小颌畸形的超声表现有：

（1）正中矢状切面上，下唇及下巴形成的曲线失常。正常呈 "S" 形或反 "S" 形，而小下颌畸形由于下颌骨小，下巴明显后缩，下唇后移，而使曲线变为一小圆弧形。畸形越严重，下巴越小，下巴及下唇越向后移，曲线越平直。

（2）冠状切面亦显示下巴小，正常面颊至下颌的平滑曲线消失，此曲线在口裂以下突然内收而使曲线失去正常平滑特征，变为不规则或中断。

（3）胎儿常处于半张口状态，舌相对较大而伸于口外，严重小下颌时，舌会下垂到咽喉部。

（4）下颌骨长度明显较正常为小。

（5）常伴有羊水过多。

（6）由于小下颌畸形多为遗传综合征的一种表现，故大多数病例伴有其他结构畸形。

（7）三维超声可直观显示小下巴，口张开或舌伸于口外。

超声诊断小下颌畸形胎儿，需要进行相关遗传学异常因素的排查。常见的遗传性异常有染色体异常、染色体微缺失微重复综合征及一些单基因病：

（1）染色体异常：例如，18- 三体，三倍体，13- 三体，9- 三体，8- 三体。

（2）神经肌肉异常：例如，Pena-Shokeir 综合征，胎儿运动不能 / 运动减少综合征 ，先天性多关节挛缩等。

（3）单基因疾病：很多遗传综合征与小下颌相关，下表列出了一些常见的单基因病（表 7-2-5）。

表 7-2-5　常见的与小下颌相关的单基因病

遗传综合征	临床表型	遗传类型
Stickler 综合征	小颌畸形、近视、骨骺发育不良、少年性关节炎、腭裂、感觉神经性听力损失和气道阻塞	常染色体显性遗传
Treacher-Collins 综合征	小颌畸形、小耳畸形、睑裂下斜、颧骨发育不全、下睑部缺失和异常毛发生长，胎儿表型有下颌骨发育不全、耳朵缺失和严重的羊水过多	常染色体显性遗传
Nager 肢体面部骨发育不全	下颌面异常和上肢短小，在产前超声影像发现显著发育不全的下颌骨、外耳畸形、手臂长骨成骨不全和羊水过多	常染色体显性遗传
弯曲性骨发育不全	身材矮小、关节错位、头颅和四肢畸形、脊柱曲度异常、骨密度变化	常染色体隐性遗传
躯干发育异常	特殊面容，如头部不成比例地增大、小颚、突眼、面部扁平、唇腭裂、肢体缩短、弯曲和骨盆畸形、内翻足或外翻足、脊柱侧凸等	常染色体隐性遗传
Saethre Chotzen 综合征	过早头骨融合导致头型异常，高额头，低额发际，眼上睑下垂，眼距宽，鼻梁宽，面部明显不对称，小下颌，耳部畸形	常染色体隐性遗传
多翼状胬肉综合征	出生后反复骨折，身材矮小，翼状胬肉，双手腕关节挛缩，右足外翻	常染色体隐性遗传
血小板减少 - 桡骨缺失综合征	血小板减少、桡骨缺失、其他系统如消化、骨骼、血液和心脏等系统畸形	常染色体隐性遗传

（四）咨询及再发风险评估

1. 孕期诊断胎儿小下颌畸形，需要仔细地行超声排查胎儿是否有其他部位的异常，如有异常则需要考虑有遗传综合征可能，建议采用相应的方法学检查，包括染色体核型、染色体芯片、全外显子检测等，尽可能明确遗传学异常，以准确评估预后及再发风险。对有明确遗传病家族史，且基因突变类型明确的胎儿可进行相应的单基因病产前诊断。与家族特征相关的小下颌可参考父母表型判断预后。

2. 小下颌畸胎儿同时有其他并发症，应告知父母其胎儿有可预见的不良结局，如果胎儿小于 24 周，可以考虑终止妊娠。

3. 目前对小颌畸形胎儿没有产前干预措施。

4. 小颌畸形胎儿气道受阻的风险很高，出生后需加强监护及喂养。排除了遗传综合征及其他部位并发症的患儿可考虑外科手术纠治小下颌。手术治疗小下颌畸形包括唇舌粘连（将舌头固定于下颌骨和下唇）和气管造口术等。

5. 小下颌畸形的再发风险取决于其遗传方式。常染色体显性遗传的单基因遗传病再发风险为

50%，常染色体隐性遗传的再发风险为 25%，合并染色体异常的一般认为再发风险为 1%，如果母体年龄风险高于 1%，则与母体年龄风险相当。小下颌患儿的父母双方其中任何一方都有可能存在隐匿的遗传综合征，故都需要进行相关检测。

（周春香　陈丽平　卢守莲）

参考文献

[1] 严英榴, 杨秀雄. 产前超声诊断学, 第2版[M]. 北京: 人民卫生出版社, 2018.

[2] YAMASAKI M, NONAKA M, BAMBA Y, et al. Diagnosis, treatment, and long-term outcomes of fetal hydrocephalus[J]. Semin Fetal Neonatal Med. 2012;17(6):330−335.

[3] OI S, INAGAKI T, SHINODA M, et al. Guideline for management and treatment of fetal and congenital hydrocephalus: Center Of Excellence-Fetal and Congenital Hydrocephalus Top 10 Japan Guideline 2011[J]. Childs Nerv Syst, 2011, 27(10):1563−1570.

[4] HE M, HU S, HU T, et al. Correlation between fetal borderline ventriculomegaly and chromosomal abnormalities[J]. Zhonghua Fu Chan Ke Za Zhi, 2018,53(10):660−664.

[5] DUAN H, ZHAO G, WANG Y, et al. Novel missense mutation of L1CAM in a fetus with isolated hydrocephalus[J]. Congenit Anom (Kyoto), 2018,58(5):176−177.

[6] SERIKAWA T, NISHIYAMA K, TOHYAMA J, et al. Prenatal molecular diagnosis of X-linked hydrocephalus via a silent C924T mutation in the L1CAM gene[J]. Congenit Anom (Kyoto), 2014,54(4):243−245.

[7] YANG Y D, HUANG L Y, YAN J M, et al. Novel FREM1 mutations are associated with severe hydrocephalus and shortened limbs in a prenatal case[J]. Eur J Obstet Gynecol Reprod Biol, 2017,215:262−264.

[8] 廖灿. 胎儿结构发育异常的遗传咨询[M]. 北京: 人民卫生出版社, 2019.

[9] OBEIDAT N, SALLOUT B, ALBAQAWI B, et al. The impact of fetal middle cerebral artery Doppler on the outcome of congenital hydrocephalus[J]. J Matern Fetal Neonatal Med, 2018,31(4):413−417.

[10] MELO J R, DE MELO E N, DE VASCONCELLOS A G, et al. Congenital hydrocephalus in the northeast of Brazil: epidemiological aspects, prenatal diagnosis, and treatment[J]. Childs Nerv Syst, 2013,29(10):1899−1903.

[11] MADURI R, AURELI V, VIAROLI E, et al. Obstructive Hydrocephalus in Newborn Due to Cerebral Atrium Diverticulum Formation: Complete Resolution After Subdural Hematoma Evacuation[J]. World Neurosurg, 2018,115: 338−340.

[12] ENGELS A C, JOYEUX L, BRANTNER C, et al. Sonographic detection of central nervous system defects in the first trimester of pregnancy[J]. Prenat Diagn, 2016,36(3):266−273.

[13] GREENE N D, Copp A J. Neural tube defects[J]. Annu Rev Neurosci, 2014,37:221−242.

[14] ISHIDA M, CULLUP T, BOUSTRED C, et al. A targeted sequencing panel identifies rare damaging variants in multiple genes in the cranial neural tube defect anencephaly[J]. Clin Genet, 2017,93:870−879.

[15] ROSS M, MASON C, FINNELL R. Genomic approaches to the assessment of human spina bifida risk[J]. Birth Defects Res, 2017,109:120−128.

[16] NIVEDITA S, VISHWANATH K, ANKANA T, et al. A Homozygous Mutation in TRIM36 Causes Autosomal Recessive Anencephaly in an Indian Family[J]. Hum Mol Genet, 2017, 26(6):1104−1114.

[17] CAWLY S, MECARTNEY D, WOODSIDE J V, et al. Optimization of folic acid supplementation in the prevention of neural tube defects[J]. J Public Health, 2018,40(4):827−834.

[18] YAHAL O, KATORZA E, ZVI E, et al. Prenatal diagnosis of arachnoid cysts: MRI features and neurodevelopmental outcome[J]. Eur J Radiol, 2019,113:232−237.

[19] 李胜利, 廖伊梅, 文华轩. 颅内囊性结构 (室管膜下囊肿、布莱克囊肿、韦氏腔、中间帆腔) 产前超声报告与解读[J]. 中华医学超声杂志(电子版), 2018,15(05):330−339.

[20] DE KEERSMAECKER B, RAMAEKERS P, CLAUS F, et al. Outcome of 12 antenatally diagnosed fetal arachnoid cysts: case series and review of the literature[J]. Eur J Paediatr Neurol, 2015,19(2):114−121.

[21] YOUSSEF A, D'ANTONIO F, KHALIL A, et al. Outcome of Fetuses with Supratentorial Extra-Axial Intracranial Cysts:

A Systematic Review[J]. Fetal Diagn Ther, 2016,40(1):1–12.

[22] YIN L, YANG Z, PAN Q, et al. Sonographic diagnosis and prognosis of fetal arachnoid cysts[J]. J Clin Ultrasound, 2018, 46(2):96–102.

[23] SUO-PALOSAARI M, RANTALA H, LEHTINEN S, et al. Long-term survival of an infant with diffuse brainstem lesion diagnosed by prenatal MRI: a case report and review of the literature[J]. Childs Nerv Syst, 2016,32(6):1163–1168.

[24] KORSIC M, JUGOVIĆ D, PORCNIK A. Endoscopic treatment of in utero diagnosed multiloculated interhemispheric cyst in a newborn: case report[J]. Acta Clin Croat, 2013,52(1):119–124.

[25] SANAPO L, BARTOLINI L, CHANG T, et al. Teaching NeuroImages: Giant fetal arachnoid cyst with favorable neurologic outcome[J]. Neurology, 2015,84(20):e160–e161.

[26] CHO S B, KIM H S, YANG M S, et al. Type 1 neurofibromatosis associated with asymptomatic cystic malformations of central nervous system (CNS)[J]. Int J Dermatol, 2009,48(3):330–332.

[27] LOUIS D N, OHGAKI H, WIESTLER O D, et al. The 2007 WHO Classification of Tumours of the Central Nervous System[J]. Acta Neuropathologica, 2007, 114(2):97–109.

[28] KADERALI Z, LAMBERTI PASCULLI M, RUTKA J T. The changing epidemiology of paediatric brain tumours: a review from the Hospital for Sick Children[J]. Childs Nerv Syst, 2009, 25(7):787–793.

[29] MILANI H J, ARAUJO JUNIOR E, CAVALHEIRO S, et al. Fetal brain tumors: Prenatal diagnosis by ultrasound and magnetic resonance imaging[J]. World Journal of Radiology, 2015, 7(1):17–21.

[30] ISAACS H JR. Fetal intracranial teratoma. A review[J]. Fetal Pediatr Patho, 2014,33(5–6):289–292.

[31] LEE H J, LEE Y H, SONG M J, et al. Ultrasonographic Findings of Fetal Congenital Intracranial Teratoma[J]. J Korean Soc Ultrasound Med, 2005,24(2):55–60.

[32] CRAWFORD J R, ISAACS H. Perinatal (fetal and neonatal) choroid plexus tumors: a review[J]. Child's Nervous System, 2019, 35(6):937–944.

[33] 李胜利. 胎儿畸形产前超声诊断学[M]. 北京: 科学出版社, 2017.

[34] ADIEGO B, MARTINEZ-TEN P, BERMEJO C, et al. Fetal intracranial hemorrhage. Prenatal diagnosis and postnatal outcomes[J]. J Matern Fetal Neonatal Med, 2019, 32(1):21–30.

[35] ARISOY R, ERDOGDU E, KUMRU P, et al. Prenatal diagnosis and outcomes of fetal teratomas[J]. J Clin Ultrasound, 2016, 44(2):118–125.

[36] PEIRÓ JOSE L, SBRAGIA L, SCORLETTI F, et al. Management of fetal teratomas[J]. Pediatric Surgery International, 2016, 32(7):635–647.

[37] TAN K B, RAJWANSHI A, NATARAJAN S, et al. Test and Teach. A hyperechoic intracranial lesion in a foetus. Large congenital cerebral primitive neuroectodermal tumour(PNET)[J]. Pathology, 2002,34(3):285–288.

[38] DAVIS T, DOYLE H, TOBIAS V, et al. Case Report of Spontaneous Resolution of a Congenital Glioblastoma[J]. Pediatrics: Official Publication of the American Academy of Pediatrics, 2016, 137(4).

[39] Fetal Medicine Foundation[EB/OL].[2023-06-01]. https://fetalmedicine.org/education/fetal-abnormalities/thorax/pulmonary-sequestration.

[40] 侯莉, 张冬梅, 刘杨. 利用三维超声Oblique成像技术观察胎儿透明隔腔异常的价值[J]. 中华超声影像学杂志, 2017, 26(7).

[41] 郑美, 玉文华, 轩汪兵, 等. 胎儿透明隔腔异常产前诊断与妊娠结局分析[J]. 中华医学超声杂志(电子版), 2021,18(7).

[42] COOPER S, KATORZA E, BERKENSTADT M, et al. Prenatal abnormal width of the cavum septum pellucidum - MRI features and neurodevelopmental outcome[J]. J Matern Fetal Neonatal Med, 2018,31(22):3043–3050.

[43] SUNDARAKUMAR D K, FARLEY S A, SMITH C M, et al. Absent cavum septum pellucidum: a review with emphasis on associated commissural abnormalities[J]. Pediatr Radiol, 2015, 45(7):950–964.

[44] COOPER S, KATORZA E, BERKENSTADT M, et al. Prenatal abnormal width of the cavum septum pellucidum - MRI features and neurodevelopmental outcome[J]. J Matern Fetal Neonatal Med, 2018,31(22):3043–3050.

[45] WINTER T C, KENNEDY A M, WOODWARD P J. Holoprosencephaly: a survey of the entity, with embryology and fetal imaging[J]. Radiographics, 2015,35(1):275–290.

[46] EL-DESSOUKY S H, ABOULGHAR M M, GAAFAR H M, et al. Prenatal ultrasound findings of holoprosencephaly spectrum: Unusual associations[J]. Prenat Diagn, 2020,40(5):565–576.

[47] MZOUGHI S, DI TULLIO F, LOW D H P, et al. PRDM15 loss of function links NOTCH and WNT/PCP signaling to patterning defects in holoprosencephaly[J]. Sci Adv, 2020,6(2):eaax9852.

[48] WEISS K, KRUSZKA P S, LEVEY E, et al. Holoprosencephaly from conception to adulthood[J]. Am J Med Genet C Semin Med Genet, 2018,178(2):122−127.

[49] GERGICS P. Pituitary Transcription Factor Mutations Leading to Hypopituitarism[J]. Exp Suppl, 2019,111:263−298.

[50] WINTER T C, KENNEDY A M, WOODWARD P J. Holoprosencephaly: a survey of the entity, with embryology and fetal imaging[J]. Radiographics, 2015,35(1):275−290.

[51] GUADARRAMA-ORTIZ P, CHOREÑO-PARRA J A, DE LA ROSA-ARREDONDO T. Isolated agenesis of the corpus callosum and normal general intelligence development during postnatal life: a case report and review of the literature[J]. J Med Case Rep, 2020,14(1):28.

[52] PALMER E E, MOWAT D. Agenesis of the corpus callosum: a clinical approach to diagnosis[J]. Am J Med Genet C Semin Med Genet, 2014,166C(2):184−197.

[53] D'ANTONIO F, PAGANI G, FAMILIARI A, et al. Outcomes Associated With Isolated Agenesis of the Corpus Callosum: A Meta−analysis[J]. Pediatrics,2016,138(3).

[54] BAYRAM A K, KÜTÜK M S, DOGANAY S, et al. An analysis of 109 fetuses with prenatal diagnosis of complete agenesis of corpus callosum[J]. Neurol Sci, 2020,41(6):1521−1529.

[55] BALLARDINI E, MARINO P, MAIETTI E, et al. Prevalence and associated factors for agenesis of corpus callosum in Emilia Romagna (1981−2015)[J]. Eur J Med Genet, 2018,61(9):524−530.

[56] FOLLIOT-LE DOUSSAL L, CHADIE A, BRASSEUR-DAUDRUY M, et al. Neurodevelopmental outcome in prenatally diagnosed isolated agenesis of the corpus callosum[J]. Early Hum Dev, 2018,116:9−16.

[57] SHE Q, FU F, GUO X, et al. Liao C. Genetic testing in fetuses with isolated agenesis of the corpus callosum[J]. J Matern Fetal Neonatal Med, 2021,34(14):2227−2234.

[58] SETHATLIOGLU S, KOEAKOE E, KIRIS A. Sonographic measurement of the Fetal cerebellum, cistema magna and cavum septum pellucidum in normal fetuses in the second and third trimesters of Pregnancy[J]. Clinical Ultrasound, 2003, 31(4):194−200.

[59] HIRSCH J F, PIERRE-KAHN A P, RENIER D, et al. The Dandy-Walker malformation. A review of 40 cases[J]. Journal of Neurosurgery, 1984, 61(3):515−522.

[60] BARKOVICH A J, KJOS B O, NORMAN D, et al. Revised classification of posterior fossa cystlike malformations based on the results of multiplanar MR imaging[J]. American Journal of Roentgenology, 1990, 153(6):1289−1300.

[61] FILLY R A, CARDOZA J D, GOLDSTEIN R B, et al. Detection of Fetal Central Nervous System Anomalies: A Practical Level of Effort for a Routine Sonogram[J]. Radiology, 1989, 172(2):403−408.

[62] CHIOU Y M, TSAI C H. Axial sonographic features of Dandy-Walker variant with occipital cephalocele[J]. J Clin Ultrasound, 1992,20(2):139−141.

[63] GUIBAUD I, LARROQUE A, VILLE D, et a1. Prenatal diagnosis of isolated Dandy-Walker malformation: imaging findings and prenatal counselling[J]. Prenat Diagn, 2012, 32(2):185−193.

[64] CHAPMAN T, MAHALINGAM S, ISHAK G E, et al. Diagnostic imaging of posterior fossa anomalies in the fetus and neonate: part 2, Posterior fossa disorders[J]. Clin Imaging, 2015, 39(2):167−175.

[65] DROR R, MALINGER G, BEN-SIRA L, et al. Developmental Outcome of Children With Enlargement of the Cisterna Magna Identified in Utero[J]. Journal of Child Neurology, 2009, 24(12):1486−1492.

[66] COLLEONI G G, CONTRO E, CARLETTI A, et al. Prenatal diagnosis and outcome of fetal posterior fossa fluid collections[J]. Ultrasound in Obstetrics & Gynecology, 2012, 39(6):625−631.

[67] MAHONY B S, CALLEN P W, FILLY R A, et al. The fetal Cisterna magna[J]. Radiology, 1984, 153(3):773−776.

[68] FERREIRA DE SOUZA L M, GALVÃO E BRITO MEDEIROS A, JÚNIOR J P R, et al. Long Survival of a Patient with Trisomy 18 and Dandy-Walker Syndrome[J]. Medicina (Kaunas), 2019,55(7):352.

[69] D'ANTONIO F, KHALIL A, GAREL C, et al. Systematic review and meta-analysis of isolated posterior fossa malformations on prenatal imaging(part2): neurodevelopmental outcome[J]. Ultrasound Obstet Gynecol, 2016, 48(1):28−37.

[70] AMACHER A L, SHILLITO J Jr. The syndromes and surgical treatment of aneurysms of the great vein of Galen[J]. J

Neurosurg, 1973,39(1):89–98.

[71] BIANCHI D W. Fetology :diagnosis and management of the fetal patient[M]. 2nd ed. New York: McGraw-Hill Medical Pub, Division, 2010:1004.

[72] HELING K S, CHAOUI R, BOLLMANN R. Prenatal diagnosis of an aneurysm of the vein of Galen with three-dimensional color power angiography[J]. Ultrasound Obstet Gynecol, 2000,15(4):333–336.

[73] KURIHARA N, TOKIEDA K, IKEDA K, et al. Prenatal MR findings in a case of aneurysm of the vein of Galen[J]. Pediatr Radiol, 2001,31(3):160–162.

[74] STOCKBERGER S, SMITH R, DON S. Color Doppler sonography as a primary diagnostic tool in the diagnosis of vein of Galen aneurysm in a critically ill neonate[J]. Neuroradiology, 1993,35(8):616–618.

[75] YAMASHITA Y. Successful treatment of neonatal aneurysmal dilatation of the vein of Galen: the role of prenatal diagnosis and trans-arterial embolization[J]. Neuroradiology, 1992. 34(5): 457–459.

[76] KOŚLA K, MAJOS M, POLGUJ M, et al. Prenatal diagnosis of a vein of Galen aneurysmal malformation with MR imaging - report of two cases[J]. Pol J Radiol, 2013,78(4):88–92.

[77] 何及, 李许, 常振森. 实用脑血管病学[M]. 海南: 南海出版社, 2008: 514–515.

[78] 吕国荣, 胎儿颅脑和心脏畸形超声诊断[M]. 北京: 北京大学医学出版社, 2010: 162–163.

[79] 程天江, 影像诊断图谱进阶篇[M]. 上海: 第二军医大学出版社, 2011: 169.

[80] 葛群, 张国正, 李东至. 产前超声诊断胎儿颅内囊性病变[J]. 中国医学影像技术, 2011, 27(01):120–122.

[81] 武玺宁, 姜玉新, 孟华, 等. 胎儿颅内囊肿的分类及产前超声诊断[J]. 中华医学超声杂志(电子版), 2013,10(07):525–527.

[82] ASHER-MCDADE C, SHAW W C. Current cleft lip and palate management in the United Kingdom[J]. Br J Plast Surg, 1990,43(3):318–321.

[83] BAIRD P A, SADOVNICK A D, YEE I M. Maternal age and oral cleft malformations: data from a population-based series of 576,815 consecutive livebirths[J]. Teratology, 1994,49(6):448–451.

[84] BENACERRAF B R, MULLIKEN J B. Fetal cleft lip and palate: sonographic diagnosis and postnatal outcome[J]. Plast Reconstr Surg,1993,92(6):1045–1051.

[85] CASH C, SET P, COLEMAN N. The accuracy of antenatal ultrasound in the detection of facial clefts in a low-risk screening population[J]. Ultrasound Obstet Gynecol, 2001,18(5):432–436.

[86] GHI T, TANI G, SAVELLI L, et al. Prenatal imaging of facial clefts by magnetic resonance imaging with emphasis on the posterior palate[J]. Prenat Diagn, 2003,23(12):970–975.

[87] JONES M C. Etiology of facial clefts: prospective evaluation of 428 patients[J]. Cleft Palate J, 1988,25(1):16–20.

[88] KONDO S, SCHUTTE B C, RICHARDSON R J, et al. Mutations in IRF6 cause Van der Woude and popliteal pterygium syndromes[J]. Nat Genet, 2002,32(2):285–289.

[89] LEE W, KIRK J S, SHAHEEN K W, et al. Fetal cleft lip and palate detection by three-dimensional ultrasonography[J]. Ultrasound Obstet Gynecol, 2000,16(4):314–320.

[90] LIDRAL A C, MURRAY J C. Genetic approaches to identify disease genes for birth defects with cleft lip/palate as a model[J]. Birth Defects Res A Clin Mol Teratol, 2004,70(12):893–901.

[91] LYNCH H T, KIMBERLING W J. Genetic counseling in cleft lip and cleft palate[J]. Plast Reconstr Surg, 1981,68(5): 800–815.

[92] MURRAY J C. Gene/environment causes of cleft lip and/or palate[J]. Clin Genet, 2002,61(4):248–256.

[93] STANIER P, MOORE G E. Genetics of cleft lip and palate: syndromic genes contribute to the incidence of non-syndromic clefts[J]. Hum Mol Genet, 2004,13(1):R73–R81.

[94] ZEIGER J S, BEATY T H, LIANG K Y. Oral clefts, maternal smoking, and TGFA: a meta-analysis of gene-environment interaction[J]. Cleft Palate Craniofac J, 2005,42(1):58–63.

[95] WYSZYNSKI D F, DUFFY D L, BEATY T H. Maternal cigarette smoking and oral clefts: a meta-analysis[J]. Cleft Palate Craniofac J, 1997,34(3):206–210.

[96] BUTALI A, LITTLE J, CHEVRIER C, et al. Folic acid supplementation use and the MTHFR C677T polymorphism in orofacial clefts etiology: An individual participant data pooled-analysis[J]. Birth Defects Res A Clin Mol Teratol, 2013, 97(8):509–514.

[97] GROSEN D, CHEVRIER C, SKYTTHE A, et al. A cohort study of recurrence patterns among more than 54,000 relatives of oral cleft cases in Denmark: support for the multifactorial threshold model of inheritance[J]. J Med Genet, 2010,47(3):162–168.

[98] BENSON C B, POBER B R, HIRSH M P, et al. Sonography of Nager acrofacial dysostosis syndrome in utero[J]. J Ultrasound Med, 1988,7(3):163–167.

[99] BROMLEY B, BENACERRAF B R. Fetal micrognathia: associated anomalies and outcome[J]. J Ultrasound Med, 1994, 13(7):529–533.

[100] CHITTY L S, CAMPBELL S, ALTMAN D G. Measurement of the fetal mandible—feasibility and construction of a centile chart[J]. Prenat Diagn, 1993,13(8):749–756.

[101] HSIEH Y Y, CHANG C C, TSAI H D, et al. The prenatal diagnosis of Pierre-Robin sequence[J]. Prenat Diagn, 1999, 19(6):567–569.

[102] LEE W, MCNIE B, CHAIWORAPONGSA T, et al. Three-dimensional ultrasonographic presentation of micrognathia[J]. J Ultrasound Med, 2002,21(7):775–781.

[103] NICOLAIDES K H, SALVESEN D R, SNIJDERS R J, et al. Fetal facial defects: associated malformations and chromosomal abnormalities[J]. Fetal Diagn Ther, 1993,8(1):1–9.

[104] SHERER D M, METLAY L A, WOODS J R Jr. Lack of mandibular movement manifested by absent fetal swallowing: a possible factor in the pathogenesis of micrognathia[J]. Am J Perinatol, 1995,12(1):30–33.

[105] VETTRAINO I M, LEE W, BRONSTEEN R A, et al. Clinical outcome of fetuses with sonographic diagnosis of isolated micrognathia[J]. Obstet Gynecol, 2003,102(4):801–805.

[106] 陈琮瑛, 李胜利, 欧阳淑媛, 等. 胎儿小颌畸形的产前超声诊断[J]. 中华超声影像学杂志, 2004(12):38–40.

第 3 节　胎儿颈部发育异常

一、胎儿颈项透明层增厚

（一）定义

胎儿颈项透明层（uchal translucency, NT）是指胎儿颈后皮肤与软组织间的皮下积水，随胎龄增长而增厚，如高于界定阈值则认为胎儿存在 NT 增厚。

（二）病因学检查

NT 增厚与 21- 三体等非整倍体、结构畸形尤其心脏畸形以及不良妊娠结局相关。NT 厚度为第 95 百分位数（约 3 mm）至 3.4 mm、3.5~5.4 mm、5.5~6.4 mm 和大于等于 8.5 mm 时，非整倍体发生率分别为 7%、20%、50% 和 75%。除非整倍体风险增加以外，Noonan 综合征、多发性翼状胬肉综合征、Roberts 综合征等 100 多种遗传综合征均与 NT 增厚相关。在单绒毛膜双羊膜囊双胎中，NT 增厚提示发生双胎输血综合征风险增加。

（三）形态学诊断

NT 数值可通过超声在 10~14 周精确测得。超声测量标准参见第二章第 2 节。

诊断 NT 增厚最常用的阈值为根据冠臀距计算胎龄的第 95 百分位数或第 99 百分位数，也有地区以 NT 厚度超过某一确切数值如 3.0 mm、3.5 mm 作为诊断 NT 增厚的标准。不同诊断标准对于筛查唐氏综合征有不同敏感度（图 7-3-1）。

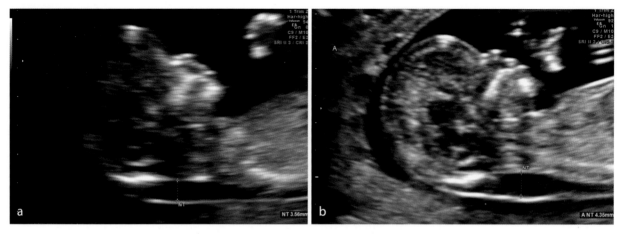

图 7-3-1 胎儿 NT 增厚

（四）产前咨询

1. 建议超声发现 NT 增厚时，应行详细的胎儿结构检查，包括超声心动图及侵入性遗传学诊断。多房性水囊瘤或仅 NT ≥ 3.0 mm 是绒毛穿刺的指征，无须等待血清学筛查结果。如染色体微阵列分析结果未见异常，可进一步检查相关遗传综合征，如 Noonan 综合征。

2. 早孕系统性胎儿结构检查对严重结构畸形的敏感性大于 50%，建议 NT 增厚患者及时转诊至有条件的机构以获得早期产前诊断机会。

3. 排除染色体异常且产前超声筛查未提示胎儿结构异常时，单纯 NT 增厚不增加不良妊娠结局风险，胎儿健康存活率达 90% 以上。

4. 如有染色体异常，则再发风险与染色体异常相关。

二、颈部淋巴水囊瘤

（一）定义

淋巴管发育畸形，形成充满液体的有分隔的水囊状淋巴管瘤（lymphatic hygroma），最常位于颈部，也有腋下、胸部、下肢软组织等部位。颈部水囊瘤多位于颈后三角区，是颈部肿块最常见的原因。妊娠早期发生率大于 1/300，妊娠晚期发生率为 1/1200，活产儿发生率为 1/1000。

（二）病因

妊娠第 5 周末，淋巴系统从位于颈部、腹股沟区和腹膜后的 6 个原始淋巴囊开始发育。如果胚胎早期淋巴组织发育缺陷，颈部淋巴囊与颈内静脉交通失败，导致颈部淋巴囊过度扩张，从而出现有分隔的淋巴水囊瘤，通常位于颈后三角区。妊娠早期的淋巴水囊瘤，有自行消退可能，推测是淋巴管与静脉间形成了侧支循环。妊娠晚期发现的水囊状淋巴管瘤是淋巴引流障碍，通常位于颈前三角区前侧及前外侧。

（三）分类

根据病变淋巴管囊腔的大小，分为巨囊型（1 个或多个体积 ≥ 2 cm³ 的囊腔构成）、微囊型（多个体积 < 2 cm³ 的囊腔构成）和混合型（巨囊型和微囊型都有），胎儿颈部水囊瘤一般都是巨囊型。

（四）诊断

超声特征是胎儿颈部充满液体的有分隔的囊性肿块，中间常有一个厚分隔（颈后韧带）从胎儿颈部贯穿整个水囊瘤。早期明显扩大的颈后半透明带可延伸至整个胎背部，颈部横切面上分隔清晰可见（图 7-3-2）。因常与大结构畸形密切相关，在妊娠早、中期需要对胎儿进行详细的结构筛查。

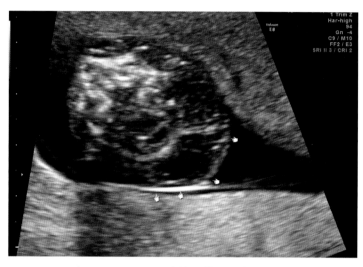

图 7-3-2　胎儿颈淋巴水囊瘤

（五）咨询及临床处理建议

1. 妊娠早期诊断的淋巴水囊瘤胎儿大多数预后不良，常有胎儿染色体异常、非免疫性水肿、大结构畸形、宫内死亡等，少数与遗传综合征相关。在一项 132 例妊娠早期淋巴水囊瘤的研究中，超过 50% 有染色体非整倍体，包括 21-三体、X 单体、18-三体、13-三体和三倍体；染色体无异常的，约 50% 有大结构畸形，常见为心脏畸形和骨骼畸形；无染色体异常和其他结构畸形的，约 25% 胎儿宫内死亡，出生后仍有 5% 预后不良；仅 15%~20% 出生后预后好。

（1）选择继续妊娠者，建议早期行绒毛穿刺。胎儿染色体无异常者，妊娠 16~18 周常规产前超声检查；胎儿无大结构异常者，则妊娠 20~24 周系统产前超声筛查及胎儿超声心动图检查。

（2）早期未行 CVS，妊娠 16~18 周常规产前超声检查，无大结构异常，建议羊膜腔穿刺；胎儿染色体无异常者，妊娠 20~24 周系统产前超声筛查及胎儿超声心动图检查。

（3）妊娠早期诊断的淋巴水囊瘤，若无其他异常，产前一般无须干预。

（4）如果胎儿染色体异常，而父母染色体正常，再发风险 1% 或与人群发生率相同；有报道家族性水囊瘤的遗传方式为常染色体隐性遗传。

2. 妊娠晚期诊断的淋巴水囊瘤胎儿，通常与染色体异常、水肿和结构畸形等无关，预后好。

3. 任何大小的颈部肿块有引起气管塌陷的风险，分娩应在有 EXIT 经验的三级医疗中心进行，以确保新生儿气道通畅。

4. 新生儿气道通畅后转运至 NICU，仔细体格检查，排除产前无法诊断的某些先天性畸形和遗传学异常。

5. 新生儿囊性水囊瘤的治疗多采用超声引导下经皮穿刺抽尽囊液后注入硬化剂，如聚桂醇、平阳霉素等。

三、胎儿颈部畸胎瘤

（一）定义

畸胎瘤是生殖细胞来源的肿瘤，一般包含 3 个胚层组织成分，是最常见的胎儿肿瘤，在活产儿中发生率 1/40 000～1/20 000。畸胎瘤可生长在胎儿不同的部位，沿中线分布，骶尾部最常见，其他部位有颈部、纵隔、颅内、鼻咽部、腹膜后和性腺等。胎儿颈部畸胎瘤（fetal cervical teratoma）较罕见，占畸胎瘤的 2%～9%。

（二）病因

畸胎瘤可能起源于胚胎早期的全能干细胞，而颈部畸胎瘤可能起源于胚胎的甲状腺组织，也可能是单卵双胎分裂异常而形成的寄生胎。

（三）分类

1. **解剖学分类** 分为性腺外（80%）和性腺（20%）畸胎瘤，颈部畸胎瘤属于前者。
2. **组织学分类** 分为成熟性和非成熟性畸胎瘤，胎儿颈部畸胎瘤多为前者。

（四）诊断

1. **超声检查** 典型的超声表现为颈部的混合性或实性包块，界限清、活动度好、不对称性、单侧，多为多房，约 50% 伴钙化。颈部畸胎瘤常压迫食管可出现胃泡明显缩小或不显影和羊水过多。
2. **MRI 检查** MRI 比超声有更好的组织和空间分辨率，对含脂肪成分的畸胎瘤尤其敏感，对混合性、坏死性的实体畸胎瘤更具诊断价值。

（五）咨询及临床处理建议

1. 颈部畸胎瘤发生死胎、羊水过多、早产、水肿、死产等风险增加。巨大的颈部畸胎瘤可压迫下颌骨，导致下颌骨发育不良或变形，造成面部不对称；压迫气管可导致气道偏移、变形、喉气管软化；颈部过伸可导致肺发育不全。
2. 孕期系列超声监测胎儿宫内安危、羊水量和肿瘤生长速度等。羊水过多、胎儿水肿、肿瘤大于 5 cm，与胎儿预后不良相关。畸胎瘤可引起高输出型心力衰竭，胎儿超声心动图可评估心功能。
3. 建议剖宫产分娩，分娩应在具有丰富的 EXIT 经验、多学科合作（母胎专科、麻醉科、新生儿科、儿外科、影像科等）、NICU 的三级医疗中心进行，以保障分娩安全和新生儿气道通畅。
4. 新生儿气道通畅后转运至 NICU，生命体征平稳后，儿外科手术切除颈部畸胎瘤，否则，手术需要延迟。术后有短暂性或永久性甲状腺功能或甲状旁腺功能减退、残留或复发的畸胎瘤有恶变的风险，因而需要密切随访。
5. 再发风险极低。

四、胎儿甲状腺肿

（一）定义

胎儿甲状腺肿（fetal goiter）是指胎儿甲状腺弥漫性肿大，十分罕见，活产儿发病率为 1/30 000。

（二）病因

胎儿甲状腺在孕 7~12 周发育，在孕 18~20 周 TSH 受体对 TSH 产生反应，因而孕 18~20 周胎儿甲状腺对促甲状腺物质敏感，多在孕 24 周后超声发现甲状腺肿。

（三）分类

甲状腺肿可发生于胎儿甲状腺功能减退（甲减）、甲状腺功能亢进（甲亢）及甲状腺功能正常。

1. 甲减性　较常见。

（1）继发于母亲长期服用抗甲状腺药物（antithyroid drugs, ATDs）、碘化物、对氨基水杨酸、保泰松等，能通过胎盘转运而抑制胎儿甲状腺激素合成。

（2）继发于母亲患自身免疫性甲状腺病，母体内存在甲状腺抑制性抗体（thyroid-blocking antibody, TBAb）能通过胎盘转运，抑制 TSH 与甲状腺相应受体结合而阻断其刺激甲状腺作用。

（3）碘缺乏。

（4）先天性甲状腺激素合成缺陷，又称家族性甲状腺激素合成障碍，为常染色体隐性遗传病，因甲状腺激素合成途径中的酶缺陷，引起甲状腺激素合成及分泌不足，TSH 代偿性分泌增多而刺激甲状腺肿大。

2. 甲亢性　多继发于母亲患 Grave 病，95% Graves 病的母体存在甲状腺刺激性抗体（thyroid-stimulating antibody, TSAb），通过胎盘转运从而过度刺激胎儿甲状腺引起功能亢进。

（四）诊断

1. 超声检查

（1）胎儿甲状腺肿多在妊娠 24 周后超声诊断，典型的表现为颈前部对称、均质的包块，呈分叶状（图 7-3-3）。

（2）胎儿颈部因甲状腺肿而处于过伸状态，引起气管及食管受压或移位。因食管受压常伴羊水过多。彩色多普勒图像表现为血流丰富。

（3）胎儿甲减的超声征象包括心脏扩大、胎心过缓、心脏传导阻滞，但多数情况超声仅表现为胎儿甲状腺肿。

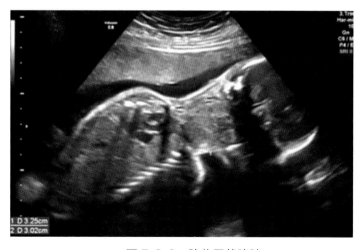

图 7-3-3　胎儿甲状腺肿

（4）胎儿甲亢的超声征象包括胎心过速、心脏肥厚、水肿、生长受限、骨龄老化、颅缝早闭及肝脾大，心动过速最常见。

2. MRI 检查 有助于确诊胎儿甲状腺肿。

（五）咨询及临床处理建议

1. 胎儿甲减与骨化延迟、智力低下、听力缺陷、语言发育迟缓等相关。胎儿甲亢与心动过速、心力衰竭、水肿、生长受限、骨龄老化、颅缝早闭、智力障碍、早产等相关，先天性甲亢的死亡率为 15%～25%。

2. 出现胎儿甲状腺肿时，详细询问母亲的病史和服药史，检测母亲的血清甲状腺功能及促甲状腺抗体。

3. 每 2 周超声监测胎儿情况，酌情行脐带血穿刺检测胎儿血清 TSH，评估胎儿甲状腺功能。

4. 宫内干预治疗。胎儿甲亢时，可给予母亲 ATDs 或对正在口服 ATDs 的甲亢母亲增加剂量，使胎儿心率维持在 140 bpm，治疗中如果母亲出现甲减，则加入左旋甲状腺素（L-T4），因为 T4 几乎不通过胎盘转运。胎儿甲减时，可行羊膜腔内注入 L-T4。

5. 分娩方式遵循产科指征，必要时放宽指征行剖宫产分娩，分娩应在有经验的三级医院进行，以确保胎儿出生后气道通畅。

6. 新生儿气道通畅后转运至 NICU，进行体格检查和甲状腺功能评估。

7. 再发风险：服用 ATDs 治疗甲亢的孕妇中 1% 的胎儿表现为甲减；Graves 病的孕妇中 2%～12% 表现胎儿甲亢或甲减；先天性甲状腺激素合成缺陷罕见，再发风险为 25%。

（郑明明　罗春玉）

参考文献

[1] NICOLAIDES K H, AZAR G, BYRNE D, et al. Fetal nuchal translucency: ultrasound screening for chromosomal defects in first trimester of pregnancy[J]. BMJ, 1992,304(6831):867–869.

[2] 唐慧荣, 张燕, 茹彤, 等. 妊娠早期胎儿颈部透明层厚度与胎儿预后的前瞻性队列研究[J]. 中华妇产科杂志, 2020(02): 94–99.

[3] NICOLAIDES K H. Screening for fetal aneuploidies at 11 to 13 weeks[J]. Prenat Diagn, 2011,31(1):7–15.

[4] 郑明明, 唐慧荣, 张燕, 等. 妊娠早期系统胎儿结构超声筛查诊断胎儿异常的价值[J]. 中华围产医学杂志, 2017, 20(3): 183–189.

[5] BIANCHI D W, CROMBLEHOLME T M, MARY E. FETOLOGY: Diagnosis and Management of the Fetal Patient[M]. 2th ed. New York (NY): McGraw-Hill Professional, 2010.

[6] WASSEF M. Vascular anomalies classification: recommendations from the international society for the study of vascular anomalies[J]. Pediatrics, 2015, 136(1): e203–e214.

[7] MALONE F D. First-trimester septated cystic hygroma: prevalence, natural history, and pediatric outcome[J]. Obstet Gynecol, 2005,106:288–294.

[8] 谢义民. 聚桂醇瘤腔内注射治疗小儿囊性淋巴管瘤[J]. 中华小儿外科杂志, 2017,38(9): 704–707.

[9] 王珊. 低浓度平阳霉素注射治疗1100例淋巴管瘤单中心临床风险[J]. 中华小儿外科杂志, 2017,38(1): 32–37.

[10] TONNI G, DE FELICE C, CENTINI G, et al. Cervical and oral teratoma in the fetus: a systematic review of etiology, pathology, diagnosis, treatment and prognosis[J]. Arch Gynecol Obstet, 2010,282(4):355–361.

[11] OLIVARES E, CASTELLOW J, KHAN J, et al. Massive fetal cervical teratoma managed with the ex utero intrapartum treatment (EXIT) procedure[J]. Radiol Case Rep, 2018,13(2):389–391.

[12] BRODSKY J R, IRACE A L, DIDAS A, et al. Teratoma of the neonatal head and neck: A 41-year experience[J]. Int J Pediatr Otorhinolaryngol, 2017,97:66–71.

[13] PEIRÓ J L, SBRAGIA L, SCORLETTI F, et al. Management of fetal teratomas. Pediatr Surg Int[J]. 2016,32(7):635–647.

[14] ARISOY R, ERDOGDU E, KUMRU P, et al. Prenatal diagnosis and outcomes of fetal teratomas[J]. J Clin Ultrasound, 2016,44(2):118–125.

[15] 李胜利, 罗国阳. 胎儿畸形产前超声诊断学[M]. 第2版. 北京: 科学出版社, 2017.

[16] BIANCHI D W, TIMOTHY M. et al. FETOLOGY: Diagnosis and Magement of the Fetal Patient[M]. 2nd ed. McGraw-Hill Professional, 2010.

[17] GRASBERGER H. Defects of thyroidal hydrogen peroxide generation in congenital hypothyroidism[J]. Mol Cell Endocrinol, 2010,322(1–2):99–106.

[18] IIJIMA S. Current knowledge about the in utero and peripartum management of fetal goiter associated with maternal Graves disease[J]. Eur J Obstet Gynecol Reprod Biol X, 2019,3:100027.

[19] ALEXANDER E K. Guidelines of the American Thyroid Association for the Diagnosis and Management of Thyroid Disease during Pregnancy and the Postpartum[J]. Thyroid, 2017,27(3):315–389.

第4节　胎儿胸部发育异常

一、先天性肺囊腺瘤

（一）定义

先天性肺囊腺瘤（congenital cystic adenomatoid malformation, CCAM）是一种终末支气管增殖异常及缺乏正常肺泡组织所形成的肺实质肿块。CCAM 是胎儿肺部发育异常中的主要类型，发生率为 1/35 000~1/25 000，占整个胎儿先天性肺部疾病的 70%~80%。

（二）病因

CCAM 发病机制尚不完全明确，目前对 CCAM 明确的内容有：

1. CCAM 发生于胚胎形成后的 7~10 周，在这过程中，胎儿的终末细支气管异常增殖，抑制了正常肺泡的生长，使得胎儿的支气管结构发生紊乱，阻碍了肺泡正常发育，使得病变部位肺泡无法与其他支气管之间交通，影响胎儿肺部正常功能。

2. CCAM 的病因可能与 HOXb5 基因、甲状腺转录因子、成纤维细胞生长因子 -9 异常表达等相关，但支持上述观点的研究病例数量、范围均无法完全支持上述结论。

（三）分型

分 0~4 共 5 种类型：

1. 0 型　最为罕见，仅占 1%~3%，起源于气管或支气管组织。其囊肿较小，最大直径为 0.5 cm，覆有假复层纤毛上皮。病灶含有黏液细胞和软骨，但无骨骼肌，累及整个肺部的弥漫性畸形。患者气体交换严重受损，婴儿患者在出生时即死亡儿。

2. 1 型　最常见，占 60%~70%。该型可能起源于远端支气管或近端细支气管。病变内存在分化良好的组织。1 型病变由边界清楚的薄壁囊肿构成，囊肿直径为 2~10 cm，常为单个，但可能具有多个分隔，且 95% 的病例仅有一个肺叶受累，该型有恶性潜能，风险大小还不十分明确。临床表现主要取决于囊肿大小。大囊肿可能通过产前超声检测到。如果病变压迫邻近正常肺组织，可引起新生儿呼吸窘迫、纵隔向对侧移位以及同侧膈变平。较小的囊肿可能在出生后数月或数年被偶然发现或成为感染灶而发现。

3. **2 型** 占 15%~20%。病变由多个直径为 0.5~2 cm 的囊肿和融入邻近正常组织的实质性区域组成。囊肿与扩张的终末细支气管相似，覆有纤毛立方或柱状上皮。病变对邻近肺组织通常几乎没有占位效应。叶外型肺隔离症可能也具有相似外观，但其有体循环血供。多达 60% 的 2 型患者中可存在其他先天性畸形，包括伴气管食管瘘的食道闭锁、双肾缺如或发育不良、肠道闭锁、其他肺部畸形，以及膈、心脏、中枢神经系统和骨骼的畸形。2 型无发生恶性肿瘤的风险。

4. **3 型** 占 5%~10%，病灶通常很大，累及整个肺叶或多个肺叶。病变起源于腺泡，由远端气道或气腔的腺瘤样增生组成。病变可为囊性和实质性组织的混合，也可是完全实质性。婴儿患者可在子宫内或出生时发病，通常表现为新生儿期严重呼吸窘迫或死亡，该型与恶性肿瘤无关。

5. **4 型** 占比为 5%~10%。囊肿直径最大可达 7 cm，可能在出生时或儿童期发病，常表现为张力性气胸或感染，但也可能在无症状患者中被偶然发现。应注意，该型与恶性肿瘤密切相关。

（四）诊断

首选筛查方法是产前超声检查，超声可以诊断出大部分的 CCAM，但是超声检查胎儿胸腔也会受到孕妇状况的限制，影响诊断的准确性。若发现 CCAM 胎儿，可结合胎儿肺部 MRI 进一步评估（图 7-4-1）。

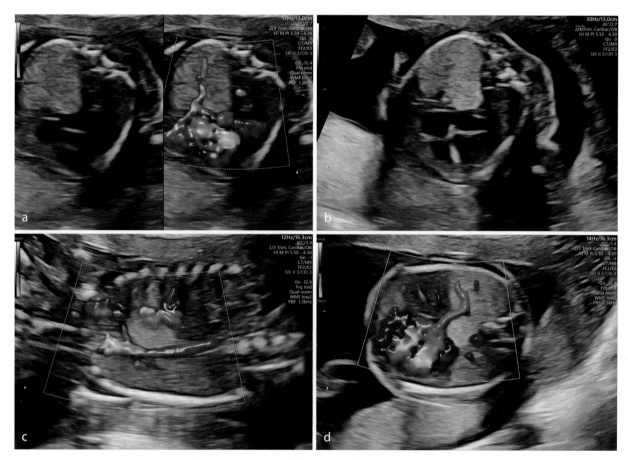

图 7-4-1 胎儿肺囊腺瘤（血供来源于肺血管）

（五）咨询及临床处理建议

1. CCAM 为肺部错构瘤样病变，典型病理特征为末梢支气管过度生长，形似腺瘤样，导致胎儿肺泡发育不良，同时还可能出现胎儿水肿，胎儿一旦出现肺水肿则预后极差。肺囊腺瘤单侧发病为主，左肺、右肺发病率相当。

2. 部分 CCAM 胎儿产前可自行减小或者消失，对胎儿后续生长发育不会产生不良影响，大囊性病变比微囊性病变更不容易复发。部分胎儿畸形病变可增长，导致肺部发育不良。

3. 仅有 CCAM 的患者则通常无染色体异常。

4. 产前诊断为 CCAM 的胎儿应在三级转诊中心分娩，与儿科密切配全，以便必要时可立即实施胸腔手术。

5. CCAM 容积比（CCAM volume ratio, CVR）是 CCAM 容积与胎儿头围的比值，可作为预后评价指标。CVR>1.6 者，胎儿水肿风险增加；CVR≤1.6 者，胎儿水肿风险低于 3%。目前对于 CCAM 胎儿，CVR<1.6 者可选择继续观察；对于水肿胎儿或 CVR>1.6 者，在无产前干预的情况下是胎儿预后不良的指征。对于 CVR>1.6 的胎儿，可考虑行母体类固醇治疗，若单疗程无效，可进行多疗程治疗。对类固醇治疗无反应时，需行胎儿宫内病灶切除术或出生后行新生儿病灶切除术。

6. 所有患 CCAM 的婴幼儿均应评估是否需手术，CCAM 胎儿出生后即使无症状或通过产前连续超声检查发现病变似乎已经消退，也需要进行胸片检查。此外，所有 CCAM 婴儿都应接受 CT 或 MRI 检查。影像学检查的时机取决于症状和初始胸片结果。对于出生后有明显临床症状或病灶反复感染者，应尽早手术治疗，肺叶切除术是 CCAM 的标准术式，预后较好。

7. 除 4 型外其他均无遗传易感性，4 型与家族性胸膜肺母细胞瘤（pleuropulmonary blastoma, PPB）综合征相关。

二、隔离肺

（一）定义

隔离肺（bronchopulmonary sequestration, BPS）又称支气管肺隔离症。由非功能性肺组织包块造成的一种先天异常，这些包块与气管支气管树缺乏正常交通，由全身动脉供血，通常为降主动脉，偶尔来自肋间动脉、腹腔动脉或者脾动脉，而静脉引流通过奇静脉或者下腔静脉。在产前诊断的先天性肺部异常中占 23%～33%，是第二常见的先天性肺部疾病。发生率为 1/15 000，男 : 女为（3～4）: 1。

（二）病因

目前对隔离肺的发病机制尚不完全明确。

（三）分型

分叶外型和叶内型 2 种。

1. **叶外型** 占所有 BPS 的 15%～25%，是胎儿时期 BPS 最常见的形式，位于胸膜以外，有自身胸膜覆盖且具有非典型全身血供。10% 病例位于心包或者腹部，90% 位于左侧，可与肾上腺肿块混淆。

2. **叶内型** 占所有 BPS 的 75%～85%，但很少出现在胎儿时期。位于肺叶内，与正常肺组织连接，由肺动脉供血，只在胸腔内发生。

（四）诊断

主要依靠超声，特征图像为胸腔高回声均匀密度肿块，可看到清楚的边界，彩色多普勒超声可发现其接受来自降主动脉的不典型血供。由于 BPS 可具有类似囊腺瘤的超声外观，故与囊腺瘤鉴别较困难，全身供血动脉的可视化可帮助鉴别（图 7-4-2）。

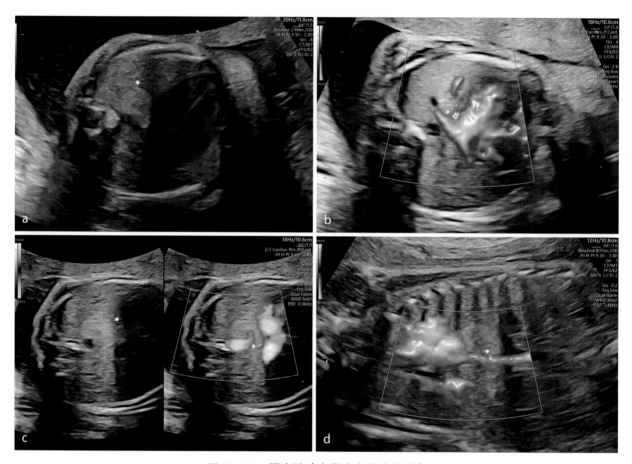

图 7-4-2　隔离肺（血供来自降主动脉）

（五）咨询及临床处理建议

1. 单纯 BPS 并不增加染色体异常及遗传综合征的风险。

2. 产前检测 BPS 不伴胸腔积液或水肿时，围生期存活率大于 95%，75% 可自发完全消退预后良好，若不干预，与水肿相关的死亡率高达 100%。

3. 与 BPS 相关的异常率高达 50%~65%，叶外型发生率较高，最常见异常为先天性膈疝、心脏异常，通常在妊娠 18~26 周期间出现，大多数在妊娠晚期消退或停止生长，小部分显著生长，导致纵隔移位、心脏压迫，右心房血流受损，心力衰竭，水肿甚至死亡，出现这些症状则需产前干预，若不治疗则出生后预后复杂，甚至因肺发育受损导致肺发育不全而死亡。

4. 水肿的出现是评估预后的唯一因素，若伴有胸腔积液或水肿则需要产前干预。若水肿在 32 周前出现则要进行宫内干预，例如，进行胸腔穿刺术及胸腔羊膜分流术（效果较好），大范围胸腔积液或水肿也可采用超声引导激光射频消融，还有开放胎儿手术。但哪种方案最佳尚不清楚。目前胸腔羊膜分流术已被多中心用于胸腔积液或者水肿胎儿的治疗，超声引导下激光消融可能更有效，但是需要更多文献证明。32周后出现的水肿可产前予类固醇治疗，生存率高达83%，建议产后分娩后切除。

5. 非水肿的BPS不需产前干预，很可能自发消退，预后良好，每4周进行一次超声监测至足月分娩，所有BPS胎儿的分娩均应在三级医疗中心进行，如有需要可立即复苏及手术切除。所有新生儿均要进行产后影像学检查：胸片、CT（增强型）和MRI，文献表明在妊娠过程中超声发现隔离肺肿块消退但是产后证实仍存在，这需要产后进行胸部CT（增强型）进行检测，若有症状如反复感染、咯血、胸痛则手术，目前经胸廓切除术仍是标准术式，有学者提出胸腔镜手术，但是尚无研究支持此观点，无症状的BPS一部分文献建议手术，一部分文献表明可保守观察，目前尚无统一结论，若未手术的患者应持续随访，若出现感染、出血、胃肠道或心力衰竭症状考虑手术。

6. 不会出现复发。

三、胸腔积液

（一）定义

在胎儿发育过程中各种病因引起的液体非特异性地聚集在胸膜腔内，称为胸腔积液（pleural effusion）。包括原发性和继发性两种。可以为单侧或双侧，原发性的发生率男：女为2：1，发生率为1/15 000~1/10 000，继发性更常见，通常是双侧的。

（二）病因及分类

多种母胎疾病可导致胎儿胸腔积液。10%病例合并染色体异常，主要为21-三体和X单体。孤立性胸腔积液中小于5%病例存在Noonan综合征。在与水肿相关的病例中可能存在各种遗传因素疾病，特别是存在其他结构异常的病例。

1. 原发性胎儿胸腔积液　也称为先天性乳糜胸，可由多种淋巴管异常或由外力、肿瘤或心血管疾病引起的胸腔缺损引起。

2. 继发性胎儿胸腔积液　病因包括免疫性和非免疫性疾病。自身免疫性疾病包括Rh或ABO溶血；非免疫性因素包括染色体异常、遗传性疾病、感染、先天性心脏异常、先天性肺部异常、血液系统疾病、代谢性疾病和非心脏异常。非免疫性胸腔积液通常还与腹水、心包积液、皮下水肿、羊水过多和胎盘增厚有关。非免疫性水肿的最常见原因是染色体异常，如唐氏综合征和特纳综合征，也可能伴有其他结构异常。

（三）诊断

1. 超声诊断　超声发现在单侧（25%的病例）或肺周围的双侧低回声区（图7-4-3）。分为轻度、中度或重度，重度胸腔积液会出现纵隔移位，伴有皮肤水肿和（或）腹水。53%非免疫水肿可伴发心脏异常及心律失常，应在三级医疗中心进行详细的产科形态学超声及胎儿动静脉循环系统评价，包括多普勒（大脑中动脉、静脉、动脉）、胎儿超声心动图。

诊断胎儿胸腔积液较容易，不易漏诊，但区分原发性和继发性胸腔积液，有一定困难。继发性胸腔积液多伴随其他超声异常，多为双侧。不合并结构畸形、以胸腔积液为首发表现的孤立性胸腔积液，为原发性胸腔积液可能性大，可行胸腔穿刺行胸水细胞分析。如果胸水淋巴细胞比率大于80%，支持先天性乳糜胸诊断。

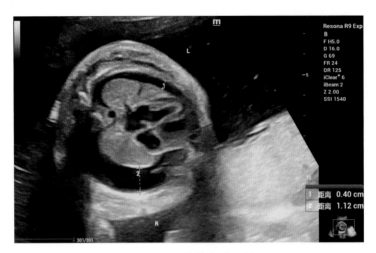

图 7-4-3　胎儿胸腔积液

2.病因诊断

（1）母血检查：全血计数、Kleihauer-Betke 试验（母血中找胎儿红细胞实验）、ABO 血型及抗原状态、间接 Coombs 试验（抗体筛查）、梅毒实验室检查、准确的滴度（细小病毒、弓形虫、巨细胞病毒、风疹）、肝酶、尿酸、凝血功能（可疑镜像综合征）、抗 SSA 和 SSB 抗体（胎儿心动过缓）、血红蛋白电泳及 G6PD 缺陷筛查等。

（2）胎儿细胞检查：胎儿胸水或羊水胎儿细胞染色体微阵列分析和病原体检查。胎血取样胎儿血型和血红蛋白检查。

（四）宫内治疗

宫内干预包括胸腔穿刺术和胸腔 - 羊膜腔置管分流。文献表明 32 周前原发性胸腔积液胸腔羊膜分流存活率高达 64%，32~37 周胸腔穿刺术存活率为 78%，胸腔羊膜分流术存活率为 75%，非干预胎儿 80% 死亡。可将胸腔穿刺作为首选，若穿刺后胸腔积液迅速积聚再选择胸腔羊膜引流术。严重胸水用胸腔 - 羊膜腔分流术的总体存活率为 44%~80%，胸腔 - 羊膜腔分流术的并发症包括：引流管脱位发生率为 3.7%~5.7%，引流管阻滞需再次介入发生率为 3.7%~5.7%，早发胎膜早破（PPROM）发生率为 5.7%~33.3%。

（五）咨询及临床处理建议

1. 25% 的胸腔积液与结构畸形有关，7% 的原发性胸腔积液存在非整倍体异常。

2. 胎儿胸腔积液的预后取决于引起积液的原因。胎儿原发性胸腔积液的围产儿死亡率为 22%~53%，继发性胸腔积液的死亡率为 95%~98%，40% 的继发性胸腔积液中存在其他异常，长期压迫引起肺发育不良是导致死亡的常见原因。

3. 产前超声发现胸腔积液时，需行详细的超声检查，包括超声心动图、大脑中动脉收缩期峰值流速，排除可引起继发性胸腔积液的结构畸形。详细询问病史，母体血液实验室检查排除血型不合、感染等其他继发病因。行羊水穿刺染色体微阵列分析及巨细胞病毒 DNA、微小病毒 B19 等感染指标检查，同时行胸腔穿刺留取胸水分析细胞成分及生化指标。

4. 预后不良因素包括双侧、合并水肿、无自发消退、早产，双侧胸腔积液通常与水肿有关，胎儿水肿是预后不良的最重要因素，死亡率高于 50%，合并水肿的保守存活率为 24%~58%。

5. 发现胸腔积液合并羊水过多不能预测结果不佳，但可增加早产及分娩风险。

6. 若随访过程中胸腔积液消退则预后好，不需干预。

7. 若小到中度单侧胸腔积液无水肿或者无纵隔移位，不需干预，每周一次超声随访，存活率为73%~100%；若胸腔积液恶化或出现胎儿水肿，要进行产前干预。

8. 分娩时应选择具有危重症新生儿救治能力的三级医疗中心，分娩时新生儿科医师应在场，建议38周时剖宫产。

9. 如为先天性乳糜胸，新生儿出生后可经轻链脂肪酸奶粉喂养，预后良好。

10. 孤立胸腔积液或与宫内感染有关的胸腔积液病例，不增加再发风险。遗传综合征病例再发风险高达25%。

四、先天性膈疝

（一）定义

先天性膈疝（congenital diaphragmatic hernia, CDH）指胎儿膈肌先天发育不良，腹腔内容物疝入胸腔。CDH 的患病率为（1~4）/10 000 例活产儿。

（二）病因

受精后第 4~10 周期间胸腹膜皱襞如未正常闭合，内脏会疝入胸腔，影响肺正常发育。隔膜不能正常闭合的原因未知。在膈和其他躯体结构形成期间，遗传性和（或）环境性触发因素可破坏间充质细胞的分化，可能是 CDH 的触发因素。

1. 遗传因素　在有报告称存在常染色体隐性遗传、常染色体显性遗传和 X 连锁遗传的家族性病例中绝大多数 CDH 是散发病例，无明确家族联系。多种不同的遗传缺陷（如非整倍体、缺失、重复和易位）已在散发病例中被发现。这些散发病例可能代表了正常膈发育相关基因的新发突变事件，和（或）反映了疾病的多基因或多因子遗传。

2. 环境因素　有证据支持部分 CDH 病例存在维生素 A 缺乏症，或与使用沙利度胺、抗癫痫药和奎宁相关。

（三）分型

1. 单纯性 CDH　50%~70% 的 CDH 病例为单纯性。单纯性 CDH 中血流动力学或机械性改变可导致胎儿肺发育不全、肠旋转不良和心脏右位，通常又被称为 CDH 序列征的。CDH 与先天性心脏病之间有一定的关联。

2. 复合性、非单纯性或综合征性 CDH　30%~50% 的病例被称为"复合性""非单纯性"或"综合征性" CDH，因为这类 CDH 伴有其他异常，包括重要结构畸形、染色体异常和（或）单基因病。所有重要器官系统均可发生相关畸形，无特定模式。产前诊断为 CDH 的病例中有 10%~20% 经传统核型分析结果异常；合并其他畸形时，核型异常更常见；最常见的非整倍体包括 18- 三体、13- 三体及 21- 三体。微阵列通过检测可能与 CDH 相关的亚显微拷贝数异常而提高诊断率。合并相关畸形的 CDH 病例中有 10%~15% 为综合征型。Fryns 综合征是与 CDH 相关的最常见常染色体隐性遗传综合征，临床特征包括 CDH、肺发育不全、颅面畸形、远端肢体发育不全及特征性内脏畸形。

（四）分度

超声在心房水平位置横断面扫描胎儿胸腔时，测量肺面积与头围比（LHR）可用于评估对侧肺大小和纵隔偏移情况。LHR 对于并发症发生率比死亡率更有预测价值。由于在妊娠期肺的发育速度是头发育速度的 4 倍，所以一些专家建议 LHR 应考虑胎龄的影响，以实测值（o）/预计值（e）LHR 表示。

通常以 o/e LHR 分度：

极重度　　<15%。

重度　　15%~25%。

中度　　26%~35%。

轻度　　36%~45%。

（五）诊断

1.超声诊断　胎儿 CDH 的超声确定性诊断取决于在胎儿胸腔内见到腹部器官，如小肠、胃和肝脏等。常伴有胸腔积液，胎儿心脏左移是关键表现。CDH 继发于纵隔偏移的食管受压可导致羊水过多。可疑 CDH 应行胎儿超声心动图，以检测有无心脏结构和功能异常，这些异常可能是某些综合征的部分表现，并（或）可能导致出生后血流动力学恶化（图 7-4-4）。

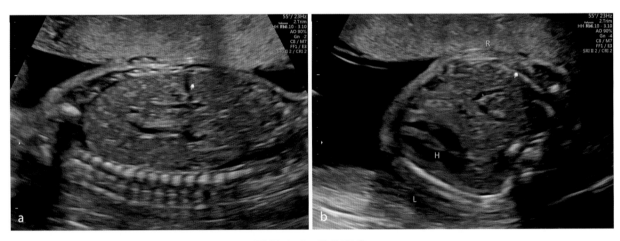

图 7-4-4　胎儿膈疝

2.病因诊断　建议对所有 CDH 患者进行染色体微阵列分析。全外显子组测序或全基因组测序在 CDH 产前遗传学诊断的作用目前尚不明确。有研究显示定向性新一代测序在 10% 的单纯性 CDH 病例中识别出了遗传病因，但基因型和表型与短期结局之间没有明确的关联。若超声检查怀疑存在特定单基因遗传疾病，条件允许时，应对其进行检查。现尚无针对 CDH 的基因全套检查。

（六）宫内治疗

宫内治疗目的是预防或逆转肺发育不全和恢复新生儿生存所需的充分肺发育。

目前已研发出的方法是局部麻醉下经皮胎儿镜下气管堵塞术（fetal endoscopic tracheal occlusion，FETO），因该技术尚处探索阶段，故仅可考虑用于 CDH 预后不良的胎儿。推荐标准为：单纯性左侧 CDH、实测值（o）LHR/ 预测值（e）LHR（o/e LHR）<25%、染色体微阵列分析正常、单胎妊娠、

非短宫颈，且干预时胎龄为 27~29^{+6} 周。也有若干医疗中心在胎龄为 30~31^{+6} 周时对预后为中等程度的 CDH 胎儿进行 FETO。封堵最好在 34 周时通过胎儿镜或超声引导下穿刺进行，随后妊娠继续；也可在胎儿部分娩出后且尚未与胎盘分离的情况下进行。对于是否可行 FETO，各医疗中心应根据本中心的资质和能力，组织多学科团队进行病例讨论，综合考虑胎儿出生后预后及父母意愿后作出决定。

（七）咨询及临床处理建议

1. 先天性膈疝（CDH）是一种膈发育缺陷，使腹腔内脏疝入胸腔，从而干扰肺气道、血管和肺实质的正常发育。胎儿受累的范围与严重程度根据内脏疝出时的胎龄而异。

2. CDH 可通过手术纠正。但宫内发生内脏疝出可导致肺发育不全和肺动脉高压。受累新生儿通常在出生后数小时内即出现呼吸窘迫，程度可轻可重，甚至危及生命。

3. CDH 常伴有染色体异常及其他重要器官系统的结构性畸形（如先天性心脏病和神经管缺陷）。故建议行超声胎儿结构筛查、超声胎儿心动图、胎儿超快速 MRI（确定肝疝入的程度和估计肺容量）及介入性产前诊断（羊水穿刺）染色体微阵列分析。

4. 建议患者接受相应影像学专家、母胎医学专家、新生儿专家和儿科手术专家的会诊。

5. 如存在染色体异常、右侧膈缺损、肝疝出和胎儿肺容量较低等情况，胎儿的预后较差；无肝疝出预示胎儿产后生存率高。

6. 宫内干预的方式是胎儿镜下气管堵塞术（FETO），但目前尚处于研究阶段。

7. 每 4 周进行一次超声检查，监测胎儿生长情况、羊水量及胎儿有无水肿等。如果有胎儿生长受限或羊水异常的表现，则增加监测频率至每 2 周一次。

8. 计划分娩时间为 39 周。分娩医疗机构应有能力稳定新生儿肺和心血管功能及按需进行矫正手术。

9. 在没有 CDH 家族史的家庭中，如已有一例受累患儿，未来同胞弟妹出现单纯性 CDH 的风险为 1%~2%。如为染色体异常或为遗传综合征，则可依据所表现的异常预测复发风险。

五、先天性高位气道阻塞综合征

（一）定义

先天性高位气道阻塞综合征（congenital high airway obstruction syndrome, CHAOS）为继发于喉或气管闭锁的一系列病变，主要表现为液体蓄积，双肺对称性扩大，呈强回声。CHAOS 是罕见的但通常致命的疾病。

（二）病因

喉闭锁是由上皮生长停滞和前庭与声门下区域再通失败造成的，气管发育不全起因于妊娠早期时喉气管沟发育异常，其原因尚不清楚。气管狭窄是由完整的或接近完整的软骨环引起。气管软化者可在呼吸期间气管动态塌陷，从而导致气道阻塞。气管软化通常分为先天性（原发性）或获得性（继发性）。先天性和获得性气管软化都有多种病因。气管软化相关的先天性疾病包括任何导致子宫内气管受压的疾病（如先天性心脏病伴心脏扩大或胸内肿块）、颅面畸形和其他遗传性综合征的疾病、黏多糖病、结缔组织病等。获得性气管软化的病因包括那些与慢性气压伤（源于正压通气）、感染或炎症有关的病因。

（三）分型

气管闭锁是根据是否存在气管残留及其残留程度进行分类。分类系统较多，目前应用最广泛的系统分3种类型：Ⅰ型——有一短段气管与食管前面相连接；Ⅱ型——气管和食管在气管隆凸处融合，没有气管残留；Ⅲ型——右主支气管和左主支气管直接邻接食管。

（四）诊断

1. 影像诊断

超声检查显示双肺对称性扩大，呈强回声。心脏和大血管受压，可能导致心脏衰竭；膈变平或反向；并且食道可能受压，导致羊水过多。也可出现水肿。MRI的T_2加权像上表现为双肺体积异常增大且为高信号。发现充满液体的扩张气管和支气管可确定诊断。气管闭锁可能是先天性异常综合征的一部分，与VACTERL联合征（包括脊椎、肛门、心脏、气管、食管、肾脏和肢体缺损的一系列畸形）部分重叠，但又与其不同（图7-4-5）。

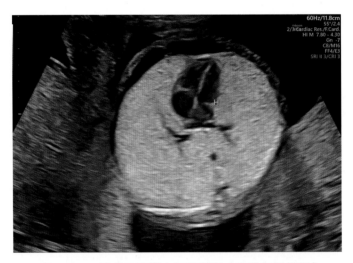

图 7-4-5 胎儿双肺增大回声增强（高位气道梗阻）

2. 病因诊断 CHAOS可能与9号染色体三体、16号染色体三体和染色体5p缺失有关。应建议行产前遗传学诊断，排除染色体和基因异常。

（五）咨询及临床处理建议

1. CHAOS预后较差。可建议终止妊娠。

2. 气管闭锁通常是致命的。但如果存在气管食管瘘或支气管食管瘘与胃肠道相连接，则有复苏的可能。如果婴儿可被复苏，则可尝试手术矫正。分娩时子宫外治疗（ex-utero intrapartum treatment, EXIT，或胎儿手术）的发展稍微改善了产前超声诊断为气管闭锁的婴儿的预后。数个病例报告报道了气管闭锁婴儿的成功治疗。

3. 气管狭窄的严重程度取决于狭窄的程度，需要外科手术矫正。当气管狭窄伴有其他疾病时，死亡的风险仍然显著。

4. 在无伴随疾病的气管软化的病例中长期预后较好。对于具有危及生命的气道阻塞发作、反复感染、呼吸衰竭或生长迟滞的病例，则需要进行干预。

5.因此类疾病可能为遗传综合征，故无论是否继续妊娠，均建议行胎儿遗传学诊断（染色体微阵列分析、基因测序）。

（李　洁　郑明明）

参考文献

[1] 杨佳丽, 郭岳霖, 洪碧珊.胎儿先天性肺囊腺瘤样畸形的产前诊断及在优生优育咨询中的价值探讨[J]. 中国优生与遗传杂志, 2018,26(7):92-95.

[2] PERANTEAU W H, WILSON R D, LIECHTY K W, et al. Effect of maternal betamethasone administration on prenatal congenital cystic adenomatoid malformation growth and fetal survival[J]. Fetal Diagn Ther, 2007, 22(5):365-371.

[3] CALVERT J K, LAKHOO K. Antenatally suspected congenital cystic adenomatoid malformation of the lung:postnatal investigation and timing of surgery[J]. J Pediatr Surg, 2007, 42(2):411-414.

[4] NAM S H, CHO M J, KIM D Y. Minimally invasive surgery for congenital cystic adenomatoid malformations-early experience[J]. Ann Surg Treat R es, 2016,90(2):101-110.

[5] PRIEST J R, WILLIAMS G M, HILL D A, et al. Pulmonary cysts in early childhood and the risk of malignancy[J]. Pediatr Pulmonol, 2009, 44:14.

[6] BAIRD R, PULIGANDLA P S, LABERGE J M. Congenital lung malformations: informing best practice[J]. Semin Pediatr Surg, 2014,23:270.

[7] DE SANTIS M, MASINI L, NOIA G, et al. Congenital cystic adenomatoid malformation of the lung: antenatal ultrasound findings and fetal-neonatal outcome. Fifteen years of experience[J]. Fetal Diagn Ther, 2000,15:246.

[8] CAVORETTO P, MOLINA F, POGGI S, et al. Prenatal diagnosis and outcome of echogenic fetal lung lesions[J]. Ultrasound Obstet Gynecol, 2008,32:769.

[9] SAUVAT F, MICHEL J L, VENACHI A, et al. Management of asymptomatic neonatal cystic adenomatoid malformation[J]. J Pediatr Surg, 2003,38:548.

[10] WALKER L, COHEN K, RANKIN J, et al. Outcome of prenatally diagnosed congenital lung anomalies in the North of England: a review of 228 cases to aid in prenatal counselling[J]. Prenat Diagn, 2017,37(10):1001-1007.

[11] Fetal abnormalities. Fetal Medicine Foundation[EB/OL]. [2023-06-02]. https://fetalmedicine.org/education/fetal-abnormalities/thorax/pulmonary-sequestration.

[12] RILEY J S, URWIN J W, OLIVER E R, et al. Prenatal growth characteristics and pre/postnatal management of bronchopulmonary sequestrations[J]. J Pediatr Surg, 2018,53(2):265-269.

[13] GAJEWSKA-KNAPIK K, IMPEY L. Congenital lung lesions: Prenatal diagnosis and intervention[J]. Semin Pediatr Surg, 2015,24(4):156-159.

[14] MALLMANN M R, GEIPEL A, BLUDAU M, et al. Bronchopulmonary sequestration with massive pleural effusion: pleuroamniotic shunting vs intrafetal vascular laser ablation[J]. Ultrasound Obstet Gynecol, 2014,44(4):441-446.

[14] ZHANG H, TIAN J, CHEN Z, et al. Retrospective study of prenatal diagnosed pulmonary sequestration[J]. Pediatr Surg Int, 2014,30(1):47-53.

[15] NUNES C, PEREIRA I, ARAÚJO C, et al. Fetal bronchopulmonary malformations[J]. J Matern Fetal Neonatal Med, 2015,28(16):1996-2000.

[16] HONG C, YU G, TANG J, et al. Risk analysis and outcomes of bronchopulmonary sequestrations[J]. Pediatr Surg Int, 2017,33(9):971-975.

[17] WOERNER A, SCHWENDENER K, WOLF R, et al. Neonatological and pulmonological management of bilateral pulmonary sequestration in a neonate[J]. World J Pediatr, 2008,4(4):301-304.

[18] WITLOX R S, LOPRIORE E, OEPKES D. Prenatal interventions for fetal lung lesions[J]. Prenat Diagn, 2011,31(7):628-636.

[19] YINON Y, KELLY E, RYAN G. Fetal pleural effusions[J]. Best Pract Res Clin Obstet Gynaecol, 2008,22(1):77-96.

[20] MON R A, TREADWELL M C, BERMAN D R, et al. Outcomes of fetuses with primary hydrothorax that undergo prenatal intervention (prenatal intervention for hydrothorax)[J]. J Surg Res, 2018,221:121-127.

[21] WELLESLEY D, HOWE D T. Diagnosis and outcome in nonhydropic fetal pleural effusions[J]. Prenat Diagn, 2018,38(11):866-869.

[22] CHON A H, CHMAIT H R, KORST L M, et al. Long-Term Outcomes After Thoracoamniotic Shunt for Pleural Effusions With Secondary Hydrops[J]. J Surg Res, 2019,233:304-309.

[23] MALLMANN M R, GRAHAM V, RÖSING B, et al. Thoracoamniotic Shunting for Fetal Hydrothorax: Predictors of Intrauterine Course and Postnatal Outcome[J]. Fetal Diagn Ther, 2017,41(1):58-65.

[24] RUANO R, RAMALHO A S, CARDOSO A K, et al. Prenatal diagnosis and natural history of fetuses presenting with pleural effusion[J]. Prenat Diagn, 2011,31(5):496-499.

[25] AUBARD Y, DEROUINEAU I, AUBARD V, et al. Primary fetal hydrothorax: A literature review and proposed antenatal clinical strategy[J]. Fetal Diagn Ther, 1998,13(6):325-333.

[26] SOGC. No. 363-Investigation and Management of Non-immune Fetal Hydrops. 2018.

[27] DEPREST J, BRADY P, NICOLAIDES K, et al. Prenatal management of the fetus with isolated congenital diaphragmatic hernia in the era of the TOTAL trial[J]. Semin Fetal Neonatal Med, 2014,19:338.

[28] MCGIVERN M R, BEST K E, RANKIN J, et al. Epidemiology of congenital diaphragmatic hernia in Europe: a register-based study[J]. Arch Dis Child Fetal Neonatal Ed, 2015,100(2):F137-F144.

[29] BURGOS C M, FRENCKNER B. Addressing the hidden mortality in CDH: A population-based study[J]. J Pediatr Surg, 2017, 52:522.

[30] DONE E, ALLEGAERT K, LEWI P, et al. Maternal hyperoxygenation test in fetuses undergoing FETO for severe isolated congenital diaphragmatic hernia[J]. Ultrasound Obstet Gynecol, 2011, 37:264.

[31] DEPREST J, BRADY P, NICOLAIDES K, et al. Prenatal management of the fetus with isolated congenital diaphragmatic hernia in the era of the TOTAL trial[J]. Semin Fetal Neonatal Med, 2014,19:338.

[32] TAYLOR G A, ATALABI O M, ESTROFF J A. Imaging of congenital diaphragmatic hernias[J]. Pediatr Radiol, 2009, 39:1.

[33] YAN Y, WU Q, ZHANG L, et al. Detection of submicroscopic chromosomal aberrations by array-based comparative genomic hybridization in fetuses with congenital heart disease[J]. Ultrasound Obstet Gynecol, 2014, 43:404.

[34] BRADY P D, DEKONINCK P, FRYNS J P, et al. Identification of dosage-sensitive genes in fetuses referred with severe isolated congenital diaphragmatic hernia[J]. Prenat Diagn, 2013, 33:1283.

[35] WITTERS I, FRYNS J P, DE CATTE L, et al. Prenatal diagnosis and pulmonary pathology in congenital high airway obstruction sequence[J]. Prenat Diagn, 2009, 29:1081.

[36] ALTMAN K W, WETMORE R F, MAHBOUBI S. Comparison of endoscopy and radiographic fluoroscopy in the evaluation of pediatric congenital airway abnormalities[J]. Int J Pediatr Otorhinolaryngol, 1998, 44:43.

[37] HYSINGER E B, PANITCH H B. Paediatric Tracheomalacia[J]. Paediatr Respir Rev, 2016,17:9.

[38] HOFFERBERTH S C, WATTERS K, RAHBAR R,et al. Management of Congenital Tracheal Stenosis[J]. Pediatrics, 2015,136:e660.

[39] PETROSYAN M, ESTRADA J, HUNTER C, et al. Esophageal atresia/tracheoesophageal fistula in very low-birth-weight neonates: improved outcomes with staged repair[J]. J Pediatr Surg, 2009, 44:2278.

第5节　胎儿腹壁发育异常

一、脐膨出

（一）定义

脐膨出（exomphalos）是先天性前腹壁发育不全，正中线处脐带周围肌肉和皮肤缺损，致使腹腔内器官膨出体外，膨出物表面覆盖一层无血管膜，由腹膜、羊膜及中间的华通胶组成。囊内只有肠管的发生率在妊娠 11 周时为 1/100，12 周时为 1/800，13 周时为 1/2000。囊内可见肝脏的发生率在 11~13 周为 1/3500。

（二）分类

根据膨出内容物及腹壁缺损大小分为：

1. **小型脐膨出** 仅有肠管膨出，直径小于 5 cm。
2. **巨型脐膨出** 膨出物除肠管外，还包含肝脏、脾脏、胰腺、胃等，直径大于 5 cm。

（三）病因

30%~50% 的病例存在染色体异常（主要为 18- 三体或 13- 三体），巨型脐膨出较小型脐膨出染色体异常发生率低。10% 的病例存在遗传综合征，主要是 Beckwith-Wiedemann 综合征。30%~50% 的病例存在其他系统的异常，主要是心脏的异常。

（四）诊断

超声下可见胎儿前腹壁中线处皮肤强回声中断、缺损，并见囊袋状膨出包块，内含肠管和（或）肝脏，包块表面有一层线状强回声膜覆盖，脐带附着其上（图 7-5-1）。高位的膨出可能包含心脏（Cantrell 五联症）。低位脐膨出可能与泄殖腔异常和脊柱裂（OEIS 复合物）相关。超声检查考虑脐膨出时需要注意有关综合征的表现，如合并巨舌、巨体、颜面畸形时需考虑 Beckwith-Wiedemann 综合征。

在胎儿冠臀距小于 55 mm（相当于 12 周）时，因胎儿存在生理性中肠疝，此时不宜诊断脐膨出。在 11~13 周时仅含有肠管的膨出，90% 的患者可在 20 周内消退。

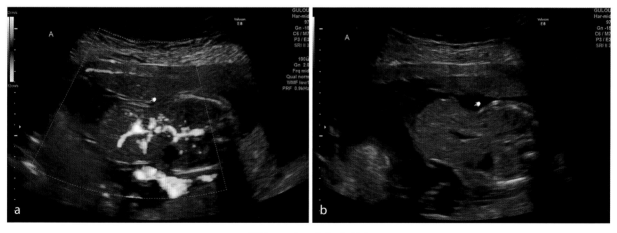

图 7-5-1 胎儿脐膨出

（五）临床处理及咨询

1. 超声诊断脐膨出后，需进行详细的超声检查，包括超声心动图，检查胎儿有无合并其他畸形。
2. 建议对胎儿行产前染色体核型检测和（或）分子检测。
3. 孤立的轻 / 中度脐膨出：存活率 >90%。孤立的巨大脐膨出：生存率为 80%。如合并其他畸形，预后取决于伴发的畸形类型，例如，18- 三体死亡率极高。建议每 4 周超声检查，监测胎儿生长和羊水量。建议用双顶径、枕额直径和股骨长度（Sieme 公式）来估计胎儿体重，而不是用腹围公式来监测胎儿的生长。小型脐膨出往往可妊娠足月或近足月正常分娩，巨型脐膨出受包块对胎儿的全身影响，会出现羊水过多、胎儿生长受限和器官功能障碍。

4. 新生儿生后需进行修补手术。无条件处理该疾病的医疗中心，可使用生理盐水纱布湿敷膨出包块以减少隐性失水和避免包块破裂，及时转诊至有条件的三级医疗单中心。不论膨出物大小，建议出生后尽早手术治疗。巨型脐膨出可能需多次分期手术。

5. 单纯脐膨出为散发病例，不增加复发风险。染色体为三体的病例复发风险为 1%。Beckwith-Wiedemann 综合征复发风险高达 50%。

二、腹裂

（一）定义

腹裂（gastroschisis）是腹壁全层缺损、腹腔脏器（如肠管）外翻的先天性畸形。在新生儿中发生率为 1/3000。

（二）病因

腹裂是胚胎两侧壁不完全闭合导致。也有研究者认为腹裂是由于生理性中肠疝的破裂导致。孕妇年龄小于 20 岁、吸烟与腹裂发生风险增加有关。

（三）诊断

超声下见胎儿脐带插入旁腹壁缺损，直径为 2~3 cm。缺损通常位于脐带右侧，脐带插入部位正常。肠管通过腹壁缺损处外翻至腹腔外，表面无膜覆盖，在羊水中自由漂浮（图 7-5-2）。

随着孕周增大，腹裂儿可发生肠扭转、肠闭锁，超声下可见肠管局灶节段性扩张、管壁增厚。腹裂常合并羊水量异常，包括羊水过多和过少。因营养丢失，腹裂胎儿常宫内发育迟缓。腹裂罕见合并胃肠道以外的先天畸形。

（四）临床处理及咨询

1. 超声提示胎儿腹裂后，建议行详细的胎儿结构检查。

2. 腹裂胎儿染色体异常和遗传综合征的发生率没有增加。

3. 有 10%~30% 病例由于疝孔处肠管扭转和（或）缺血导致肠闭锁或梗阻。30%~60% 病例出现胎儿生长受限。因并发羊水过多，30% 病例自发早产。2%~4% 病例死胎。总体存活率超过 90%。主要死亡原因为短肠综合征。建议每 4 周超声检查监测生长、羊水量、胎儿氧供（UA-PI，MCA-PI 和 DV-PI）和腹腔内肠管扩张情况。因胎儿腹壁缺损，建议用双顶径、枕额直径和股骨长度（Sieme 公式）来估计胎儿体重，而不是用包含腹围的公式来估计胎儿体重。

4. 建议在有新生儿重症监护和儿科手术的医院分娩。没有足够的证据表明剖宫产及早期早产对胎儿更有益，除非有其他产科指征。建议孕 38 周引产以期阴道分娩，如果发现生长受限、胎儿缺氧或腹腔内肠管扩张（>20 mm）则提前终止。应保持新生儿裸露的肠管湿润和无菌，腹壁缺损两边用纱布卷支撑小肠，避免肠管扭曲，导致静脉淤血和酸中毒。新生儿通常需出生后 1 周内修补手术。出生时的肠道情况是新生儿结局的重要影响因素，如伴有肠闭锁、扭转、穿孔或坏死等，有需多次分期手术可能。

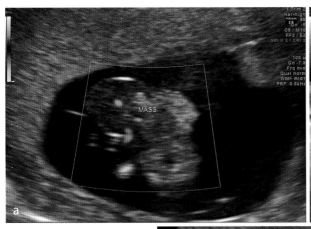
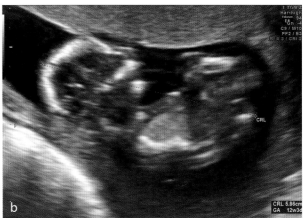
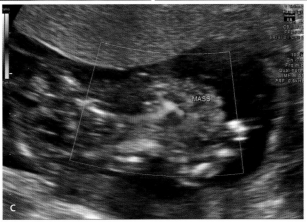

图 7-5-2　胎儿腹裂

5. 腹裂目前尚无明确获益的宫内干预措施。某些中心用羊水置换以使外翻肠管免于羊水化学激惹影响，但已有数据并未证实羊水置换的有效性。有研究者从理论及动物试验层面支持复杂型腹裂（伴有肠扭转、肠扩张）胎儿镜手术的可行性及有效性，但仍需进一步研究数据。

6. 通常认为腹裂是多因素引起的散发事件，但也有家族性复发的报道。在遗传倾向和环境因素综合作用下，腹裂的再发风险约 4%。

三、泄殖腔外翻

（一）定义

泄殖腔外翻（cloacalexstrophy）是由于泄殖腔膜发育异常导致的一种罕见先天性畸形，包括尿道膀胱外翻、大肠或小肠管外翻、肛门闭锁、结肠发育不良、脐膨出和生殖道畸形，50% 病例并发神经管缺陷。在新生儿中发生率为 1/30 万。

（二）病因

未发现与泄殖腔外翻相关的染色体异常。

泄殖腔膜受损的位置和时间决定了外翻的类型。例如下部穿孔引起尿道上裂，中段穿孔引起典型外翻，上部穿孔则导致膀胱上裂。

（三）诊断

泄殖腔外翻的解剖结构复杂，50%的病例表现为脐下方脐膨出、膀胱缺如、骶尾部脊柱裂，同时羊水量正常。还可表现为耻骨联合异常分离、肛门闭锁、双外生殖器、马蹄内翻足和肾脏畸形（图7-5-3）。

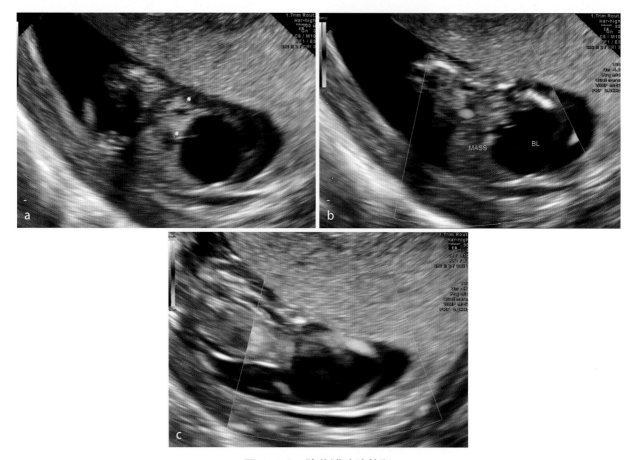

图 7-5-3　胎儿泄殖腔外翻

（四）临床处理及咨询

1. 泄殖腔外翻常伴发其他结构异常，主要是肾和脊椎异常、足内翻、单脐动脉、生殖器异常。建议行详细的超声检查，若超声无法完全明确泄殖腔外翻的图像特征，可做胎儿磁共振检查。染色体异常的发生率并不增加，但侵入性检查有助于确定胎儿的遗传学性别。

2. 泄殖腔外翻胎儿宫内死亡和死产发生率高。如在有生机儿前诊断，建议终止妊娠。

3. 按照常规产检流程随访，在具备儿科手术条件的医院分娩，孕38周引产以期阴道分娩。

4. 在静脉营养、重症监护和外科重建技术改进下，近年发达国家报道泄殖腔外翻新生儿的存活率已达83%~100%。少数死于早产并发症或相关复杂畸形。但远期结局尚不清楚。泄殖腔外翻重建仍是极具挑战性的外科手术，常需分期进行，且有遗留排便障碍、短肠综合征风险。某些病例因阴茎组织发育不全，不能行阴茎重建术，必须将男性变性为女性，但患儿仍有自我识别为男性可能。

5. 泄殖腔外翻为散发病例，不增加复发的风险。

（郑明明）

参考文献

[1] Exomphalos. The Fetal Medicine Foundation[EB/OL]. [2022/4/30]. https://fetalmedicine.org/education/fetal-abnormalities/abdominal-wall/exomphalos.

[2] MOLENAAR J C, TIBBOEL D. Gastroschisis and omphalocele[J]. World J Surg, 1993,17(3):337−341.

[3] RAYNOR B D, RICHARDS D. Growth retardation in fetuses with gastroschisis[J]. J Ultrasound Med, 1997,16(1):13−16.

[4] Gastroschisis. The Fetal Medicine Foundation[EB/OL]. [2022−04−30]. https://fetalmedicine.org/education/fetal-abnormalities/abdominal-wall/gastroschisis.

[5] JOYEUX L, BELFORT M A, DE COPPI P, et al. Complex gastroschisis: a new indication for fetal surgery?[J]. Ultrasound Obstet Gynecol, 2021,58(6):804−812.

[6] DURMAZ L O, BRUNNER S E, MEINZER A, et al. Fetal Surgery for Gastroschisis—A Review with Emphasis on Minimally Invasive Procedures[J]. Children (Basel), 2022,9(3):416.

[7] Cloacal exstrophy. The Fetal Medicine Foundation [EB/OL]. [2022−04−30]. https://fetalmedicine.org/education/fetal-abnormalities/abdominal-wall/cloacal-exstrophy.

[8] MEIZNER I, LEVY A, BARNHARD Y. Cloacal exstrophy sequence: an exceptional ultrasound diagnosis[J]. Obstet Gynecol, 1995,86(3):446−450.

[9] HURWITZ R S, MANZONI G A, RANSLEY P G, et al. Cloacal exstrophy: a report of 34 cases[J]. J Urol, 1987,138(4 Pt 2):1060−1064.

[10] MUSLEH L, PRIVITERA L, PARABOSCHI I, et al. Long-term active problems in patients with cloacal exstrophy: A systematic review. J Pediatr Surg, 2022,57(3):339−347.

第 6 节　胎儿心血管系统发育异常

一、房室间隔缺损

（一）定义

房室间隔缺损（atrioventricular septal defect, AVSD）又称为心内膜垫缺损（endocardial cushion defect），或房室共道畸形（common atrioventricular canal），是一组累及房间隔、房室瓣和室间隔的复杂性先天性心脏畸形。AVSD 占先天性心脏畸形的 1%~5%，是产前检查中常见的心脏缺陷。

（二）分类

1. **部分型**　主要特点是单纯原发孔型房间隔缺损，可合并二尖瓣前叶裂，二尖瓣和三尖瓣均附着于室间隔的上缘，血液可从左心室进入左心房，或从左心室进入右心房，右侧房室瓣通常是正常的。

2. **完全型**　主要特点是原发型房间隔缺损、共同房室瓣和室间隔缺损三大畸形同时存在。前后瓣叶分别附着于室间隔上缘的前后侧，根据前瓣附着于室间隔的情况，又分为以下几型：

A 型：前瓣通过腱索附着于室间隔两侧。

B 型：前瓣附着于右心室异常的乳头肌。

C 型：前瓣不附着于室间隔上，而是悬浮于室间隔上方，形成自由漂浮状态。

（三）病因

AVSD 与染色体异常有很强的相关性，50% 伴发于染色体三体，尤其是 21- 三体和 18- 三体，也可见 8p 缺失。AVSD 有家庭聚集性，提示该病可能与单基因缺陷有关。

（四）诊断

本病的诊断主要依靠超声。胎儿四腔心切面是发现本病的主要切面。完全型房室间隔缺损产前超声诊断相对容易（图 7-6-1），而部分型房室间隔缺损诊断相对较困难（图 7-6-2）。

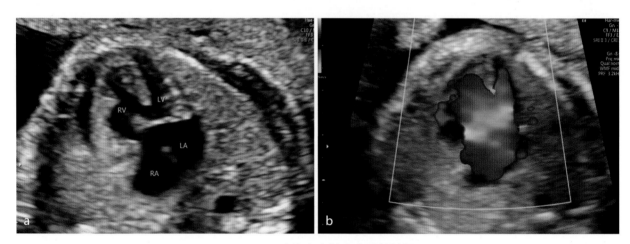

图 7-6-1　胎儿完全性心内膜垫缺损

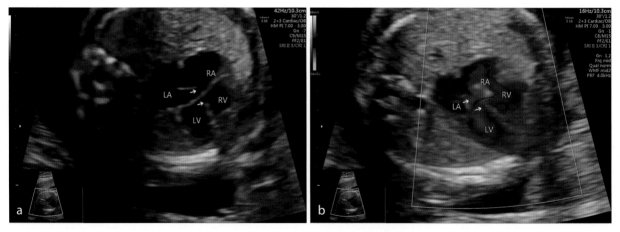

图 7-6-2　胎儿部分型房室间隔缺损

（五）临床处理及咨询

1. 产前超声疑诊 AVSD 时，需进行详细的胎儿超声心动图来检查以了解是否还有其他复杂的心脏畸形。

2. 超声提示 AVSD 的胎儿应进行产前诊断排除胎儿染色体异常及拷贝数变异，如家族中出现多个患者，但染色体微阵列分析未见异常，可进行基因检测。

3. 生育一胎 AVSD 患儿的夫妇，再次妊娠时再发风险为 1.5%～8.7%，若明确为遗传学异常，则再发风险取决于具体的遗传学病因。

4.完全型 AVSD 通常在出生后 3~6 个月进行手术治疗，症状明显者可提前。部分型 AVSD 可以在几岁以内进行手术治疗。经手术治疗后，患者的长期存活率为 90% 以上，约 10% 的患者可出现瓣膜损害，需进行瓣膜置换。

二、法洛四联症

（一）定义

法洛四联症（tetralogy of fallot，TOF）属于心室圆锥发育异常，由室间隔缺损、右心室流出道梗阻、主动脉骑跨以及右心室肥大组成。TOF 是最常见的先天性心脏病之一。该疾病心脏畸形的严重程度各异，涵盖了从轻微的右心室流出道阻塞到肺动脉完全闭锁，主动脉骑跨的范围≤50%。

一般来说，因胎儿体循环和肺循环的压力相似，TOF 对胎儿来说不会引起显著的宫内血流动力学改变，故右心室肥大在胎儿期通常不出现。

（二）病因

一些染色体异常可合并 TOF，如 13- 三体、18- 三体和 21- 三体。11%~34% 的 TOF 可检出 22q11 微缺失，尤其是当存在右位主动脉弓和肺动脉瓣缺如时。此外，Melnick-Needles 综合征、Adams-Oliver 综合征、腹肌发育缺陷综合征、CHARGE 综合征等也常合并 TOF。

（三）诊断

产前对 TOF 的诊断主要依靠超声影像学（图 7-6-3）。但超声对 TOF 的检出效果尚不明确。

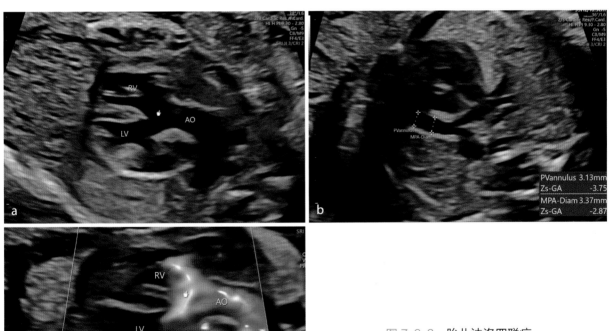

图 7-6-3　胎儿法洛四联症

（四）临床处理及咨询

1.产前超声疑诊 TOF 时，需进行详细的胎儿超声心动图以了解是否还有其他复杂的心脏畸形。

2.产前明确 TOF 以后，需对胎儿进行产前染色体微阵列分析，排除胎儿染色体和拷贝数变异。

3.在有生机儿前诊断者，可选择终止妊娠。

4.如期待治疗，孕期需超声监测胎儿是否出现心力衰竭、水肿等。

5.本病手术后 30 年存活率约为 90%，94% 的存活者心功能为 Ⅰ～Ⅱ 级。12% 的患者可能效果不理想，需要再次手术。其他远期并发症包括肺动脉瓣关闭不全和心律失常。

6.本病多为散发病例。如果生育一胎 TOF，再次妊娠的再发风险为 2.5%；如果两胎 TOF，则再发风险为 8%。若母亲是 TOF，子代再发风险为 2.5%，或父亲患该病，子代再发风险为 1.5%。

三、左心发育不良综合征

（一）定义

左心发育不良综合征（hypoplastic left heart syndrome，HLHS）是指左心结构发育异常从而引起体循环供血不足的一系列畸形。HLHS 包括先天性左心室壁发育不全、主动脉瓣和（或）二尖瓣闭锁、主动脉弓缩窄或发育不全等畸形。严重的主动脉瓣狭窄可发展成 HLHS，左心室发育不全的不平衡性房室间隔缺损也能发展成 HLHS。在所有先天性心脏病中，HLHS 占 9%，男胎发病率是女胎的 2 倍。

（二）病因

HLHS 病因不明，可能与孕 5~8 周胚胎发育过程中异常的心内血流存在有关。HLHS 增加胎儿染色体异常的风险，如 21- 三体、18- 三体、X- 单体等。

（三）分型

HLHS 根据二尖瓣及主动脉瓣病变的情况，分为 4 种类型：

Ⅰ 型：主动脉和二尖瓣均狭窄。

Ⅱ 型：主动脉和二尖瓣均闭锁。

Ⅲ 型：主动脉闭锁和二尖瓣狭窄。

Ⅳ 型：二尖瓣闭锁和主动脉狭窄。

其中 Ⅱ 型最常见，其次是 Ⅰ、Ⅲ 型，Ⅳ 型较少见。Ⅲ 型常合并心内膜弹性纤维增生症。该病可伴有其他心内畸形。

（四）诊断

HLHS 在产前可通心脏四腔心切面进行诊断，该切面上可见左心房、左心室明显小于正常，右心房明显大于正常（图 7-6-4）。

（五）临床处理和咨询

1.孕期结构筛查发现 HLHS 时，建议进行胎儿超声心动图排除其他心脏畸形。

2.建议产前诊断排除胎儿染色体异常。

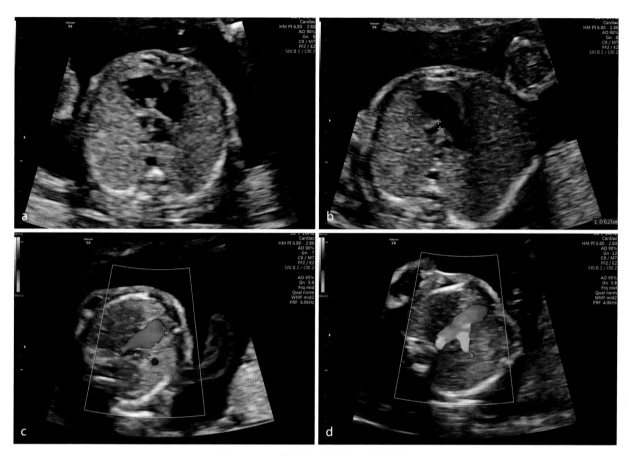

图 7-6-4　胎儿左心发育不良综合征

3. 该病新生儿死亡率及手术率较高，如果诊断为 HLHS，胎儿生存能力较低，建议终止妊娠。

4. HLHS 的遗传性因素尚不明确，多数为散发性，但也有常染色体隐性遗传及多基因病遗传模式的报道。如有染色体异常，则再发风险与染色体异常相关。

四、主动脉发育异常

（一）主动脉闭锁

见左心发育不良综合征。

（二）主动脉狭窄

1. 定义　主动脉狭窄（aortic stenosis）主要包括主动脉瓣上狭窄、主动脉瓣狭窄、主动脉瓣下狭窄。胎儿期最常见的为主动脉瓣狭窄。

2. 分类

（1）主动脉瓣上狭窄：主动脉窦上膜性狭窄、升主动脉局限性狭窄或包括主动脉弓及其分支在内的弥漫性狭窄。

（2）主动脉瓣狭窄：主动脉瓣不同程度的发育不良、瓣膜增厚、瓣叶融合或数目异常。

（3）主动脉瓣下狭窄：可为纤维膜性狭窄或因室间隔局限性增厚导致左心室流出道梗阻。

3. 病因　染色体异常是先天性心脏病比较常见的原因，如 18- 三体和 21- 三体。瓣膜下狭窄也可以常染色体显性遗传模式遗传，如 Noonan 综合征。

4. 诊断　目前产前超声主要诊断主动脉狭窄，其他类型较少诊断（图 7-6-5）。

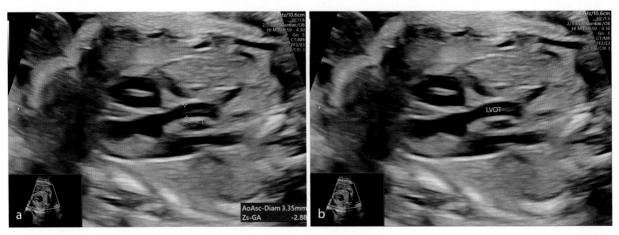

图 7-6-5　胎儿主动脉狭窄

5. 临床处理和咨询

（1）孕期如诊断为主动脉瓣狭窄，应排除其他心脏及心外畸形，应进行胎儿超声心动图检查，推荐产前咨询小儿心脏外科专家并进行病因学诊断（染色体芯片及基因检测）。产前应持续进行超声监测，以发现胎儿心力衰竭的早期征象及水肿。

（2）本病预后与狭窄的类型、程度、心脏缺血程度以及左心功能相关。瓣膜上及瓣膜下的主动脉狭窄对胎儿无明显危害，但主动脉瓣膜狭窄可导致胎儿生长受限、胎儿水肿及新生儿早期严重的血流动力学影响。胎儿水肿的发生提示胎儿预后不良。气囊扩张术及母体服用地高辛治疗是目前产前干预的方法。

（3）如无染色体异常及孟德尔遗传病史，生育过一个主动脉瓣狭窄患儿的夫妇再次生育，其再发风险为 2%，如生育过 2 个患儿，再发风险为 6%。如母亲为主动脉瓣狭窄，其子女患病风险为 13%~18%，如父亲患病，则子女再发风险为 3%。

（三）大动脉转位

1. 定义　大动脉转位（transposition of the great arteries）是相对罕见的先天性心脏畸形，是引起新生儿期高发病率和死亡率的主要原因之一。

2. 分型

（1）完全型大动脉转位：心房与心室连接一致，但心室与大动脉连接不一致的圆锥动脉干畸形。主动脉完全或大部分起源于右心室，肺动脉则完全或大部分起源于左心室。心房可正位或反位，但绝大多数为心房正位。根据有无室间隔缺损和肺动脉狭窄，可分为以下 3 种类型：

1）单纯完全型大动脉转位，不伴有室间隔缺损，可伴或不伴肺动脉狭窄。

2）完全型大动脉转位伴有室间隔缺损而无肺动脉狭窄。

3）完全型大动脉转位伴有室间隔缺损和肺动脉狭窄或闭锁。

（2）矫正型大动脉转位：心房与心室、心室与大动脉连接均不一致。根据心房位置又可分为以下 2 类：

1）SLL 型：心房正位、心室左襻（左侧大动脉转位）。

2）IDD 型：心房反位、心室右襻（右侧大动脉转位）。

3. 病因　尚不明确，呈散发性。

4. 诊断

产前诊断主要依靠超声。但大动脉转位是产前超声最难诊断的心脏畸形之一。四腔心切面可无明显异常，诊断本病应对房室连接、心室与大动脉连接关系进行仔细分析才能做出正确诊断（图7-6-6）。

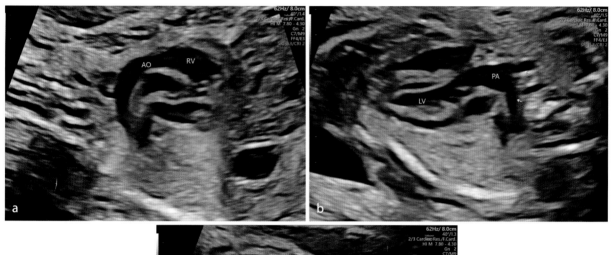

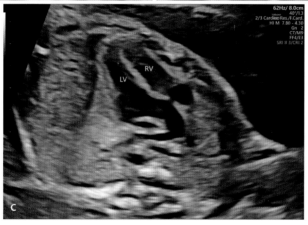

图 7-6-6　胎儿大动脉转位

5. 临床处理和咨询

（1）一般来说，胎儿对完全型和矫正型大动脉转位耐受均较好，但发现大动脉转位后，应进行详细的超声探查，以排除另一些心脏畸形和心外结构异常。尽管染色体异常的发生率很低，仍建议进行胎儿产前诊断（染色体核型及芯片检查）。推荐向心脏外科专家咨询。

（2）完全型大动脉转位的自然病程和预后较差，约90%于1岁内死亡。矫正型大动脉转位未合并其他畸形者，10%~15%预后较好，但后期可出现三尖瓣关闭不全、房室传导阻滞甚至心力衰竭。

（3）几乎所有的大动脉转位均为孤立性散发性。如生育1个患儿，再发风险约为1.5%，如生育2个患儿，再发风险可能增至5%。

（四）永存动脉干

1. 定义　永存动脉干（truncus arteriousus）是一种罕见的先天性心血管畸形，占先天性心脏病的1%~2%，是在原始动脉干分隔在发育过程中停顿所致，表现为单一的心脏流出道，心室内血液经一组半月瓣直接供应体循环、肺循环和冠状动脉，常合并动脉干下室间隔缺损。

2. 分型 早期，Collett 和 Edwards 将永存动脉干分为 4 型：

Ⅰ型：肺动脉主干起源于动脉干左侧，然后再分为左右肺动脉。

Ⅱ型：左、右肺动脉分别起源于动脉干后壁。

Ⅲ型：左、右肺动脉分别起源于动脉干两壁。

Ⅳ型：肺动脉缺如，降主动脉发出侧支提供肺部血供。

随后，Van Praagh 也进行了不同永存动脉干的分型，A 型与室间隔缺损有关，B 型与室间隔缺损无关。A 型又分为以下 4 型：

A1 型：自动脉干分出肺动脉主干。

A2 型：左、右肺动脉分支直接起源于动脉干，为 Collett 和 Edwards 分型中 Ⅱ 和 Ⅲ型的合并。

A3 型：自动脉干分出的单一肺动脉，而自降主动脉分出侧支供应另一侧肺。

A4 型：永存动脉干合并主动脉弓畸形。

以上分类方法尚不能包括所有的永存动脉干。

3. 诊断 产前诊断主要依靠超声，四腔心切面可无明显异常，心室流出道切面只能显示一组半月瓣，左、右心室只发出一条粗大的动脉干（图 7-6-7）。

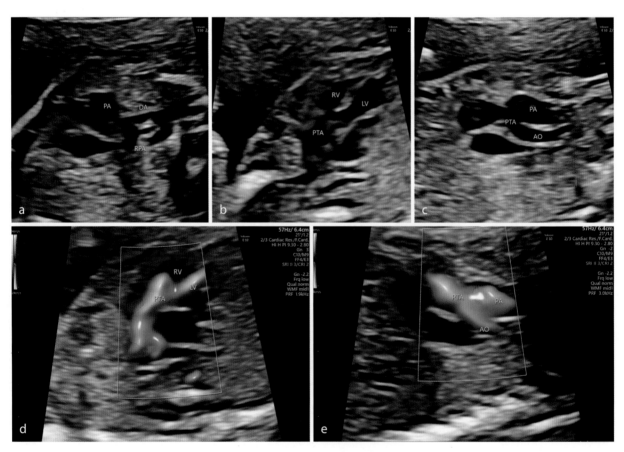

图 7-6-7 胎儿永存动脉干

4. 临床处理和咨询

（1）产前超声检查一旦怀疑永存动脉干，应进行详细的胎儿结构筛查和胎儿超声心动图，并推荐去小儿心脏外科咨询。约 40% 的永存动脉干畸形可由 22q11 微缺失造成，偶见染色体异常，因此建议进行产前诊断。

（2）永存动脉干新生儿唯一有效的方法是手术，一经诊断，应及时手术。出生后 2~6 周手术最佳。

（3）有明确遗传病因者，再发风险取决于遗传病因和遗传类型。否则，则认为生育 1 胎永存动脉干者再发风险为 1%，生育 2 胎者，再发风险为 3%。

（五）主动脉缩窄

1.**定义**　主动脉缩窄（coarctation of the aorta）是指在主动脉弓发生的狭窄，通常位于主动脉弓部或降主动脉邻近动脉导管处。缩窄范围可以较为局限，也可以是长段缩窄。约占先天性心脏病的 8%，约 90% 伴有其他心脏畸形。

2.**病因**　主动脉缩窄的发病机制不清，可能是由于第 4 和第 6 鳃弓与降主动脉连接失败，或由于宫内发育时主动脉弓血流不足，肺动脉和动脉导管血流增加，血流分配失衡所导致的主动脉弓相对发育不全。

3.**分型**　1903 年，Bonnet 根据主动脉弓缩窄部位与动脉导管的关系，分为导管前型和导管后型主动脉弓缩窄。前者多见于胎儿，最常发生于左锁骨下动脉起始部和动脉导管之间的主动脉弓峡部，严重者可出现闭锁；后者多见于成人。

4.**诊断**　产前诊断主要依靠超声。但是难度较大。由于主动脉弓缩窄病变过程和病理生理的改变是渐进性的，许多病例产前超声诊断受到限制（图 7-6-8）。

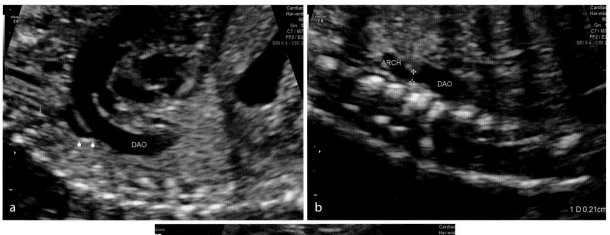
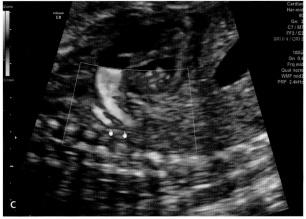

图 7-6-8　胎儿主动脉缩窄

5.临床处理和咨询

（1）如产前超声怀疑主动脉缩窄，应进行详细的胎儿结构检查和超声心动图检查。由于该病约35%可合并遗传学异常，应建议羊水穿刺排除染色体异常和拷贝数变异。同时，应推荐去小儿心脏外科咨询。

（2）产前超声对主动脉缩窄的诊断正确率较低，且在整个孕期的表现和严重程度可出现变化，因此需要进行系列超声随访。如主动脉进行性缩窄加重，胎儿可表现为右心室扩张伴肥厚，并可能出现充血性心力衰竭。此外，若胎儿出现宫内生长受限，可能是预后不良的独立预测指标。

（3）有明确遗传病因者，再发风险取决于遗传病因和遗传类型。否则，按多基因遗传方式咨询，双亲之一为主动脉缩窄者，子代再发风险为2.7%~4.4%；如子代中有1人受累，其他子代再发风险为2%；如子代中有2人受累，再发风险为6%。

（六）主动脉弓中断

1.定义　主动脉弓的任何两个节段之间完全失去解剖学上的连续性，称为主动脉弓中断（interrupted aortic arch）。此类异常占先天性心脏病尸检病例的1%~4%，占婴幼儿严生性心脏病的1.3%。本病极少为单纯型畸形，常合并其他心内畸形。

2.分型　Celoric 和 Patton 将本病分为3型：

A型：中断位于左锁骨下动脉与动脉导管之间，约占40%。

B型：中断位于左颈总动脉与左锁骨下动脉之间，占55%~69%。

C型：中断位于右无名动脉与左颈总动脉之间，约占4%。

3个基本类型中可有若干变异和亚型。

3.诊断　产前诊断主要依靠超声。主动脉弓离断和主动脉弓缩窄在产前超声时很难鉴别，应用彩色多普勒多角度多平面观察主动脉弓情况有助于鉴别（图7-6-9）。

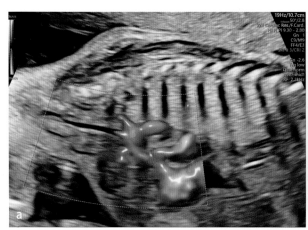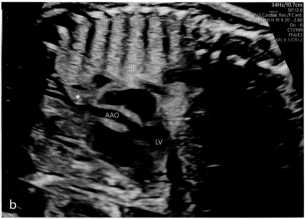

图 7-6-9　胎儿主动脉弓离断

4.临床处理和咨询

（1）如产前超声怀疑主动脉弓中断，应进行详细的胎儿结构检查和超声心动图检查。10%~50%可伴有22q11微缺失综合征，应建议羊水穿刺排除染色体异常和拷贝数变异。同时，应推荐去小儿心脏外科咨询。

（2）本病为导管依赖型先天性心脏病，出生后要维持动脉导管开放。本病自然死亡率高，出生后均需要手术。

（3）有明确遗传病因者，再发风险取决于遗传病因和遗传类型。否则，按多基因遗传方式咨询，双亲之一为主动脉缩窄者，子代再发风险为2.7%~4.4%；如子代中有1人受累，其他子代再发风险为2%；如子代中有2人受累，再发风险为6%。

（七）主动脉弓位置、数目及其分支异常

1.**定义**　主动脉弓及其胸内分支在起源、位置及路径上的先天发育异常。

2.**分类**　目前常见的超声诊断类型如下：

（1）镜面右位主动脉弓伴左位动脉导管或右位动脉导管，均不形成血管环。

（2）右位主动脉弓伴迷走左锁骨下动脉或无名动脉、左动脉导管连于主动脉，或右动脉导管连于迷走动脉，可分别形成"U"形和"C"形血管环。

（3）左位主动脉弓伴迷走右锁骨下动脉或无名动脉、左动脉导管连于主动脉，或右动脉导管连于迷走动脉，可分别形成"C"形和"U"形血管环。

（4）双主动脉弓，可伴有左位动脉导管或右位动脉导管，均形成"O"形环。

（5）旋食管后动脉弓，可形成"C"形血管。

3.**诊断**　产前诊断主要依靠超声。镜面右位主动脉弓伴左位动脉导管或右位动脉导管者，其超声表现不同，前者常合并有严重的心脏结构畸形（图7-6-10）。

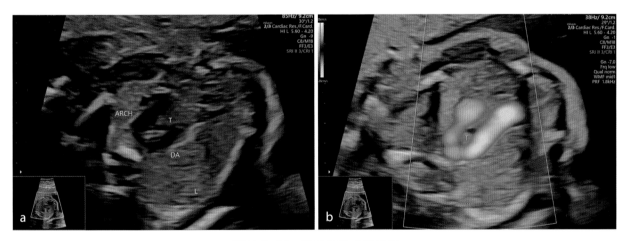

图7-6-10　胎儿右位主动脉弓

4.**临床处理和咨询**

（1）如产前超声怀疑主动脉弓位置、数目及其分支异常，应进行详细的胎儿结构检查和超声心动图检查，明确是否伴有其他心内和心外畸形，有无血管环形成。如伴有其他畸形，建议羊水产前诊断排除染色体异常。

（2）单纯主动脉弓及其分支异常预后较好，无呼吸道梗阻症状者无须特殊处理，伴其他心内结构畸形，预后取决于合并畸形的严重程度。部分先天性血管环可以导致新生儿呼吸窘迫或轻度症状，或在以后的生活中出现食管或气管受压症状。

有明确遗传病因者，再发风险取决于遗传病因和遗传类型。

五、肺动脉狭窄

（一）定义

肺动脉狭窄（pulmonary stenosis）是指右心室流出道狭窄，主要包括肺动脉瓣狭窄、肺动脉瓣下狭窄（漏斗部狭窄）和肺动脉瓣上狭窄。最常见的是肺动脉瓣狭窄。一般是指室间隔完整、肺动脉瓣口狭窄的先天性心脏畸形，发病率约为 1/1500，占先天性心脏病的 8%～10%。

（二）病因

Williams 综合征、Noonan 综合征、先天性风疹病毒或弓形虫感染都与肺动脉瓣狭窄相关。

（三）诊断

在普通人群常规产前超声检查发现肺动脉瓣狭窄的能力有限，只有当肺动脉狭窄到一定程度时超声才能发现（图 7-6-11）。

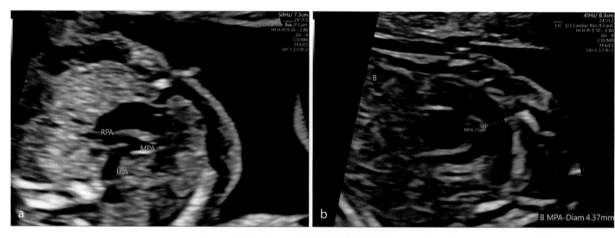

图 7-6-11 胎儿肺动脉狭窄
a. 肺动脉狭窄；b. 正常肺动脉。

（四）临床处理和咨询

1. 孕期诊断肺动脉瓣狭窄后，应进行胎儿超声心动图检查，排除其他心脏畸形。

2. 推荐进行产前诊断，首选胎儿染色体微阵列检查。染色体微阵列未发现异常者也可进行基因测序分析。

3. 轻度肺动脉瓣狭窄，其预后良好，不需要手术，病情进展缓慢。中度以上狭窄临床症状加重，表现为心脏扩大，右心室肥厚。对于没有右心室发育不良、右心室功能正常者，通常手术无死亡。

4. 如未检出遗传学异常，一般认为生育过 1 个肺动脉瓣狭窄患儿的夫妇，再次生育有 2% 的再发风险。如果母亲患有肺动脉瓣狭窄，子代风险为 4%～6.5%。

六、二尖瓣 / 三尖瓣发育异常

（一）Ebstein 畸形

1. 定义　Ebstein 畸形又称三尖瓣下移畸形，是指先天性三尖瓣隔瓣和后瓣下移，通常伴随瓣膜发育不良。下移的三尖瓣将右心室分为两部分，近端心室房化，导致右心房扩大，远端心室功能不全。本病的发病率约为 1/10 000 活产儿，占儿童先天性心脏病的 0.3%～0.6%。

2. 分型　根据右心室的容积和三尖瓣的运动可分为 4 种类型：

A 型：右心室容积正常。

B 型：大部分右心室房化，但前瓣运动不受限制。

C 型：前瓣运动严重受限，伴右心室流出道梗阻。

D 型：右心室几乎完全房化。

3. 诊断　产前诊断主要依靠超声。由于 Ebstein 畸形可导致右心明显增大，产前超声常较易被发现（图 7-6-12）。

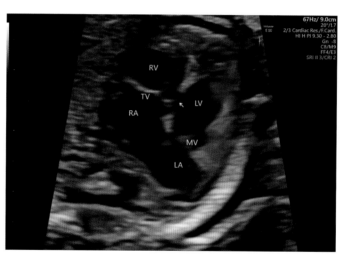

图 7-6-12　胎儿 Ebstein 畸形

4. 临床处理和咨询

（1）Ebstein 畸形约 1/3 合并其他心脏畸形，最常见的合并畸形有肺动脉瓣狭窄、肺动脉闭锁伴完整的室间隔、室间隔缺损、二尖瓣下垂、主动脉缩窄、动脉导管未闭和右心室发育不良。一旦疑诊 Ebstein 畸形，应进行胎儿超声心动图确诊。

（2）Ebstein 畸形很少合并心外畸形和染色体异常。

（3）宫内诊断的 Ebstein 畸形患者预后比儿童期诊断的预后差，新生儿死亡率和手术并发症均较高，可考虑终止妊娠。

（4）本病目前没有产前干预方法。

（5）Ebstein 畸形通常为散发病例，仅有少量家族聚集的报告。

（二）三尖瓣闭锁

1. 定义　三尖瓣闭锁（tricuspid atresia）是指由于三尖瓣缺如或三尖瓣无孔造成的右心房和右

心室连接中断，以三尖瓣缺如多见，多伴有三尖瓣瓣叶、瓣环、腱索和乳头肌的缺如，三尖瓣所在部位由一肌性组织所替代。

2.诊断 产前诊断主要依靠超声。在四腔心切面上即可看到明显异常（图7-6-13）。

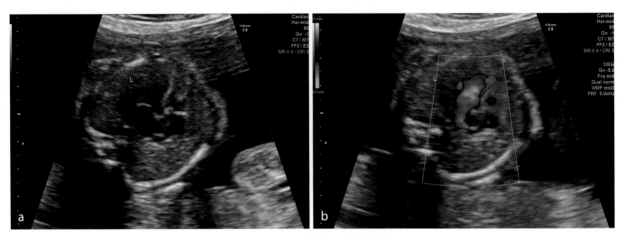

图 7-6-13　胎儿三尖瓣闭锁

3.临床处理及预后

（1）如产前超声怀疑三尖瓣闭锁，应进行详细的胎儿结构检查和超声心动图检查，明确是否伴有其他心内和心外畸形，建议羊水产前诊断排除染色体异常，22q11微缺失的发生率高达7%～8%。

（2）三尖瓣闭锁胎儿出生后需手术治疗，手术死亡率为14%，长期存活率为61%～83%。

（3）有明确遗传病因者，再发风险取决于遗传病因和遗传类型。

（三）二尖瓣闭锁

1.定义

二尖瓣闭锁（mitral atresia）指由二尖瓣缺如或二尖瓣闭锁所造成的左心房和左心室连接中断。二尖瓣缺如伴有二尖瓣瓣叶、瓣环、腱索和乳头肌缺如，代之以一肌肉组织嵌入左心房和左心室之间。二尖瓣无孔时，瓣环和瓣叶仍保留。

2.诊断 产前诊断主要依靠超声，四腔心切面即可被诊断（图7-6-14）。

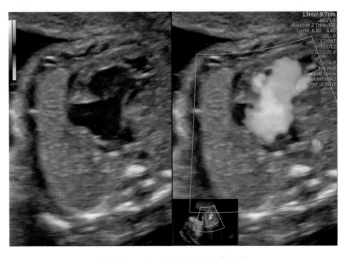

图 7-6-14　胎儿二尖瓣闭锁

3. 临床处理和预后

（1）如产前超声怀疑二尖瓣闭锁，应进行详细的胎儿结构检查和超声心动图检查，明确是否伴有其他心内和心外畸形。二尖瓣闭锁是严重心脏畸形，存活期超过 1 年者罕见。

（2）二尖瓣闭锁可能与染色体异常相关，13- 三体、18- 三体、21- 三体及微缺失均有检出。应行遗传学检测明确病因。

七、体静脉连接异常

体静脉连接异常（anomalous systemic venous connection）是指先天性体静脉及回流心脏的路径或终点异常。分为上腔静脉异常连接、下腔静脉异常连接、肾后段左下腔静脉、双下腔静脉和全部体静脉异常连接。

（一）上腔静脉异常连接

1. 分类

（1）右上腔静脉连接到左心房：此类异常较罕见。

（2）永存左上腔静脉（persistent left superior vena cava, PLSVC）：Ⅰ型永存左上腔静脉连接到冠状静脉窦；Ⅱ型永存左上腔静脉连接到左心房。

2. 病因
胚胎发育过程中，左前主静脉退化不全。

3. 诊断
产前诊断主要依靠超声，在三血管切面和三血管 – 气管切面上有恒定的超声表现（图 7-6-15）。

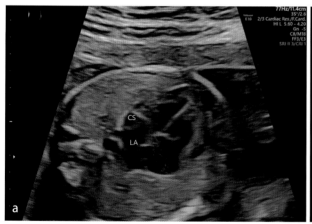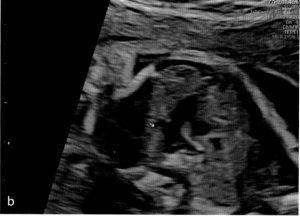

图 7-6-15 胎儿永存左上腔静脉

4. 临床处理及预后

（1）如产前超声怀疑上腔静脉异常连接，应进行详细的胎儿结构检查和超声心动图检查，明确是否伴有其他心内和心外畸形。PLSVC 可合并染色体异常，建议羊水穿刺排除染色体异常。

（2）单纯 PLSVC 回流到冠状静脉窦或右心房者，临床多无症状，预后良好。如 PLSVC 回流到左心房或合并冠状静脉窦无顶综合征，可出现右向左分流，导致不同程度发绀和左心负荷增加，需要手术治疗。

（二）下腔静脉异常连接

1. 分类

（1）下腔静脉缺如伴奇静脉或半奇静脉异位连接：此类异常多合并复杂的心内畸形，约 85% 合并左心房异构。常见类型为：

1）右下腔静脉近心段缺如，肾前段下腔静脉与奇静脉静脉异常连接。

2）右下腔静脉近心段缺如，合并右下腔静脉远心段缺如，肾后段左位下腔静脉永存。

3）整个右下腔静脉缺如或肝上段以远右下腔静脉缺如，肾后段左位下腔静脉永存。

（2）下腔静脉异常连接至左心房。

2. 诊断 产前诊断主要依靠超声。通过腹部横切面扫查下腔静脉肝段、奇静脉等，常合并其他心脏畸形（图 7-6-16）。

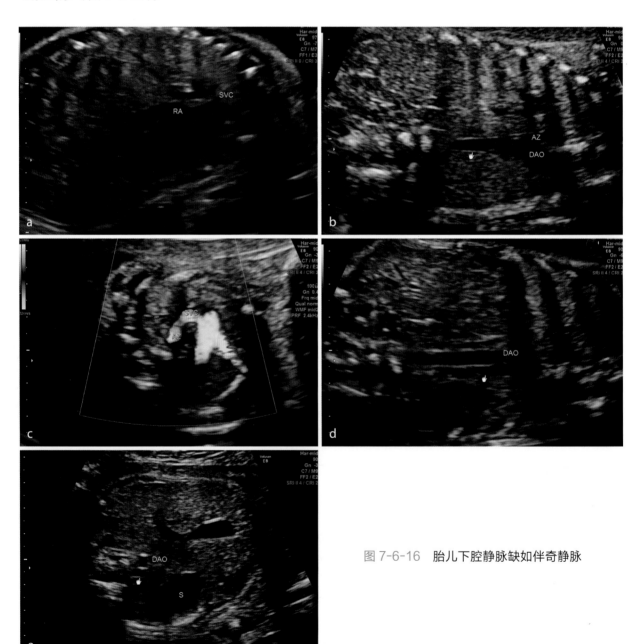

图 7-6-16 胎儿下腔静脉缺如伴奇静脉

3.临床处理及预后 如产前超声怀疑下腔静脉异常连接，应进行详细的胎儿结构检查和超声心动图检查，明确是否伴有其他心内和心外畸形。单纯下腔静脉缺如者，不必手术治疗，临床预后良好，但容易合并深静脉血栓。合并畸形者，预后取决于合并畸形的严重程度。

八、肺静脉畸形引流

1.定义 肺静脉畸形引流（anomalous pulmonary venous drainage）指肺静脉全部或部分未与左心房连接。

2.分型

（1）完全型肺静脉畸形引流：指全部肺静脉未能与左心房相连，而与右心房或其他静脉相连。根据引流部位分为：

1）心上型：占45%，指左右肺静脉先发生融合，形成共同静脉干后再通过左垂直静脉或无名静脉回流。

2）心内型：占25%，指左右肺静脉先发生融合，形成共同静脉干后与冠状静脉窦相连或直接回流入右心房。

3）心下型：占25%，指左右肺静脉汇合后连于门静脉，也可见连于胃静脉、左肝静脉、右肝静脉或下腔静脉。

4）混合型：占5%，指肺静脉通过以上2种及以上方式回流。

（2）部分型肺静脉畸形引流：指1~3支肺静脉与左心房相连，其余肺静脉与右心房或其他静脉相连。

3.诊断 因有时缺乏明显的产前超声特征，因而产前超声检出率不高（图7-6-17）。

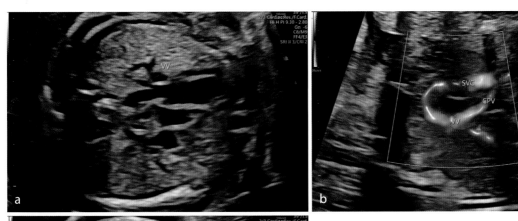

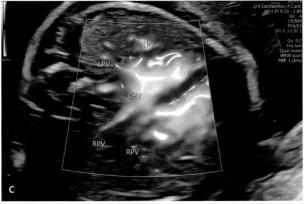

图7-6-17 胎儿肺静脉异位引流

4.临床处理及预后 肺静脉异常连接常合并房间隔缺损和其他复杂先天性心脏病。如产前超声怀疑肺静脉异常连接，应进行详细的胎儿结构检查和超声心动图检查，明确是否伴有其他心内和心外畸形。完全型肺静脉畸形引流，患儿出生后严重发绀，可手术纠正，预后较好。部分型肺静脉畸形引流，病变轻重程度主要取决于畸形引流的肺静脉支数。合并畸形者，预后取决于合并畸形的严重程度。

九、胎儿心脏肿瘤

心脏肿瘤(cardiac tumors)在婴儿和儿童中极为罕见，胎儿期心脏肿瘤的发生率为0.11%~0.14%。其组织学类型主要为横纹肌瘤（ rhabdomyoma ），约占心脏肿瘤的 50% 以上。胎儿心包肿瘤极罕见，主要为囊性畸胎瘤，位于右侧心包者多见。此外，还可以有纤维瘤、脉管肿瘤和黏液瘤。

（一）病因

肿瘤可多发，也可单发，50% 以上伴有结节性硬化。多发肿瘤者伴结节性硬化症的可能性更大。

（二）诊断

胎儿心脏肿瘤产前超声能够发现肿瘤的存在，对肿瘤的组织学类型难以区分（图 7-6-18 ）。

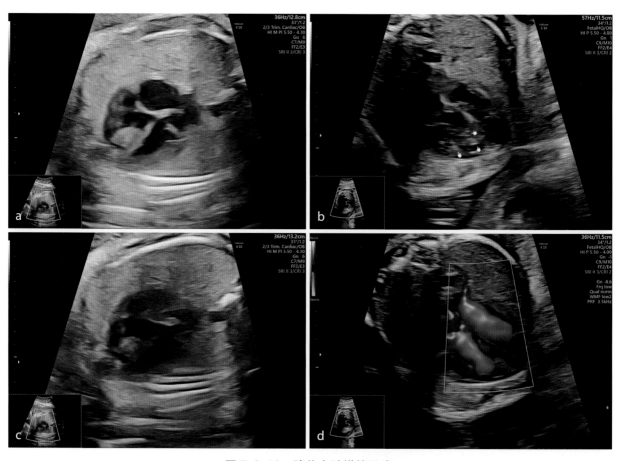

图 7-6-18 胎儿心脏横纹肌瘤

（三）临床处理与遗传咨询

1. 对于胎儿心脏肿瘤的管理有 2 个重要的考虑因素：

（1）胎儿超声心动图评价心功能：如心功能受损，可建议提前分娩；如出现室上性心动过速，排除流出道梗阻的情况下，可给予母亲地高辛治疗。

（2）评估胎儿结节性硬化的其他体征和症状（如肾囊肿和室管膜下结节）。

2. 对三代内家系成员进行检查，必要时可进行基因诊断。伴有结节性硬化者，80% 以上可出现癫痫发作和脑发育迟缓。

3. 本病尚无有效的产前干预措施。

4. 结节性硬化 2/3 为新发突变，1/3 为父母遗传。如遗传自父母，则再次发生率为 50%。

（朱湘玉）

参考文献

[1] ALLAN L D. Atrioventricular septal defect in the fetus[J]. Am J Obstet Gynecol, 1999,181:1250–1253.

[2] NORA J J, NORA A H. Update on counseling the family with a first-degree relative with a congenital heart defect[J]. Am J Med Gene, 1988,29:137–142.

[3] TWEDDELL J S, LITWIN S B, BERGER S, et al. Twenty-year experience with repair of complete atrioventricular septal defects[J]. Ann Thorac Surg, 1996,62:419–424.

[4] SANDERS R C, BLACKMON L R, HOGGE W A, et al. Tetralogy of fallot[M]. // Structural Fetal Abnormalities: The Total Picture. SANDERS R C, BLACKMON L R, HOGGE W A, et al. St. Louis, MO: Mosby, 1996:81–83.

[5] PALADINI D, RUSTICO M, TODROS T, et al. Conotruncal anomalies in prenatal life[J]. Ultrasound Obstet Gynecol, 1996,28:1805–1809.

[6] CHEW C, HALLIDAY J L, RILEY M M, et al. Populationbased study of antenatal detection of congenital heart disease by ultrasound examination[J]. Ultrasound Obstet Gynecol, 2007,29:619–624.

[7] HOFFMAN J I, KAPLAN S. The incidence of congenital heart disease[J]. J Am Coll Cardiol, 2002,39:1890–1900.

[8] SIMPSON J M. Hypoplastic left heart syndrome[J]. Ultrasound Obstet Gynecol, 2000,15:271–278.

[9] ALLAN L D, COOK A, SULLIVAN I, et al. Hypoplastic left heart syndrome: effects of fetal echocardiography on birth prevalence[J]. Lancet, 1991, 337: 959–961.

[10] BLAKE D M, COPEL J A, KLEINMAN C S. Hypoplastic left heart syndrome: prenatal diagnosis, clinical profile, and management[J]. Am J Obstet Gynecol, 1991, 165: 529–534.

[11] PALADINI D, VOLPE P, RUSSO M G, et al. Aortic coarctation: prognostic indicators of survival in the fetus[J]. Heart, 2004,90:1348–1349.

[12] RHODES J F, HIJAZI Z M, SOMMER R J. Pathophysiology of congenital heard disease in the adult, Part II: simple obstructive lesion[J]. Cirdulation, 2008,117:1228–1237.

[13] NORA J J, NORA A H. Update on counseling the family with a first-degree relative with a congenital heart defect[J]. Am J Med Genet, 1988,29:137–142.

[14] ATTENHOFER JOST C H, CONNOLLY H M, DEARANI J A, et al. Ebstein's anomaly[J]. Circulation, 2007,115(2): 277–285.

[15] HOFFMAN J I, KAPLAN S. The incidence of congenital heart disease[J]. J Am Coll Cardiol, 2002,39:1890–1900.

[16] GROVES A M, FAGG N L, COOK A C, et al. Cardiac tumours in intrauterine life[J]. Arch Dis Child, 1992,67:1189–1192.

[17] HOLLEY D G, MARTIN G R, BRENNER J I, et al. Diagnosis and management of fetal cardiac tumors: a multicenter experience and review of published reports[J]. J Am Coll Cardiol, 1995,26:516–520.

[18] ROACH E S, SPARAGANA S P. Diagnosis of tuberous sclerosis complex[J]. J Child Neurol, 2004,19:643–649.

第 7 节　胎儿消化系统发育异常

一、肛门直肠闭锁

（一）定义

肛门直肠闭锁（imperforate anus）是常见的先天性消化系统畸形，由直肠发育异常引起，新生儿中发病率为 1/5000~1/1500。

（二）病因

肛门直肠闭锁是由于胚胎早期尾肠和原始肠管发育不全形成，具体病因不详。

（三）诊断

肛门直肠闭锁通过产前超声间接诊断，但超声表现缺乏特异性。肛门低回声"靶环"征消失是特征之一，但部分肛门直肠闭锁病例仍存在"靶环"征。肛门闭锁发生部位低且常合并瘘管，早中孕期肠管扩张不明显，中晚孕期乙状结肠可扩张或正常，因正常胎儿晚孕期也可观察到肠管扩张，难以辨识其为生理性或病理性扩张。扩张的直肠内胎粪回声增强是肛门直肠闭锁相对特异性的表现。羊水量一般正常。

肛门直肠闭锁可以是单纯性的，但高达 70% 的病例合并其他复杂畸形，如泄殖腔畸形和VACTRL 综合征，涉及锥体异常、气管食管瘘、肢体畸形、泌尿生殖系统畸形以及心血管畸形。肛门闭锁也可合并染色体异常如 21- 三体综合征和 18- 三体综合征等（图 7-7-1）。

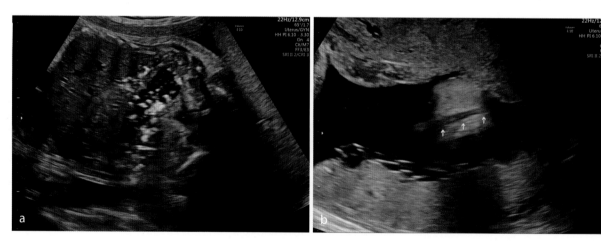

图 7-7-1　胎儿肛门闭锁

（四）临床处理与遗传咨询

1. 单纯肛门直肠闭锁产前诊断率较低，相当一部分肛门直肠闭锁病例合并其他畸形，其中泌尿生殖系统异常可因程度轻重和性别差异而超声表现各异，产前诊断有一定困难。其他常见的合并畸形包括锥体异常、气管食管瘘、肢体畸形和心血管畸形，存在这些异常者应注意有无肛门直肠闭锁征象。存在伴发异常时建议介入性产前诊断。有生机儿前合并严重异常者应考虑终止妊娠。

2.胎儿期一般无特殊处理，孕期定期超声监测，可孕足月经阴道分娩，胎儿出生后需及时接受儿外科评估治疗。

3.单纯肛门直肠闭锁及时手术预后较好，术后多数患儿可以恢复正常排泄。但若合并多发畸形，属于综合征，这类患儿往往预后较差，最终预后则取决于合并的畸形及严重程度。

二、十二指肠狭窄或闭锁

（一）定义及病因

十二指肠狭窄或闭锁是由于胚胎时期肠管空泡化不全所致的肠管发育障碍性疾病，是最常见的小肠梗阻，在活产儿中发病率约为 1/10 000。闭锁部位通常位于 Vater 壶腹附近，盲端闭锁较常见，隔膜或膜导致肠腔中断较少见。

（二）诊断

首选筛查方法是产前超声检查。典型超声表现为腹部"双泡"征，即上腹部可见两个相互交通的囊状无回声区，上部分为扩张的胃泡，下部分是扩张的十二指肠近端，扩张的胃泡及十二指肠之间可观察到狭窄的囊状结构，为幽门管扩张。典型的超声异常多出现在妊娠 24 周或 26 周后，但也有少数病例妊娠 24 周前出现异常表现。绝大多数病例在孕中期后出现羊水过多，除非合并其他引起羊水过少的疾病（图 7-7-2）。

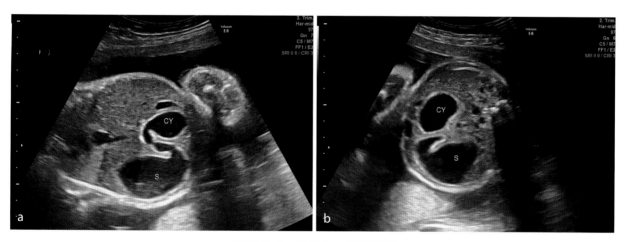

图 7-7-2　胎儿十二指肠闭锁

磁共振成像也是有价值的辅助检查手段，十二指肠闭锁或狭窄者具有典型的"双泡"征表现，T_1WI 呈低信号，T_2WI 呈高信号，中间存在相同的管状结构，即幽门管。

（三）咨询要点及临床处理

1.十二指肠闭锁与唐氏综合征关系密切，十二指肠闭锁新生儿中唐氏综合征的发病率为30%～40%。也有研究发现十二指肠闭锁胎儿存在其他遗传学异常，如内脏异位综合征相关基因突变，以及染色体拷贝数异常，如 13q、4q22.3 和 17q12 微缺失等。十二指肠闭锁有时会合并其他结构异常，如心脏异常、骨骼异常和胃肠道异常等，可能是某些遗传综合征的表现。因此，产前发现十二指肠狭窄或闭锁者，应详细检查其他部位有无合并畸形，并应行介入性产前诊断，有生机儿前合并严重异常者应考虑终止妊娠。

2. 对继续妊娠者需定期超声随访十二指肠及胃泡扩张情况，并监测羊水指数，可适时羊水减量，预防或降低早产的发生。分娩应选择在具备新生儿监护和小儿外科治疗的医疗中心进行。

3. 患儿出生后应立即胃肠减压，防止误吸胃内容物及胃穿孔，行相关检查明确诊断后及时手术治疗。

4. 预后取决于分娩孕周及是否存在合并其他异常。足月分娩的单纯十二指肠狭窄或闭锁患儿，手术解除梗阻后一般预后良好。早产、低体重出生儿、合并其他部位畸形或染色体异常者，预后相对较差。新生儿若出现吸入性肺炎、电解质紊乱、脱水或胃穿孔等，预后较差。

5. 再发风险取决于是否存在相关遗传学异常。少数病例涉及常染色体显性遗传病如 Feingold 综合征和 Towners-Brocks 综合征等，常染色体隐性遗传病如 Fyns 综合征、Martinez-Frias 综合征和家族性十二指肠闭锁等。

三、食道闭锁

（一）定义

食道闭锁是指食管远端闭锁或缺如，在活产儿中发病率为 0.7~4.4/10 000。绝大多数病例伴有消化道、呼吸道瘘。

（二）分类

根据合并食管-气管瘘的情况，将食道闭锁分 5 类：

1. 单纯食管闭锁。
2. 食管闭锁、气管与近端食管形成瘘管。
3. 食管闭锁、气管与远端食管形成瘘管。
4. 食管闭锁、气管与近端和远端食管均形成瘘管。
5. 气管食管瘘形成，无食管闭锁。

其中第三种类型最为常见，占 80% 以上。

（三）诊断

诊断依据为持续性胃泡不显示或持续性小胃泡。不合并食管-气管瘘的食管闭锁超声表现最典型，可见胃泡不显示、食道上段囊状扩张（囊袋征）和羊水过多。合并食管气管瘘时，胎儿吞咽羊水时少量羊水可经气管进入胃内，可出现为小胃泡或正常大小的胃泡，羊水量也可正常，由于无特征性图像，产前超声诊断较困难。磁共振成像可辅助诊断（图 7-7-3）。

6%~10% 的食管闭锁胎儿存在染色体异常，另有 10%~17.2% 存在 VACTER 综合征（脊柱畸形，肛门闭锁，心脏异常，食管气管瘘，肾脏异常和肢体畸形）或 CHARGE 相关表现。

（三）咨询要点及临床处理

1. 食管闭锁的预后与下列 3 个因素有关：有无合并其他部位的先天性畸形或遗传学异常、有无呼吸道并发症，以及分娩孕周和体重。

2. 产前怀疑食管闭锁的胎儿，应详细超声检查确定有无合并畸形，同时还应行染色体检查。对

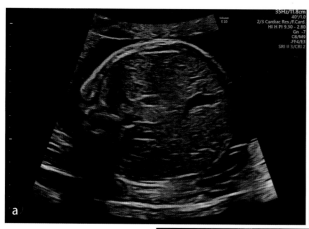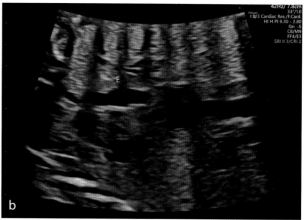

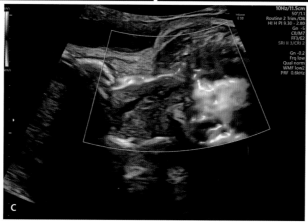

图 7-7-3 胎儿食道闭锁

合并畸形的胎儿在有生机儿前可考虑终止妊娠。对继续妊娠者需定期超声随访，关注羊水量的变化，必要时行羊水减量术，预防早产。

3. 足月分娩且无其他异常及并发症者，出生后及时手术存活率较高，但部分可遗留呼吸系统和消化系统远期并发症而影响生活质量。早产低体重儿、合并畸形或出现严重并发症患儿预后较差。食管闭锁的新生儿易误吸导致吸入性肺炎，为常见死因，故产前未发现的病例往往因出现并发症才得以诊断，预后相对较差。对于产前怀疑食管闭锁的新生儿出生后应禁食禁水，明确诊断后及时手术治疗。

四、肠管扩张

（一）定义

肠管扩张（bowel dilatation）是指肠管直径大于正常范围，可为生理性或病理性。

（二）病因

胎儿肠管扩张可能为一过性超声表现，胎儿出生后无异常。病理性肠管扩张一般为肠梗阻表现，肠梗阻分为原发性（肠闭锁或狭窄）和继发性（肠扭转或肠套叠等）。根据梗阻的部位，分小肠梗阻和结肠梗阻，活产儿中两者发病率分别为 1/5000 和 1/20 000。此外，胎粪性腹膜炎也可引起肠管扩张，可伴发胎粪假性囊肿和腹水等。病理性肠管扩张一般随孕周增加而扩张程度不断进展。

（三）诊断

肠管扩张通过产前超声检查发现。小肠梗阻者在梗阻上方可见肠管扩张，呈多个扩张的无回声区，相邻的无回声区之间相通，并可观察到腹部膨隆伴肠蠕动亢进。小肠肠管直径超过 7 mm，应考虑梗阻可能，持续进行性扩张、肠管直径 >14.5 mm 者梗阻可能性显著增加。梗阻部位越高，超声异常表现越早，一般都在孕 24~26 周后方能诊断，有少数 24 周前诊断的报道。有些病例中孕中期超声仅表现为肠管回声增强，以后才出现肠管扩张。肠管扩张随孕周的增加而加重，若发生肠穿孔，可继发一过性腹水随即出现胎粪性腹膜炎及胎粪假性囊肿。羊水过多也是小肠梗阻的表现之一，尤其是近端梗阻时更常见。超声较难明确肠梗阻的原因，如肠管狭窄、闭锁或扭转、套叠，也不能发现梗阻部位以下肠管的情况（图 7-7-4）。

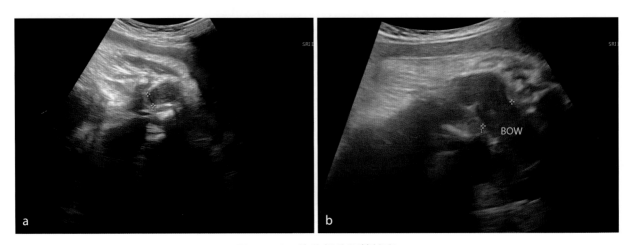

图 7-7-4 胎儿部分肠管扩张

由于肠道内的羊水在小肠几乎被完全吸收，胎儿结肠内仅存在胎粪，而胎粪在产后才排出体外，故结肠闭锁胎儿产前超声通常无明显异常，部分病例肠管稍扩张，难以与正常胎儿的孕晚期肠管轻度扩张鉴别，羊水量也基本正常。先天性巨结肠有时在下腹部见到扩张的结肠，一般羊水量正常，不易在产前作出诊断。

（四）咨询要点及临床处理

1. 通常染色体异常和遗传综合征风险不增加。需详细的超声检查有无其他肠道发育异常，如肠旋转不良，腹裂、肠重复畸形和胎粪性肠梗阻等。

2. 单纯肠管扩张可能为一过性超声表现，持续存在肠管扩张的胎儿也可能出生后评估无异常。部分结肠梗阻或先天性巨结肠的胎儿产前仅见轻度肠管扩张，难以与生理性肠管扩张鉴别，产前难以作出诊断，且无特殊干预措施。因此，肠管扩张胎儿出生后需及时儿科评估、观察排便情况。

3. 空回肠梗阻多在中孕后期或孕晚期出现典型声像表现，且较少合并染色体异常或其他胃肠道畸形，一般无特殊产科处理，可孕足月经阴道分娩。孕期每 2~3 周进行一次超声检查以监测胎儿生长和评估羊水量，必要时可行羊水减量术，对于肠管极度扩张、肠蠕动活跃的病例可考虑提前分娩，降低宫内肠穿孔发生率。分娩需在具备新生儿重症监护及小儿外科设施的医院。

4. 10%~15% 的囊性纤维化新生儿出生后数日内出现胎粪性小肠梗阻。汉族人囊性纤维化发病率较低，但怀疑胎儿小肠梗阻者仍需告知囊性纤维化风险，必要时基因检测。

5.小肠梗阻的新生儿出生后数日内会出现相应症状，若不手术治疗，新生儿多在几天内死亡，及时手术治疗可大大降低死亡率。预后与梗阻部位、累及的肠管长度、有无肠穿孔或胎粪性腹膜炎、分娩孕周及新生儿体重，以及有无合并其他先天性畸形有关。发生肠穿孔、胎粪性腹膜炎、广泛小肠闭锁、先天性肠扭转的预后相对较差。一般梗阻部位越低、预后相对越好。大段肠管切除可导致致命性的短肠综合征。

6.不增加再发风险。

五、腹部囊肿

（一）定义

胎儿腹部囊肿指胎儿腹盆腔内异常囊性包块，包括泌尿道来源的肾盂严重积水或输尿管积水等表现出的囊性结构，消化道梗阻产生的囊状肠管扩张，以及其他部位囊肿如卵巢囊肿、肠重复囊肿、肠系膜囊肿、胆总管囊肿、脾囊肿、肝囊肿和胰腺囊肿等。

（二）诊断

腹盆腔内发现异常囊性结构需考虑上述腹盆腔囊肿。有些肿块可根据位置初步判断来源。右上腹囊肿主要考虑肝胆来源，如肝囊肿、肝肿瘤、胆总管囊肿或胆道闭锁等；中腹部主要考虑消化道来源，如肠闭锁、肠系膜囊肿、胎粪性腹膜炎；中腹部腹膜后囊肿考虑肾上腺或肾脏来源，如肾积水和输尿管积水等；女性胎儿下腹部囊肿考虑为卵巢囊肿，邻近膀胱，常常较大，占据下腹部或盆腔。

根据超声形态也可作出一定判断，如由胆道、消化道、泌尿道扩张引起的管状囊肿，常由远端狭窄梗阻引起。膀胱增大伴输尿管"钥匙孔"征为后尿道瓣膜的特征性表现。此外，无羊水或羊水过少也是泌尿道严重梗阻的重要特征。然而，很多时候产前超声难以明确肿块的确切来源及性质（图7-7-5）。

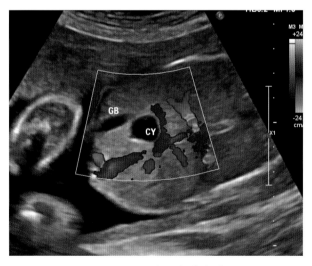

图 7-7-5 胎儿腹腔囊肿

（三）咨询要点及临床处理

1.胎儿腹部囊肿的远期预后由囊肿性质决定，但一般产前难以明确性质。胎儿期以超声随访肿块大小及性质为主，若肿块生长缓慢且胎儿生长正常，不改变分娩时机及分娩方式；若肿块生长迅速，并出现羊水过多、胎儿水肿等，可考虑提前分娩。巨大腹盆腔包块可尝试超声引导下抽吸囊液，缩小囊肿体积，预防早产。

2.胎儿出生后儿外科诊治，部分需要手术治疗。良性的无症状性囊肿可能无须处理，也有部分产前发现的腹腔囊肿在产后体积减少甚至消失。远期预后决定于肿块性质、部位、大小及生长速度决定。胆总管囊肿可能并发胆管炎、胆管癌变及肝纤维化，需及时手术治疗，总体远期预后良好。

六、肝脏占位

（一）定义

胎儿肝脏占位指胎儿肝脏内占位性病变，根据占位性质，分肝囊肿、肝血管瘤、肝错构瘤和肝母细胞瘤等，其中肝囊肿和肝血管瘤较为常见。

（二）病因

先天性肝囊肿病因尚不清楚，可能由肝内胆管或淋巴管先天性发育障碍所致。肝血管瘤是胎儿期和新生儿期最常见的肝脏良性肿瘤，发病机制尚不明确，可能跟胎儿生长发育过程中血管内皮功能异常有关。肝错构瘤可能是原始间叶细胞在胚胎晚期发育异常，当肝形成小叶结构与胆管连接时发生。肝母细胞瘤是罕见的胚胎源性恶性肿瘤，为胎儿期和新生儿期最常见的恶性肿瘤，可能与胚胎结缔组织发育异常相关。

（三）诊断

肝脏占位通过产前超声诊断，间接判断占位性质。超声影像中，肝囊肿表现为单个或多个圆形无回声区，囊壁较薄，边界清楚，后方回声增强。肝血管瘤呈不均质回声和点状钙化灶，彩色多普勒下可见动静脉分流血流信号，病灶与周围正常肝脏组织边界清楚。肝错构瘤超声表现为多分隔的囊性占位，常迅速进行性增大。肝母细胞瘤超声表现为肝实质等回声实性包块，可见钙化。肝母细胞瘤病情进展较快，不伴血管形成及分流的实性肿物，需考虑肝母细胞瘤可能。胎儿腹部 MRI 可辅助超声进行肝脏占位评估（图 7-7-6）。

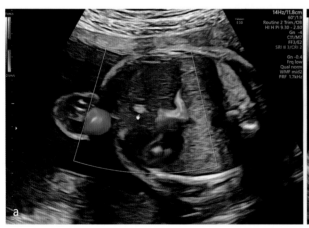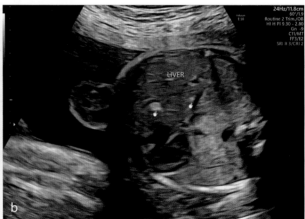

图 7-7-6 胎儿肝脏占位

（四）咨询要点与临床处理

1. 产前系统超声检查可以诊断胎儿肝脏占位，但有时难以鉴别占位类型，确诊需病理诊断。肝血管瘤及单纯肝囊肿预后较好，肝母细胞瘤相对预后较差。孕期一般无特殊处理，需定期监测病灶变化、有无其他器官系统并发症等。大的占位可引起血小板减少、贫血、肿瘤破裂腹腔内出血、水肿、心力衰竭等并发症，严重者可导致胎儿或新生儿死亡。有生机儿前出现严重并发症者，可考虑终止妊娠。

2. 产前发现的肝囊肿中，约一半病例囊肿减小或消失，囊肿进行性增大的比例较小，肝功能大多不受影响。大多数肝脏囊肿没有症状，产科无特殊处理，胎儿出生后如出现囊肿较大、产生压迫胆道梗阻症状者需外科治疗。

3. 体积较小且无症状的肝血管瘤无须特殊治疗，产前及出生后定期随访观察。部分肝血管瘤可自行减小或消退。大的或有症状的肝血管瘤需进一步处理，可针对并发症予宫内输注血小板、经母体口服或脐静脉注射糖皮质激素。孕晚期出现并发症的胎儿可尽早终止妊娠，胎儿出生后小儿外科治疗。肝错构瘤属于良性肿瘤，常迅速增大，若不合并严重并发症，手术切除后预后较好。

4. 怀疑肝母细胞瘤的胎儿，应密切监测肿瘤大小、胎儿水肿和静脉回流情况，在权衡早产和肿瘤进展风险的基础上择期终止妊娠，胎儿出生后进行化疗、手术等进一步治疗。肝母细胞瘤患儿出生后可能伴有腹胀、心力衰竭、出血等并发症，2 年生存率较低，预后跟肿瘤分期及细胞学分型密切相关。

七、胆囊未显示

（一）定义

胆囊未显示（non-visualization of fetal gallbladder, NVFGB）在孕 20 周发生率约为 1/1000，超声表现为胆囊未见。

（二）病因

在大多数情况下为一过性的发现（70%～75%），但也有一些是由于孤立性的胆囊缺如（15%）、囊性纤维化（10%），以及很少发生的胆道闭锁（3%）。非孤立性胆囊未显示病例中，囊性纤维化及胆道闭锁发生率增加。

（三）诊断

胆囊未显示通常在中孕期胎儿结构筛查时发现，超声表现为胆囊未见。部分胆道闭锁的胎儿可能存在相关的内脏异位综合征，包括内脏异位、多脾、肠扭转和心脏缺陷。超声未探及胆囊时需详细超声检查是否伴随其他异常（图 7-7-7）。

囊性纤维化在汉族人中发生率相对较低，有报道孕 22 周前羊水中肝酶浓度异常对诊断胆道闭锁或囊性纤维化敏感性和特异性分别达 90% 和 80%，孕 22 周后敏感性降低；80% 以上的良性胆囊未见者（含一过性胆囊未显示和单纯胆囊闭锁）羊水中肝酶正常。

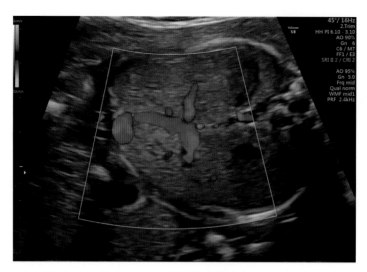

图 7-7-7　胎儿胆囊未见

（四）咨询要点及临床处理

1. 孤立性胆囊未显示不增加染色体数目异常及拷贝数异常风险，合并其他结构异常时染色体异常发生率增加。胆囊未显示的胎儿应接受系统超声检查，合并异常者行介入性产前诊断。

2. 大多数单纯胆囊未显示为一过性超声发现，后续产前或产后检查可见胆囊。孤立性胆囊缺如预后良好，常规产科随访分娩。

3. 胆囊未显示由先天性胆道闭锁引起时，可导致淤胆性肝硬化而最终发生肝功能衰竭，需要肝移植，但难以在产前明确诊断，产前持续性胆囊未显示的胎儿出生后应及时评估。

4. 汉族人中囊性纤维化发病率相对较低，若父母都是囊性纤维化基因突变携带者则应行相关基因检测。

八、腹腔积液

（一）定义

胎儿腹腔积液（abdominal dropsy ascites）又称胎儿腹水，是指胎儿肝脏、肠管、脾脏、脐静脉的肝外部分，镰状韧带或大网膜被液体包绕。胎儿腹腔积液常与胎儿水肿同时出现或为胎儿水肿的早发症状之一，也可为孤立性存在。

（二）病因

胎儿腹水病因复杂，包括免疫因素、肝功能紊乱、遗传代谢异常、宫内感染、特发性胎儿腹水等。

（三）诊断

1. **超声诊断**　通过产前超声诊断，但腹水量较少时超声难以发现。腹水的检出阈值与孕周关系密切，对于 18~20 周的胎儿，12~14 mL 腹水容易被检测到；孕 28 周后，至少 30~40 mL 腹水才能被超声发现。发现胎儿腹水后需首先明确是否存在全身性水肿，非免疫性水肿可伴随心脏异常及心律失常。排除全身水肿后，应进行系统的超声检查明确是否存在潜在病因，如泌尿生殖系统、消化系统或心血管系统异常（图 7-7-8）。

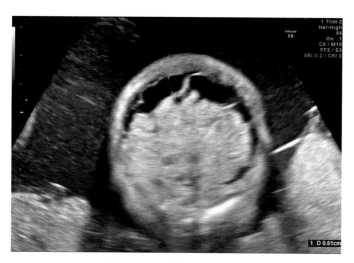

图 7-7-8　胎儿腹腔积液

2.病因诊断

（1）母血检查：全血计数、Kleihauer-Betke 试验（母血中找胎儿红细胞实验）、ABO 血型及抗原状态、间接 Coombs 试验（抗体筛查）、梅毒实验室检查、病毒感染指标（细小病毒、弓形虫、巨细胞病毒、风疹）、肝酶、尿酸、凝血功能（可疑镜像综合征）、抗 SSA 和抗 SSB 抗体（胎儿心动过缓）、血红蛋白电泳及 G6PD 缺陷筛查等。

（2）胎儿细胞检查：取胎儿腹水或羊水进行胎儿染色体微阵列分析和病原体检查。胎血取样胎儿血型和血红蛋白检查。

（四）咨询要点及临床处理

1.应行详细超声检查判断是否存在胎儿水肿及其他系统异常，并行染色体微阵列分析。

2.母体免疫因素、感染指标检测明确是否存在相关病因。

3.对腹水行常规及生化检查，判断腹水性质。如为乳糜性腹水，遗传代谢病是重要病因，如黏多糖贮积症、尼曼-匹可病和戈谢病等，多为常染色体隐性遗传病，必要时可行基因检测。检测脐血、羊水或腹水中抗原 DNA 或抗原特异性 IgG 及 IgM 抗体（弓形虫、巨细胞病毒或细小病毒等）。

4.孕期监测与干预：定期超声监测腹水量动态变化，并观察是否出现其他并发异常。不建议常规进行腹腔-羊膜腔引流术，大量腹水导致胎儿腹围过大或压迫肺组织时，可尝试腹腔-羊膜腔引流术或反复腹腔穿刺抽取积液，需权衡早产风险。

5.预后不良因素：诊断孕周早于 24 周、腹水进展迅速、合并淋巴水囊瘤、合并呼吸道畸形以及出现胎儿水肿。其中胎儿水肿是预后不良的最重要因素。

6.诊断孕周较晚的孤立性胎儿腹水妊娠结局相对较好，且临床进展相对平稳。胎儿腹水也可能是一过性表现，胎儿期或新生儿期自然消退，发病机制尚不清楚。

7.再发风险决定于是否存在相关遗传学异常。

（周春香）

参考文献

[1] 严英榴, 杨秀雄. 产前超声诊断学[M]. 第2版. 北京: 人民卫生出版社, 2018.

[2] BRANTBERG A, BLAAS H G, HAUGEN S E, et al. Imperforate anus: A relatively common anomaly rarely diagnosed

prenatally[J]. Ultrasound Obstet Gynecol, 2006,28(7):904−910.

[3] WOOD R J, LEVITT M A. Anorectal Malformations[J]. Clin Colon Rectal Surg, 2018,31(2):61−70.

[4] ROHRER L, VIAL Y, GENGLER C, et al. Prenatal imaging of anorectal malformations - 10-year experience at a tertiary center in Switzerland[J]. Pediatr Radiol, 2020,50(1):57−67.

[5] STOLL C, DOTT B, ALEMBIK Y, et al. Associated anomalies in cases with anorectal anomalies[J]. Am J Med Genet A, 2018,176(12):2646−2660.

[6] SU Y M, LIN Y, CHEN S Q, et al. Prenatal Evaluation for Detection of Anorectal Atresia: Value of Ultrasound[J]. J Ultrasound Med, 2019,38(6):1501−1509.

[7] 廖灿. 胎儿结构发育异常的遗传咨询[M]. 北京: 人民卫生出版社, 2019.

[8] STOLL C, DOTT B, ALEMBIK Y, et al. Associated congenital anomalies among cases with Down syndrome[J]. Eur J Med Genet, 2015,58(12):674−680.

[9] CHOUDHRY M S, RAHMAN N, BOYD P, et al. Duodenal atresia: associated anomalies, prenatal diagnosis and outcome[J]. Pediatr Surg Int, 2009,25(8):727−730.

[10] BISHOP J C, MCCORMICK B, JOHNSON C T, et al. The Double Bubble Sign: Duodenal Atresia and Associated Genetic Etiologies[J]. Fetal Diagn Ther, 2020,47(2):98−103.

[11] YANG Y, HE P, LI D Z. Clinical outcome of pregnancies with the prenatal double bubble sign - a five-year experience from one single centre in mainland China[J]. J Obstet Gynaecol, 2018,38(2):206−209.

[12] GUPTA R, SONI V, VALSE P D, et al. Neonatal intestinal obstruction associated with situs inversus totalis: two case reports and a review of the literature[J]. J Med Case Rep, 2017,11(1):264.

[13] TEAGUE W J, JONES M L M, HAWKEY L, et al. FGF10 and the Mystery of Duodenal Atresia in Humans[J]. Front Genet, 2018,9:530.

[14] QUINTERO-RIVERA F, WOO J S, BOMBERG E M, et al. Duodenal atresia in 17q12 microdeletion including HNF1B: a new associated malformation in this syndrome[J]. Am J Med Genet A, 2014,164A(12):3076−3082.

[15] van LENNEP M, SINGENDONK M M J, DALL'OGLIO L, et al. Oesophageal atresia[J]. Nat Rev Dis Primers, 2019,5(1):26.

[14] PARDY C, D'ANTONIO F, KHALIL A, et al. Prenatal detection of esophageal atresia: A systematic review and meta-analysis[J]. Acta Obstet Gynecol Scand, 2019,98(6):689−699.

[15] KASSIF E, WEISSBACH T, KUSHNIR A, et al. Esophageal atresia and tracheoesophageal fistula: prenatal sonographic manifestation from early to late pregnancy[J]. Ultrasound Obstet Gynecol, 2021,58(1):92−98.

[16] SILVA P, REIS F, ALVES P, et al. Fetal bowel dilatation: A sonographic sign of uncertain prognosis[J]. Case Rep Obstet Gynecol, 2015:608787.

[17] TAKACS Z F, MEIER C M, SOLOMAYER E F, et al. Prenatal diagnosis and management of an intestinal volvulus with meconium ileus and peritonitis[J]. Arch Gynecol Obstet, 2014,290(2):385−387.

[18] LAP C C, VOSKUILEN C S, PISTORIUS L R, et al. Reference curves for the normal fetal small bowel and colon diameters; their usefulness in fetuses with suspected dilated bowel[J]. J Matern Fetal Neonatal Med, 2020,33(4):633−638.

[19] MONARD B, MOTTET N, RAMANAH R, et al. Prenatal diagnosis of a segmental small bowel volvulus with threatened premature labor[J]. Matern Fetal Neonatal Med, 2020,33(4):633−638.

[20] CHOUIKH T, MOTTET N, CABROL C, et al. Prenatal intestinal volvulus: look for cystic fibrosis[J]. BMJ Case Rep, 2016,2016: bcr2016217003.

[21] XU S, ZHONG W, SHEN Z, et al. Analysis of the clinical outcomes of fetal bowel dilatation combined with other abnormal ultrasonographic features[J]. J Matern Fetal Neonatal Med, 2019,32(6):992−996.

[22] SANNA E, LOUKOGEORGAKIS S, PRIOR T, et al. Fetal abdominal cysts: antenatal course and postnatal outcomes[J]. J Perinat Med, 2019,47(4):418−421.

[23] MAHALIK S K, MITRA S, PATRA S, et al. Cystic biliary atresia or atretic choledochal cyst: A continuum in infantile obstructive cholangiopathy[J]. Fetal Pediatr Pathol, 2019,38(6):477−483.

[24] CATANIA V D, BRIGANTI V, DI GIACOMO V. Fetal intra−abdominal cysts: accuracy and predictive value of prenatal ultrasound[J]. J Matern Fetal Neonatal Med, 2016,29(10):1691−1699.

[25] TU C Y. Ultrasound and differential diagnosis of fetal abdominal cysts[J]. Exp Ther Med, 2017,13(1):302−306.

[26] SAUVAGEOT C, FAURE J M, MOUSTY E, et al. Prenatal and postnatal evolution of isolated fetal splenic cysts[J]. Prenat Diagn, 2018,38(6):390−394.

[27] THAKKAR H S, BRADSHAW C, IMPEY L, et al. Post-natal outcomes of antenatally diagnosed intra-abdominal cysts: a 22-year single-institution series[J]. Pediatr Surg Int, 2015,31(2):187−190.

[28] SANNA E, LOUKOGEORGAKIS S, PRIOR T, et al. Fetal abdominal cysts: antenatal course and postnatal outcomes[J]. J Perinat Med, 2019,47(4):418−421.

[29] KHALIL A, COOKE P C, MANTOVANI E, et al. Outcome of first−trimester fetal abdominal cysts: cohort study and review of the literature[J]. Ultrasound Obstet Gynecol, 2014,43(4):413−419.

[30] LEOMBRONI M, BUCA D, CELENTANO C, et al. Outcomes associated with fetal hepatobiliary cysts: systematic review and meta−analysis[J]. Ultrasound Obstet Gynecol, 2017,50(2):167−174.

[31] 易小洪, 刘芳, 吉其胜, 等. 产前系统超声检查诊断胎儿肝脏肿瘤的临床价值[J]. 中国医学前沿杂志(电子版), 2019,11(05):35−38.

[32] 张慧婧, 范丽欣, 陈俊雅, 等. 孕期胎儿肝脏占位一例及文献复习[J]. 中华围产医学杂志, 2016,3(19):3.

[33] JIAO-LING L, XIU-PING G, KUN-SHAN C, et al. Huge fetal hepatic Hemangioma: prenatal diagnosis on ultrasound and prognosis[J]. BMC Pregnancy Childbirth, 2018,18(1):2.

[34] ISAACS H Jr. Fetal and neonatal hepatic tumors[J]. J Pediatr Surg, 2007,42(11):1797−1803.

[35] RECINOS A, ZAHOUANI T, GUILLEN J, et al. Congenital Hepatic Cyst[J]. Clin Med Insights Pediatr, 2017,11:11795.

[36] SEPULVEDA W, SEPULVEDA F, CORRAL E, et al. Giant hepatic hemangioma in the fetus: case reports and updated review of the literature[J]. J Matern Fetal Neonatal Med, 2019:1−13.

[37] DI PASQUO E, KULEVA M, ROUSSEAU A, et al. Outcome of non-visualization of fetal gallbladder on second-trimester ultrasound: cohort study and systematic review of literature[J]. Ultrasound Obstet Gynecol, 2019,54(5):582−588.

[38] BERGOUGNOUX A, JOUANNIC J M, VERNEAU F, et al. Isolated Nonvisualization of the Fetal Gallbladder Should Be Considered for the Prenatal Diagnosis of Cystic Fibrosis[J]. Fetal Diagn Ther, 2019,45(5):312−316.

[39] DUGUÉPÉROUX I, SCOTET V, AUDRÉZET M P, et al. Nonvisualization of fetal gallbladder increases the risk of cystic fibrosis[J]. Prenat Diagn, 2012,32(1):21−28.

[40] CHALOUHI G E, MULLER F, DREUX S, et al. Prenatal non-visualization of fetal gallbladder: beware of biliary atresia! [J].Ultrasound Obstet Gynecol, 2011,38(2):237−238.

[41] DREUX S, BOUGHANIM M, LEPINARD C, et al. Relationship of non-visualization of the fetal gallbladder and amniotic fluid digestive enzymes analysis to outcome[J]. Prenat Diagn, 2012,32(5):423−426.

[42] SAGI-DAIN L, SINGER A, HADID Y, et al. Non-visualization of fetal gallbladder in microarray era - a retrospective cohort study and review of the literature[J]. J Matern Fetal Neonatal Med, 2019,32(16):2643−2648.

[43] BACCEGA F, de LOURDES BRIZOT M, JORNADA KREBS V L, et al. Nonimmune fetal ascites: identification of ultrasound findings predictive of perinatal death[J]. J Perinat Med, 2016,44(2):195−200.

[44] BOUTALL A, URBAN M F, STEWART C. Diagnosis, etiology, and outcome of fetal ascites in a South African hospital[J]. Int J Gynaecol Obstet, 2011,115(2):148−152.

[45] HARTGE D R, WEICHERT J, GEMBICKI M, et al. Confirmation of etiology in fetal hydrops by sonographic evaluation of fluid allocation patterns[J]. Eur J Obstet Gynecol Reprod Biol, 2015,195:128−132.

[46] CATANIA V D, MURU A, PELLEGRINO M, et al. Isolated Fetal Ascites, Neonatal Outcome in 51 Cases Observed in a Tertiary Referral Center[J]. Eur J Pediatr Surg, 2017,27(1):102−108.

[47] DREUX S, SALOMON L J, ROSENBLATT J, et al. Biochemical analysis of ascites fluid as an aid to etiological diagnosis: a series of 100 cases of nonimmune fetal ascites[J]. Prenat Diagn, 2015,35(3):214−220.

[48] LONG A, SINKOVSKAYA E S, EDMONDSON A C, et al. Kabuki syndrome as a cause of non-immune fetal hydrops/ascites[J]. Am J Med Genet A, 2016,170(12):3333−3337.

[49] FAVRE R, DREUX S, DOMMERGUES M, et al. Nonimmune fetal ascites: a series of 79 cases[J]. Am J Obstet Gynecol, 2004,190(2):407−412.

[50] ZAMPRAKOU A, BERG C, STRIZEK B, et al. Morgagni hernia presenting with massive pericardial effusion and ascites: prenatal management by thoraco-amniotic shunting and fetal endoscopic tracheal occlusion (FETO) and review of the literature[J]. Arch Gynecol Obstet, 2016,294(5):953−958.

第 8 节　胎儿泌尿生殖系统发育异常

一、肾积水

（一）定义

肾积水（hydronephrosis, nephrohydrosis）是指肾脏集合系统扩张，经超声检查胎儿肾盂/肾盏内可见液性无回声暗区。产前超声诊断上尿道扩张的发病率为 1/100。可单侧或双侧。

（二）病因

可由泌尿道梗阻性病变或非梗阻性病变，如膀胱输尿管反流等引起。

（三）诊断

1. **超声诊断**　超声检查腹部标准横切面见肾集合系统扩张，但对于扩张程度的判断，诊断标准不一。需要了解的是，随着胎儿孕周增加，胎儿肾脏持续生长，正常的肾盂大小也随着出现生理性增宽（图 7-8-1）。

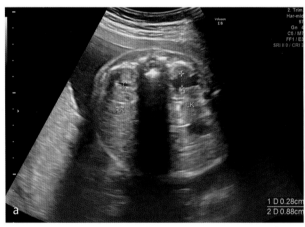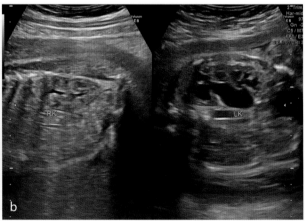

图 7-8-1　胎儿肾积水

（1）英国胎儿医学基金会根据肾盂前后径将肾积水分为：

轻度（仅肾盂扩张）　　　　中孕期 4~7 mm；晚孕期 7~9 mm。

中度（肾盂和肾盏扩张）　　中孕期 8~10 mm；晚孕期 10~15 mm。

重度（肾皮质变薄）　　　　中孕期 >10 mm；晚孕期 >15 mm。

（2）美国胎儿泌尿协会从形态学建议将胎儿肾盂积水分为 5 级：

　0 级　无肾盏扩张。

　Ⅰ级　仅肾盏扩张。

　Ⅱ级　肾盂扩张，肾盏可见。

　Ⅲ级　肾盂肾盏均扩张。

Ⅳ级　除有Ⅲ级表现外，扩张更严重，伴有肾皮质变薄。

2.病因诊断　单纯肾积水染色体异常风险低，伴发其他畸形时则需排除胎儿染色体异常或微缺失/微重复。

（四）咨询要点及临床处理

1.超声诊断为肾盂积水后，建议2小时内多次重复观察以降低由胎儿膀胱过度充盈压迫输尿管导致的假阳性结果。同时查找是否伴有其他异常：如多囊肾、肾肿瘤等，并检测羊水量。

2.肾窦分离可分为单侧肾窦分离和双侧肾窦分离；单侧肾窦分离需注意对侧肾是否存在结构异常甚至对侧肾缺如。

3.肾积水伴发其他异常时建议介入性取样行染色体微阵列分析。

4.胎儿肾积水的预后评估取决于诊断孕周、涉及的尿道面积、扩张程度以及是否存在明显梗阻证据。孕24周前诊断为轻度肾积水的胎儿有90%恢复正常且无出生后症状。中度肾积水通常是渐进性的，约50%的患者在2岁以内需要手术治疗。

5.胎儿监测：每4周进行一次超声检查，监测肾脏集合系统扩张程度及羊水量的变化。

6.分娩时机和分娩方式的选择不改变单纯的肾盂积水预后，不应受肾盂积水诊断的影响。

7.产后需继续随访新生儿肾盂积水的进展。由于新生儿出生后头48小时存在生理性脱水，此时复查泌尿系超声可出现假阴性结果。另外，因母体孕激素影响胎儿平滑肌功能，产后5~7日来自母体激素的影响消失，建议对于没有明显泌尿系统症状的新生儿于出生5~7日后进行超声复查。

8.单纯的肾积水不增加下次妊娠胎儿再发风险。

二、多囊肾

（一）定义

多囊肾（renal cystic disease）包括多囊肾疾病（polycystic kidney disease, PKD）及多囊性肾发育不良（multicystic dysplastic kidney, MCDK）2类肾脏囊性发育畸形。多囊肾疾病是一种以肾脏多发性囊性变、伴肾功能损伤为主要表现的遗传性疾病，常合并其他内脏病变。按遗传方式，分为常染色体显性遗传PKD（ADPKD）和常染色体隐性遗传PKD（ARPKD）2种，前者又称成人型多囊肾，发病率为1/1000；后者由于发病早，死亡率高，又称婴儿型多囊肾，发病率为1/40 000~1/20 000。

临床上，还常见多囊性肾发育不良的情形，是指胎儿肾脏被大小不一、数目不等的多发囊肿所替代，囊壁光滑，囊肿缺乏功能且互不相通，肾脏内几乎没有正常的肾实质，是产前最常见的肾囊性疾病，在活产儿中发病率约为1/4300。

（二）病因

多囊肾病为基因遗传性疾病，遵循单基因病遗传规律。ADPKD为异质性遗传，为完全显性表现，可以在成人期发病，也可以在婴儿期发病；目前研究认为至少与三个基因相关，80%~85%由于16p13.3染色体上的 *PKD1* 基因突变所致，15%~20%与4q13染色体上的 *PKD2* 基因突变有关，另有 *PKD3* 基因确切定位不明。ARPKD为基因同质性遗传，与 *PKHD1* 基因突变有关，定位于6p21.1-p12。

多囊性肾发育不良特征是继发于闭锁或同侧排泄系统严重发育不良的肾结构紊乱，通常与同侧或对侧的其他肾脏异常有关，有时可能与一些遗传性和非遗传性综合征性肾发育不良相关。

（三）诊断

1. 超声诊断 PKD 以肾囊肿扩大、间质性纤维化、逐渐丧失正常的肾组织并且出现肾功能进行性减退为特征，肾回声增强伴体积增大为产前超声检查的主要特征，胎儿期难以通过超声区别 ADPKD 和 ARPKD。一般说来，ADPKD 可较好地显示肾脏髓质，且肾髓质无明显增大；ARPKD 以肾髓质回声增强、双肾对称性增大、均匀性增大等为特征。

MCDK 在中孕期时一般都可以借助超声检查明确诊断。超声检查示肾窝中发现多发性大小不等形态各异的囊肿，沿外周分布，囊肿之间互不相通，正常肾集合系统回声消失，肾脏周围可无肾实质，但囊肿之间可能有团状肾实质组。当病变只累级一侧肾脏时，胎儿的膀胱和羊水量通常不受影响（图 7-8-2）。

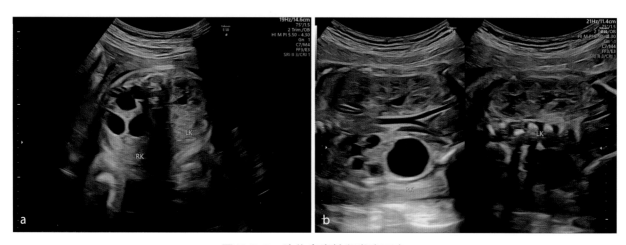

图 7-8-2　胎儿多囊性肾发育不良

2. 病因诊断 超声检查发现胎儿肾囊性变时，首选应明确是单侧还是双侧，如果双侧同时出现肾囊肿或肾脏回声增加，更有可能是多囊肾。肾囊肿也可能以其他单基因疾病或遗传综合征的畸形之一表现出来。因此，对于超声诊断提示多囊肾病时需行胎儿多囊肾相关基因检测确诊，如伴有其他器官结构异常，建议同时行染色体核型及基因芯片分析，或相关单基因疾病基因检测。

除上述肾囊性疾病外，如一些遗传综合征的肾脏局部表现、先天性感染等情形时，可表现为肾增大和肾回声增强。

（四）咨询要点及临床处理

1. 超声检查提示胎儿肾脏增大、肾脏回声增强或伴囊性变回声时，要详细检查对侧肾脏，观察肾脏囊肿的分布、肾实质及肾脏集合系统的回声，同时检查有无肾外异常，如肝脏、心血管系统、颅脑发育等有无异常。

2. 由于 ADPKD 和 ARPKD 预后差异较大，而孕期检查很难分辨，因此在超声检查提示肾脏增大及回声增强时，详细询问家族病史，建议夫妻双方行详细的肾脏超声检查，如有多囊肾家族史，对诊断 ADPKD 可能有帮助，如果夫妻双方超声检查无异常，则胎儿有可能 ARPKD，妊娠后期伴发羊水过少的风险增加。对于超声影像检查肾脏囊肿大小、分布及除囊肿外的肾脏其他组织结构异常更倾向于 MCDK 时，要明确对侧肾脏的发育情况。

3. 胎儿预后评估：明确多囊肾家族史时胎儿预后预测困难。即使家族中有多囊肾患者，存活子代的近、远期预后也不尽相同。因此，明确诊断为多囊肾，孕期可能伴发羊水过少引起有肺发育不全，分娩时要做好新生儿复苏准备，后期肾脏功能应由儿科肾病专家管理，存活子代最终需行肾移植。如多囊肾同时伴有肾外结构异常，胎儿预后较差。单侧 MCDK 时，在产前诊断排除遗传相关因素后，存活子代远期预后良好，约 44% 的病例可在 5 岁内病变退化消失，因此单侧 MCDK 的随访和治疗以保守治疗为主；双侧 MCDK 常伴有羊水过少，预后较差。

4. 胎儿监测：无有效干预手段，继续妊娠过程中每隔 2~4 周监测双侧肾脏大小及回声变化情况，同时监测羊水及胎儿生长趋势。MRI 应用于多囊肾检查时可协助排除肾外畸形。

5. 分娩时机：分娩时机和分娩方式不受多囊肾本身影响，如伴羊水过少，参照"羊水过少"围分娩期处理。

6. 产后评估：诊断为 ARPKD 的新生儿多由于呼吸和肾脏相关问题，建议至有危重新生儿救治条件的机构分娩。出生后可能出现高血压、不断进展的肾功能不全、肝纤维化，最终需要肾移植。对于 ADPKD 的新生儿出生后较少出现以上症状，产后需进行包括肾脏在内的全身体格检查及腹部超声检查，予以常规新生儿复苏准备及支持治疗，加强远期随访。

7. 再次妊娠风险：是生育过 ADPKD 还是 ARPKD 患儿，再妊娠风险增加。对于有家族史夫妇，ADPKD 再生育发病风险为 50%，ARPKD 的父母再生育胎儿发病的可能性为 25%，对于无家族史、仅胎儿检查发现多囊肾的病例，考虑为首代基因变异，再发风险率小于 1%。建议夫妇双方接受孕前咨询和单基因遗传病的孕前检测，明确基因突变位点及遗传方式，对于有明确基因突变的家族进行胚胎植入前产前诊断，降低再孕子代的患病风险。

8. MCDK 的复发风险取决于其遗传相关病因或是否合并相关遗传综合征，在排除遗传相关病因情况下，孤立性 MCDK 的总体再发风险为 2%~3%。所有患过肾囊性疾病夫妇再次妊娠时均应提供详细的产前超声检查。

三、肾脏占位

（一）定义

肾脏占位（renal space-occupying lesions, RSOL）通常是指超声检查时在胎儿肾区有异常组织回声的状况，根据组织的回声特性，分为实性占位和囊性占位。实性占位通常是指肾脏肿瘤（Renal neoplasms），如中胚叶肾瘤（mesoblastic nephroma）、肾母细胞瘤（Wilms' tumor）等。由于这类肿瘤较少能在产前诊断，胎儿期的发病率未知。对产前怀疑有肾脏肿瘤发生倾向的新生儿跟踪，中胚叶肾瘤约占刚出生新生儿肾脏肿块的 50% 左右，占儿童期肾肿瘤的 3%~10%；肾母细胞瘤自胎儿期到成人期均可发病，在胎儿和新生儿中的发病率未知，在儿童 2~3 岁时为发病高峰，占儿童期肾肿瘤的 80%。

囊性占位常见于多囊性肾发育不良或多囊肾病（详见"多囊肾"章节）。

（二）病因

病因不明，有研究认为中胚叶肾瘤是肾母细胞瘤的一种分化类型或次级间充质细胞的衍生物，目前倾向于把中胚叶肾瘤分类为单独类型的肾脏肿瘤，通常为良性。

瘤是一种产生于肾脏的肿瘤，可能是弥漫或离散的异常持续存在的胚胎性肾胚期残余组织，其中包含肾脏、骨骼及肌肉等多种组织的胚胎成分，与多种遗传病相关，也可能是多种遗传综合征的局部表现之一。

（三）诊断

1. 超声诊断 中胚叶肾瘤与肾母细胞瘤两者均为起源于肾脏或可能完全取代肾脏的复杂团块，两者的超声表现不易区别。中胚叶肾瘤常较大，4~8 cm 大小，表现为单侧的、结节样或弥漫性增大的位于肾脏实质内占位，有时难以与相邻的肾实质区分，偶尔也可见囊性区，可能与瘤内出血囊样变性有关。肾母细胞瘤主要在肾窝回声内探及复杂回声实性团块，可能有边界清楚的假包膜，倾向于保持较正常的肾结构，没有坏死或囊性病变（图 7-8-3）。

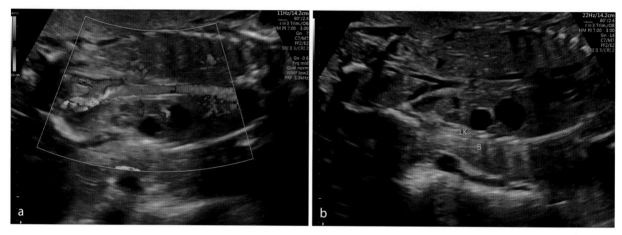

图 7-8-3　胎儿肾脏占位

此外，肾脏占位应与局灶性肾发育不良相鉴别，发生于多囊性肾发育不良的肾母细胞瘤在产前超声检查中为肾脏包块，更难与肾母细胞瘤区分。还应与邻近器官如肾上腺或肝脏来源的肿块相鉴别，并考虑其他疾病的局部表现，如横纹肌肉瘤、透明细胞肉瘤、血管平滑肌脂肪瘤等。

2. 病因诊断 中胚叶肾瘤由交错排列的卵圆形或梭形细胞的间叶组织构成，多呈良性进展，与遗传相关因素的报道少见。肾母细胞瘤可能是多种遗传综合征在肾脏局部的表现之一，也可能是 11p13 缺失的表现之一，为位于 11p13 的隐性抑癌基因功能丧失，可能导致肾母细胞瘤的发生。

（四）咨询要点及临床处理

1. 超声检查怀疑肾脏占位时，应同时检测对侧肾脏有无异常或肿物，并进一步行详细的超声检查以发现相关异常和引起肿块的线索，应寻找相关遗传综合征的其他特征，如同时存在胎儿腹腔积液、肝增大、巨大儿和羊水过多等表现，则提示有 Perlman 综合征可能。胎儿 MRI 检查可更好地通过组织对比度差异、协助确定肾脏占位与邻近器官的关系。

2. 应注意询问肾脏占位相关的家族史，如肾母细胞瘤的家族史。约 20% 的肾母细胞瘤患者同级亲属存在复发风险，应当借助超声检查进行密切观察，并经介入性产前取样行基因检测。

3. 胎儿预后评估：取决于肿瘤的性质、大小、是否合并对侧肾脏异常，以及肾外结构异常情况，如羊水过多、胎儿生长状况等。当肾脏占位较大时增加肿瘤出血致胎儿贫血和水肿的风险。

4. 胎儿监测：每 4 周行一次超声检查，监测肾脏肿瘤大小、肾脏血流及胎儿血流及羊水量变化。对于胎儿肾脏占位，目前尚无产前干预的相关建议。

5. 分娩时机：近足月前，请新生儿泌尿外科评估围分娩期风险及出生后近期可能提供的干预措施。分娩时机和分娩方式不受肾脏肿瘤影响，如伴羊水过多，可能导致胎膜早破或早产，参照羊水过多处理。当肾脏占位倾向于中胚叶肾瘤时，罕见情况下肾脏肿瘤较大可能发生难产，需考虑剖宫产分娩。

6. 产后评估：建议至有新生儿急救能力的三级医疗机构分娩。新生儿分娩后加强生命体征监测、肝肾功能、电解质等生化指标监测，待新生儿一般情况稳定后，应进一步行术前评估。对于不需要在出生后近期行手术治疗的新生儿，应密切随访肾脏肿瘤生长状况。对于怀疑患肾母细胞瘤的新生儿，建议行剖腹探查术，同时探查对侧肾，排除双侧病变，根据病理分型制订后续补充治疗方案，并密切随访是否有肿瘤复发。如果组织学显示为中胚叶肾瘤，则除极少数与染色体易位相关的细胞变异型中胚叶肾瘤预后较差、可能有局部复发或有远处转移、需辅助化疗外，绝大多数不需要进一步治疗，手术切除后预后良好。

7. 中胚叶肾瘤不是家族遗传病，在以后的子女中没有发病风险。肾母细胞瘤的发病有遗传和非遗传两种方式，这取决于初始突变是源于生殖细胞还是体细胞。据估计，在所有肾母细胞瘤病例中，约有 20% 为遗传方式发病。肾母细胞瘤散发患者的再发风险与妊娠并无关联。

四、肾缺如

（一）定义

肾缺如（renal agenesis）是指肾脏不能正常发育，表现为一个或两个肾脏均缺失，如果为双肾缺如，则胎儿在孕 14~16 周时即可能同时伴有羊水过少或无羊水，活产儿中发病率为 1/5000~1/3000，男女发病比例为 2.5∶1；如果为单肾缺如，则可能终身无症状，发病率为 1/1000，左侧多见，在双胎中发病率更高。双侧肾缺如是泌尿系统最严重的畸形。

（二）病因

肾缺如是在早孕第 4~6 周出现的畸形，这可能与胚胎发育早期单侧或双侧输尿管芽不存在或未长出，使得从中胚层长出的后肾胚基在发育的过程中缺少了输尿管芽的诱导，最终使得后肾不能生长发育，导致肾脏缺如。

（三）诊断

1. **超声诊断**　妊娠早期肾脏缺如诊断非常困难，孕 10 周时可通过阴道超声观察到胎儿肾脏，表现为双侧回声增强，密度与胎儿肺脏相同。中孕早期以后，超声检查时如在肾床位置仅显示卵圆形、低回声的肾上腺，伴胎儿小膀胱或检查不到膀胱及羊水过少，且在胎儿横腹部超声检查未探及异位肾脏时，则高度提示胎儿双肾缺如。由于羊水过少可能影响超声成像，可借助彩色多普勒探测胎儿肾动脉血流作为肾脏缺如的补充。如果超声检查仍不能确定，则可用 MRI 作为补偿手段来检查胎儿肾脏或确诊单侧或双侧肾脏缺如（图 7-8-4）。

2. **病因诊断**　肾脏缺如存在较高的病原学异质性，部分病例可能是多基因疾病。此外，无论是中孕期还是晚孕期检查发现双肾缺如，胎儿合并生长受限的风险也会增加，合并其他器官的畸形率会增加。因此，对双肾缺如病例，无论是否伴发其他异常均需检查胎儿是否存在染色体异常或微缺失/微重复；对于单肾缺如，孕期及出生后均可能没有症状，染色体异常的发生率并不高，但伴发蛋白尿、高血压及肾功能不全的风险增高，如伴有肾外畸形，亦可能是常染色体隐性、显性及 X 连锁遗传病，建议行遗传学检查排除遗传综合征。

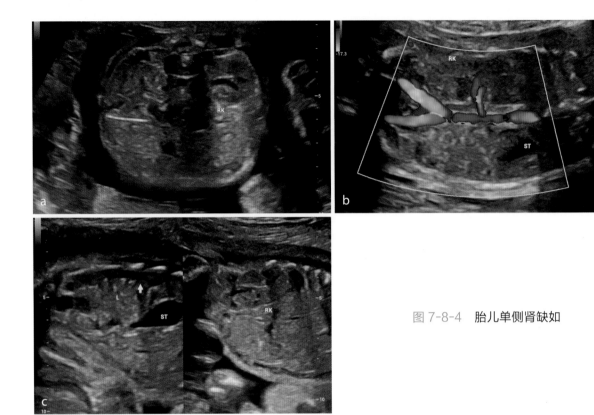

图 7-8-4 胎儿单侧肾缺如

（四）咨询要点及临床处理

1. 超声检查提示肾脏缺如时，应首先明确是单侧肾缺如还是双肾缺如。如果为单侧肾脏缺如，要确认对侧肾脏，是否正常，同时排除异位肾，详细检查有无肾外异常，如输尿管、膀胱及生殖系统畸形、心血管系统畸形、椎体畸形或下消化道畸形，如肛门闭锁等。

2. 告知肾脏缺如的可能原因，建议介入性取样行染色体核型分析及染色体微阵列分析，尤其是双肾缺如时。有充分依据提示肾缺如可能是某特定遗传综合征表型之一时，在充分沟通告知后可考虑同时行相关单基因遗传病检测。

3. 胎儿肾脏缺如的预后评估。如明确诊断为双肾缺如，因多伴有羊水过少或无羊水，还可能存在羊水过少引起有肺发育不全，即使行宫内干预缓解羊水过少，胎肺发育不良问题也很难避免，因此，不建议继续妊娠。对于单肾缺如，如果对侧肾脏无异常，不伴有肾外畸形，孕期经过顺利。如肾脏缺如同时伴有肾外结构异常，胎儿预后与畸形累及器官多少、畸形严重程度相关。总体来说，畸形累及器官越多，预后越差。

4. 胎儿监测。双肾缺如孕期无有效干预手段，效果不佳。单肾缺如者，存留肾脏可能呈补偿性生长趋势，应每隔4周对存留肾脏形态、大小、血流、羊水及胎儿生长趋势进行监测，及时评估新发现畸形对妊娠结局的影响。

5. 分娩时机。分娩时机和分娩方式不受肾缺如本身影响，也不影响肾缺如胎儿预后，如伴羊水过少，则参照羊水过少进行围分娩期处理。

6. 产后评估。大多数双肾缺如新生儿死于严重羊水过少引起的肺发育不良，不需要进行临床处理。对于产前诊断为单肾缺如的新生儿，产后需进行包括肾脏在内的全身体格检查及腹部超声检查，必要时进行存留肾脏的功能评估及膀胱尿道造影检查，及时发现可能伴发的膀胱输尿管反流，适时预防性抗感染治疗。

7. 再次妊娠风险。如无家族史，单肾缺如生育史夫妇再孕子代再发风险为 3%~4%；对生育过包含肾脏缺如畸形的遗传综合征患儿的夫妇，再孕异常子代的风险倍增。

五、异位肾

（一）定义

异位肾（ectopic kidney）指肾脏发育成熟后仍未能达到正常解剖位置，是一种泌尿系统先天畸形，发生率为 1/1200。包括盆腔异位肾、交叉异位肾和胸腔异位肾。其中盆腔异位肾是胎儿异位肾中的常见类型，交叉异位肾和胸腔异位肾妊娠期确诊极为少见。

（二）病因

胚胎在第 6~9 周，正常肾从盆腔逐渐上升到腰部永久位置。当上升的过程出现异常时，则形成异位肾。如果停留在盆腔完全不能上升，则称为盆腔异位肾；如果上升过快，则形成胸腔异位肾；如果一侧肾与对侧肾融合并斜上升到对称，则为交叉异位肾。影响肾脏上升的原因尚不明确。

（三）诊断

1. 超声诊断　产前超声检查是异位肾的首选筛查方法，当发现异常时需仔细扫查胸腔、腹腔，特别是盆腔，观察是否有肾脏图像或异常包块回声，并同时注意膀胱大小及充盈情况，不能盲目下肾缺如的诊断，应考虑有无异位肾的存在（图 7-8-5）。

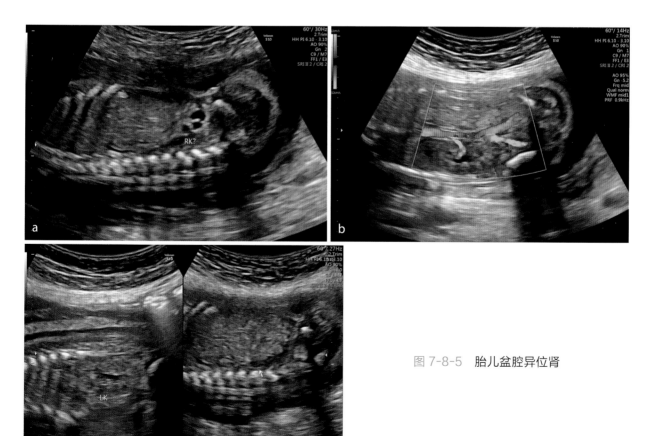

图 7-8-5　胎儿盆腔异位肾

（1）盆腔异位肾：最常见。一侧或双侧肾区未见正常肾脏，可见肾上腺平卧征，盆腔见异位肾脏图像或盆腔内一实质性包块诊断为盆腔异位肾；如伴有异位肾合并多囊肾，肾积水或多囊性肾发育不良，超声图像均有相应显示，较易辨识；异位肾合并肾发育不良时则辨识度低极易误诊。

（2）交叉异位肾：妊娠期确诊罕见，多数出生后确诊。常见于男性，左肾交叉异位较常见。其按精简分为交叉融合异位肾、交叉未融合异位肾、孤立交叉异位肾、双侧交叉异位肾。而交叉融合异位肾又可分为肾脏一侧融合向下方移位、S形融合肾、团块肾（蛋糕肾）、L形融合肾、盘状肾（环状肾）、肾脏一侧融合向上方移位。在交叉融合异位肾中肾脏一侧融合向下方移位是最常见的类型。

（3）胸腔异位肾：最少见的类型，妊娠期极难确诊，多为出生后确诊。以左侧多见，好发于男性。胸腔异位肾分4种基本类型：①真正胸腔内异位肾同时具有正常的横膈；②横膈向腹腔突出；③膈疝因为横膈先天性缺损或是获得疝的形成肾脏疝入胸腔；④创伤性横膈破裂合并肾脏异位。出生后胸腔异位肾大多数无症状，部分患者因反复肺内感染而被发现。

2.磁共振诊断 正常肾区未见中等信号肾脏组织，可见同侧肾上腺"＝"征或"平躺"征，在胸腔、腹腔或盆腔的非肾区位置见到肾脏组织信号，在DW1上呈高信号影。

3.病因诊断 单纯的异位肾染色体异常风险低，伴有其他畸形时则需排除染色体异常或微重复/微缺失。

（四）咨询要点及临床处理建议

1.超声诊断胎儿单纯异位肾预后较好，合并染色体异常发病率低；同时建议四级超声进一步评估胎儿有无其他发育异常及畸形，尤其是泌尿系统的发育异常。

2.异位肾可以是某些遗传综合征的临床表现之一，可能涉及多个器官发育异常或畸形，甚至远期子代生长发育迟缓或智力低下。异位肾伴有其他异常时，建议介入性产前诊断行胎儿染色体核型分析和CMA检测，必要时行单基因病检测。需告知孕期超声和介入产前诊断意义及局限性。

3.胎儿监测。孕中期每4周进行一次超声检查，孕期行常规产科管理。

4.分娩时机。异位肾不作为剖宫产指征，分娩方式不因异位肾而改变。分娩时机和分娩方式不改变单纯异位肾的预后。

5.产后评估。单纯异位肾预后较好，多数无症状，但产后需继续随访并复查新生儿异位肾的情况。出生后确诊交叉异位肾的患儿，如伴有其他畸形等则预后较差；对于胸腔异位肾的患儿如无症状可不治疗，但如果有反复肺部感染和（或）膈疝，建议及早手术治疗。

6.单纯异位肾病例多为散发病例，再发风险低。与综合征相关的病例再发风险与该疾病的遗传模式相关，因此，该类患者再次妊娠前应优生咨询，妊娠期超声详细排查泌尿系统和有创产前诊断排除染色体及基因异常。

六、马蹄肾

（一）定义

马蹄肾（horseshoe kidney）是指两侧肾脏在盆腔动脉分叉处相互接近、左右肾的下端互相融合所致的先天异常，形态呈"马蹄状"改变。90%的马蹄肾在肾下极融合，有少数病例是上极融合。文献报道，马蹄肾胎儿的出生率为1/1000~1/400，男女比例为4：1。

（二）病因

胚胎早期肾位于盆腔内，伴随着胎儿的生长发育及输尿管的延展，肾逐渐移行至腰部。肾上移的过程中，同时伴随着沿纵轴的旋转，肾门从朝向腹侧转向内侧。胚胎 4~6 周，肾脏在上升时受阻于肠系膜下动脉不能达到正常的位置导致双肾的下极融合，影响肾脏向头端迁移及双侧肾脏向两侧旋转，形成马蹄肾。

（三）诊断

1. 超声诊断 为马蹄肾的首选检查方法。大部分马蹄肾在其下极处融合，融合的部分称为峡部，由肾实质或纤维结缔组织构成，位于腹主动脉或下腔静脉前方，腹主动脉分叉之上。马蹄肾的峡部为其特征性的表现。马蹄肾的超声诊断要点为：①在脊柱前方、腹主动脉和下腔静脉前方可见两肾融合的部分——峡部；②马蹄肾的位置通常低于正常肾脏位置；③肾盂角缩小，即肾脏旋转不良。正常肾脏两侧肾盂不扩张及其长轴几乎在同一水平呈近 180° 的夹角，而马蹄肾的肾脏在其发育过程中常伴有肾门旋转不良，而致肾盂指向前内侧，所以马蹄肾的肾盂与正常胎儿的肾盂相比位置更靠前，肾盂角比正常胎儿缩小。国外文献报道，以 140° 作为分界标准时，产前诊断马蹄肾的敏感度、特异度和准确度均为 100%（图 7-8-6）。

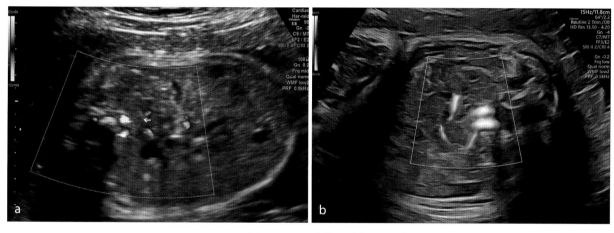

图 7-8-6 胎儿马蹄肾

2. MRI 检查 MRI 受孕周、孕妇肥胖、羊水减少等因素干扰较少，孕 20 周以后，胎儿上尿路基本结构在 MRI 检查时均可清晰辨认，一般肾脏的两侧长轴与脊柱平行。马蹄肾时，双肾下极在脊柱前方相连，位于腹主动脉及下腔静脉之前、腹主动脉分叉之上，一般比正常肾脏下极位置更低，有的甚至可位于盆腔或达到 L5 水平。马蹄肾一侧或者双侧常伴有旋转不良。

3. 病因诊断 马蹄肾的发生与多种染色体异常有关，也可能与遗传综合征相关。其中，特纳综合征患儿合并马蹄肾的发生率达 15%~35%。超声检查提示马蹄肾时需排除胎儿染色体异常或微缺失/微重复，必要时需行基因测序检查。

（四）产前咨询及临床处理建议

1. 马蹄肾胎儿常伴有其他结构异常，较常见的是心血管、骨骼、胃肠道及中枢神经系统畸形，应进行详细超声检查排除其他泌尿系统畸形（如尿道下裂）及泌尿系统以外的畸形。

2. 马蹄肾除与特纳综合征、18- 三体和 9- 三体等非整倍体异常有一定相关性外，与多种遗传综合征也相关。如 Noonan 综合征、范可尼贫血、Alagille 综合征等，在一些病例研究中发现肾脏融合与 *CASK*、*JAG1* 基因突变相关。

3. 影像诊断为马蹄肾时，尤其是同时合并其他结构异常时，建议介入性取样行染色体核型及微阵列分析。

4. 马蹄肾患儿预后取决于有无合并的其他先天畸形和遗传综合征的存在，文献报道孤立性的马蹄肾并不增加胎儿染色体异常风险，孤立性的马蹄肾一般预后良好。

5. 胎儿监测：孕期应每 4 周左右超声检查，监测羊水量情况，无宫内干预指征。

6. 分娩时机及分娩方式：马蹄肾不是剖宫产分娩指征，按产科常规管理。

7. 产后评估：马蹄肾通常无须外科手术治疗。但由于马蹄肾胎儿输尿管越过融合部前面下行，引流不畅，所以马蹄肾患儿容易出现肾盂积水、尿路梗阻、尿路结石、泌尿系感染等症状，部分患者肿瘤风险增加，尤其是肾母细胞癌，要加强出生后随访。

七、输尿管扩张

（一）定义

输尿管扩张（urinary tract dilatation, UTD）是输尿管上段或全程膨大扩张的形态学异常，输尿管黏膜下层部分扩张则形成输尿管囊肿。从解剖结构上理解，输尿管是连接肾盂与膀胱之间的管道，是尿液自肾盂流入膀胱的必经通道。正常情况下，胎儿输尿管不被显示。因此，任何可能导致尿液排入膀胱受阻或延缓的因素均可能导致输尿管扩张。虽然出生后短暂性的输尿管扩张被认为是正常的，但是出生前的输尿管扩张被视为异常，以男性胎儿多见。

（二）病因

尿路梗阻或尿液反流是引起输尿管扩张的主要原因，通常相伴存在。这类原因包括肾盂输尿管连接部梗阻（10%~30%）、膀胱输尿管反流（vesicoureteral reflux, VUR）（10%~40%）、输尿管膀胱连接部梗阻（ureterovesical junction obstruction, UVJO）或巨输尿管（primary megaureter）（5%~15%）、多囊性发育不良肾病（2%~5%）和后尿道瓣膜（posterior urethral valve, PUV）（1%~5%）。不太常见的是输尿管扩张还应考虑多囊肾疾病、梅干腹综合征等情况。当输尿管内径超过 7 mm 时，且梗阻性原因被排除，需考虑梗阻性或非梗阻性的巨输尿管，即应考虑非梗阻性病因。胎儿输尿管异常蠕动、延迟通畅、持续折叠等导致的原发性巨输尿管是非梗阻非反流性输尿管扩张的另一类常见原因。

（三）诊断

1. **超声诊断**　正常情况下胎儿输尿管在超声下无法显示。有文献提出，当输尿管直径大于 3 mm 时应考虑为非正常输尿管可能。当输尿管直径可从几毫米到 2~3 cm，表现为管状、弯曲的无回声区时，常合并肾盂增宽或肾盂积水，提示应对肾盂、肾盏、输尿管及膀胱等泌尿系统的结构进行全面的超声检查。必要时辅以磁共振检查，当检查提示输尿管呈管形、梭形、囊状扩张或全程膨大扩张时，利用磁共振组织对比度识别的优势，可更好地明确输尿道扩张相关的原因（图 7-8-7）。

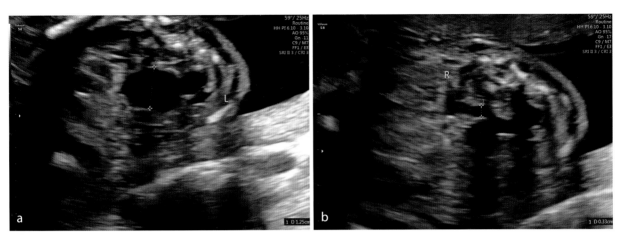

图 7-8-7　胎儿输尿管扩张

2. 病因诊断　当尿路扩张局限于输尿管与肾盂扩张，而膀胱形态及排空和充盈监测正常时，提示 UVJO 梗阻，同时可见蠕动波及输尿管内径的变化；VUR 的产前诊断较为困难，当出现程度可变的肾盂扩张伴一侧或双侧输尿管扩张时，可考虑 VUR；当超声显像为巨大膀胱及扩张的尿道时应考虑为 PUV，进一步探查可见近端尿道扩张（"钥匙孔"征为 PUV 典型的声像表现），输尿管与肾盂也常扩张，严重病例可能羊水过少、肾周尿性囊肿等。

当输尿管膀胱反流的原因不明时，需要在排泄的时候仔细观察膀胱的形状以找到膀胱输尿管反流的证据，同时观察是否存在输尿管疝。当出现输尿管囊肿及下尿道扩张时，还需要评估膀胱的形状及膀胱壁的厚度，以及是否出现腹水等。

5%~7% 的胎儿尿路扩张可继发于输尿管囊肿或输尿管异位开口的肾盂扩张。大部分的输尿管囊肿位于膀胱内，在产前超声检查时可表现为膀胱内的一隔膜或囊肿，当它靠近输尿管膀胱入口时，增加 UVJO 风险，当它靠近尿道入口时，可能脱入尿道内引起低位尿道梗阻。超声检查怀疑输尿管囊肿时，应注意与 UVJO 与 VUR 相鉴别。而输尿管异位开口很难在宫内明确诊断，建议定期复查并记录尿路扩张情况，加强肾脏实质表现监测及羊水量评估。

（四）咨询及临床处理建议

1. 当超声检查可疑输尿管扩张时，应进一步行针对性超声或磁共振检查尽可能明确尿路扩张的原因，同时明确泌尿生殖系统以外其他系统的结构异常，尤其是非泌尿生殖系统的畸形，如胎儿盆腹腔及下消化道相关畸形。

2. 单纯的输尿管扩张很少见。不同原因引起的输尿管扩张，染色合体数目及结构异常的风险不同。部分 VUR 病例可能为遗传所致，8% 的 PUV 胎儿合并染色体异常，如 13- 三体、18- 三体、21- 三体，同时还与染色体微缺失 / 微重复有一定的相关性。因此，建议所有的膀胱出口梗阻伴膀胱输尿管反流的胎儿应当进行染色体核型分析及 CMA 检测，必要时需行基因测序检测。

3. 预后评估。输尿管扩张的预后主要取决于诊断孕周、导致扩张的原因、扩张程度以及是否存在明显梗阻证据。如果羊水量在正常范围内，很少伴有膀胱和输尿管病变，对胎儿生长及胎肺发育影响不大，并且肾脏无发育不良；对已合并羊水过少病例，合并肾脏功能损伤及肺发育不良的风险很高，存活率会明显降低。长期羊水过少会导致胎儿肺发育不全，从而引起严重的呼吸功能不全，这是新生儿期死亡的首要原因。

膀胱出口梗阻的胎儿其病情可能会随着孕周进展而变化，但并非完全随孕周同步进展，少数情况可短期内自行逆转并且羊水量恢复正常，或突然加重、羊水量减少，致胎儿病情加重，导致肾脏回声增强、皮质下囊肿以及肾脏发育不良等。因此，建议对于膀胱出口梗阻的胎儿进行连续的超声评估。

4.胎儿监测。产前检查提示输尿管扩张时，建议 2~3 周超声复查，定期评价扩张的程度、肾盂、肾盏及肾实质形态学及肾血流变化，随访有无其他器官新出现异常、羊水量。单纯因后尿道瓣膜所致的膀胱出口梗阻病例的产前治疗方法，包括膀胱羊膜腔分流术、胎儿镜下 PUV 切除术以及开放性膀胱口再造术等。

5.分娩方式及分娩时机。对有输尿管扩张的胎儿，若羊水量正常，梗阻 / 反流情况不严重，对分娩时机、地点及方式无明显影响，但对于已存在羊水过少的严重病例，建议转至有新生儿复苏能力的三级医院待产分娩。

6.产后评估

（1）非梗阻性、非反流性的巨输尿管患者通常无症状，肾功能正常，不需要特殊处理，随访研究表明，产后肾盂前后径小于 7 mm 的儿童，一般预后较好；但伴泌尿系统发育异常者永久性肾脏损伤的风险增加。

（2）排除合并其他畸形以及染色体异常 / 遗传综合征后，再发风险低。

八、胎儿盆腔囊肿

胎儿盆腔囊肿（fetal intra-pelvic cyst）是产前诊断中较常见的疾病之一，可以是正常的结构变异，也可能是病理性的。孕期发现胎儿盆腔囊肿，辨别囊肿来源很困难，准确的产前诊断可能非常困难，应进行系统及针对性的超声检查，不仅有助于确定囊肿来源，还可以排除可能存在的畸形。在排除腹腔内其他脏器来源的相关腹部囊肿后，盆腔囊肿主要以卵巢囊肿、肠重复畸形等多见，少数可以是肿瘤性病变。胎儿卵巢囊肿是产前最常见盆腹腔包块。本小节以卵巢囊肿为重点阐述，并与一些常见的盆腔囊肿进行鉴别诊断。

（一）定义

胎儿卵巢囊肿（ovarian cyst）是女性胎儿和新生女婴最常见的腹部囊肿，胎儿卵巢囊肿绝大多数为来自生发上皮或卵泡上皮的良性肿物，95% 为单侧，肿瘤类型主要是卵巢滤泡囊肿。发病率尚不确定。一般在孕晚期超声发现，但也有病例报道在妊娠中期，最早在妊娠 19 周，可出现在腹腔内任何部位，有文献报告其直径可达 10 cm 以上。

（二）病因

胎儿卵巢囊肿的发生与母体内激素生成失调有关，孕妇患糖尿病、高血压、多胎妊娠及妊娠合并同种免疫反应时，胎盘产生大量的绒毛膜促性腺激素（HCG），胎盘激素分泌失调，容易引起胎儿卵巢囊肿的发生。胎儿卵巢囊肿大多为良性。

（三）诊断

1.超声诊断　超声影像学诊断是胎儿卵巢肿瘤最主要的诊断手段。能协助诊断胎儿卵巢囊肿的依据包括：①胎儿双肾大小、形态多正常，探测胎儿外阴可见大阴唇回声，提示女性胎儿特征；②胎儿下腹部邻近膀胱顶一侧或两侧见一圆形或类圆形无回声区，或混合性回声图。多角度探测无回声区与膀胱紧密相邻或稍有分离，其大小不因胎儿周期性排尿而变化，但位置有时可稍有改变。绝大多数囊肿大小在整个妊娠期维持相对不变。巨大卵巢囊肿可压迫膀胱使之变形。也有极少情况下，肿瘤体积较大，充满整个腹腔而导致膈肌抬高，从而引起肺部受压。

胎儿卵巢肿瘤根据声像图表现可将其分为单纯型和复杂型 2 类。单纯型又称无回声型，囊肿壁薄、光滑，内部透声好，后方回声增强，该类型占全部胎儿卵巢囊肿的 2/3 以上；复杂型又称混合回声型，囊内含回声、液面、分隔，无回声区与回声区混合在一起，该类型约占 1/3，此型易合并囊肿内出血或囊肿扭转。当囊肿内部见不规则回声或高回声区时是超声诊断卵巢肿瘤蒂扭转的重要证据（图 7-8-8）。

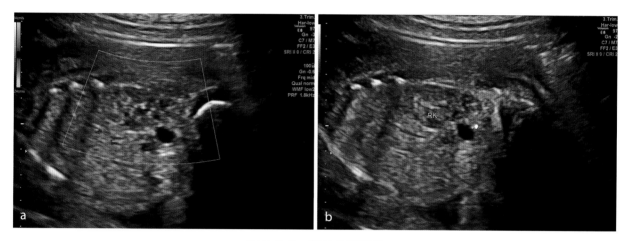

图 7-8-8　胎儿盆腔囊肿

虽然产前超声是评估胎儿盆腹腔囊肿的首选方式，但也有局限性。产前 MRI 具有良好的组织分辨率及多方位显示病变等优势，依据囊肿部位、大小、信号特点等作出囊肿来源的初步诊断，已成为产前检查的一种重要辅助方法。当胎儿盆腹腔囊肿来源不确定时，仍需进行仔细的磁共振检查评估，必要时需新生儿术后病理确诊。胎儿卵巢肿瘤的组织学分类主要有 4 类：体腔上皮性肿瘤、性索（性腺）间质肿瘤、生殖细胞肿瘤、转移性肿瘤。

2.病因诊断　目前认为，孤立性卵巢肿瘤与母亲内分泌及免疫因素相关可能性大，且与其他胎儿相比，染色体异常风险无明显增加，因此卵巢肿瘤不作为胎儿染色体核型分析的指征。当合并其他畸形时，有必要行介入性产前诊断行胎儿染色体核型及微阵列分析。有文章报道，对 10 例女胎进行产前染色体分析，3 例（30.0%）出现遗传异常，1 例胎儿有腹腔内囊肿及相关的异常被诊断为 21- 三体。有心脏异常和脾脏囊肿的胎儿可能存在 8p23.1 微缺失，有多重严重异常的胎儿存在 16p 缺失。在这些情况下，染色体拷贝数异常可能并不是胎儿卵巢肿瘤的原因。

3.鉴别诊断　病理性、生理性囊肿和成熟卵泡的区别仅基于其大小，当胎儿卵巢囊肿大于 2 cm 时，考虑病理性肿瘤。诊断胎儿卵巢囊肿时，应注意与胎儿充盈的膀胱、大肠横断面等正常解剖结构鉴别，更要与肠系膜囊肿、脐尿管囊肿及生殖系统其他畸形相鉴别。

（1）肠系膜囊肿：常为囊性淋巴管瘤，超声表现为多房性囊性包块，囊肿大小不等，内可见分隔光带将囊肿分成大小不等的小囊肿，与周围实质脏器无关，周围可见肠管结构，与肠管不相通。肠系膜囊肿位于胎儿下腹部时有时难以与卵巢囊肿鉴别。

（2）脐尿管囊肿：男性多见，囊肿位于脐部下方正中、膀胱的前上方，与胎儿卵巢囊肿位置不同。

（3）肠重复囊肿：从口腔至直肠的任何部位均可发生，约 80% 位于腹腔内。多数与主肠管关系密切，贴附在其系膜侧，肠重复囊肿与主肠管有相同的解剖结构，有共同的血液供应。肠重复囊肿分为管状（超声难以显示）和囊肿状（超声表现为圆形或椭圆形液性暗区）。最常见发生在空肠，占53%。关于其病因有多个学说，如异常再通、局部孪生、胚胎期憩室、分裂的脊索学说。可与伴随肠襻近端扩张的肠梗阻并存。胃、幽门、十二指肠、空肠重复较远端肠重复更易导致羊水过多。超声图像显示双壁征及蠕动波时可支持诊断，如不确定，可以协助 MRI 辅助诊断。

（4）胎儿双肾囊肿：可以是双肾囊性病变、双肾上腺区出血及单纯囊肿。双肾、肾上腺属于腹膜后脏器，双肾囊性病变在周边高回声的肠管及肾组织低回声、囊性病变无回声的映衬下可探及肾脏高回声包膜。右侧肾上腺位于肝脏、下腔静脉及右侧膈肌角围成的三角区内，左肾上腺位于脾脏和腹主动脉之间，肾上腺出血边界欠清晰。

（5）胎粪性假囊肿：是胎儿期肠道穿孔引起化学性腹膜炎，腹腔内包裹形成，表现为腹腔内钙化强回声、肠管扩张、胎儿腹水、羊水过多。

（6）子宫阴道积水：女性胎儿由于生殖道梗阻，引起的盆腔囊性包块，上方与子宫相连，位于膀胱后方，严重者阴道张力增加，可出现子宫积液。常见于胎儿无孔处女膜、先天性阴道横隔、宫颈闭锁等。

（7）骶尾部畸胎瘤：畸胎瘤组织成分复杂，回声也很复杂，可表现为实质性、囊实混合性及以囊性为主的肿块图像。当肿瘤仅位于骶尾部前方，不向体腔外突出时显示困难。尤其是内生型肿瘤均位于盆腹腔内，可沿着肿块向体内伸展的方向追踪探查协助诊断。

胎儿卵巢囊肿产前通常不能确诊，只有在充分排除胎儿腹腔内其他脏器来源囊肿及其他盆腔囊肿的可能后，才能考虑诊断成立。

（四）咨询及临床处理建议

1. 产前超声提示胎儿盆腔囊肿时，即使提示卵巢来源可能性大，也应进一步行针对性超声检查明确囊肿声像图分类，排除其他部位合并囊肿或畸形可能。由于囊肿性质很难明确，必要时需要行MRI 检查进一步协助诊断。

2. 在孤立性腹腔囊肿的病例中，染色体分析并不适用。但在存在多种异常和（或）怀疑染色体异常风险增加的情况下，需行有创产前诊断。

3. 孕期发现胎儿卵巢囊肿，应定期超声随访，关注囊肿大小及囊内回声变化，绝大多数囊肿的大小在胎儿期不发生变化，出生后逐渐缩小，甚至消失，同时需告知孕期有胎儿卵巢囊肿扭转甚至坏死可能。文献报道，有 53.8% 胎儿卵巢囊肿在妊娠期或出生后消退，孕期囊肿抽液与是否减少新生儿期干预和增加早产不相关。

4. 在产前咨询时应考虑到性别差异及囊肿发现时间。男性和女性胎儿腹腔内囊肿起源的差异，因病因不同，可导致产前表现和产后结果差异。妊娠早期囊肿可能与肛门直肠畸形有关，尤其是在男性胎儿中，要特别重视对胎儿肛周肌群的评价。妊娠中期，女性胎儿探及的囊肿很可能来源于胃肠道（肠重复）、肾脏或胆管，且自发性消退的可能性较低；妊娠30周后，最可能诊断为卵巢囊肿（复发率高），但脾囊肿、胃肠道重复、肛肠畸形、肾积水、肝囊肿应纳入鉴别诊断。男性胎儿妊娠中期出现囊肿时应考虑胃肠道重复、多囊肾发育不良和肝囊肿等情形。在产前咨询时应考虑到多学科团队，新生儿高危儿科随诊。

5. 分娩方式和分娩时机。分娩地点应选择在有新生儿急救能力的三级医疗机构。卵巢囊肿不是提前终止妊娠的理由，也不是剖宫产指征。但当评估囊肿体积增大增加梗阻性难产风险或囊肿破裂风险时，可适当放宽剖宫产指征。

6.产后评估。孕期诊断的胎儿腹腔囊肿多为卵巢来源，卵巢囊肿大小和回声结构是判断出生后预后的良好指标。文献报道认为，直径小于 40 mm 囊肿和单纯性囊肿自发消退的概率明显较高。胎儿卵巢囊肿的平均直径及最大直径分别为 45 mm 及 47 mm 时，可用于预测新生儿是否手术，新生儿娩出后应加强随访，每 4 周左右进行一次超声随访。大多数胎儿卵巢囊肿可自行消失，或通过行囊内液体抽吸术降低囊肿破裂或扭转风险，少部分婴儿需要在出生后手术治疗。在随访过程中，如出现囊肿增大或伴有其他囊肿继发的临床症状时，需行剖腹探查时，目标应该是剥除囊肿，尽可能的保护卵巢，但同时需手术病理才能明确性质。

7.胎儿卵巢囊肿被认为不具有遗传倾向，复发风险可以忽略不计。

九、骶尾部囊肿

（一）定义

骶尾部囊肿（sacrococcygeal neoplasm）以脊柱裂伴脊膜膨出、脊膜膨出及骶尾部畸胎瘤最为常见。由于脊膜脊髓膨出呈囊性或半囊性表现，不含钙化灶，非实性外观，且大部分腰骶部脊膜脊髓膨出胎儿均伴有颅骨异常，因此行胎儿大脑的检查对于确诊是有帮助的，参照"脑脊膜膨出"管理。骶尾部畸胎瘤（sacrococcygeal teratoma, SCT）是一种起源于尾骨前方亨森结（原结）的全能干细胞的肿瘤，是新生儿期最常见的肿瘤之一，在活产儿中的发生率约 1/40 000，男女比率约 1：4，但恶变在男性中更常见。

（二）病因

一般认为 SCT 是由起源于亨森结的全能干细胞发展而来。亨森结是一个迁移至尾骨前方的胚胎尾部细胞团，最初位于胚胎的下背部区域，在受精后的第一周向尾部内侧迁移，正常情况下亨森结最终消失，当其最终在尾骨前方持续存在时，可在骶尾部形成畸胎瘤。瘤体由内、中、外 3 个胚层的多种组织构成，可含有皮肤及其附件、神经、脂肪、毛发、牙齿、骨骼等组织成分。15%~20%的 SCT 为囊性肿块，80%~85% 为实性或混合性肿块。

（三）分型

大多数 SCT 在组织学上是良性的，目前有以下 2 种分型方式：

1.**病理分型**

（1）成熟型畸胎瘤：即良性畸胎瘤，内含分化成熟的组织，最常见，如体积巨大有术后复发为恶性的可能，含有神经组织可能为复发高危因素之一。

（2）恶性畸胎瘤：瘤体组织内含恶性组织。

（3）未成熟畸胎瘤：混有未成熟胚胎组织，多为未成熟的神经组织。

2.**临床分型**　美国小儿外科协会（American Academy of Pediatric Surgery Section, AAPSS）根据肿瘤骶前和体外的相对体积将其分为 4 型：

Ⅰ型　肿瘤完全位于体外，无骶前肿瘤。

Ⅱ型　体外和盆腔内均有肿瘤。

Ⅲ型　体外存在肿瘤，体内肿瘤蔓延至腹部。

Ⅳ型　完全位于体内，体外没有肿瘤。

Ⅰ型及Ⅱ型占大多数，约达 80%。

（四）诊断

1.超声诊断 SCT超声表现为骶骨处有皮肤覆盖的囊性、实性或混合性肿块。位于盆腔和腹腔内的肿块在超声下难以发现，除非肿块为囊性或体积较大。到目前为止，SCT的最早确诊时间是12~13周。

SCT超声图像分为3种类型：

（1）囊性为主（实性部分小于10%）：成熟性畸胎瘤多见，通常表现为形态规则、囊壁较薄，内含面团征、骨骼钙化等特征性畸胎瘤图像，实性部分未见明显血管分布。

（2）实性为主（实性部分大于90%）：未成熟畸胎瘤多见，肿瘤体积较大，压迫泌尿系统可出现梗阻表现。

（3）囊实混合性（实性及囊性部分相近）。

亦可采用肿瘤囊实性评分来判断肿瘤囊实性，即：

1分　囊性>90%。

2分　囊性占60%~90%。

3分　囊实性混杂。

4分　实性占60%~90%。

5分　实性>90%。

囊实性评分有助于胎儿预后判断。三维超声有助于判断肿块形状，彩色多普勒超声有助于评估血管分布及数量。超声诊断内容需描述：临床分型、肿瘤大小、肿瘤内实性部分的血供及包膜的血管分布、胎儿有无心力衰竭、贫血、水肿等表现、羊水量、胎盘水肿以及胎儿有无其他畸形。MRI有助于评估外部肿块和邻近脊柱，是否涉及骨盆内结构，可鉴别脑膜膨出和脑脊髓脊膜膨出（图7-8-9）。

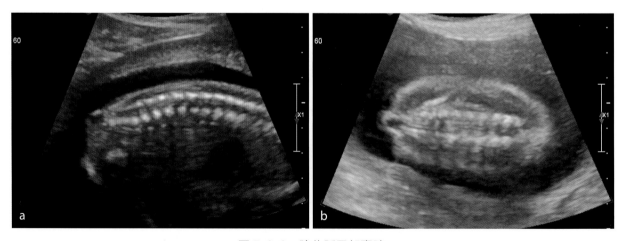

图7-8-9　胎儿骶尾部囊肿

2.肿瘤标志物检测 AFP、CA125、CEA、CA153、CA199对成熟和未成熟畸胎瘤的鉴别有一定临床意义。

3.鉴别诊断

（1）脊柱裂伴脊膜膨出、脊膜膨出：包块以囊性为主，包膜较薄，囊肿与椎管相通（详见脊柱裂）。

（2）骶尾部脂肪瘤：较罕见。骶尾部脂肪瘤常发生于表皮皮下脂肪组织，形态规则，长轴与皮肤平行，回声均质，缺乏血供。

（3）骶尾部血管瘤：较罕见。可累及表皮、皮肤深层和皮下组织血管，彩色多普勒表现为瘤体富血供，并可探及动静脉瘘样血流频谱以鉴别。

（五）咨询要点及临床处理

1. 孕期检查提示 SCT 后，建议每周超声评估肿瘤生长情况，同时监测胎儿生长趋势、羊水量及胎儿血流，及时发现水肿，同时查找是否伴有其他异常，如肛门直肠畸形、骶骨异常等。

2. 定期行超声心动图检查，评估胎儿心功能状况，及早发现胎儿心力衰竭。当出现胎儿宫内水肿、胎儿心脏高输出状态等表现时，胎儿宫内死亡风险明显增加。亦有危重病例可诱发母体镜像反应综合征，故亦需要关注母体水肿情况，注意孕期孕妇体重增长情况。

3. 与 SCT 相关的染色体异常文献报道较少。当 SCT 伴有其他部位发育异常时，建议介入性取样行染色体微阵列分析。

4. SCT 胎儿的预后评估取决于肿瘤大小、生长速度、实性肿瘤组织成分、胎儿心血管功能、水肿程度等多项指标，通常采用的预后评估指标包括定量评估指标及定性评估两类。

（1）定量评估指标包括：

1）肿瘤囊实性评分：小于 4 分者预后较好。

2）肿瘤体积 / 胎儿体重比值（TFR）：24 周前大于 0.12 预后差，当孕周扩展到 32 周时，该临界值为 0.11。

3）实性肿瘤体积 / 胎头体积（STV：HV）：大于等于 1 预后差，该指标超声测量操作较困难。

4）实性肿瘤指数（STVI）：即 MRI 测算的肿瘤实性部分体积 / 超声估计的胎儿体重，大于 0.09 者预后较差。

5）瘤体生长速度：即两次超声测量肿瘤体积 / 两次超声间隔时间（周），大于 $61\,cm^3$ 与不良转归密切相关，大于 $165\,cm^3$ 与胎儿死亡显著相关。

6）胎儿心血管整体评分（CVPS）：小于 8 分预后不良。

（2）定性评估主要病理评估：病理学分类影响预后，但需出生后手术才能确诊。肿瘤的组织学表现不成熟、恶变或切除不完全、肿瘤破溃是新生儿 SCT 术后复发风险增加的因素。一般情况下，Ⅰ型 SCT 在出生时即很明显，通常容易切除，并具有较低恶性潜能。Ⅱ型和Ⅲ型 SCT 在出生时也容易确诊，手术可能较困难。Ⅳ型 SCT 的诊断可能会推迟至年龄稍大，症状明显后，Ⅳ型 SCT 确诊时，肿瘤常已发生恶变。Ⅱ型、Ⅲ型和Ⅳ型手术时可能引起周围神经损伤。

5. 分娩时机。无产科并发症及胎儿宫内情况稳定时，可期待足月分娩。孕 28 周前出现进展性胎儿高输出型心力衰竭，分型为Ⅰ型和Ⅱ型，无严重胎盘肿大，无产兆，孕妇可承受的情况下可选择胎儿手术。若合并胎盘异常、临产征象、孕妇身体不能承受，或分型为Ⅲ型和Ⅳ型，应首先考虑孕妇生命安全，必要时终止妊娠。孕 28 周后出现进展性胎儿高输出型心力衰竭、肿瘤出血、羊水量异常、先兆早产或孕妇身体不能承受继续妊娠时，可予治疗性早产。

6. 分娩方式。产前诊断为 SCT 孕妇应推荐至有新生儿专家及小儿外科医师的三级医疗中心分娩。分娩方式由肿瘤大小决定。小肿瘤可经阴道分娩，但经阴道分娩可能出现肿瘤破裂、撕裂等并发症。肿瘤直径大于 5 cm 或位于骨盆外时，建议行剖宫产以避免肿瘤破裂、出血和分娩困难。

7. 远期预后与再发风险。确诊 SCT 时年龄（或胎龄）、手术的难度以及肿瘤出血的风险均是影响预后的重要因素。虽然 SCT 通常是良性的，但很容易复发，且有恶变的可能，术后应加强肿瘤复发监测，如肿瘤指标 AFP 监测。SCI 术后远期常见并发症是术后切口瘢痕导致的步态异常，少部分患者可能有膀胱尿道或肛门直肠功能异常。

（郑明明　肖建平）

参考文献

[1] Hydronephrosis. The Fetal Medicine Foundation. [EB/OL]. [2023-06-04]. https://fetalmedicine.org/education/fetal-abnormalities/urinary-tract/hydronephrosis.

[2] TOMAS D F M. Fetal uropathy[J]. Br J Urol, 1990,66:225-231.

[3] KIENER T A, WOHLMUTH C, SCHIMKE C, et al. Ultrasound Markers in Fetal Hydronephrosis to Predict Postnatal Surgery. Ultraschallmarker in fetaler Hydronephrose zur Prädiktion einer postnatalen Operation[J]. Ultraschall Med, 2020,41(3):278-285.

[4] NGUYEN H T, HERNDON C D, COOPER C, et al. The Society for Fetal Urology consensus statement on the evaluation and management of antenatal hydronephrosis [J]. JPediatrUrol, 2010, 6 (3) :212-231.

[5] MORIN L, CENDRON M, CROMBLEHOLME T M, et al. Minimal hydronephrosis in the fetus: clinical significance and implications for management[J]. J Urol, 1996,155(6):2047-2049.

[6] PEI Y, HWANG Y H, CONKIN J, et al. Imaging-based diagnosis of autosomal dominant polycystic kidney diseases[J]. J Am Soc Nephrol, 2015,26(3):746-753.

[7] CORNEC-LE G E, TORRES V E, HARRIS P C. Genetic complexity of autosomal dominant polycystic kidney and liver diseases[J]. J Am Soc Nephrol, 2018,29(1):13-23.

[7] BERGMANN C. Genetics of autosomal recessive polycystic kidney disease and its differential diagnoses[J]. Front Pedatr, 2017,2(5):1-13.

[8] 吴伟, 顾莱莱, 朱慧毅, 等. 囊性发育不良肾与多囊肾的超声鉴别[J]. 上海医学影像, 2009,18(2):108-110.

[9] ERGER F, BRÜCHLE N O, GEMBRUCH U, et al. Prenatal ultrasound, genotype, and outcome in a large cohort of prenatally affected patients with autosomal-recessive polycystic kidney disease and other hereditary cystic kidney diseases[J]. Arch Gynecol Obstet, 2017,295(4):897-906.

[10] CASSART M, MAJOUB N, IRTAN S, et al. Prenatal Evaluation and Postnatal Follow-Up of Ureteral Ectopic Insertion in Multicystic Dysplastic Kidneys[J]. Fetal Diagn Ther, 2019,45(6):373-380.

[11] JI H, DONG S Z. Magnetic Resonance Imaging for Evaluation of Foetal Multicystic Dysplastic Kidney[J]. Eur J Radiol, 2108,108(11):128-132.

[12] FUKUZAWA R, ANAKA M R, MORISON I M, et al. The Developmental Programme for Genesis of the Entire Kidney Is Recapitulated in Wilms Tumor[J]. PLoS One, 2017,12 (10):e0186333.

[13] PHELPS H M, PIERCE J M, MURPHY A J, et al. FXR1 Expression Domain in Wilms Tumor[J]. J Pediatr Surg, 2019,54 (6):1198-1205.

[14] TREGER T D, CHOWDHURY T, PRITCHARD-JONES K, et al. The genetic changes of Wilms tumor[J]. Nat Rev Nephrol, 2019,15:240-251.

[15] DO A Y, KIM J S, CHOI S J, et al. Prenatal diagnosis of congenital mesoblastic nephroma[J]. Obstet Gynecol Sci, 2015, 58(5):405-408.

[16] OGAWA S, SCHLAEPFER C H, WEAVER J, et al. Antenatal Presentation of Wilms' Tumor[J]. Urology, 2019,134:225-227.

[17] BROWN K W, POWER F, MOORE B, et al. Frequency and timing of loss of imprinting at 11p13 and 11p15 in Wilms' tumor development[J]. Mol Cancer Res, 2008,6:1114-1123.

[18] GADD S, HUFF V, WALZ A L, et al. A Children's oncology group and TARGET initiative exploring the genetic landscape of Wilms tumor[J]. Nat Genet, 2017,49:1487-1494.

[19] DASKAS N, ARGYROPOULOU M, PAVLOU M, et al. Congenital mesoblastic nephroma associated with polyhydramnios and hypercalcemia[J]. Pediatr Nephrol, 2002,17(3):187-189.

[20] BERGER M, von SCHWEINITZ D. Current Management of Fetal and Neonatal Renal Tumors[J]. Curr Pediatr Rev, 2015,11(3):188-194.

[21] DOME J S, GRAF N, GELLER J I, et al. Advances in Wilms tumor treatment and biology: Progress through international collaboration[J]. J Clin Oncol, 2015,33:2999–3007.

[22] DIAS T, SAIRAM S, KUMARASIRI S. Ultrasound diagnosis of fetal renal abnormalities[J]. Best Pract Res Clin ObstetGynaecol, 2014,28(3):403–415.

[23] HINDRYCKX A, RAAIJMAKERS A, LEVTCHENKO E, et al. Analysis of renal blood flow and renal volume in normal fetuses and in fetuses with a solitary functioning kidney[J]. Prenat Diagn, 2017,37(12):1213–1218.

[24] MAJMUDAR A, COHEN H L. "Lying-Down" Adrenal Sign: There Are Exceptions to the Rule Among Fetuses and Neonates[J]. J Ultrasound Med,2017,36(12):2599–2603.

[25] SAGI-DAIN L, MAYA I, PELEG A, et al. Microarray analysis in pregnancies with isolated unilateral kidney agenesis[J]. Pediatr Res, 2018,83(4):825–828.

[26] SARHAN O M, ALBEDAIWI K, AL HARBI B, et al. Unilateral Renal Agenesis: Necessity of Postnatal Evaluation in a Contemporary Series[J]. Urology, 2016,98:144–148.

[27] CLINTON C M, CHASEN S T. Unilateral Fetal Renal Abnormalities: Are They Really Isolated?[J]. J Ultrasound Med, 2016,35 (3):561–564.

[28] 李胜利, 罗国阳. 胎儿畸形产前超声诊断学(第2版)[M]. 北京: 科学出版社, 2017:523–526.

[29] MAJMUDAR A, COHEN H L. "Lying-Down" Adrenal Sign: There Are Exceptions to the Rule Among Fetuses and Neonates[J]. J Ultrasound Med, 2017,36(12):2599–2603.

[30] 朱承峰, 葛岚, 梁中华, 等. MRI在胎儿异位肾中的诊断价值[J]. 中国医疗器械信息, 2018,6:136–142.

[31] ARMAN D, SANCAK S, TOPCUOGLU S, et al. New findings in fetal valproate syndrome: hiatal hernia, gastric volvulus and ectopic kidney[J]. J ObstetGynaecol, 2016,36(6):767–768.

[32] VIVANTE A, KOHL S, HWANG D Y, et al. Single-gene causes of congenital anomalies of the kidney and urinary tract (CAKUT) in humans[J]. Pediatric Nephrology, 2014,29(4): 695–704.

[33] ZAJICEK M, PERLMAN S, DEKELB, et al. Crossed ectopic kidney: prenatal diagnosis and postnatal follow-up[J]. Prenat Diagn, 2017,37(7):712–715.

[34] NEF S, NEUHAUS T J, SPARTÀ G, et al. Outcome after prenatal diagnosis of congenital anomalies of the kidney and urinary tract[J]. Eur J Pediatr, 2016,175(5):667–676.

[35] 张玉娟, 张辉, 郑静, 等. 超声测量肾盂角在诊断胎儿马蹄肾中的应用价值[J]. 中国超声医学杂志, 2014,16(11):776–777.

[36] 杨晓鹤, 曹霞, 姜金池, 等. MRI在胎儿泌尿系统异常诊断中的应用[J]. 实用放射学杂志, 2018,34(11):1758–1761.

[37] ARSLANSOYU-ÇAMLAR S, SOYLU A, ABACı A, et al. Horseshoe kidney with growth retardation: Don't forget Turner syndrome[J]. Turk J Pediatr, 2016,58(2):227–229.

[38] PUVABANDITSIN S, ABELLAR R, MADUBUKO A, et al. Pulmonary Vasculitis and a Horseshoe Kidney in Noonan Syndrome[J]. Case Rep Pathol, 2018,29:6829586.

[39] SERRA A, EIRICH K, WINKLER A K, et al. Shared copy number variation in simultaneous nephroblastoma and neuroblastoma due to Fanconi anemia[J]. Mol Syndromol, 2012,3(3):120–30.

[40] MOOG U, KUTSCHE K, KORTUM F, et al. Phenotypic spectrum associated with CASK loss-of-function mutations[J]. J Med Genet, 2011,48:741–51.

[41] NIEMI A K, NORTHRUP H, HUDGINS L, et al. New JAG1 mutation causing alagille syndrome presenting with severe hypercholesterolemia: case report with emphasis on genetics and lipid abnormalities[J]. J Clin Endocrinol Metab, 2017, 102(2):350–353.

[42] SAGI-DAIN L, MAYA I, FALIK-ZACCAI T, et al. Isolated fetal horseshoe kidney does not seem to increase the risk for abnormal chromosomal microarray results[J]. Eur J Obstet Gynecol Reprod Biol, 2018,222:80–83.

[43] MILETO A, ITANI M, KATZ D S, et al. Fetal urinary tract anomalies review of pathophysiology imaging and management[J]. Am J Roentgenol, 2018,210(5):1010–1021.

[44] PELLICCIA P, SFERRAZZA PAPA S, CAVALLO F, et al. Prenatal and postnatal urinary tract dilation: advantages of a standardized ultrasound definition and classification[J]. J Ultrasound, 2019,22(1):5–12.

[45] GOKMEN KARASU A F, YUKSEL A, KUTUK M S, et al. Sonographic depiction of fetal ureters[J]. J Matern Fetal Neonatal Med, 2016,29(14):2378–2381.

[46] GÓMEZ HUERTAS M, CULIAÑEZ CASAS M, MOLINA GARCÍA F S. et al. Complementary role of magnetic resonance imaging in the study of the fetal urinary system[J]. Radiologia, 2016,58(2):101–110.

[47] VERBITSKY M, WESTLAND R, PEREZ A, et al. The copy number variation landscape of congenital anomalies of the kidney and urinary tract[J]. Nat Genet, 2019,51(1):117–127.

[48] KOLVENBACH C M, DWORSCHAK G C, FRESE S, et al. Rare Variants in BNC2 Are Implicated in Autosomal-Dominant Congenital Lower Urinary-Tract Obstruction[J]. Am J Hum Genet, 2019,104(5):994–1006.

[49] JANK M, STEIN R, YOUNSI N. Postnatal Management in Congenital Lower Urinary Tract Obstruction With and Without Prenatal Vesicoamniotic Shunt[J]. Front Pediatr, 2021,9:635950.

[50] CRUZ-MARTÍNEZ R, MARTÍNEZ-RODRÍGUEZ M, GÁMEZ-VARELA A, et al. Fetoscopic urethral meatotomy in fetuses with lower urinary tract obstruction by congenital megalourethra[J]. Prenat Diagn, 2021,41(6):772–777.

[51] BABU R, VITTALRAJ P, SUNDARAM S, et al. Pathological changes in ureterovesical and ureteropelvic junction obstruction explained by fetal ureter histology[J]. J Pediatr Urol, 2019,15(3):240.e1–240.e7.

[52] HERTHELIUS M, AXELSSON R, LIDEFELT K J. Antenatally detected urinary tract dilatation: a 12-15-year follow-up[J]. Pediatr Nephrol, 2020,35(11):2129–2135.

[53] LEWIS S, WALKER J, MCHONEY M. Antenatally detected abdominal cyst: Does cyst size and nature determine postnatal symptoms and outcome? [J]. Early Hum Dev, 2020,147:105102.

[54] SANNA E, LOUKOGEORGAKIS S, PRIOR T, et al. Fetal abdominal cysts: antenatal course and postnatal outcomes[J]. J Perinat Med, 2019,47:418–421.

[55] GUPTA P, SHARMA R,KUMAR S, et al. Role of MRI in fetal abdominal cystic masses detected on prenatal sonography[J]. Arch GynecolObstet, 2010,281:519–526 .

[56] LV M, ZHAO B, LUO Q. Prenatal diagnosis and prognosis assessment of fetal intra-abdominal cystic lesions: a retrospective study in 264 cases[J]. J Obstet Gynaecol, 2019,39:922–927.

[57] TYRASKIS A, BAKALIS S, SCALA C, et al. A retrospective multicenter study of the natural history of fetal ovarian cysts[J]. J Pediatr Surg, 2018,53:2019–2022.

[58] BASCIETTO F, LIBERATI M, MARRONE L, et al. Outcome of fetal ovarian cysts diagnosed on prenatal ultrasound examination: systematic review and meta-analysis[J]. Ultrasound Obstet Gynecol, 2017,50(1):20–31.

[59] DIGUISTO C, WINER N, BENOIST G,et al. In-utero aspiration vs expectant management of anechoic fetal ovarian cysts: open randomized controlled trial[J]. Ultrasound Obstet Gynecol, 2018,52(2):159–164.

[60] HUSEN M, SCHUT P C, NEVEN A C H, et al. Differences in Origin and Outcome of Intra-Abdominal Cysts in Male and Female Fetuses[J]. Fetal Diagn Ther, 2019,46:166–174.

[61] SIGNORELLI M, GREGORINI M, PLATTO C, et al. The prognostic value of antenatal ultrasound in cases complicated by fetal ovarian cysts[J]. J Neonatal Perinatal Med, 2019,12(3):339–343.

[62] ALTMAN RP, RANDOLPH J G, LILLY J R. Sacrococcygeal teratoma: American Academy of Pediatrics Surgical Section survey[J]. J Pediatr Surg, 1974,9: 389–398.

[63] SHUE E, BOLOURI M JELIN E B, et al. Tumor metrics and morphology predict poor prognosis in prenatally diagnosed sacrococcygeal teratoma: a 25-year experience at a single institution[J]. J Pediatr Surg, 2013,48(6):1225–1231.

[64] FIRSZT O P, MYGA-POROSILO J, POSPIESZNY K, et al. Radiological features of sacrococcygeal teratoma in fetal magnetuc resonance imaging and computed tomography-a case report[J]. Pol J Radiol, 2018,83:e19–e23.

[65] DALAL S S, BERRY T, PIMENTEL V M. Prenatal Sacrococcygeal Teratoma Diagnosed in a Fetus with Partial Trisomy 13q22[J]. Case Rep Obstet Gynecol, 2019:2892869.

[66] GURDA G T, VANDENBUSSCHE C J, YONESCU R, et al. Sacrococcygeal teratomas: clinico-pathological characteristics and isochromosome 12p status[J]. Mod Pathol, 2014 ,27(4):562–568.

[67] RODRIGUEZ M A, CASS D L, LAZAR D A, et al. Tumor volume to fetal weight ratio as an early prognostic classification for fetal sacrococcygeal teratoma[J]. J Pediatr Surg, 2011,46(6):1182–1185.

[68] SY E D, FILLY R A, CHEONG M L, et al. Prognostic role of rumor-head volume ratio in fetal sacrococcygeal teratomal[J]. FetalDiogn, 2009,26(2):75–80.

[69] COLEMAN A, KLINE-FATH B, KESWANI S, et al. Prenatal solid rumor volume index: novel prenatal predictor of adverse outcome in sacrococcygeal teratoma[J]. J Surg Res, 2013,184(1):330–336.

[70] COLEMAN A, SHAABAN A, KESWANI S, et al. Sacrococcygeal teratoma growth rate predicts adverse outcomes[J]. J Pediatr Surg, 2014, 49(6):985–989.

[71] HUMTA J C. Guidelines for the evaluation of heart failure in the fetus with or without hydrops[J]. PediatrCardiol, 2004, 25(3)274–286.

[72] NAM S H, CHO M J, KIM D Y, et al. Half-life of alpha-fetoprotein in neonatal sacrococcygeal teratoma[J]. J Pediart Surg, 2018,53(12):2470–2474.

[73] DEVENDRA K Y, SAMIR K A, DEEPAK B, et al. Sacrococcygeal Teratoma: Clinical Characteristics, Management, and Long-term Outcomes in a Prospective Study from a Tertiary Care Center[J]. J Indian Assoc Pediatr Surg, 2020,25(1):15–21.

第 9 节　　胎儿四肢骨骼发育异常

一、肢体发育不全或缺如

（一）定义

在胚胎发育过程中，约在第 4 周先在胚体侧面出现肢芽，在以后的 3 周内，各肢芽逐渐由近端到远端分化成肢体。若肢芽的发生和分化过程由于遗传或外在原因受到抑制，可产生先天性肢体发育不全或缺如。根据发育不全或缺如的部分不同，可产生不同的畸形。

（二）病因

孕妇在怀孕初期服用药物，如沙利度胺（反应停）、可卡因、丙戊酸及维生素 A 过量等，或者孕期接触 X 射线辐射、装修污染、化学用品，如染发剂、苯、汞、铅等重金属、遗传因素等。

（三）分类

肢体发育不全或缺如种类繁多，主要有以下几类：

1. 桡骨发育不全或缺如（hypoplasia or aplasia of the radius） 又称轴旁性桡侧半肢畸形，由于桡骨先天发育不全或不发育所致。围生儿发病率约 1/30 000，可单侧或双侧发病，右侧较多见。可分为桡骨发育不全、桡骨部分缺如、桡骨完全缺如 3 型。桡骨缺如中约有 50% 为全部缺如。部分缺如约 2/3 发生于远侧段，此时桡骨上端可能存在，但明显萎缩，常伴有上尺桡关节融合或与肱骨融合。桡骨缺如常伴有其他畸形，畸形包括唇裂、腭裂、肋骨缺如、马蹄内翻足和严重贫血（Fanconi综合征）等（图 7-9-1）。

桡骨发育不全或缺如的主要畸形综合征特征如下：

（1）心手综合征（Holt-Oram Syndrome）：心手综合征是一种常染色体显性遗传病，表现为骨骼系统及心血管系统畸形，主要包括桡骨缺失或发育不全、各种先天性心脏畸形，如继发孔型房间隔缺损、室间隔缺损。其他骨骼畸形可有上臂及肩胛骨发育不良、拇指和示指并指畸形、海豹肢畸形等。

（2）血小板减少 - 桡骨缺失综合征（thrombocytopenia-absent radius syndrome, TAR）：TAR 是一种常染色体隐性遗传病，其特征是桡骨缺失而拇指正常。可累及肱骨、肩胛骨、腓骨等，1/3 病例可合并先天性心脏畸形。脐血实验室检查可发现胎儿血小板减少和低血红蛋白。

（3）Roberts-SC 海豹肢畸形（roberts-SCphocomelia）：Roberts-SC 海豹肢畸形又称假反应停综合征（psudothalidomide syndrome），是一种常染色体隐性遗传病，其特征是肢体畸形和颜面部畸形同

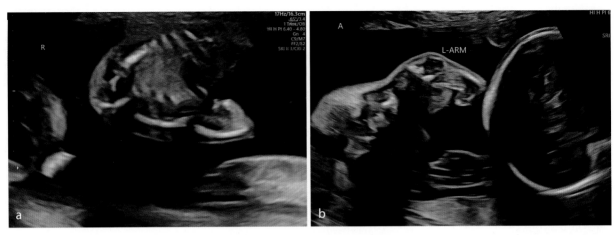

图 7-9-1　胎儿桡骨发育不全

时存在，可合并小头畸形及宫内发育迟缓。肢体畸形为海豹肢样或较海豹肢畸形为轻，上肢较下肢更严重。颜面部畸形主要有唇腭裂、切牙骨前凸、眼距增宽、凸眼、角膜混浊、小下颌畸形、颜面部毛细血管瘤等。

（4）VATER 联合征（VATER association）：VATER 联合征是一组合畸形，常有以下畸形联合出现：椎体和血管畸形（70%），肛门直肠闭锁（80%），气管食管闭锁（65%），肢体桡侧畸形（53%），VATER 即为上述畸形的首字母连写。此外，VATER 联合征还可出现以下畸形：先天性心脏畸形（50%），肾脏畸形（53%），单脐动脉（35%），肢体其他畸形。因此也有学者将 VATER 联合征称为 VACTERL 联合征。

2. 尺骨发育不全或缺如（hypoplasia or absence of ulna）　本病多为单侧发病，以右侧居多，男性患者多于女性，发生率远低于桡骨发育不全或缺如。可单独发病，也可见于一些综合征，如股骨 - 腓骨 - 尺骨综合征。发病原因是由于胚胎肢芽中的主干之外，第二、三、四线生长抑制引起。常为散发病例，也有常染色体隐性遗传的报道，如双侧尺骨发育不良 - 足内翻 - 智力迟缓综合征。约 20% 的病例有并指畸形，全身其他伴随畸形有腓骨缺如、马蹄内翻足、脊柱裂、股骨发育不全、下颌骨缺如等。

Bayne 根据前臂及肘关节畸形的程度将尺骨发育不全或缺如分成 4 型：

Ⅰ型　为尺骨发育不全，远端及近端骨骺存在，桡骨轻度弯曲，肘关节稳定，腕 / 手轻度尺侧偏斜，尺侧指发育不全或缺如。

Ⅱ型　为尺骨部分缺如，近端尺骨存在，桡骨弯曲，肘关节稳定性可变，桡骨头向后侧移位伴脱位，腕 / 手尺侧偏斜。

Ⅲ型　尺骨完全缺如，尺骨原基缺如，桡骨平直，肘关节不稳定，桡骨头后外侧脱位，可能合并肘关节屈曲畸形，腕 / 手尺侧偏斜，腕骨及指缺如。

Ⅳ型　尺骨完全缺如，尺骨原基存在，桡骨严重弯曲，桡骨肱骨骨性连接，肘关节稳定或伸展，肱骨内旋，前臂内转，腕 / 手尺侧偏斜。

3. 腓骨发育不全或缺如（hypoplasia or absence of fibula）　也称腓侧半肢畸形，是常见先天性长骨发育不良或缺如，表现为腓骨部分缺失或完全缺失，小腿短缩，距小腿关节不稳，可伴有胫骨弓形畸形，足下垂，足外翻，第 4、5 趾缺如等。发生率为 5.7/1 000 000～20/1 000 000，病因不明，可能与妊娠早期肢体原基发育时期暴露于致畸物有关。本病多单侧发病，以右侧多发，无明显性别差异（图 7-9-2）。

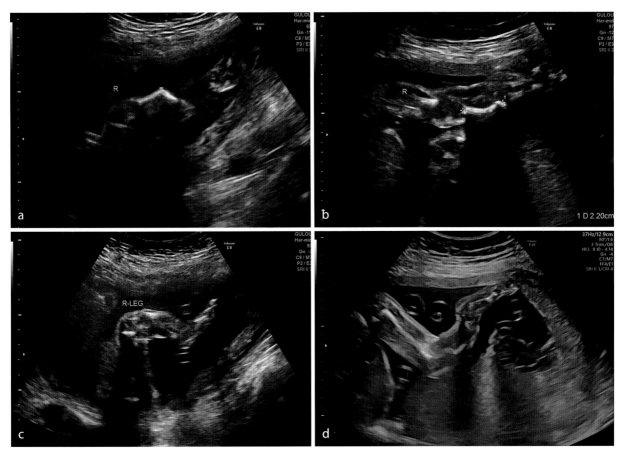

图 7-9-2 胎儿腓骨发育不全

Coventry 和 Johnson 把本病分为 3 型：

Ⅰ型 单侧部分缺失，小腿可中度短缩，一般无残疾。

Ⅱ型 腓骨几乎完全缺失，肢体极短，胫骨在中 1/3 和下 1/3 处全弓畸形。皮肤有微凹，但与弓端无粘连；足下垂和外翻；同侧股骨也短缩。即使治疗，功能也较差。

Ⅲ型 可能为单侧，也可能为双侧，并伴有其他严重异常，如上肢或股骨畸形及脊柱裂等。这种病例较多，预后也差。

4. 胫骨发育不全或缺如（hypoplasia or absence of tibia） 也称胫侧半肢畸形，是一种罕见的畸形，发生率约为 1/1 000 000，往往伴有同侧股骨远端发育不良、股骨重复畸形和足跗骨骨桥等多种畸形，也可以见于一些综合征，如胫骨发育不全 - 缺指（趾）综合征。

胫骨发育不全或缺如分类法较多，Kalamchi 等依照临床与 X 线表现，将其分成 3 种类型：

Ⅰ型 为胫骨完全缺如，主要表现为小腿短缩及弯曲畸形；偶有足内侧列的跗跖骨缺如，膝关节屈曲挛缩，腓骨头上移和股骨远端发育不良。

Ⅱ型 为胫骨远端 1/2 缺如，胫骨近端和股骨远端发育较好，因此保留了膝关节功能，但有腓骨近端后移和膝关节轻度屈曲挛缩。

Ⅲ型 只有胫骨远端发育不良，以下胫腓关节分离，足内翻和外踝突出为特征。

5. 海豹肢畸形（phocomelia） 海豹肢畸形是先天性的肢体局部畸形，指患儿肢体呈鳍状，表现为一个或多个肢体近中段部分或完全缺失，手或足直接连于躯干或通过不规则状骨连于躯干。较罕见，发生率为 1/5 000 000。已证明孕妇在妊娠初期服用沙利度胺（反应停）可导致胎儿海豹肢畸形；

此外，孕期接触药物、X 线辐射、装修污染、化学用品也可导致畸形发生，也可以是常染色体隐性遗传病。

本病特征主要表现为受累肢体畸形，受累肢体数可以为 1 个，也可以为 2 个或以上，可合并其他结构畸形，如唇腭裂、眼距增宽、小下颌畸形、耳畸形、膈疝、心脏畸形等。完全型海豹肢畸形臂和（或）腿缺如，手足直接与躯干相连。近侧海豹肢畸形表现为近段肢体（上臂或大腿）缺如，前臂及手或小腿及足直接连于躯干；远侧海豹肢畸形表现为中段肢体（前臂或小腿）缺如，手或足直接连于上臂或大腿。手或足常可伴有畸形。

（四）诊断

产前超声检查可见胎儿臂、腿缺如，手、足直接与躯干相连。

（五）咨询及临床处理建议

1. 一旦诊断胎儿肢体发育不全或缺如，需对胎儿进行详细的结构扫描排除其他可能合并的畸形，要注意是否合并羊水过多或过少、是否合并中枢神经系统异常并且密切监测胎儿的生长情况。建议行介入性产前诊断进行胎儿染色体检查，必要时行外显子测序分析。

2. 肢体发育不全或缺如可引起严重肢体畸形及功能障碍，出生后多须进行手术治疗，严重程度不同，预后不一。

二、手足畸形

（一）定义

先天性手足畸形类型多种多样，畸形可只局限在 1 个手指或足趾，也可以累及全手（足）或仅是全身畸形综合征的局部表现。可以单侧，也可以双侧，可以对称，也可以不对称出现。发病率尚无精确统计数（图 7-9-3，图 7-9-4）。

（二）病因及分类

1. **无手足畸形（acheiropodia, ACHP）**　无手足畸形又称为 Horn-Kolb 综合征，是一种常染色体隐性遗传病。表现为双侧上、下肢远端先天性横形缺失和手、足不发育，发病率约为 1/250 000。该病原因不明，多发生于近亲结婚的后代。近年有研究发现人类染色体 7q36 区域异常与肢端发育异常密切相关。定位于此区域的肢端畸形常表现为无手足畸形、轴前性多指及三节指节拇指畸形。7q36 区域内的 C7/f2/Lmbr1 基因对肢端发育起决定性作用。已有研究证实 Lmbr1 与无手足畸形相关。

典型表现为双侧手、足均缺如。臂、腿可表现为双侧臂、腿完整存在，也可表现为上臂存在、残存前臂或大腿存在、残存小腿。也可表现为肱骨远端骨骺及前臂及手缺如。

2. **裂手 / 足畸形（split hand/split foot malformation, SHFM）**　裂手 / 足畸形也称龙虾爪畸形、缺指 / 趾畸形，主要是妊娠 7 周时手 / 足发育异常所致，多数为常染色体显性遗传。有 2 种类型，一种为中心轴线的 V 形缺陷，发生率为 1/90 000。另一种为手中心轴线缺陷更宽且明显偏向桡侧，仅在尺侧遗留有一较小手指，发生率为 1/150 000。裂可以单独发生，但主要作为综合征的一部分出现。如缺指 / 趾 - 外胚层发育不良 - 唇腭裂综合征（EEC 综合征）、胫骨发育不全 - 缺指 / 趾综合征、缺舌 - 缺指 / 趾综合征、Goltz 综合征等。典型的裂手 / 足畸形表现为中央 1 个或以上指 / 趾缺失，在手或足中央形成中心性 V 形缺陷，手掌 / 足分成两部分，残留指 / 趾常倾向融合或长短不一，也可

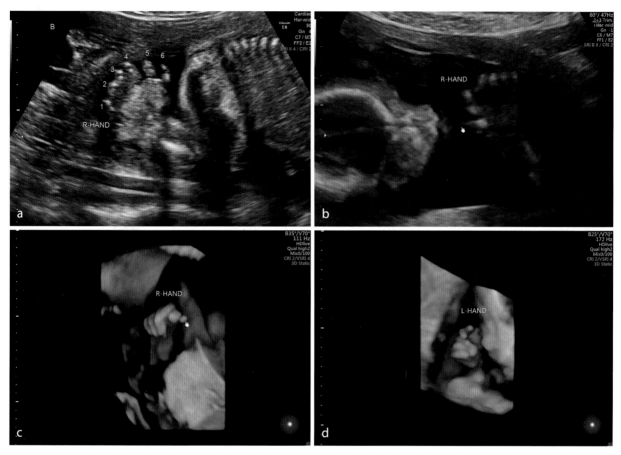

图 7-9-3　a.胎儿多指；b、c、d.胎儿手畸形

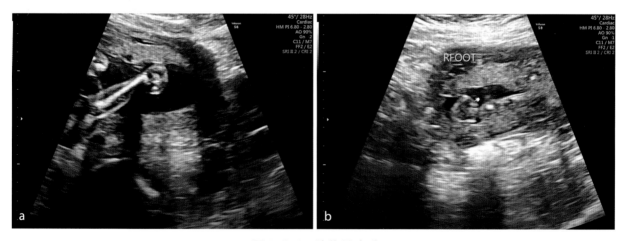

图 7-9-4　胎儿足畸形

为并指 / 趾。另一种类型更严重，尺侧仅遗留有一较小手指。

裂手 / 足畸形主要受遗传因素影响，染色体畸变及基因突变均可导致畸形发生，目前研究已经定位了已定位了 7 个遗传位点，包括 *SHFM1*（7q21）、*SHFM2*（Xq26）、*SHFM3*（10q24）、*SHFM4*（*TP63* 基因）、*SHFM5*（2q31）、*SHFM6*（*WNT10B* 基因）和 *SHFLD*（split-hand/foot malformation with long bone deficiency，dup17p13.3）。

3. 先天性马蹄内翻足（congenital clubfoot deformity）　先天性马蹄内翻足是最常见的出生缺

陷之一，是一种较复杂的骨骼肌肉系统畸形，其临床表现多样，主要包括马蹄畸形、后足内翻、前足内收和高弓畸形等，发病率有种族差异，白种人约为 1.12‰，我国发病率约为 1‰，男女发病比例为 2.5∶1，约 55% 为双侧。可单独存在，也可是其他畸形综合征的一种表现。导致马蹄内翻足的病因说法不一，包括遗传因素、骨骼异常、血管异常、足部软组织挛缩、神经肌肉异常以及宫内发育阻滞等多种学说，目前尚无定论，可能是多因素共同作用的结果。

马蹄内翻足主要畸形在于跟骨和其他跗骨之间关系异常，主要受累的跗骨有距骨、跟骨、舟骨及骰骨，从而导致前足内收、跟骨内翻，足底和踝跖屈。随着时间的推移，畸形逐渐加重，在跗、内侧挛缩逐渐加剧，由于足总处于内翻姿势，距跗关节和距下关节的关节囊、韧带、肌腱挛缩，处于僵硬状态，严重者可有距骨头与舟骨脱位（图 7-9-5）。

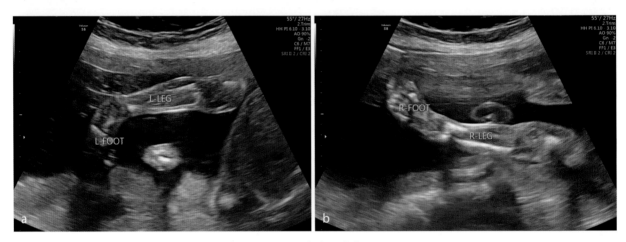

图 7-9-5 胎儿马蹄内翻足

（四）诊断

产前主要依靠超声诊断，但有一定的局限性。MRI 可作为辅助诊断手段评估其他骨骼异常。

（五）咨询及临床处理建议

1. 产前超声诊断手足畸形的胎儿，建议行介入性产前诊断进行胎儿染色体检查或相关基因测序分析。出生后需对新生儿行详细体格检查进一步了解是否合并其他异常，行 X 线检查了解肢体内骨骼发育情况。

2. 常染色体显性遗传非综合征型裂手 / 足畸形，手 / 足功能受损，可以通过手术缝合裂及分开并指 / 趾，预后较好，其后代再发风险为 50%。

3. 足内翻患儿的治疗从出生后即开始，愈早治疗效果愈好。治疗方法根据年龄和畸形程度而不同，有手法矫正法、石膏管型外固定矫正等。

三、长骨发育不良

（一）定义

长骨是指胎儿的四肢骨，主要是指股骨和肱骨。胎儿长骨发育不良是临床最常见的出生缺陷之一，种类繁多，症状重叠，临床上以短肢畸形为主要表现形式。

（二）病因

胎儿长骨发育不良的原因比较复杂，但常见的原因包括先天性骨骼发育异常、染色体异常和胎儿生长受限等。先天性骨骼发育异常是受精卵本身发育中的非常态发育；染色体异常是胎儿染色体异常导致的非常态发育；胎儿生长受限是由于胎儿的生长环境不能适应胎儿的生长需求而呈现的非常态发育。

（三）分类

常见的短肢畸形包括成骨不全（osteogenesis imperfecta, OI）、软骨发育不良（achondrogenesis）、致死性侏儒（thanatophoric）等。

1.**成骨不全**　成骨不全又称脆骨病或脆骨 – 蓝巩膜 – 耳聋综合征，总发生率约为 1/25 000。本病病因尚不完全清楚，多为常染色体显性遗传，部分病例为常染色体隐性遗传，是由遗传性中胚层发育障碍造成的结缔组织异常而累及巩膜、骨骼、韧带等。非致死性成骨不全常有进行性耳聋、牙改变、关节松弛和皮肤异常（图 7-9-6）。

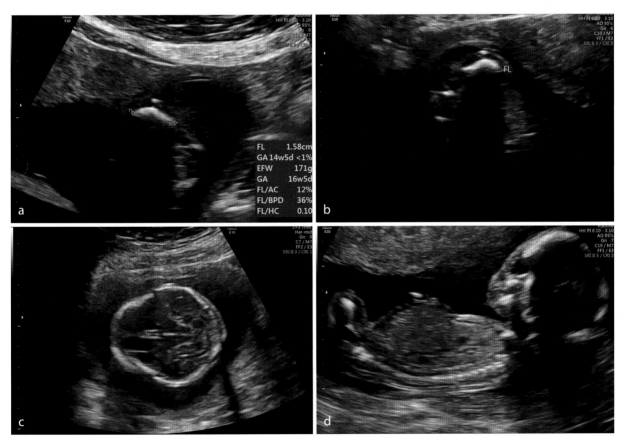

图 7-9-6　胎儿成骨不全

成骨不全的主要特征是骨质减少、多发性骨折。目前有许多分类方法，Sillence 于 1979 年根据遗传方式和临床表现将其分成 4 种类型，这一分类目前应用最为广泛。

Ⅰ型　非致死性，常染色体显性遗传，临床特点是骨质脆弱，生后骨折，蓝巩膜。其中又以牙齿正常为 A 型，成牙不全为 B 型。

Ⅱ型　常染色体显性（新突变）或隐性遗传，可在围生期死亡，存活者表现为深蓝色巩膜、股骨畸形和串珠肋，根据肋骨形态及是否骨折，又可分为 A、B、C 3 个亚型。

Ⅲ型　非致死性，常染色体显性（新突变）或隐性遗传，出生时有骨折，因多次骨折骨骼畸形进行性加重，巩膜和听力正常。

Ⅳ型　非致死性，常染色体显性遗传，中度短肢畸形，偶尔有骨折，钙化正常，巩膜和听力正常，但骨质脆弱。

2. 软骨发育不良（achondrogenesis）　软骨发育不良是一种较常见的致死性骨骼发育障碍性畸形，其发生率约为 1/40 000，属常染色体隐性或显性遗传，80% 父母为正常发育，说明本病是特定基因突变的结果。畸形以严重短肢畸形、窄胸、头大为特征，由于软骨发育不良，生长板较薄，缺乏支架，所以骨化差，但骨膜下骨沉积正常，使骨骼能够达到正常粗度（图 7-9-7）。

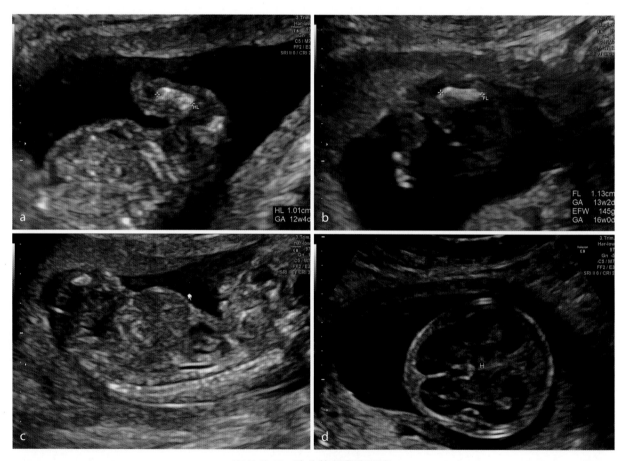

图 7-9-7　胎儿软骨发育不良

软骨发育不良分为 2 型。

Ⅰ型　为常染色体隐性遗传，是最严重的一种类型，占 20%。主要特征有四肢严重短肢畸形、躯干短、腹部膨隆、窄胸，颅骨几乎完全不骨化，骨盆小，骨化差，肋骨细小，可有多处肋骨骨折。

Ⅱ型　常染色体显性遗传，占 80%。与Ⅰ型相比，此型四肢与躯干稍长，严重程度减轻，颅骨和椎骨骨化相对正常，肋骨较粗而无骨折。此外，软骨发育不良可伴发脑积水、面部裂畸形、心脏畸形及肾畸形。

3. 致死性侏儒（thanatophoric dysplasia, TD）　致死性侏儒是最常见的骨骼发育障碍性疾病，发生率为 1/17 000～1/6000，为常染色体显性遗传。致死性侏儒畸形特征是严重短肢，长骨弯曲、窄胸、肋骨短、腹膨隆、头大、前额突出，70% 伴有羊水过多。

根据头颅形态可将其分为 2 型。

Ⅰ型　长骨短而弯曲，椎骨严重扁平，不伴有"三叶草"形头颅，约占 85%。

Ⅱ型　具有典型"三叶草"形头颅，长骨短、弯曲及椎骨扁平较Ⅰ型为轻，约占 15%，此型 25% 病例伴有胼胝体发育不全。TD 的超声表现为长骨极短，Ⅰ型骨干明显弯曲，股骨干骺端粗大类似"电话筒"状，Ⅱ型骨干弯曲较Ⅰ型为轻，无典型之"听筒"状股骨；胸腔狭小；头颅大，前额向前突出；腹部明显膨隆。

（四）诊断

产前超声是评价胎儿骨骼系统发育的主要方法。MRI 亦用于评价胎儿骨骼系统发育。但由于胎儿骨发育不良的种类繁多，缺乏特异性超声特征，因此产前超声对大部分骨发育不良先天畸形尚不能区分是何种具体类型，其重要作用是区分致死性和非致死性骨发育不良。

（五）咨询及临床处理建议

1. 对于产前检查怀疑胎儿为长骨发育不良的孕妇，应进行专业的遗传学咨询，详细了解家族史。

2. 长骨发育不良患者染色体异常的概率较低，多数与基因突变有关。可通过绒毛或羊水穿刺获取胎儿细胞进行基因诊断。*COL1A1* 或 *COL1A2* 基因、*COL2A1* 基因和 *FGFR3* 基因分别是成骨不全、软骨发育不良和致死性侏儒的主要致病基因。

四、胸廓发育不良

（一）定义

胸廓发育不良综合征（thoracic insufficiency syndrome, TIS）是一种少见的常染色体隐性遗传性骨软骨发育不良性疾病，是指因胸廓发育不良而不能支持正常呼吸运动和肺脏生长发育的病症，临床以胸廓狭小及伴发的呼吸系统异常，肾消耗病的进行性加重为主要表现。

（二）病因

TIS 并不是特指一种疾病，而是一类疾病，大部分是先天性疾病，同时存在多系统的畸形，最多见的是先天性脊柱侧凸和侧后凸畸形，通常还合并有并肋、肋骨缺如等胸廓发育畸形。

（三）分型

Campbell 等根据肺容积丢失机制将 TIS 分为 4 型：

Ⅰ型　肋骨缺如和脊柱侧凸。

Ⅱ型　肋骨融合和脊柱侧凸。

Ⅲa 型　全小胸廓。

Ⅲb 型　狭窄胸廓。

不同的类型引起肺功能降低的机制也不尽相同，其中Ⅰ型因肺脏被压缩在胸廓里，胸廓活动的容积丢失，包括缺少肋骨的先天性脊柱侧凸。Ⅱ型是因为凹侧的并肋缩短了胸廓，限制了凹侧肺的呼吸运动，包括含有并肋的先天性脊柱侧凸和胸廓切开术后的瘢痕挛缩性脊柱侧凸。Ⅲa 型是因为双侧胸廓的纵径缩小引起的全小胸廓而限制了肺的呼吸运动，包括 Jarcho-Levin 综合征和严重的胸后凸畸形。Ⅲb 型是因为双侧胸廓横径的缩小而形成的狭窄胸廓，限制了呼吸运动，包括窒息性胸廓发育不良（Jeune 综合征）等。

（四）诊断

产前主要依靠超声诊断。MRI 可作为辅助诊断手段评估其他骨骼异常（图 7-9-8）。

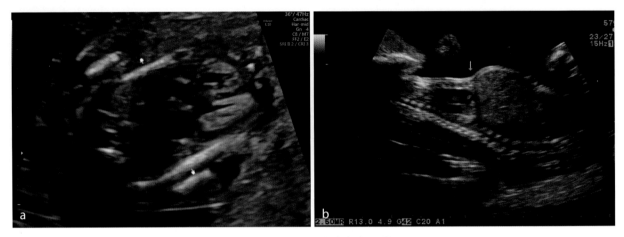

图 7-9-8　胎儿胸廓发育异常

（五）咨询及临床处理建议

1. 超声发现胎儿胸廓发育不良，需对胎儿进行详细的结构扫描排除其他可能合并的畸形，并且密切监测胎儿的生长情况。建议行介入性产前诊断进行胎儿染色体检查，必要时行外显子测序分析。

2. 胸廓发育不良可引起肺部功能障碍，出生后多须进行手术治疗，严重程度不同，预后不一。从出生到 8 岁这一时期采取手术治疗有利于包括脊柱在内的胸廓各个组成部分的生长发育。

五、颅骨形态异常

（一）定义

胎儿颅骨是胎儿头颅的重要组成部分，颅骨的发育情况直接提示或影响胎儿中枢神经系统的发育状态。颅骨形态异常超声表现为头部横切面中颅骨光环不呈椭圆形而呈其他形状。

（二）分类

常见的胎儿异常头型如下：

1.“柠檬头”型　胎儿头部横切面超声表现为前额隆起，双侧颞骨凹陷，常见于开放性脊柱裂胎儿，可能原因是在早中孕期骨质钙化沉着不完全；当存在开放性脊柱裂伴部分内容物膨出时，随着胎儿脊柱的生长拉伸，颅内结构向下移位，蛛网膜下腔压力下降，进而颅内压力下降，牵拉有弹性的前方颅骨，造成颞区塌陷。孕 24 周前，98% 的脊柱裂病例有“柠檬头”征，孕 24 周后仅有 13% 的病例有“柠檬头”征，同时也有 1%~2% 正常胎儿有此表现；随孕周增大，颅骨及脑组织发育或因脑室扩张颅内压升高，颅骨被支撑，“柠檬头”征随即消失。

在中孕期超声检查时，一旦发现“柠檬头”型，应该高度注意有无其他相关结构异常，尤其是脊柱异常。“柠檬头”型与染色体异常的关联主要取决于其为单纯性病变还是多发畸形的一部分，当多个畸形共存时，要考虑某种综合征的可能（图 7-9-9）。

2. "草莓头"型　横切面超声表现为缩小的额部及扁平化畸形的枕区。目前认为该头型主要与 18- 三体染色体异常相关。18- 三体胎儿中，约 45% 可有"草莓头"型。当发现"草莓头"型时，应仔细检查胎儿其他部位是否有异常，并建议临床进行染色体检查（图 7-9-10）。

3. 分叶状头型　又称"三叶草"头型，即胎儿颞骨处横切面显示三角形头颅，两侧颞骨明显突出，而前额部变窄向前突出。头部横切面超声显示颞骨膨出，颅前窝明显扩大（额部突起），颅中窝横向扩展形成两个凸起。通常在孕 19~22 周即可发现，但也有部分异常在孕晚期才被发现；可见于多种综合征，如 Apert 综合征、部分 13q 三体综合征、15q 三体综合征、科恩综合征等。此头型常被分为 3 型：Ⅰ 型为头部改变伴有侏儒；Ⅱ 型为头部改变伴其他严重骨骼病变（如关节强直和桡骨头半脱位）；Ⅲ 型为单纯型头部形态改变。约 85% 的三叶草头型合并其他部位异常，当仅为单纯性头部改变时，预后良好，此时可能仅为颅缝早闭所致（图 7-9-11）。

4. 其他头型　如短头畸形及长头，均需通过头径指数（双顶径 / 枕额径）来评估（正常范围 70%~85%）。短头畸形呈类圆形而不是正常的椭圆形，枕额径缩短，胎头径线指数大于 85%；长头则表现为枕额径增加，常与宫内羊水过少或拥挤导致胎头受压迫有关。

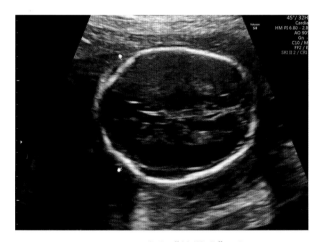

图 7-9-9　胎儿"柠檬头"型

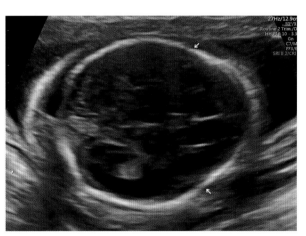

图 7-9-10　胎儿"草莓头"型

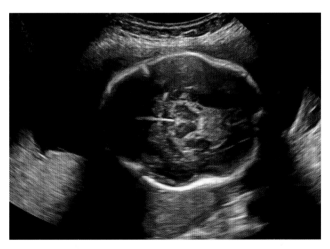

图 7-9-11　胎儿四叶草头型

六、先天性脊柱侧弯

（一）定义

先天性脊柱侧弯（congenital scoliosis, CS）是指脊柱固定结构的螺旋侧弯，由椎体发育异常所致，多见于椎体形成障碍和分节不良，前者所致半椎体畸形是导致先天性脊柱侧弯的主要原因。发病率约为2‰，其中女性约为2.9‰，男性约为1.1‰。

（二）病因

先天性脊柱侧弯的原因不完全明确，大多数学者认为环境、遗传、维生素缺乏、化学物质等诸多因素中的一种或几种均可以在脊柱发育不同阶段参与及影响脊柱侧弯的形成。

（三）诊断

脊柱失去正常的自然生理弯曲弧度，呈侧位成角弯曲，一般情况下，妊娠3个月以后产前超声可以明确诊断，同时需完善心脏彩超及泌尿系彩超了解有无其他系统畸形（图7-9-12）。

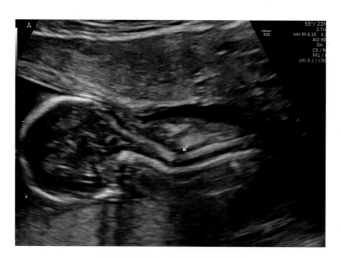

图 7-9-12 胎儿脊柱侧弯

（四）咨询及临床处理建议

1. 大多数的脊柱侧弯为特发性的，可为常染色体显性遗传，常为多种综合征的一个组成部分，也可为多基因遗传。目前发现与特发性脊柱侧弯有关的基因有27个，包括*LMX1A*、*TBX6*、*WNT34*、*PAX1*、*DLL3*等。脊柱侧弯也可能继发于其他遗传性疾病，如马方综合征、神经纤维瘤病等。

2. 孕期定期产检，超声随访，了解胎儿宫内生长发育情况。脊柱侧弯通常伴有脊髓的畸形，一旦发现为先天性脊柱侧弯，必须对胎儿进行详细的结构扫描以排除其他可能合并的畸形。如合并其他结构异常，建议行介入性产前诊断进行胎儿染色体检查或相关的基因检测。

3. 非综合征性的脊柱侧弯，一般预后良好，可出生后行外科矫正治疗，不同年龄、不同度数以及病因的侧弯矫正度都有不同。

七、半椎体

（一）定义

半椎体（hemivertebrae）是一种先天骨骼发育异常，是指一侧椎体发育障碍而形成的椎体畸形，表现为半个椎体发育，另半个不发育或缺失。活产儿中，半锥体的发生率为（0.5~1）/1000，多见于女性。半椎体是先天性脊柱畸形中最常见的类型，约占46%。

（二）病因

致病原因目前尚无定论，有人认为半椎体与脊柱节段间动脉的分布异常有关，也有研究表明孕妇摄入某些药物如反应停、洛伐他汀及某些孕激素/雌激素复合物会增加胎儿脊柱发育不良的风险。

（三）诊断

半椎体畸形可表现为单个或多个椎体畸形，常发生在胸椎或腰椎，临床上可表现为脊柱侧弯、后凸。对于先天性脊柱后凸及侧弯的半椎体分为：楔形椎（后方半椎体）、侧方半椎体、后外侧1/4半椎体、蝴蝶椎。

产前超声对半椎体的检出率不高，在宫内就引起明显胎儿脊柱侧弯畸形的半椎体才可能被产前超声发现，侧弯不明显者产前发现困难。胎儿MRI检查可以从多个角度多个层面显示脊柱形态，可与超声互相补充，有助于骨骼系统的评估（图7-9-13）。

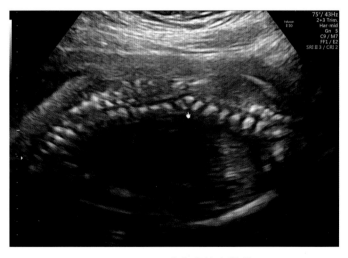

图7-9-13　胎儿脊柱半椎体

（四）咨询及临床处理建议

1.超过50%的半椎体患儿会合并其他系统畸形，较常见的有心血管畸形和泌尿生殖道畸形，28.6%合并宫内发育迟缓，一旦诊断胎儿半椎体，需对胎儿进行详细的结构扫描以排除其他可能合并的畸形，特别要注意是否合并羊水过多或过少。单发的椎体缺陷，患儿染色体核型通常是正常的。如果发现半椎体合并其他结构异常，建议行介入性产前诊断进行胎儿染色体检查或相关的基因检查。

2. 半椎体畸形儿出生后需进行详细体格检测，并行脊柱 X 线或 MRI 检查进一步确诊。一般情况下该类患儿无须进行手术治疗，但当出现脊柱失代偿、侧弯进行性加重、疼痛、呼吸困难等改变时，应考虑手术治疗。单发半椎体畸形的再发风险为 2%～3%。

3. 半椎体畸形大多为散发，部分为常染色体显性遗传或多基因遗传，也常为多种综合征的一部分。既往生育过半椎体患儿的妇女再次妊娠后，应当采用超声详细检查是否存在各种畸形。

（胡苏伟）

参考文献

[1] JAMES M A, GREEN H D, MCCARROLL H R Jr, et al. The association of radial deficiency with thumb hypoplasia[J]. J Bone Joint Surg Am, 2004,86(10):2196–2205.

[2] ABZUG J M, KOZIN S H. Radial longitudinal deficiency[J]. J Hand Surg Am, 2014,39(6):1180–1182.

[3] GOLDFARB C A, WALL L B. Holt-Oram syndrome[J]. J Hand Surg Am, 2014,39(8):1646–1648.

[4] AL-QATTAN M M. The Pathogenesis of Radial Ray Deficiency in Thrombocytopenia-Absent Radius (TAR) Syndrome[J]. J Coll Physicians Surg Pak, 2016,26(11):912–916.

[5] MAHESHWARI A, KUMAR P, DUTTA S, et al. Roberts-SC phocomelia syndrome[J].Indian J Pediatr, 2001,68(6):557–559.

[6] SOLOMON B D. VACTERL/VATER Association[J]. Orphanet J Rare Dis, 2011,6:56.

[7] PARDINI A G Jr. Congenital absence of the ulna[J]. J Iowa Med Soc, 1967,57(11):1106–1112.

[8] CHOI I H, KUMAR S J, BOWEN J R. Amputation or limb-lengthening for partial or total absence of the fibula[J]. J Bone Joint Surg Am, 1990,72(9):1391–1399.

[9] COVENTRY M B, JOHNSON E W Jr. Congenital absence of the fibula[J]. J Bone Joint Surg Am, 1952,34A(4):941–955.

[10] KALAMCHI A, DAWE R V. Congenital deficiency of the tibia[J]. J Bone Joint Surg Br, 1985,67(4):581–584.

[11] SPIEGEL D A, LODER R T, CRANDALL R C. Congenital longitudinal deficiency of the tibia[J]. Int Orthop, 2003, 27(6):338–342.

[12] BERMEJO-SÁNCHEZ E, CUEVAS L, AMAR E, et al. Phocomelia: a worldwide descriptive epidemiologic study in a large series of cases from the International Clearinghouse for Birth Defects Surveillance and Research, and overview of the literature[J]. Am J Med Genet C Semin Med Genet, 2011,157C(4):305–320.

[13] IANAKIEV P, VAN BAREN M J, DALY M J, et al. Acheiropodia is caused by a genomic deletion in C7orf2, the human orthologue of the Lmbr1 gene[J]. Am J Hum Genet, 2001,68(1):38–45.

[14] DUIJF P H, VAN BOKHOVEN H, BRUNNER H G. Pathogenesis of split-hand/split-foot malformation[J]. Hum Mol Genet, 2003,12 Spec No 1:R51–60.

[15] BALASANKAR G, LUXIMON A, AL-JUMAILY A. Current conservative management and classification of club foot: A review[J]. J Pediatr Rehabil Med, 2016,9(4):257–264.

[16] ROSSI V, LEE B, MAROM R. Osteogenesis imperfecta: advancements in genetics and treatment [J]. Curr Opin Pediatr, 2019,31(6):708–715.

[17] DEGUCHI M, TSUJI S, KATSURA D, et al. Current Overview of Osteogenesis Imperfecta [J]. Medicina (Kaunas), 2021,57(5):464.

[18] KAPUR R P. Achondrogenesis[J]. Pediatr Dev Pathol, 2007,10(4):253–255.

[19] ORNITZ D M, Legeai-Mallet L.Achondroplasia: Development, pathogenesis, and therapy [J]. Dev Dyn, 2017,246(4):291–309.

[20] RAMÍREZ N, DEVARIS A, ARROYO S, et al. Thoracic insufficiency syndrome[J]. Acta Ortop Mex, 2020,34(4):254–260.

[21] CAMERON M, MORAN P. Prenatal screening and diagnosis of neural tube defects[J]. Prenat Diagn, 2009,29(4):402–411.

[22] SHIELDS L E, CARPENTER L A, SMITH K M, et al. Ultrasonographic diagnosis of trisomy 18: is it practical in the early second trimester?[J]. J Ultrasound Med, 1998,17(5):327–331.

[23] MACKEL C E, JADA A, SAMDANI A F, et al. A comprehensive review of the diagnosis and management of congenital scoliosis [J]. Childs Nerv Syst, 2018,34(11):2155−2171.

[24] JOHAL J, LOUKAS M, FISAHN C, et al. Hemivertebrae: a comprehensive review of embryology, imaging, classification, and management[J]. Childs Nerv Syst, 2016,32(11):2105−2109.

[25] VOLPE N, MIGLIAVACCA C, DALL'ASTA A, et al. Prenatal diagnosis of fetal multiple hemivertebrae: the importance of 3D ultrasound assessment[J]. J Matern Fetal Neonatal Med, 2020,33(10):1755−1757.

第 10 节　胎儿附属物异常

一、羊水量异常

羊水的生成、吸收、转运由母体、胎儿、胎盘及胎膜共同协调完成，早期妊娠时羊水主要为母体血清经胎盘、胎膜进入羊膜腔的透析液，少量小分子物质可通过未角化的胎儿皮肤进入羊水；中期以后则以胎儿尿液作为羊水的主要来源。因此，羊水渗透压逐渐降低，胎儿肺液也可以进入羊水，每日胎儿肺液以 200 mL/kg 进入羊膜腔，胎儿呼吸运动时每日有 500~800 mL 羊水潮流量。

正常妊娠时，羊水的产生和吸收处于动态平衡中，若羊水的产生和吸收失衡，将导致羊水量异常。胎儿先天畸形与羊水量异常可能是相伴表现，也可能有因果关系。例如，羊水过少可造成胎儿肢体受压形成畸形，先天双肾发育异常又可导致羊水过少。

羊水量异常分为羊水过多、羊水过少两种情况。

（一）羊水过多（polyhydramnios）

1.定义　羊水过多是指妊娠期间羊水量超过 2000 mL。常见于孕中晚期，发生率 0.5%~1%。目前临床多采用超声测量诊断羊水过多，人民卫生出版社《妇产科学》第 9 版采用羊水最大暗区垂直深度（amniotic fluid volume, AFV）≥8 cm 或羊水指数（amniotic fluid index, AFI）≥25 cm 作为诊断标准。上述标准主要针对的是孕 20 周至孕 42 周。也有认为，以 AFI 大于该孕周的 3 个标准差或大于第 97.5 百分位为诊断标准较为恰当（图 7-10-1）。

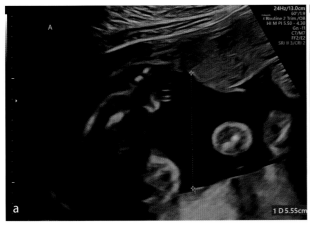
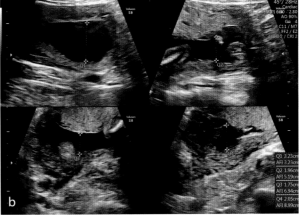

图 7-10-1　a. 羊水最大深度；b. 羊水指数

2. 病因 羊水过多，可能与胎儿疾病、妊娠合并症和并发症等因素有关。

（1）胎儿结构异常：是重度羊水过多的主要原因，羊水过多越严重，潜在胎儿畸形的可能性越大，以神经系统异常（如神经管缺陷）和消化系统畸形（食管或十二指肠闭锁）最常见，其他畸形有腹壁缺陷、膈疝、心脏结构异常等。

（2）其他胎儿疾病：染色体疾病如 18- 三体、21- 三体、13- 三体；胎儿肿瘤，如先天性胸腹腔囊腺瘤、脊柱畸胎瘤；代谢性疾病，如先天性醛固酮增多症（Batter 综合征）；胎儿非免疫性或免疫性水肿，等等。

（3）多胎妊娠：尤其是单绒毛膜性双胎，易发生双胎输血综合征，引起受血胎儿循环血量增多，导致羊水过多。胎盘脐带异常，如巨大胎盘、胎盘绒毛血管瘤、脐带帆状附着，也可以引起羊水过多。

（4）妊娠期糖尿病：母体高血糖导致胎儿血糖增高，产生高渗性利尿，并使胎盘胎膜渗出性增加，导致羊水过多。

（5）特发性羊水过多：羊水过多中三分之一是原因不明的，多为轻度羊水过多。如 15%~30% 的巨大儿会发生特发性羊水过多，一般认为是生理性的，但也有少部分新生儿出生后发现了明确的发育异常。特发性羊水过多是一个排除性诊断。

3. 诊断与分型 根据临床表现可以分为急性羊水过多和慢性羊水过多。孕妇因子宫增大，腹压增加而产生压迫症状，产检时宫高和腹围增加过快，测量值大于同期孕周正常范围，腹壁皮肤紧绷，胎儿触诊困难或有胎儿漂浮感，胎心遥远等。

根据超声测量数据的不同，羊水过多可以分为轻度、中度和重度（表 7-10-1）。

表 7-10-1　《妇产科学》第 9 版中羊水过多分度

	羊水指数（AFI）	单个最深羊水池（DVP）
羊水过多	≥25 cm	≥8 cm
轻度	25~35 cm	8~11 cm
中度	36~45 cm	12~15 cm
重度	>45 cm	>15 cm

4. 咨询及临床处理建议

（1）胎儿异常的风险。胎儿畸形的风险随羊水过多严重程度的增加而增加。如果羊水过多且合并胎儿畸形，胎儿发生染色体非整倍体疾病的风险约为 10%（95% CI：5~19）；如果产前超声检查未见异常，胎儿患染色体非整倍体疾病的可能性为 1%（95% CI：0.4~2）。

（2）新生儿异常的风险。在宫内未发现畸形但新生儿期发生异常的风险仍存在，新生儿异常情况包括：新生儿暂时性呼吸增快、需要新生儿复苏、黄疸、低血糖、入住新生儿重症监护病房等。

（3）母儿不良分娩结局的风险。严重羊水过多可能对母儿产生的影响，包括母体呼吸功能受限、早产、胎膜早破、胎位不正、脐带脱垂、子宫收缩乏力。也会增加剖宫产的风险。

（4）一旦诊断羊水过多，应立即寻找导致羊水过多的病因，常规产前检查排除糖尿病、自身免疫性疾病以及宫内感染（包括 TORCH、梅毒等）。

（5）对于发生自妊娠中期的重度羊水过多，应进行全面胎儿超声检查，进行胎儿生长评估，排除巨大儿、胎儿生长受限、胎盘脐带病变及胎儿畸形或胎儿水肿。产前超声检查重点包括：①胎儿生长评估；②胎儿心脏结构；③有无胎盘绒毛膜血管瘤；④胎儿运动，以评估神经发育；⑤胎儿手和足的活动度，以排除关节弯曲综合征；⑥胎儿胃泡大小，以排除食管闭锁或气管食管瘘；⑦胎儿面部和腭部结构；⑧胎儿颈部位置和形态，以排除梗阻团块；⑨胎儿肾脏形态，以排除肾盂输尿管梗阻；⑩胎儿脊柱下段和骨盆，以排除骶尾部畸胎瘤。

（6）遗传学产前诊断。应详细询问病史及家族史，以排除遗传性疾病引起的羊水过多。羊水过多且合并胎儿畸形，需进行介入性产前诊断，进行胎儿染色体核型分析，建议同时行染色体拷贝数变异（CNV）检测。建议对所有重度羊水过多病例进行遗传学产前诊断。对于单纯性羊水过多，是否进行遗传学产前诊断尚存在争议。对于特发性羊水过多，尤其是轻度且直到孕晚期才出现的羊水过多，不需要特别的治疗，需告知有潜在遗传性病因可能。

（7）单基因病产前诊断。原则上必须以通过先证者家系验证，明确致病基因变异位点为前提。当出现以下情况时，在充分知情同意的情况下，可以提出谨慎建议，胎儿接受全外显子组测序及家系验证：① 单纯性羊水过多同时合并胎儿活动度减少时，遗传性肌营养不良综合征可列入考虑；② 对于中孕期出现无法解释的重度羊水过多，且有重复性重度羊水过多不良孕产史时，可考虑提供新生儿型巴特综合征（Bartter syndrome, AR）相关致病基因检查。

（8）羊水过多合并胎儿水肿时，需评估有无免疫或非免疫病因，评估胎儿贫血程度，超声多普勒测量胎儿大脑中动脉收缩期峰流速，若数值高于 1.5 倍 MOM，那么无论何种病因，均提示中度或重度贫血。胎儿贫血的诊断性检查还包括：检测有无母胎输血、B19 细小病毒感染及血红蛋白病。病因为母儿血型不合溶血者，可在有条件的胎儿医学中心行宫内输血治疗。

（9）羊水过多病因明确时的临床治疗。明确为母体糖尿病、胎儿贫血、单绒双胎 TTTS 等情况的，应积极纠正病因；明确为胎儿遗传学异常或结构异常的，应经过胎儿医学 MDT（儿科、产科、遗传科、母胎医学科等）与孕妇家庭共同沟通探讨后，再行后续决策。

（10）羊水减量术等干预治疗，仅用于出现早产风险、母体因重度羊水过多出现严重不适、呼吸困难情况时，有助于降低宫腔压力、减轻母体症状并延长孕周，尤其是孕 32 周之前。行羊水减量术时，建议总量不超过 2000～2500 mL，减量速度小于 1000 mL/20 min，必要时可重复减量。酌情预防性应用镇静剂和抑制子宫收缩药物，预防早产；可同时行胎儿肺成熟度检测。

（11）分娩时机的选择。对于羊水量持续增长、母体自觉症状严重且经治疗无明显好转、胎肺已成熟者，建议妊娠 34 周后终止妊娠。对于轻度特发性羊水过多病例，可孕足月自然分娩。分娩方式应当根据产科指征而定。

（二）羊水量过少

1. **定义**　羊水过少（oligohydramnios）是指妊娠晚期羊水量少于 300 mL。目前临床多采用超声测量诊断羊水过少，《妇产科学》第 9 版采用羊水最大暗区垂直深度（AFV）≤2 cm 或羊水指数（AFI）≤5 cm 作为诊断标准，AFV ≤1 cm 为严重羊水过少，AFI 值 5～8 cm 为羊水偏少。

2. **病因**　羊水过少主要与羊水产生减少或羊水外漏流失有关。常见原因有：

（1）胎儿泌尿系统结构异常：胎儿少尿或无尿，导致妊娠中晚期羊水的主要来源减少，常见于胎儿双侧肾发育异常如双肾缺如、输尿管肾盂连接处梗阻、双侧多囊性肾发育不良、常染色体隐性遗传性婴儿型多囊肾，尿道梗阻性疾病如后尿道瓣膜、尿道闭锁等。

（2）其他胎儿先天性疾病：如胎儿染色体疾病、脐膨出、膈疝、法洛四联症、水囊状淋巴管瘤、小头畸形和甲状腺功能减低等。单绒毛膜性双胎发生 TTTS，供血胎儿循环血量减少导致羊水过少。

（3）羊水外漏、胎膜破裂：因炎症、宫内感染等，导致羊膜通透性改变羊水外漏，或者不明原因自发性胎膜早破，或者发生在羊膜腔穿刺术后胎膜早破，羊水外漏速度超过羊水生成速度。出现在孕中期时，羊水外漏的症状往往不典型而被孕妇本人忽视。

（4）过期妊娠、胎儿生长受限、脐带异常：过期妊娠、胎盘退行性变可导致胎盘灌注不足、胎盘功能下降，羊水减少。胎儿生长受限、胎儿慢性缺氧可引起胎儿血流重新分配，为保障胎儿脑和心脏血供，肾血流量降低，胎儿尿生成减少。脐带异常包括脐带过短、缠绕、真结等，脐带异常可不同程度影响胎儿的循环血容量，使胎尿形成减少。

（5）妊娠合并症：妊娠期高血压疾病可致胎盘血流减少；孕妇脱水、血容量不足时，孕妇血浆渗透压增高，使胎儿血浆渗透压相应增高，尿液形成减少。系统性红斑狼疮、干燥综合征、抗磷脂综合征等母体免疫系统疾病，也可致羊水过少。

3. 诊断　羊水过少的临床表现多不典型，孕妇自感腹部较其他孕妇小、胎动时腹部不适，胎盘功能减退时常伴有胎动减少。产检时发现宫高腹围偏小，合并胎儿生长受限时更明显。子宫敏感，轻微刺激易引发宫缩。胎膜破裂者，阴道有清亮或者血性流液，内裤潮湿。超声检查是最重要的辅助检查方法。

4. 咨询及临床处理建议

（1）羊水过少导致胎儿发育异常：发生在妊娠早期，胎膜与胎体粘连造成胎儿结构畸形；发生在妊娠中晚期，子宫外压力直接作用于胎儿，形成特征性变形异常，如扁平脸、前额突出、耳位低、小下颌（Potter 综合征），或引起胎儿肌肉骨骼畸形如斜颈、曲背、手足姿势变形等。

（2）围产儿病死率明显增高：妊娠 24 周前发生羊水过少时，胎儿胸腹腔受压及膈肌活动受限，导致肺发育不良，因此预后较差。重度羊水过少（羊水量少于 50 mL）时，围产儿病死率高达 88%，甚至出现胎死宫内。死亡原因主要是胎儿缺氧和胎儿结构异常。

（3）母体不良分娩结局：如手术分娩率和引产率均增加。

（4）一旦发现羊水过少，应首先排除胎膜破裂。胎膜早破发生在妊娠 24 周前或破膜时间超过 14 日以上分娩者，胎儿预后较差。

（5）一旦发现羊水过少，应进行全面胎儿超声检查，包括胎儿生长评估排除胎儿生长受限及胎盘和脐带异常，仔细检查胎儿是否合并畸形存在，尤其是胎儿泌尿系统结构异常等。

（6）遗传学产前诊断：回顾孕早期超声 NT 筛查、母血清学产前筛查及 NIPT 检查结果，羊水过少且合并胎儿畸形，需进行介入性产前诊断，进行胎儿染色体核型分析，建议同时行染色体拷贝数变异（CNV）检测，从细胞基因组学技术层面，提高染色体微重复微缺失综合征的检测率。对于不明原因羊水过少，特别是直到孕晚期才出现的羊水过少，往往来不及做遗传学产前诊断，需告知孕妇有潜在遗传性病因风险，不排除存在先天性异常可能。

（7）羊水过少合并胎儿结构异常者：明确胎儿有严重结构异常，经过胎儿医学多学科会诊（儿科、产科、遗传科、母胎医学科等）评估，与孕妇家庭沟通后，出生后无法存活者可终止妊娠。明确合并胎儿泌尿系统结构异常者，参见本书相关章节。

（8）羊水过少合并正常胎儿时，应寻找去除病因，增加补液量，改善胎盘功能，动态监测胎儿宫内情况。对因胎膜早破导致的羊水过少，如血常规联合 C 反应蛋白等提示感染，可给予抗生素。采用羊膜腔灌注生理盐水增加羊水量改善预后的临床效果有限，存在争议。

（9）分娩时机的选择：对妊娠未足月，胎肺不成熟者，可期待治疗，尽量延长孕周，对于羊水偏少者，应密切监测，包括胎动计数、超声测量羊水量、生物物理评分及脐血流多普勒参数、电子胎心监护等。

二、胎盘异常

胎盘介于胎儿与母体之间，是维持胎儿生长发育的重要器官，具有物质交换、防御、合成及免疫功能。由胎儿部分的羊膜和叶状绒毛膜及母体部分的底蜕膜构成，是母体和胎儿相互作用的交界面，原发性胎盘异常也可影响母体和胎儿健康。随着胎儿渐渐长大，胎盘也逐渐长大。

孕中晚期超声检查和分娩期常见胎盘的异常，可以分为以下几类：

1. 胎盘大小异常　胎盘增厚、胎盘过大（通常指成熟胎盘厚度 >5 cm），胎盘过小（通常指成熟胎盘厚度 <2.5 cm）。

2. 胎盘内瘤样病变　绒毛膜血管瘤、完全性葡萄胎、胎盘内畸胎瘤（罕见）、胎盘覆盖子宫肌瘤等。

3. 胎盘内无回声区　胎盘血池、胎盘植入胎盘陷窝、胎盘边缘血窦、胎盘囊肿。

4. 胎盘位置及附着异常　前置胎盘、胎盘边缘血窦前置、胎盘植入、胎盘粘连。

5. 胎盘形状变异　副胎盘、膜状胎盘、叶状胎盘、轮状胎盘。

6. 胎盘质地异常　胎盘钙化、胎盘梗死灶、胎盘纤维蛋白沉积、胎盘水肿。

胎盘异常涉及情况非常多，联系到出生缺陷咨询实践工作，在此简述胎盘增厚、胎盘血池 2 种常见异常。

（一）胎盘增厚

1. 定义及诊断　正常胎盘足月时直径为 15~20 cm，厚度为 2~4 cm，中央厚，边缘薄。整个孕期，胎盘厚度均在生长，其厚度值（mm）大致与妊娠周数相同。超声测量胎盘厚度时，应考虑到子宫肌层收缩、羊水过少或过多对测量的影响，测量胎盘最厚处，判断胎盘增厚，需密切结合孕周。有学者建议将中孕期胎盘厚度超过 4 cm 或晚孕期超过 6 cm 定义为胎盘增厚。

2. 病因　胎盘增厚可分为非均质型和均质型。非均质型增厚通常见于部分性葡萄胎、三倍体、胎盘出血、间质发育不良等。均质型增厚可见于孕期糖尿病、贫血、胎儿水肿、感染、胎儿非整倍体等。

（1）妊娠合并症：妊娠期糖尿病、妊娠合并重度贫血等。

（2）先天性疾病：非整倍体染色体异常和先天性感染等，先天性感染常见病原体如梅毒、B19 细小病毒等。

（3）胎儿水肿：胎盘增厚可以是胎儿水肿的表现之一，任何可能引起免疫性或非免疫性水肿的原因都可能导致胎盘增厚。

（4）胎盘内病变：①妊娠滋养细胞疾病会形成较厚囊性胎盘；②胎盘囊肿位于绒毛板下，其形成与绒毛周围纤维蛋白沉积、绒毛间血栓、较大胎盘后血肿有关；③绒毛膜血管瘤是良性的血管性肿瘤，可能导致如胎儿心脏扩大、羊水过多、胎儿贫血和水肿等（图 7-10-2）。

3. 咨询及临床处理建议

（1）一旦超声发现胎盘增厚，应进行详细胎盘影像扫查，并进行全面胎儿超声检查，评估胎儿生长发育参数排除胎儿生长受限，排除胎儿水肿及胎儿宫内感染相关超声征象。

（2）回顾孕早期超声 NT 筛查，复习母血清学产前筛查指标如 HCG 及 AFP 是否异常增高，NIPT 是否高风险或有附加提示，如产前筛查高风险或胎儿超声软指标阳性，需考虑行介入性产前诊断，进行胎儿染色体核型分析，推荐同时行染色体拷贝数变异（CNV）检测，从细胞基因组学技术层面，提高胎儿染色体微重复微缺失综合征的检出率。

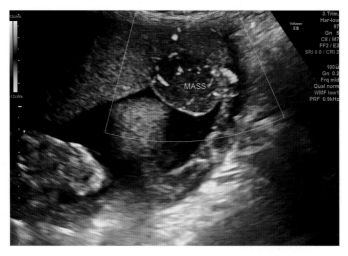

图 7-10-2　胎盘实性低回声占位（绒毛血管瘤?）

（3）回顾孕期母婴垂直传播感染性疾病的检测结果，尤其是梅毒抗体检测结果。如明确为宫内感染胎传梅毒可能，应积极评估、规范治疗。

（4）明确为母体妊娠合并症如妊娠期糖尿病、妊娠合并重度贫血者，应积极纠正病因。

（5）胎盘增厚合并胎儿水肿时，需评估胎儿有无免疫或非免疫病因，评估胎儿贫血程度，超声多普勒测量胎儿大脑中动脉收缩期峰流速，若数值高于 1.5 倍 MOM，那么无论何种病因，均提示中度或重度贫血。胎儿贫血的诊断性检查还包括：检测有无母胎输血、B19 细小病毒感染及血红蛋白病。

（6）对于中孕期开始出现胎盘增厚者，应定期密切监测，包括超声彩色多普勒检查、羊水量、胎儿生长发育参数、胎盘成熟度分级等。鉴于良好的软组织对比，磁共振成像对胎盘异常的诊断有重要意义。

（二）胎盘血池

1. 定义及诊断分类　胎盘血池是超声报告中常见的诊断，发现胎盘血池时，需要鉴别胎盘陷窝（动脉性血池）和胎盘湖（静脉性血池、胎盘内血窦）（图 7-10-3）。

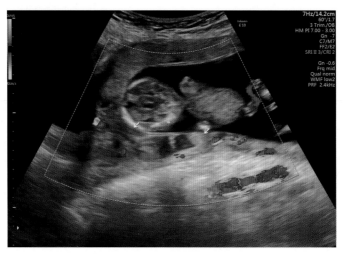

图 7-10-3　胎盘血池

（1）"胎盘陷窝"：是指胎盘内许多大而不规则的透声区，超声描述为"虫蚀"表现，彩色多普勒显示为来自放射状动脉或弓状动脉的高速母体血流，形成了"沸水"征，是胎盘植入时的常见超声标志。

（2）"胎盘湖"：表现为胎盘内部的低回声暗区，可见到其内部光点流动，可出现漩涡样回声，CDFI有时可观察到低速湍流，其形态和数量会随着孕龄变化，可随孕妇体位改变以及超声探头施压的变化而变化。正常妊娠情况下亦可见，孕晚期表现为均匀、透声的绒毛间隙，一般直径 2 cm 左右，临床意义不大。

2. 咨询及临床处理建议

（1）鉴别要点：与胎盘陷窝相比，胎盘湖的数量较少，流速较低，且胎盘后方的子宫肌层厚度正常。磁共振成像有助于胎盘植入的鉴别诊断与评价。

（2）"胎盘湖"的临床意义：取决于妊娠时期及血池大小，妊娠中晚期胎盘静脉性小血池，与不良妊娠结局无明显相关。当妊娠中期，发现胎盘静脉性血池最大长度 >5 cm 时，称为大胎盘湖，与小于胎龄儿（SGA）显著相关。胎盘胶冻状血池和胎盘湖数量 ≥5 个，与新生儿低 Apgar 评分等不良预后相关。

（3）胎儿监测：对于中孕期开始出现大胎盘湖或多个胎盘湖者，应定期密切监测，包括超声测量胎儿生长发育参数、羊水量、胎盘功能测定、孕晚期电子胎心监护等。

三、脐带异常

脐带是母体及胎儿气体交换、营养物质供应和代谢产物排出的重要通道，正常脐带中应有两条脐动脉和一条脐静脉，脐静脉将胎盘中含氧量较高、营养丰富的血液送入胎体；脐动脉将含氧量较低、含有胎儿代谢产物的混合血注入胎盘，与母血进行物质交换。

脐带中包绕脐血管的结缔组织是由胚外中胚层起源的胶冻样组织，脐带胶质可以保护脐血管免于受压迫。在整个孕期中，脐带长度与胎儿长度基本相同，足月胎儿脐带长 40~60 cm，直径通常 <2 cm，外观呈螺旋样，脐带胎盘入口距离胎盘边缘 >2 cm。

（一）定义

脐带异常尤其是脐血管异常，与胎儿畸形、胎儿生长受限、早产、围产儿不良结局相关。

（二）分类

孕期超声检查和分娩期常见的脐带异常，可分为以下几类：

1. 脐血管异常 单脐动脉、多血管脐带、脐动脉发育不良、持续性右脐静脉。

2. 脐带胎盘入口异常 脐带边缘附着（球拍状胎盘）、脐带帆状附着（帆状胎盘）、脐血管前置。

3. 脐带局部肿物 脐带囊肿(脐尿管囊肿、脐肠系膜囊肿)、华通胶囊肿、脐带血管瘤、脐带畸胎瘤、脐动脉瘤（罕见）、脐静脉瘤、脐带血肿、脐疝或脐膨出（图 7-10-4）。

4. 其他脐带异常 脐带打结（真结、假结）、体蒂异常、脐带过长、脐带过短、脐带螺旋化异常、脐带内血栓形成等。

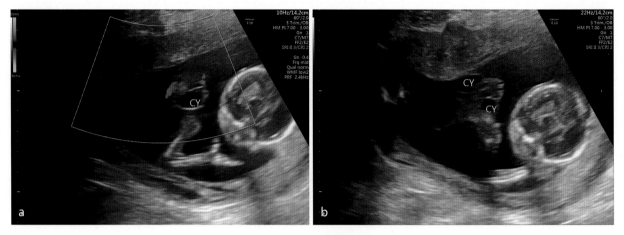

图 7-10-4　脐带囊肿

（三）咨询及临床处理建议

1. 单脐动脉的咨询见本章第 1 节。

2. 持续性右脐静脉的咨询见本章第 1 节。

3. 早孕期发现脐带囊肿长随孕周增大消失；孕中晚期发现的脐带囊肿，胎儿结构异常、生长受限和染色体异常风险增加，应建议行介入性产前诊断。

4. 发现脐带异常时需随访胎儿生长情况和阴道出血情况，如发现异常产科就诊。

（王　珏）

参考文献

[1] 谢幸, 孔北华, 段涛. 妇产科学[M]. 9版. 北京: 人民卫生出版社, 2018.

[2] SMFM Consult Series #46: Evaluation and management of polyhydramnios. 2018.

[3] BELOOSESKY R, ROSS M G. Polyhydramnios. Uptodate, 2018-10-16.

[4] 华克勤. 住院医师规范化培训妇产科示范案例[M]. 上海: 上海交通大学出版社, 2016.

[5] 伍德沃德, 肯尼迪, 索海. 影像专家鉴别诊断——产科超声分册[M]. 张晶, 译. 北京: 人民军医出版社, 2012.

[6] 李胜利, 罗国阳. 胎儿畸形产前超声诊断学[M], 2版. 北京: 科学出版社, 2017.

[7] THILAGANATHAN B, SAIRAM S, PAPAGEORGHIOU A T. Problem Based Obstetric Ultrasound[M]. Boca Raton: CRC Press, 谢红宁, 等主译. 产前超声诊断常见问题思考策略. 人民卫生出版社, 2007.

[8] NORTON M E, SCOUTT L M. FeldsteinV A,CALLEN妇产科超声学（第6版）[M]. 杨芳, 栗河舟, 宋文龄, 译. 北京: 人民卫生出版社, 2019.

[9] 戴晴. 胎盘位置与回声等异常的过度解读[R]. 第七届中国出生缺陷防控论坛, 2018.

第八章

胎儿宫内感染的诊治与咨询

第1节　ToRCH

1971 年，有学者将常见导致胎儿感染的弓形体（toxoplasma gondii）、风疹病毒（rubella virus）、巨细胞病毒（cytomegalovirus, CMV）和单纯疱疹病毒（herpes simplex virus, HSV）统称为 ToRCH。此后，将引起胎儿感染的其他病原体，如梅毒螺旋体、乙型肝炎病毒、艾滋病毒等也纳入，称为 TORCH。

一、弓形体病

（一）概述

也称弓形虫病，是由弓形体经消化道感染引起的人畜共患寄生虫病，多为无症状的慢性感染。除感染人外，还可感染猫、狗、猪、牛等多种动物，接触这些动物或生食肉制品者为高危人群。

孕期感染弓形体后对胎儿的影响与孕龄相关。孕前存在慢性感染时，对胎儿影响很小，宫内传播率 <1%。孕早期感染，宫内感染率为 10%~25%，对胎儿影响严重；晚孕期感染，宫内感染率达 60%~65%，但对胎儿影响相对轻。胎儿感染可导致流产、早产、血液学异常、肝脾肿大、失明、失聪、脑部损伤或神经发育迟缓、死胎或死产等。

（二）孕期筛查建议

对无猫狗等接触史、饮食卫生和生活环境良好的孕妇，无须常规筛查弓形体病。

建议对有猫、狗等动物接触史、从事畜牧业或涉及动物的农业工作、生食（或半熟）肉制品史等高危因素的孕妇，或存在胎儿影像学异常的孕妇等进行筛查。因早、中、晚孕期均可感染，且晚孕期感染更可能引起胎儿感染，必要时在早、中、晚孕期可多次筛查。有条件者建议在孕前筛查。

（三）筛查指标和诊断

检测外周血弓形体 IgM 和 IgG 抗体。弓形体 IgM 抗体特异性差，假阳性率可高达 50%~75%，尤其是低滴度阳性者；弓形体 IgG 抗体的特异性好。单纯 IgM 抗体阳性，不仅没有临床意义，而且还会误导诊断，造成过度干预，因此，务必同时检测 IgM 和 IgG 抗体，其诊断价值见表 8-1-1。如果孕前 IgG 抗体阴性，而孕期转为阳性，可确诊原发感染。

表 8-1-1　ToRCH 特异性 IgM 和 IgG 的诊断价值

ToRCH 特异性抗体		诊断意义
IgM	IgG	
−	−	未感染，易感人群
−	+	既往感染，基本排除近期感染
+	+	提示近期感染或再感染 *
+	−	假阳性或感染初期，1~2 周后复查 †
1~2 周后复查结果 †		
+	−	假阳性，排除感染
−	−	假阳性，排除感染
+	+	真阳性，确定近期感染
−	+	真阳性，确定近期感染

　　*检测特异性 IgG 抗体亲和力指数（avidity index, AI），有助于区分原发感染和再激活或再感染。通常 AI>50% 为高亲和力指数，说明再感染或再激活感染，胎儿感染风险极低；AI<30% 为低亲和力指数，说明近期感染；AI 在 30%~50% 为中亲和力指数，需随访。但不同检测试剂的标准不一，AI 高低根据试剂说明书而定。弓形体 IgM 存在较大可能假阳性，我国尚无确认试验，需要慎重。

　　†人体感染病原体后首先产生特异性 IgM，然后数日内即产生特异性 IgG。如果 IgM 阳性后 1~2 周 IgG 仍然阴性，说明前者是假阳性，可以排除感染；如果 IgG 从阴性转为阳性，可确诊原发感染。

　　孕妇确诊或高度可疑弓形体感染（弓形体 IgM 和 IgG 均阳性），必须进一步进行胎儿超声（最好每月一次）或磁共振检查，并用 PCR 法检测羊水弓形体 DNA。羊水穿刺通常选择孕周大于等于 18 周，或者在确定母亲感染后至少 4 周，以提高检测阳性率。

（四）治疗和预防

　　孕妇可疑感染（弓形体 IgM 和 IgG 阳性）或确诊感染（弓形体 IgG 由阴性转为阳性，或羊水 PCR 法弓形体 DNA 阳性，或母体弓形体 IgM 和 IgG 阳性，且胎儿 B 超提示与弓形体相关的异常改变）后应进行抗弓形体治疗。

　　1. 螺旋霉素（或乙酰螺旋霉素）　该药很少通过胎盘屏障，仅对母体内的弓形体有效，对胎儿感染无效，但可以通过杀灭母体内的病原体，减少弓形体进一步通过胎盘而进入胎儿。用法：口服，每次 1.0 g，每 8 小时 1 次（每日总量 3.0 g）。适用于母体可疑感染，如果后续检查排除感染，则停药；如果不能排除感染，但胎儿超声无异常、羊水弓形体 DNA 阴性，继续服用至妊娠结束。

　　2. 联合乙胺嘧啶和磺胺嘧啶　这 2 种药可通过胎盘，但乙胺嘧啶在孕早期对胎儿存在潜在的致畸作用，故避免在孕 16 周前使用，孕 16 周后可开始使用。对孕 16 周前确诊母体弓形体感染，先单用螺旋霉素，孕 16 周后改为联合使用乙胺嘧啶（前 2 日，每 12 小时 1 次，每次 50 mg；第 3 日起，每日 1 次，每次 50 mg）和磺胺嘧啶（1.0 g，每 8 小时 1 次），并同时使用甲酰四氢叶酸（10~20 mg/d）以减少副作用。如果在孕 16 周后确诊，直接使用乙胺嘧啶和磺胺嘧啶。如果磺胺过敏，可改为乙胺嘧啶和克林霉素（300 mg，3~4 次 / 日）或阿奇霉素（250~500 mg/d）。如果胎儿确诊感染（胎儿超声异常或羊水弓形体 DNA 阳性），则治疗至分娩。如果未确定胎儿感染（胎儿超声无异常、羊水弓形体 DNA 阴性），则治疗 6~8 周后可改用螺旋霉素。

　　目前对弓形体无免疫预防，避免与猫等动物接触，注意个人卫生和饮食卫生，可减少感染。

（五）妊娠咨询

孕期确诊弓形体感染、且存在宫内感染时，是否继续妊娠，需结合感染时间（孕早、中、晚期）、感染类型（原发感染、再激活或再感染）、胎儿超声（最好每个月一次）或磁共振结果与孕妇本人及其家属充分沟通而定。如果终止妊娠，建议进行病理解剖，积累资料。如果继续妊娠，新生儿出生后，可检测脐带血或外周血弓形体 IgM，明确有无宫内感染，必要时给予治疗。

二、风疹

（一）概述

风疹病毒经呼吸道传播，常为急性感染。潜伏期为 14~21 日，可表现为发热、上呼吸道感染症状、皮疹等，也可为无症状感染。儿童为易感人群，感染后能产生持久免疫力。

风疹病毒能感染人体多种细胞，尤其是直接损害小血管内皮细胞。孕期感染风疹病毒对胎儿的影响，与感染的孕周有关。早孕期原发感染，80% 以上可发生宫内感染，引起胎儿心血管畸形、失明等先天性风疹综合征。随着孕龄增加，宫内感染引起胎儿病变的发生率下降；孕 25 周后感染，对胎儿几乎无不良影响。既往感染在早孕期再感染者，1%~5% 可影响胎儿，但后遗症轻。

（二）孕期筛查建议

我国育龄期妇女风疹病毒 IgG 抗体阳性率达 90%，具有免疫力。早孕期和中孕期早期无发热、皮疹等症状者，无需常规筛查。对早孕期和中孕期早期出现发热、上呼吸道感染症状、皮疹的孕妇应进行风疹血清学检测。孕 25 周后的感染一般不引起胎儿畸形，因此无须血清学检测。对已知胎儿畸形或胎儿超声显示结构异常者，建议筛查。有条件者，建议孕前筛查。

（三）筛查指标

需同时检测风疹病毒 IgM 和 IgG 抗体，结果判读见表 8-1-1。如果风疹病毒 IgM 和 IgG 抗体均阳性，可检测风疹病毒 IgG 抗体的 AI，AI<30% 为原发感染。风疹病毒 IgM 抗体也存在假阳性，尤其是低滴度阳性。动态检测有助于诊断，IgM 抗体的半衰期为 5~10 日，间隔 3~4 周重复检测，IgM 抗体滴度无明显下降，且 IgG 抗体无增高者，基本可以排除原发感染。

无免疫功能低下的健康成人，风疹病毒 IgM 抗体持续阳性超过 6 个月，假阳性可能大，即使是真阳性，体内也不存在病毒，无须担心宫内感染。

（四）治疗和预防

风疹仅需以休息为主的对症治疗，无须抗病毒治疗。孕前筛查风疹病毒 IgG 抗体阴性或低滴度阳性者，建议接种 1 针风疹疫苗。该疫苗为减毒活疫苗，接种后避孕 1 个月。

妊娠是接种风疹疫苗的禁忌证，但接种风疹疫苗后发现妊娠者，无须因此而终止妊娠。

（五）妊娠咨询

我国目前孕妇人群既往风疹病毒感染率大于 90%，孕期风疹病毒原发感染少见。因此，孕期风疹病毒 IgM 抗体和 IgG 抗体均阳性时，注意排除 IgM 抗体假阳性，尤其是低滴度 IgM 抗体阳性者。可检测风疹病毒 IgG 抗体的 AI 指数，以明确感染类型。如果确定是孕早期原发感染，建议终止妊娠。

如果胎儿超声或磁共振结果异常，且确定孕早期风疹病毒再感染，建议终止妊娠。

三、单纯疱疹病毒（HSV）感染

（一）概述

HSV 可分为 1 型和 2 型，表现为潜伏性感染，病毒潜伏在体内，但多数时候没有临床表现。1 型病毒主要通过唾液传播，引起咽喉部原发感染，之后表现为嘴唇和口腔复发性感染。2 型主要通过生殖道分泌物传播，引起会阴部和生殖道感染，属于性病，可出现局部刺痛、烧灼感、疱疹或溃疡等临床表现。

孕期原发感染 HSV，可发生胎儿宫内感染，表现为宫内发育迟缓，小头畸形、疱疹等，大部分出现后遗症。孕期再激活或再感染，宫内感染罕见。会阴部和生殖道感染时，分娩时新生儿经产道接触感染，常在出生后 1~4 周皮肤黏膜出现疱疹、眼部症状，严重时可出现中枢神经系统感染或全身播撒性感染。

（二）孕期筛查建议

我国育龄妇女既往 1 型 HSV 感染率接近 100%，孕期几乎不可能发生原发感染，因此，不建议筛查 1 型 HSV。

无不洁性行为、丈夫无活动性 2 型 HSV 感染、生殖道或会阴无上述临床表现者，无须筛查 2 型 HSV。有多个性伴侣或合并其他性病孕妇，或者会阴或生殖道出现灼热感、疼痛、疱疹等症状者，或丈夫有性病，建议筛查。

（三）筛查指标

必须同时检测 2 型 HSV IgM 和 IgG 抗体，如果均阳性，确定活动性感染（见表 8-1-1）。如果 IgM 抗体阳性，而 IgG 抗体阴性，多数为假阳性；间隔 1~2 周后复查，如果 HSV IgG 仍阴性，可排除诊断，如果 HSV IgG 转为阳性，可明确是原发感染。

（四）治疗和预防

孕期确诊感染者，因药物对胎儿的可能影响，不进行抗病毒治疗。生殖道或会阴存在疱疹或溃疡者，需进行局部处理。如果分娩时仍有局部临床表现，可选择剖宫产，以免新生儿经过产道直接接触感染。

目前对 HSV 无有效疫苗。注意个人卫生，避免不洁性生活，是预防关键。

（五）妊娠咨询

孕早期和孕中期原发感染 2 型 HSV 者，定期进行胎儿超声或磁共振检查，根据结果决定是否继续妊娠；孕晚期原发感染对胎儿影响小，注意分娩时新生儿经过产道的感染。

四、巨细胞病毒（CMV）感染

（一）概述

CMV 与 HSV 同属于疱疹病毒科，通过消化道传播，为潜伏性感染。妊娠期 CMV 活动性感染包括原发感染（第一次感染）或非原发感染（再激活或再感染），病毒均可通过胎盘感染胎儿，轻者不发生损害或轻微损害，重者可导致畸形等严重后遗症，甚至死胎。母体不同感染类型的宫内传播率和对胎儿影响的严重程度差异很大（图 8-1-1）。因此，明确孕期 CMV 感染类型，对预测宫内感染以及对胎儿的影响，具有重要意义。

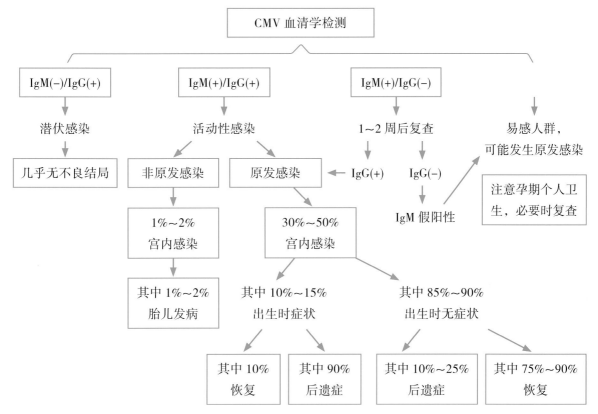

图 8-1-1　孕期不同 CMV 感染类型宫内感染发生率及其对胎儿的影响

（二）孕期筛查建议

我国育龄妇女 CMV IgG 阳性率高达 90%~98%，孕期发生原发感染的概率不高，因此，对饮食卫生和生活环境较好的孕妇，无须常规 CMV 抗体筛查。对孕期有低热、乏力、头疼等不适的孕妇，或超声胎儿结构筛查提示有异常者，建议进行筛查。有条件者，建议孕前筛查。

（三）筛查指标和诊断

需同时检测 CMV IgM 和 IgG 抗体，结果判读见表 8-1-1。如果 CMV IgM 和 IgG 同时阳性，基本可确定为活动性感染，但因 IgM 可出现假阳性，尤其是刚刚超过阳性标准的低滴度阳性；IgM 的半衰期 5~10 日，间隔 3~4 周复查，IgM 水平无明显下降，提示假阳性可能大。

对确定活动性感染者，尽可能进一步检测 CMV IgG 的 AI，以明确是原发感染还是再激活或再感染。CMV 原发感染的诊断依据为 CMV IgG 由阴性转为阳性，或者 CMV IgM 和 IgG 同时阳性，而且 CMV IgG 的 AI<30%。

母体确定感染类型后，需进行羊水穿刺检测羊水 CMV DNA，明确胎儿是否存在宫内感染，指征有：①明确或高度怀疑孕妇原发 CMV 感染；②胎儿超声或磁共振结果异常，孕妇 CMV IgM 和 IgG

同时阳性；③胎儿超声或磁共振结果异常，母体 CMV IgM 阴性，但因其他原因需要羊水穿刺者，需检测羊水 CMV DNA。其流程见图 8-1-2。如果明确母体为非原发感染，胎儿影像学检查无结构异常，无须羊水穿刺检测 CMV DNA。

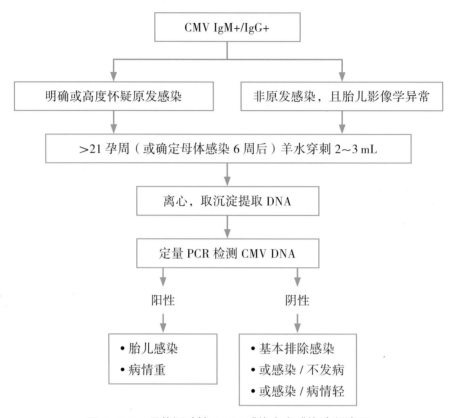

图 8-1-2 母体活动性 CMV 感染宫内感染诊断流程

羊水穿刺在诊断母体感染后 6 周，且孕龄大于 21 周进行，此时 CMV DNA 阳性率高。孕龄小于 21 周取羊水检测 CMV DNA，可出现假阴性。检测羊水 CMV DNA 时，不是取羊水上清，而是取羊水 2~3 mL 离心，取羊水和沉淀的混悬液提取 DNA 再进行检测，以提高阳性率。

在符合上述检测要求的前提下，若羊水 CMV DNA 阴性，表明胎儿没有感染，或仅有轻微感染，一般无明显损害，或者仅轻微病损，几乎无严重后遗症。如果 CMV DNA 阳性，证明存在胎儿宫内感染；CMV DNA 水平的高低，能反映感染程度，但不能完全反映胎儿病损的程度，病情严重程度还与孕期感染早晚有关。孕期越早感染，病损越重，发生后遗症概率越高；孕晚期宫内感染，病损较轻，后遗症概率低。

需特别指出，不建议宫内脐血穿刺检测 CMV DNA，其原因是阳性率明显低于检测羊水，而脐血穿刺技术要求高、易出现并发症。

（四）治疗和预防

不建议孕期抗病毒治疗，抗病毒治疗不仅不能改善胎儿畸形或不良后果，而且产生副作用。

对 CMV 尚无有效免疫预防。孕期注意饮食卫生，保证充足的休息和睡眠，适当补充营养，有利于提高机体抵抗力。

（五）妊娠咨询

胎儿宫内 CMV 感染，仅引起部分胎儿发病，通过超声和（或）磁共振等影像学检查，基本可以明确有无胎儿结构异常，这可以提供明确的咨询意见。另一方面，可能存在发生感觉神经性耳聋、视网膜病变或智力发育损害等后遗症，无法在产前进行诊断。这是处理胎儿宫内 CMV 感染中最难应对的问题。

因此，进行咨询时，需结合母体感染类型。若母体为原发感染，存在胎儿宫内感染（羊水 CMV DNA 阳性），同时存在胎儿结构异常，那么胎儿发生其他病变的风险大，发生严重后遗症的风险高；即使未发现明显胎儿结构异常，新生儿出生后仍有较高风险的后遗症。如果母体为非原发感染，胎儿存在宫内感染，但影像学检查未发现胎儿结构异常，那么胎儿发病的风险小，或者病情轻，严重后遗症罕见。因此，鉴别孕期 CMV 感染是原发感染还是非原发感染，对提供合理的咨询意见，决定是否继续妊娠具有重要意义。

无法确定胎儿结构是否异常时，需要连续动态胎儿超声监测，包括评估胎儿重要脏器（如脑室）的结构和生长发育情况，必要时进行胎儿磁共振检查。

不能仅根据孕期 CMV IgM 和 IgG 阳性，在没有明确是否存在宫内感染、胎儿结构是否异常的情况下，就建议终止妊娠，这属于滥杀无辜。图 8-1-2 显示，即使孕妇 CMV IgM 和 IgG 均阳性，绝大部分胎儿并不感染，发生严重后遗症主要见于原发感染。即使是原发感染，50%~70% 的胎儿仍不发生宫内感染。我国育龄妇女孕前 CMV IgG 阳性大于 95%，孕期 CMV IgM 和 IgG 同时阳性，绝大部分为非原发感染，即使发生宫内感染，通常不引起严重疾患。

（唐　洁　周乙华）

参考文献

[1] DUNAY I R, GAJUREL K, DHAKAL R, et al. Treatment of Toxoplasmosis: Historical Perspective, Animal Models, and Current Clinical Practice[J]. Clin Microbiol Rev, 2018,31(4):e00057–17.

[2] 中华医学会围产医学分会, 中华医学会妇产科学分会产科学组, 《中华围产医学杂志》编辑委员会. 妊娠期巨细胞病毒感染筛查与处理专家共识[J]. 中华围产医学杂志, 2017,20(8):553–556.

[3] 冯静, 周乙华. 妊娠期巨细胞病毒感染的诊断、处理和咨询策略[J]. 中华产科急救电子杂志, 2020,9(4):199–203.

第 2 节　病毒性肝炎

一、概述

（一）病毒性肝炎分型

病毒性肝炎分为甲型、乙型、丙型、丁型和戊型肝炎共 5 种，其病原体分别为甲型～戊型肝炎病毒。其中丁型肝炎病毒（HDV）不能单独感染人体，必须在感染乙型肝炎病毒（HBV）的基础上或者与 HBV 同时感染。根据临床表现无法区分肝炎病毒类型，需依据实验室检查。

这 5 种肝炎病毒本身都不直接损伤肝细胞，人体在清除这些病毒过程中造成的免疫病理才损伤肝细胞。甲型和戊型肝炎为自限性疾病，几乎仅表现为急性肝炎，乙型和丙型肝炎既可表现为急性肝炎，也可以表现为慢性感染。

（二）孕期肝炎管理

主要目的是预防或及早发现重型肝炎。慢性 HBV 或丙型肝炎病毒（hepatitis C virus，HCV）感染者妊娠，应进行血常规、肝功能和凝血功能检测，肝、胆、脾、腹腔超声检查，以评估肝功能情况。无肝炎临床表现且肝功能正常者，每 2~3 个月需检测肝功能 1 次。忌酒、避免使用肝损药物，尤其禁用含有乙酰氨基酚的各种退热药。

（三）宫内感染和产科处理

肝炎病毒不引起胎盘损伤，胎盘屏障足以阻止这些病毒进入胎儿，因而几乎不经胎盘发生宫内传播，母婴传播主要发生在分娩过程。

早孕、中孕和晚孕期偏早的急性肝炎，分娩时已恢复，可以正常分娩，子女无须特别处理。孕晚期后期或临近预产期的急性肝炎或慢性肝炎急性发作，存在明显乏力等肝炎症状，或肝功能明显异常，需提前住院，必要时剖宫产。

二、甲型和戊型肝炎

（一）孕期筛查和诊断

普通孕妇无须常规筛查甲型或戊型肝炎。如果存在肝炎表现，如乏力、食欲减退、黄疸或肝功能异常（ALT>80 U/L）才需进行相应的实验室检查，明确有无这 2 种病毒感染，其诊断依据是特异性 IgM 抗体，结果判读见表 8-2-1。因检测 IgM 容易出现假阳性，需同时检测特异性 IgM 和 IgG。特别注意：如果无肝炎临床表现，肝功能正常，即使 IgM 和 IgG 同时阳性，说明是近期隐性感染，不能诊断急性肝炎，也无须按肝炎处理。

甲型或戊型肝炎几乎都为自限性感染，无症状、轻型、或普通型，对母体和胎儿通常无明显不良后果。如果肝炎症状重，可能造成流产或早产等不良后果。

表 8-2-1 甲型和戊型肝炎 IgM 和 IgG 的诊断价值

特异性抗体		诊断意义
IgM	IgG	
–	–	未感染，易感人群
–	+	既往感染，基本排除近期感染
+	+	近期感染，明确诊断
+	–	假阳性或感染初期，1~2 周后复查*
1~2 周后复查结果*		
+	–	假阳性，排除感染
–	–	假阳性，排除感染
+	+	真阳性，确定近期感染
–	+	真阳性，确定近期感染

甲型肝炎罕见引起重型肝炎。戊型肝炎，尤其发生在孕晚期，易引起重型肝炎，其病死率可高达 20%。

（二）治疗

无黄疸或无重型肝炎倾向的孕妇，无须住院，但务必休息，症状较重时最好完全卧床，对症治疗，适当补充营养，避免使用可能引起肝损的药物，特别不能使用含有乙酰氨基酚的各种退热药。定期随访，病情早期每周至少复查一次肝功能。休息和对症处理后，绝大多数病情将好转，肝功能恢复正常。肝功能正常后仍需要休息至少 2 周。

存在黄疸，或 ALT 大于等于 10 倍正常上限时，或者对症和休息数日后病情未好转者，尤其是戊型肝炎，需要住院治疗。

（三）母乳喂养

甲型和戊型肝炎均不经母乳传播，可正常哺乳。肝炎症状较重或存在黄疸，建议夜间不直接哺乳，以保证产妇足够的睡眠，利于病情康复；可由他人间接哺乳（乳汁挤出后冷藏或冷冻，喂前用低于 50℃水加热）。

三、乙型肝炎

（一）孕期筛查和诊断

我国明确规定，孕妇第 1 次产前筛查时，须常规检测乙型肝炎表面抗原（HBsAg），有条件者检测 5 项乙型肝炎血清学标志（"乙肝两对半"），其目的是明确孕妇是否感染乙肝，以预防 HBV 母婴传播，检测结果判读见表 8-2-2，HBsAg 阳性，确定存在乙肝病毒感染。

表 8-2-2　HBV 血清学标志物及临床意义

HBsAg	抗 -HBs	HBeAg	抗 -HBe	抗 -HBc	临床意义
+	−	+	−	+/−	存在感染、传染性强（俗称大三阳）
+	−	−	+/−	+/−	存在感染、有传染性（俗称小三阳）
−	+	−	+/−	+/−	既往感染已恢复或接种疫苗、有保护力
−	−	−	+/−	+/−	既往感染已恢复或假阳性
−	−	−	−	−	既往无 HBV 感染、易感人群

（二）HBsAg 阳性孕妇的孕期管理

HBsAg 阳性孕妇产前筛查时，须常规检测肝功能。因妊娠加重身体负担，可使丙氨酸转氨酶（ALT）轻度升高，因此 ALT 大于正常高限 2 倍（>80 U/L）才有临床意义。

HBsAg 阳性孕妇 ALT>80 U/L，应检测甲型、丙型和戊型肝炎的血清学指标，明确是否合并感染。同时需休息，间隔 1~2 周定期复查。如果无肝炎症状或症状较轻，ALT 小于正常高限 5 倍，可在门诊治疗，务必注意休息，1~2 周随访 1 次；连续 2 次肝功能正常后 2~3 个月随访 1 次。如果 ALT 大于正常高限 5 倍且持续时间超过 1 个月，或单次大于 10 倍，或伴有较重的肝炎症状，或肝功能异常伴有黄疸，均需住院治疗，必要时进行抗病毒治疗。即使无肝炎表现或肝功能正常，但如果伴有肝纤维化或肝硬化，也需要进行抗病毒治疗。具体治疗，请感染科或肝病科会诊。

1. **HBsAg 阳性 /HBeAg 阴性（俗称"小三阳"）孕妇**　有条件者，可定量检测 HBV DNA。总体上 HBV DNA 中位水平约为 10^3 U/mL，大于 2×10^5 U/mL 的比例不到 1%，后者建议孕晚期服用抗病毒药物（详见下），以减少母婴传播。

2. **HBsAg 和 HBeAg 双阳性（俗称"大三阳"）孕妇**　HBV DNA 中位水平约为 10^7 U/mL，HBV DNA>2×10^5 U/mL 的比例大于 90%，故 HBeAg 阳性是高病毒载量的可靠指标。有条件者定量检测 HBV DNA，如果大于 2×10^5 U/mL，则在孕 28~32 周开始服用抗乙肝病毒药物。替诺福韦酯、替比夫定、拉米夫定均可在孕期服用，选用一种即可，无须联合用药。因替诺福韦酯不易产生耐药，为首选。如果孕妇存在骨质疏松或肾功能损害，首选替比夫定或拉米夫定。服用药物至分娩当日停药。这些药物对胎儿 / 新生儿总体上是安全的，严重不良影响少见。

3. **孕晚期孕妇**　使用乙型肝炎免疫球蛋白（HBIG）不能预防母婴传播，是浪费医疗资源，务必避免使用。

（三）分娩方式

剖宫产不能减少母婴传播，不能以减少 HBV 母婴传播为目的而选择剖宫产。

（四）母婴传播的新生儿预防

乙型肝炎几乎没有宫内传播，母婴传播主要发生在分娩过程。新生儿娩出过程中，已经暴露于母体的病毒，即体内已经存在病毒，但尚未进入肝细胞。因此，新生儿娩出后尽快进行免疫预防是关键。

1. **足月儿和体重 >2000 g 的早产儿**　新生儿在出生 12 小时内注射 100 U 乙型肝炎免疫球蛋白（HBIG），同时接种第 1 针乙肝疫苗；1 月龄和 6 月龄分别接种第 2 和第 3 针乙肝疫苗。

接种第 1 针疫苗后，大多数不能检测到乙型肝炎表面抗体（抗 -HBs）；接种第 2 针疫苗后 1 周左右，即可主动产生抗 -HBs，发挥保护作用；接种第 3 针疫苗，是为了延长保护年限。

注射 100 U 的 HBIG，至少可以保护 45 日，此时婴儿自己能产生抗 -HBs，因此通常无须在 2~4 周龄重复注射 HBIG。注射 200 U 的 HBIG，不能提高保护率，是浪费有限的医疗资源。

联合免疫预防后，"小三阳"母亲的母婴传播率由原来的 10%~30% 降至 0.1% 以下；"大三阳"母亲的母婴传播率从原来的 70%~90% 降至 5%~10%。出生后越快使用 HBIG 和乙肝疫苗，保护效果越好；在出生后 1 小时内使用，"大三阳"母亲子女的母婴传播率可降至 3% 以下。对高病毒载量或"大三阳"孕妇孕晚期抗病毒治疗，同时新生儿联合使用 HBIG 和乙肝疫苗，母婴传播率可降至 0.1% 以下。

2. **出生后状况不佳的足月儿和体重 >2000 g 的早产儿**　如果新生儿状况不佳或者需要抢救，在 12 小时内（越快越好）务必肌内注射 1 针 100 U 的 HBIG，待身体状况稳定后再按"0、1、6 个月"方案接种疫苗。如果预计第 2 针疫苗出生后 50 日以上才能接种时间（例如，第 1 针疫苗在 1 月龄时才接种），建议在 1 月龄左右重复使用 1 针 100 U 的 HBIG。

3. **体重 <2000 g 的早产儿**　在 12 小时内（越快越好）务必肌内注射 1 针 100 U 的 HBIG。如生命体征稳定，无须考虑体重，尽快接种第 1 针疫苗；如果生命体征不稳定，待稳定后，尽早接种第 1 针。待体重达到 2000 g 后，再重新按"0、1、6 个月"方案接种疫苗。

如果预计第 2 针疫苗出生后 50 日以上才能接种（例如，第 1 针疫苗在 1 月龄时才接种），建议在 1 月龄左右重复使用 1 针 100 U 的 HBIG。

（五）预防 HBV 母婴传播的其他事项

1. 接种乙型肝炎疫苗期间怀孕，无须特别处理，且可完成全程接种。孕期也可以开始接种乙肝疫苗。

2. HBIG 为血制品，最好在分娩前完成知情同意签名，避免延误使用。产房最好能备有 HBIG 和乙肝疫苗，使夜间、节假日出生的新生儿能在出生后尽快完成免疫预防。

3. 孕期没有筛查 HBsAg，分娩前及时检测，根据检查结果而定。如果分娩后仍没有获得检查结果，除了接种乙肝疫苗外，最好对新生儿注射 HBIG；如有乙肝家族史，强烈建议注射 HBIG。

4. 母亲 HBsAg 阴性，但新生儿父亲或其他家庭成员 HBsAg 阳性时，是否注射 HBIG，取决于 2 个前提：一是母亲抗 -HBs 阴性，二是该 HBsAg 阳性成员将照料新生儿而密切接触。如果两者同时符合，则建议新生儿注射 1 针 100 U 的 HBIG。如果母亲抗 -HBs 阳性，新生儿在宫内已经获得母亲的抗体，出生后对乙肝具有免疫力，至少可以维持 2~3 个月，即使其他 HBsAg 阳性的家庭成员照料新生儿，也无须注射 HBIG。

5. HBV 感染孕妇羊水穿刺，若 HBeAg 阴性，不增加新生儿 HBV 母婴传播的风险；若 HBeAg 阳性，是否增加胎儿感染，尚无定论，有待进一步研究。

6. 精液不引起先天 HBV 传播，但父亲服用恩替卡韦或阿德福韦抗病毒治疗时，需要避孕。

（六）母乳喂养

1. 人工喂养不能减少 HBV 母婴传播，母乳喂养不增加新生儿感染风险。HBsAg 阳性母亲，无论 HBeAg 是阴性还是阳性，均能母乳喂养。

2. 母亲肝功能异常、乳头皲裂或破损出血、剪舌系带、口腔溃疡或病损等，仍可母乳喂养，但合并 HIV 感染最好不要母乳喂养。

3. 母亲抗病毒治疗时，经乳汁分泌的药物浓度很低，也能母乳喂养。

4. 首次母乳喂养，无需等待使用 HBIG 和乙肝疫苗后才开始。

5. 乳汁无须检测 HBV DNA。

（七）子女随访

无须检测脐带血或新生儿外周血 HBV 血清学标志和 HBV DNA。

新生儿随访的适当时间是第 3 针疫苗后 1 个月（7 月龄）至 12 月龄；如果未随访，12 月龄后仍需随访。随访结果：① HBsAg 阴性，抗 -HBs 阳性，且大于等于 100 mU/mL，说明预防成功，应答良好，无需特别处理；② HBsAg 阴性，抗 -HBs 阳性，但小于 100 mU/mL，可在 2~3 岁加强接种 1 针（1 针即可），以延长保护年限；③ HBsAg 和抗 -HBs 均阴性（或小于 10 mU/mL），尽快再次按"0、1、6 个月"方案接种疫苗，然后再复查；④ HBsAg 阳性，抗 -HBs 阴性，基本说明已感染；6 个月后复查 HBsAg 仍阳性，可确定为慢性感染。

确定预防成功后，且抗 -HBs 应答良好，一般无须再次随访，保护力至少可以维持 30 年。即使今后抗 -HBs 下降至低于 10 mU/mL，仍具有免疫力，无须加强接种。

四、丙型肝炎

（一）孕期筛查和诊断

因为针对丙型肝炎病毒（HCV）的直接抗病毒药物的出现，目前 90% 左右的丙型肝炎患者可治愈。美国已经建议孕妇常规筛查丙型肝炎抗体（抗 -HCV），但包括我国在内的大多数国家目前尚未建议孕期常规筛查 HCV 感染。

孕妇存在肝功能异常（ALT>80 U/L）或静脉吸毒、性传播疾病等高危因素时，建议检测血清抗 -HCV 抗体，阳性者，90% 以上提示慢性感染，需进一步定量检测 HCV RNA，阳性者确认感染，但孕期禁忌使用直接抗病毒药物；如果阴性（低于检测下限），每 6 个月复查 1 次，HCV RNA 持续 2~3 年始终阴性，为既往感染。

（二）母婴传播与预防

母婴传播率为 3%~10%，平均约为 5%。母婴传播率的高低与母体病毒水平有关。HCV RNA 水平高，子女感染风险大；HCV RNA 阴性，几乎无感染风险。静脉吸毒者、合并 HIV 感染时，母婴传播率可高达 10%~25%。

对丙型肝炎无免疫预防措施。HCV 母婴传播与分娩方式无明显关联，剖宫产不能减少母婴传播，因此无须为此而选择剖宫产。如果产程中胎膜破裂大于 6 小时，或者胎儿娩出前或分娩时皮肤黏膜损伤，可能增加母婴传播，因此，应尽可能避免产前胎儿有创检查，接产时避免皮肤黏膜损伤。

（三）母乳喂养

HCV 母婴传播与喂养方式无关，故无须采用人工喂养。但乳头存在明显损伤或出血时，暂停该侧乳房直接哺乳，或将乳汁挤出，巴氏消毒后采用奶瓶喂养。

（唐　洁　周乙华）

参考文献

[1] 中华医学会妇产科学分会产科学组, 中华医学会围产医学分会. 乙型肝炎病毒母婴传播预防临床指南(2020)[J]. 中华围产医学杂志, 2020,23(05):289–298.

[2] 中华医学会围产医学分会. 母亲常见感染与母乳喂养指导的专家共识[J]. 中华围产医学杂志, 2021,24(7):481–489.

第3节　性传播疾病

性传播疾病种类较多，本节围绕妊娠合并梅毒、艾滋病和淋病这 3 种性病进行阐述。

一、梅毒

（一）概述

梅毒由苍白密螺旋体（*Treponema pallidum*, TP，也称梅毒螺旋体）引起，主要经性接触传播，典型临床表现可分为Ⅰ期、Ⅱ期和Ⅲ期梅毒，但随着抗生素的广泛应用，目前梅毒大部分临床表现不典型，孕期梅毒多数没有症状，须依赖实验室筛查才能发现。

孕期梅毒可发生宫内传播，如果不进行治疗，宫内传播率高达50%以上，引起早产、死胎、死产、低出生体重、肝脾肿大或其他各种病变。

（二）孕期筛查

近年我国孕期梅毒患病率呈升高趋势，为控制先天梅毒，自2011年起，我国明确规定所有孕妇，不管有无梅毒感染高危因素，首次产前检查时都必须筛查梅毒，尽可能在孕早期进行筛查；孕早期未筛查者，孕中期或孕晚期尽早筛查；如果孕期未筛查，住院分娩时仍需筛查。

对有不洁性生活史、合并其他性病或丈夫存在梅毒或其他性病者，除孕早期筛查外，建议孕中期和孕晚期各筛查1次。有条件者建议在孕前筛查。

（三）筛查指标和诊断

1.梅毒特异性抗体 有多种检测方法，常使用梅毒螺旋体颗粒凝集试验（TP-PA）。梅毒治愈后梅毒特异性抗体可存在数十年或终身，因此，单纯梅毒特异性抗体阳性，不能诊断现症梅毒，还需要检测梅毒非特异性抗体。

2.梅毒非特异性抗体 梅毒螺旋体与哺乳动物心脏成分有一定的同源性，其抗体与牛心脏磷脂和卵磷脂能发生交叉反应，故称梅毒非特异性抗体。将牛心脏磷脂、卵磷脂及胆固醇吸附在活性炭或乳胶颗粒中，如果血清中存在梅毒抗体，活性炭或乳胶颗粒显示凝集反应，常用方法是快速血浆反应素试验（RPR），阳性时必须报告具体滴度，如1∶4阳性或1∶16阳性。

梅毒特异性抗体和非特异性抗体检测结果判读见表8-3-1。根据我国相应工作规范，对妊娠妇女，如果梅毒特异性抗体阳性，只要RPR结果阳性，即使是低滴度阳性（如1∶1或1∶2阳性），都诊断为孕期梅毒，需要进行治疗。

对普通人群非特异性抗体低滴度阳性者，可结合治疗情况和通过动态观察滴度变化，确定是现症感染还是已经治愈的既往感染；对于孕妇，动态观察需要较长时间，存在梅毒宫内传播风险。因此，对孕期梅毒的诊断，与普通人群略有不同。

表 8-3-1　梅毒抗体检测结果判读

特异性抗体（TP-PA）	非特异性抗体（RPR）	结果判读
−	−	排除感染
−	+	假阳性；间隔1~2周再次检测，如结果相同，排除感染
+	−	梅毒治愈后或者假阳性；间隔1~2周再次检测，如结果相同，排除现症感染
+	+	现症感染或梅毒治愈后，根据RPR滴度和既往治疗情况进行判断*

*RPR结果1∶1或1∶2阳性，如果经青霉素正规治疗，提示为梅毒治愈后；如果未经正规治疗，可疑梅毒感染。1∶4阳性，不管是否经过治疗，可疑梅毒感染。1∶8或1∶16阳性，梅毒可能性大。1∶32阳性或以上，确定梅毒感染。

（四）治疗和预防

孕期一旦诊断梅毒（梅毒特异性抗体和非特异性抗体均阳性），应尽快开始治疗。孕早期治疗效果最好；晚孕期筛查和治疗，仍能明显减少宫内传播。首选青霉素类药物（需皮试）。大环内酯类胎盘通过率差，仅对孕妇有效，对胎传梅毒效果差或无效，不建议使用。需同时筛查孕妇配偶或性伙伴，必要时进行治疗。

1. 治疗方案和注意事项

（1）苄星青霉素 240 万 U（两侧臀部各 120 万 U），1 次 / 周，连续 3 次；或

（2）普鲁卡因青霉素 80 万 U，1 次 / 日，连续 15 日。

至今未发现梅毒螺旋体对青霉素耐药，正规治疗后，几乎 100% 有效，因此无须重复疗程。如果治疗后再感染，才需要再次治疗。青霉素胎盘通过率高，对已经发生的宫内传播也有效。

青霉素过敏者，脱敏后再使用上述方案。或者使用头孢曲松钠 1 g/d，肌内注射或静脉点滴，连续 10 日，仍需注意过敏。不同厂家的头孢曲松钠效果差异较大，需要注意后续疗效评估。

首次使用抗生素后梅毒螺旋体死亡，释放大量的异体蛋白，可导致过敏反应，即吉海（Jarisch-Herxheimer）反应，通常发生在数小时内，不超过 24 小时。一旦发生，需抗过敏治疗，严重时可使用肾上腺皮质激素。

2. 疗效评估

梅毒非特异性抗体滴度持续下降，说明治疗有效。因治疗后短期内病原体死亡，释放抗原，刺激机体免疫系统，部分患者治疗后 2~4 周内抗体水平可能升高，因此不建议治疗后短期内检测梅毒非特异性抗体滴度。IgG 抗体的半衰期为 21~24 日，建议在治疗结束后间隔 2 个抗体半衰期，即 6~7 周后首次复查非特异性抗体滴度，此后再间隔 4~6 周复查。

目前对梅毒无免疫预防，保持良好的生活习惯，保持性卫生，基本可以不发生梅毒。

（五）妊娠咨询

尽管梅毒宫内传播的发生率在 50% 以上，但孕早期筛查和治疗，宫内传播率可降至 0.3% 以下，且母体治疗对已经发生的宫内传播也有效。因此，除非有影像学检查提示胎儿结构明显异常，通常无须终止妊娠。

（六）新生儿处理和随访

新生儿确诊或可疑梅毒，均需治疗，首选青霉素（需皮试）。① 新生儿前 7 日，青霉素 5 万 U/kg 体重，Q12h，静脉滴注；第 8 日起，Q8h，10~14 日；或 ② 普鲁卡因青霉素，5 万 U/（kg·d），肌内注射，10~14 日。

梅毒孕妇的所有子女，均需要随访。3 月龄左右首次检测非特异性抗体，阴性排除宫内感染；阳性，6 月龄再次检测非特异性抗体，阴性排除，阳性则提示感染，需要按梅毒治疗。母源性梅毒特异性抗体在子女体内可长达 18 个月，因此，小于 18 月龄的婴幼儿不检测梅毒特异性抗体。

孕妇分娩前已接受规范治疗，能母乳喂养。分娩前未规范治疗者，暂缓母乳喂养，但母乳经巴氏消毒后能喂养，同时尽快开始治疗，疗程结束后可母乳喂养。

二、艾滋病

（一）概述

由人免疫缺陷病毒（HIV）引起，通过静脉吸毒、不洁注射、男性同性恋、性接触等传播，母婴传播是婴幼儿感染的主要原因。该病毒感染 $CD4^+$ 的 T 淋巴细胞，使 T 细胞明显减少，免疫功能明显下降，导致一系列不良后果。

（二）孕期筛查

自 2011 年起，我国明确规定所有孕妇首次产前检查时，都需要筛查艾滋病，尽可能在孕早期进行筛查。孕早期未筛查者，孕中期或孕晚期尽早筛查。孕期未筛查者，住院分娩时仍需筛查。

对有不洁性生活史、合并其他性病或丈夫存在艾滋病或其他性病，除孕早期筛查外，建议孕中晚期至少再筛查 1 次。有条件者建议孕前筛查。

（三）筛查指标和诊断

检测外周血抗 -HIV 抗体，阳性初步诊断；经确认试验（免疫印迹法）证明阳性，即可确诊 HIV 感染。我国各县市均有收治 HIV 感染者的定点医院，感染者需转至定点医院进一步定量检测 HIV 核酸、评估全身免疫功能以及其他全身各系统的功能等。

（四）治疗和预防

艾滋病感染者，需要终身进行抗病毒治疗，政府提供免费抗病毒药物。所有 HIV 感染孕妇，均需进行抗病毒治疗，治疗孕妇的目的，一方面有利于孕妇健康，另一方面可预防母婴传播。孕妇抗病毒治疗可选择以下任意一种，具体药物剂量和用法见表 8-3-2：

方案 1：替诺福韦（TDF）+ 拉米夫定（3TC）+ 洛匹那韦 / 利托那韦（LPV/r）。

方案 2：替诺福韦（TDF）+ 拉米夫定（3TC）+ 依非韦伦（EFV）。

方案 3：齐多夫定（AZT）+ 拉米夫定（3TC）+ 洛匹那韦 / 利托那韦（LPV/r）。

目前对艾滋病无免疫预防，保持良好的生活习惯，保持性卫生，基本可以不发生艾滋病。

表 8-3-2 HIV 感染孕妇抗病毒药物剂量和用法

药物	单次剂量	使用方法
AZT	300 mg	2 次 / 日
3TC	300 mg	1 次 / 日
LPV/r	200 mg/50 mg/ 片，2 片	2 次 / 日
TDF	300 mg	1 次 / 日
EFV	600 mg	1 次 / 日

（五）妊娠咨询

艾滋病感染孕妇，如果不采取任何措施，母婴传播发生率高达 30%~50%。规范采取以下预防措施，母婴传播率可降至 1% 以下，一般无须终止妊娠。

1. 母亲孕期规范抗病毒治疗　如果孕前已知感染，并开始抗病毒治疗，母婴传播率可降至 0.1%
左右。分娩时母亲病毒滴度低于检测下限时，几乎不发生母婴传播。分娩后，仍需要持续抗病毒治疗，
既对母亲有利，也有利于减少产后的母婴传播。

2. 选择性剖宫产　有条件者，预产期前（如孕 38 周）或在产生规律宫缩前选择性剖宫产，能
减少母婴传播。

3. 适当的喂养方式　母乳喂养能引起 HIV 母婴传播。完全人工喂养，感染机会最低；纯母乳喂
养次之；混合喂养感染机会最高。因此，尽可能完全人工喂养。如果无条件提供充足的配方奶，选
择纯母乳喂养；或者母乳经巴氏消毒后再喂养，6 个月后使用配方奶和其他副食。禁忌混合喂养。

4. 婴儿服用抗病毒药物预防　新生儿出生后 6 小时（最好 2 小时内）服用抗病毒药物，完全人
工喂养者，4~6 周后停药；母乳喂养者持续用药，停止母乳后继续用药 1 周。具体药物和使用方法
见表 8-3-3，使用一种药物即可。

表 8-3-3　婴儿抗病毒预防母婴传播的药物和使用方法 *

出生体重 /g	奈韦拉平（NVP）方案 **	齐多夫定（AZT）方案
≥2500	15 mg（1.5 mL），1 次 / 日	15 mg（1.5 mL），2 次 / 日
2000~2500	10 mg（1.0 mL），1 次 / 日	10 mg（1.5 mL），2 次 / 日
<2000	2 mg/kg（0.2 mL/kg），1 次 / 日	2 mg/kg（0.2 mL/kg），2 次 / 日

* 母亲孕期开始用药者，婴儿完全人工喂养，服药至出生后 4~6 周。母亲产时或者产后才开始用药者，婴儿服用 8~12
周。如果婴儿母乳喂养，应持续服用药物，至停止母乳喂养后持续 1 周。

** 母乳喂养时，首选该方案。

（六）婴儿随访

所有 HIV 感染母亲的子女，均需随访。因新生儿体内存在母源性抗体，12 月龄前检测抗 -HIV
不能确定是否感染。

6 周龄首次随访：检测 HIV RNA，如果 HIV RNA 阴性，初步排除；间隔大于 6 周（大于 3 月龄）
再次检测仍阴性，基本排除感染；如果 HIV RNA 阳性，初步确定感染；尽快再次采血检测，仍阳性，
确定感染。

如果 3 月龄后才随访，连续 2 次检测 HIV RNA 阳性，可确定诊断；连续 2 次阴性，可排除。

如果 12 月龄后随访，看检测抗 -HIV 抗体，阴性可基本排除；如果抗 -HIV 抗体阳性，检测
HIV RNA，阳性确定感染；如果阴性，18 月龄时再次检测抗 -HIV，阳性可确定感染，阴性可排除感染。

三、淋病

（一）概述

由革兰染色阴性的淋病奈瑟菌（简称淋球菌）引起的、以泌尿生殖道化脓性感染为主要表现的
常见性病。急性感染常表现尿道炎（尿频、尿急、尿痛等）或宫颈炎表现。慢性感染临床表现不典型，
可出现下腹坠胀、腰酸背痛、白带增多等。妊娠合并淋病多无明显临床症状，可逆行感染引起宫内感染、
早产等，分娩时新生儿经过产道时直接接触可引起感染。

（二）孕期筛查

无不洁性生活史、无临床表现的孕妇，无须常规筛查淋病。有不洁性生活史、有临床表现，或丈夫／性伴侣确诊或可疑淋病者，建议筛查。

（三）筛查指标和诊断

筛查指标：用宫颈拭子取宫颈分泌物培养淋球菌，或使用 PCR 法检测淋球菌核酸，阳性可以诊断。确诊感染孕妇，对其丈夫或性伴侣也需要筛查。

（四）治疗和预防

无并发症者，单次肌内注射头孢曲松钠 0.25 g，同时顿服阿奇霉素 1.0 g；有并发症者，单次肌内注射头孢曲松钠 1.0 g，并顿服阿奇霉素 1.0 g。原则上，确诊淋病的性伴侣，即使未检测到淋球菌，也需要单次肌内注射头孢曲松钠 0.25 g。

对淋病无免疫预防，保持良好的生活习惯，保持性卫生，基本可以避免感染淋病。

（唐　洁　周乙华）

参考文献

[1] 朱玉霞, 樊尚荣. 艾滋病、梅毒和淋病母婴传播的防治[J]. 实用妇产科杂志, 2018, 34(12):881–883.

[2] 国家卫生健康委办公厅. 预防艾滋病、梅毒和乙肝母婴传播工作规范(2020年版)[EB/OL]. http://www.nhc.gov.cn/cms-search/xxgk/getManuscriptXxgk.htm?id=fc7b46b2b48b45a69bd390ae3a62d065.shtml.

第九章

出生缺陷其他相关风险因素咨询

一、营养状况

孕妇营养失衡也会造成胎儿的不良结局。营养缺乏可导致孕妇贫血、低蛋白血症等增加，从而早产、胎儿生长受限和出生缺陷等发生率也增加；营养过剩时可致孕妇肥胖、妊娠期糖尿病的发生率增加，巨大儿增加，近期增加了产伤的发生风险，远期代谢综合征的发生率也增加。

（一）围受孕期叶酸缺乏增加胎儿开放性神经管缺陷风险

妊娠妇女血液叶酸水平与胎儿开放性神经管缺陷（open neural tube defect, ONTD）风险之间存在密切的负相关。研究表明，当红细胞叶酸浓度小于 340 nmol/L 时，ONTD 发病率为 6.6‰，而当红细胞叶酸浓度升高至 906 nmol/L 以上时，ONTD 发病率降低至 0.8‰，表明妇女围受孕期血液叶酸浓度低，生育 ONTD 患儿的风险增加。

研究证明，每日服用 1 片 0.4 mg 叶酸，至少需要服用 3 个月，红细胞叶酸浓度才能达到预防 ONTD 的有效水平；每日服用 4 mg 叶酸，需要服用 1 个月以上。对叶酸营养状况相对较好的妇女，每日增补 0.8 mg 叶酸，需要增补 1 个月的时间，红细胞叶酸浓度才能达到有效预防 ONTD 的水平。故推荐从孕前 3 个月至孕后 3 个月补充叶酸。

（二）孕期缺铁影响到新生儿近期健康和远期健康

一项 Meta 分析结果表明：孕期妇女铁补充不足，会直接影响到新生儿体内铁储存、新生儿体重，造成后代在童年期认知和行为问题。中华医学会围产医学分会 2014 年颁布的《妊娠期缺铁和缺铁性贫血诊治指南》推荐诊断明确的 IDA 孕妇应补充元素铁 100~200 mg/d，治疗 2 周后复查 Hb 评估疗效，通常 2 周后 Hb 水平增加 10 g/L，3~4 周后增加 20 g/L。非贫血孕妇如果血清铁蛋白低于 30 μg/L，应摄入元素铁 60 mg/d，治疗 8 周后评估疗效。

（三）维生素 D 促进钙、磷的吸收

维生素 D 可促进钙和磷在消化道的吸收，增加血钙和磷浓度，促进骨质钙化。当维生素 D 缺乏时，骨质钙化受影响，造成佝偻病和骨软化症发生率增加。故推荐孕期可以补充钙 600 mg/d。

二、糖尿病

在受孕时和孕早期母体高血糖可致糖尿病性胚胎病，导致严重出生缺陷和流产。在孕中期和孕晚期母体高血糖可致高血糖症、高胰岛素血症及巨大儿。研究发现，高血糖暴露时，婴儿严重畸形患病率的总风险为 5%~6%。其中 2/3 发生在心血管系统（每 100 例活产儿中 8.5 例）或中枢神经系统（每 100 例活产儿中 5.3 例）。

建议孕前进行血糖控制，孕期实施体重管理。糖化血红蛋白（hemoglobin A1c，HbA1C）控制标准：<6.5%。孕中期行超声胎儿结构筛查排除胎儿发育异常。

二、慢性高血压

孕妇慢性高血压，会增加胎儿生长受限的风险。建议该类患者产科就诊、动态评估、全程管理，胎儿超声随访。应评估高血压药物的致畸风险，妊娠期禁用血管紧张素转换酶抑制剂和血管紧张素受体阻滞剂。对长期高血压或高血压控制不佳的女性应评估是否有终末器官损害，例如，心室肥大，视网膜病变和肾功能不全等。血压控制目标压为 110~130/80~85 mmHg。

三、甲状腺功能异常

孕妇甲状腺功能异常，未得到适当治疗时，会导致自然流产、先兆子痫、早产、胎盘早剥和死胎等不良妊娠结局。对于计划怀孕的患者，应考虑根据危险因素进行筛查。孕期时建议产科就诊，推荐的 TSH 参考值为妊娠初期 0.1~2.5 mU/L，妊娠中期 0.2~3.0 mU/L，妊娠末期 0.3~3.0 mU/L。

四、肥胖症

肥胖女性分娩先天性畸形胎儿的风险增加，主要包括神经管缺陷、心脏畸形、口面部缺损、肢体缩短异常。一项来自 39 项研究的系统评价和 meta 分析，对妊娠前或妊娠早期体重或 BMI 进行了估计并提供了有关先天性异常的数据。结果发现，与 BMI 正常女性的妊娠相比，肥胖女性妊娠时胎儿脊柱裂的发生增加 2.24 倍，先天性心脏病的发生增加 1.3 倍，肢体短缩畸形增加 1.3 倍。故推荐肥胖妇女孕前减重。

五、易栓症

易栓症可导致复发性不良妊娠，即复发性自然流产。母体在妊娠期间或产后易发深静脉血栓和肺栓塞。建议对高风险人群进行易栓症筛查，确诊的患者产科就诊，妊娠期规范化管理，使用肝素、阿司匹林治疗，实施血栓预防计划。

六、系统性红斑狼疮

孕妇为系统性红斑狼疮（systemic lupus erythematosus，SLE）患者时，存在胎儿生长发育迟缓，胎儿心律失常的风险。在抗 Ro/SSA 或抗 LA/SSB 抗体阳性的妇女，其所生育新生儿最严重的并发症是先天性完全性心脏传导阻滞，在初孕妇娩出的新生儿中发生率约为 2%，再孕时所娩出新生儿的发生率增加至 16%~18%。

建议 SLE 患者停用免疫抑制剂半年以上，明确无中枢神经系统、肾脏或其他脏器严重损害后妊娠。妊娠后，产科和风湿免疫科多学科规范化管理，推荐泼尼松口服，剂量小于 10 mg/d，中孕期胎儿超声心动图监测。

七、情感障碍

妇女因存在情感障碍需用药物时，应考虑抗抑郁药和抗精神药物可增加排卵障碍和降低生育能力的风险。

围生期抑郁症可能导致孕产妇及其子代的不良结局，尤其是增加心理健康不良事件的发生率。有强烈妊娠意愿者，调整药物至最低有效剂量并制订控制复发的策略；反复权衡治疗的利弊。早孕期时对全体孕妇进行围生期抑郁症筛查。主张以综合、全程、分级、多学科协作诊疗，保障孕产妇安全及胎儿安全为治疗原则。推荐初始治疗采用抗抑郁药物。重度围生期抑郁症的一线药物是选择性 5- 羟色胺再摄取抑制剂（selective serotonin reuptake inhibitor, SSRI），包括舍曲林、西酞普兰和艾司西酞普兰。

八、既往妊娠并发症

既往有妊娠期并发症的孕妇，再次妊娠时存在复发风险。建议孕前评估，妊娠后产科规范化管理，以便及早预防，早期发现，早期治疗。

（李 洁 杨 滢）

参考文献

[1] 中华医学会. 维生素矿物质补充剂在保持孕期妇女和胎儿健康中的应用: 专家共识[J]. 中华临床营养杂志, 2014, 22(1): 60–66.

[2] 中华医学会围产医学分会. 妊娠期缺铁和缺铁性贫血诊治指南[J]. 中华围产医学杂志, 2014,17(7): 451–454.

[3] ANDREOLI L, BERTSIAS G K, AGMON-LEVIN N, et al. EULAR recommendations for women's health and the management of family planning, assisted reproduction, pregnancy and menopause in patients with systemic lupus erythematosus and/or antiphospholipid syndrome[J]. Ann Rheum Dis, 2017,76(3):476–485.

[4] MEISSNER Y, FISCHER-BETZ R, ANDREOLI L, et al. EULAR recommendations for a core data set for pregnancy registries in rheumatology[J]. Ann Rheum Dis, 2021,80(1):49–56.

[5] ACOG Committee Opinion No. 762: Prepregnancy Counseling. Obstet Gynecol, 2019,133(1): e78–e89.

[6] 1型糖尿病合并妊娠多学科综合管理专家组. 1型糖尿病合并妊娠多学科综合管理专家共识[J]. 中华糖尿病杂志, 2020,12(8):576–584.

[7] 中华医学会妇产科学分会妊娠期高血压疾病学组. 妊娠期血压管理中国专家共识(2021)[J]. 中华妇产科杂志, 2021, 56(11):737–745.

[8] FIGO Working Group on Good Clinical Practice in Maternal-Fetal Medicine. Good clinical practice advice: Thyroid and pregnancy [J]. Int J Gynaecol Obstet, 2019,144(3):347–351.

[9] 中华医学会妇产科学分会产科学组.围产期抑郁症筛查与诊治专家共识[J]. 中华妇产科杂志, 2021,56(8):521–527.

第2节　妊娠期用药的遗传咨询

一种药物是否会引起动物或人类的先天畸形取决于4个基本原则，即：此药物的特性和剂量、药物能否通过胎盘、种群的易感性和胚胎暴露在该药物下时所处的发育阶段。其中，后者被认为是最重要的决定因素。

一、判断药物对胎儿的毒性作用的关键点

（一）药物经胎盘到达胚胎或胎儿的量

与母亲用药量、给药途径、胎盘的转运功能和胎儿的药代动力学影响相关。此外，研究发现某些药物联合应用具有一定的协同作用，可能增加其致畸效应。

（二）胎儿的血供分布

胎儿体内不同器官组织的血流分布直接决定该器官暴露在药物中的量。

（三）药物作用的组织特异性

不同药物对胚胎和胎儿各器官组织具有不同的亲和力，因其种类不同，所产生的器官损害亦各异，不同种类的致畸原导致不同类型出生缺陷的发生。

（四）药物作用的时间特异性

药物作用时组织分化程度与发育成熟度是药物毒性效应的主要决定因素之一。受精后1~2周属"全/无影响期"，3~8周是胎儿器官系统分化的重要时期，也是药物的"致畸高度敏感期"。

（五）遗传因子的影响

致畸发生与胎体的基因型有直接关系，即不同种属与品系的动物对致畸原敏感性不同。

（六）母体的生理和病理状态

母亲的年龄、营养状况、是否存在基础疾病和妊娠并发症，有无肝肾等重要脏器功能损害都可能影响胎儿对药物的反应。

二、妊娠期用药的基本原则及咨询建议

（一）不同时期用药基本原则

1. 孕前用药　怀孕前的一段时间，应该停用可能导致胎儿畸形在体内半衰期较长的药物。例如，孕前半年应停用长效避孕药。

2. 孕期用药　早孕时侧重考虑致畸问题；中、晚孕时多考虑胎儿毒副作用，分娩前用药还需考虑到药物对新生儿的毒副作用。

3. 哺乳期用药　乳汁中的药物浓度可与母体血浆中相同甚至更高，但一般不大于母亲药量的

1%~2%。药物对乳儿的影响主要取决于药物本身的性质。但由于乳儿的肝酶系统及肾脏排泄系统等发育尚不完善，药物易在体内蓄积，因而哺乳期用药仍应谨慎。

（二）孕期用药后的咨询

孕期先用药然后再咨询的情况，在临床上占有很大的比例，特别是早孕期确已用过药物，应根据药物毒性、用量、疗程及用药时胚胎或胎儿所处时期综合评定；对早孕期用过有明确致畸作用的药物者，应考虑终止妊娠；如需继续妊娠，应超声随访观察，进行产前诊断。

（三）、药物致畸危险评估

1979 年，美国食品和药品管理局（FDA）根据妊娠期用药对胎儿不同致畸危险度分为 5 级：

A 级：在有对照研究的头 3 个月怀孕孕妇中，未显示药物对胎儿有危害，并在此后的 6 个月也无危害，这类药物可能对胎儿影响甚微。但由于这种实验的性质使得仅有极少的药物符合这一类别。

B 级：在动物繁殖实验中，未显示对动物胎儿的危险，但无孕妇的对照组，或对动物胎儿有副作用，但在早孕妇女的对照组中，并不能肯定其副作用，而在人类未得到证实。

C 级：在动物实验中证实对动物后代有致畸或杀死胚胎作用，但在妇女中无对照组或在妇女和动物研究中无可以利用的资料，人类未进行研究。孕期用此类药物必须权衡，应在对孕妇的好处大于对胎儿的危害时才使用。

D 级：在人类胎儿的危险有肯定的证据，对胎儿肯定有危害。只在孕妇受死亡威胁或患有严重疾病时，使用其他药物无效，而此类药物对孕妇绝对有治疗作用时予以使用。

X 级：在动物和人体均证实可引起胎儿异常，或基于人类的经验，知其对胎儿有危险，且其潜在风险明显大于其治疗益处。所以禁用于孕妇或准备生育妇女。

临床常用药物安全性归纳：

1. A 级：胎儿安全　分类 A 等级的药物极少，维生素属于此类药物，如合适剂量的维生素 B、维生素 C 等。但是在正常范围量的维生素 A 是 A 类药物，而大剂量的维生素 A，每日剂量 20 000 U，即可致畸，而成为 X 类药物。

2. B 级：相对安全　分类 B 等级药物亦不很多，部分常用的抗生素均属此类，如所有的青霉素族及绝大多数的头孢菌素类药物都是 B 类药物，常用的氨苄青霉素素、头孢拉定、头孢三嗪、头孢他啶等都是 B 类药。

头孢菌素抗菌药物中，慎用含有 MTT 的药物，在第 3 个位置上有 N 甲基硫四唑（MTT）侧链的头孢类抗生素，包括头孢米诺、头孢美唑、头孢哌酮、头孢孟多、头孢甲肟、头孢替坦、头孢匹胺、头孢唑啉等。该类药物可能带来危害，故孕期慎用。这些危害包括：干扰体内维生素 K 循环，导致 PT 延长，干扰凝血机制，导致出血倾向；与辅酶竞争乙醛脱氢酶的活性中心，抑制乙醛氧化成乙酸，从而导致双硫仑样反应，严重时甚至死亡。晚孕期慎用具有高血浆蛋白结合率的头孢菌素类药物，这类药物包括头孢唑啉、头孢西丁、头孢哌酮、头孢地嗪、头孢曲松等。该类药物可将胆红素从血清白蛋白上置换下来，在新生儿胆红素浓度低时，该类药物理论上可能增加新生儿核黄疸的风险，并可导致患有高胆红素血症的新生儿（尤其是早产儿）可能发展成胆红素脑病。

大环内酯类药物中红霉素、阿奇霉素，琥乙红霉素为 B 类，大多数半衰期为数小时，阿奇霉素的血清半衰期可达 48~64 小时，多数可通过胎盘，可少量从乳汁分泌。

青霉素，头孢类抗生素以及大环内酯类，属于哺乳期可选择的抗生素。

洁霉素，林可霉素、呋喃妥因是 B 类药。

甲硝唑是 B 类药物，对症状严重的滴虫性阴道炎孕妇，建议在孕中期以后使用此药。

抗结核药乙胺丁醇是 B 类药物。

心血管系统药物中洋地黄、地高辛及毛花苷 C 均属 B 类药。

肾上腺皮质激素类药物泼尼松也属 B 类药。

3. C 级：权衡后慎用　C 级药物较多，这一类药物或问世时间不够长或较少在孕中应用，主要是早期妊娠应用对胚胎和胎儿是否会造成损害尚无报道，较难有比较确切的结论。

C 类药物的使用要谨慎，尽量选用可替代的药，必要时权衡利弊后，向患者或家属说明选用该药的理由。以结核病为例：常用抗结核药物中仅乙胺丁醇为 B 类药，而抗结核需药物联合治疗，故需考虑加用属于 C 类药的异烟肼、对氨基水杨酸钠等药品，若患者处于早期妊娠合并肺结核，应该明确告知患者后再予以应用。

抗病毒药大多数属于 C 类，如阿昔洛韦及治疗 AIDS 的齐多夫定。

部分抗癫痫药和镇静药，如非氨脂（felbamate）巴比妥、戊巴比妥、乙琥胺等；自主神经系统药物，如抗胆碱药、拟胆碱药；拟肾上腺素药中部分属 C 类，如多巴胺、肾上腺素、麻黄素等均属 C 类。

降血压药中甲基多巴、哌唑嗪；所有常用的血管扩张药，如酚安拉明、安拉唑林、戊四硝脂；利尿药中呋塞米（速尿）、甘露醇均属 C 类药。

在肾上腺皮质激素类药物中，倍他米松及地塞米松均属 C 类药。

抗生素中，大环内酯类药物中螺旋霉素、克拉霉素、地红霉素、竹桃霉素为 C 类。喹诺酮类抗生素均为 C 类，该类药物对软骨和骨组织有高度亲和力，可引起未成年动物关节组织中软骨的不可逆转的损伤，建议 18 岁以下儿童避免使用。

大多数非甾体类抗炎药属于 C 类，比如吲哚美辛、萘普生、舒林酸、奥沙普泰、萘丁美酮、酮洛芬、依托考普、甲灭酸。一部分孕早期属于 C 类，孕晚期属于 D 类，比如布洛芬、双氯芬酸、塞来考西、吡罗昔康、托美汀、依托度酸、罗非普布、酮咯酸、氯联苯丙酸（眼部用药属于 B 类）、美洛昔康。孕晚期时阿司匹林属于 D 类。

妊娠晚期使用非甾体类抗炎药，可能出现一下情况：①胎儿动脉导管提前关闭，从而引起系列不良反应，如持久性肺动脉高压，右心肥大，主要发生在 34 周，甚至更早。这种影响有时是可逆的，停药后 1~2 周自发恢复，如吲哚美辛；②胎儿、新生儿出血。接近分娩时应用大剂量阿司匹林，可能增加胎儿或新生儿发生出血或瘀斑的风险，但现有数据并不一致；③抑制孕妇的分娩活动，导致孕期延长；④抑制肾脏血流和肾小管功能，导致肾功能衰竭，如吲哚美辛、舒林酸、萘普生等都有报道与胎儿肾脏受损有关，包括羊水过少。

临床选择非甾体类解热镇痛药时需注意：①阿司匹林不是孕期解热镇痛抗炎的一线药物；②扑热息痛是解热镇痛的首选；③当有炎症时，非甾体类解热镇痛药中的布洛芬或双氯芬酸为首选；④非甾体类解热镇痛药在孕晚期（孕 28 周后）不应使用；⑤如果在孕晚期反复使用非甾体类解热镇痛药，则应观察胎儿导管血流和羊水量；⑥临近分娩时单次使用 500mg 的阿司匹林有可能导致母体、胎儿和婴儿的出血倾向。

4. D 级：不得已下使用　由于已有实验和临床上的证据，对分类属于 D 的药物在妊娠期，特别是在早期妊娠阶段尽可能不用。例如，妊娠期使用四环素或土霉素等四环素类药品，将破坏胎儿齿釉质，导致成人时期牙齿发黄。氨基糖苷类药物在妊娠期尽可能不用，例如，链霉素等，它们可能损害第Ⅷ对脑神经而导致神经感应性听力丧失。

抗肿瘤药几乎都是 D 类药，如甲氨蝶呤（methotrexate, MTX）、顺铂等，抗肿瘤药妊娠期禁用。

抗癫痫药几乎都是 D 类药，例如，扑痫酮（primidone）、三甲双酮（trimethadone）等有致畸作用，值得注意的是癫痫患者妊娠后本身胎儿畸形率就比一般人群为高，用抗癫痫药更增加畸变率，特别是当几种抗癫痫药物同时应用于难以控制的癫痫发作，则胎儿的畸变率进一步增加，因此使用前必需明确告知患者及其家属。

镇静和催眠药中地西泮、甲丙氨酯（meprobamate，眠而通）、氯氮䓬（chlordiazepoxide，利眠宁）及去甲羟基安定（oxazepam）等都是 D 类药。

利尿药中双氢克尿塞、依他尼酸（ethacrynicacid，利尿酸）、苄塞嗪（benzthiazide）均属 D 类药。

血管紧张素转化酶（ACE）抑制剂属于 D 类药物。ACE 抑制剂可以造成持续的胎儿低血压和低灌注，可造成肾缺血、肾小管发育不全以及无尿。

在各种疾病的治疗药物中均有 B、C、D 类药，应尽可能选择 B 类药或 C 类药而不用 D 类药。

5. X 级：绝对禁用 常用药物中此类药物并不多，但因致畸率高，或对胎儿危害很大，孕期禁用。

此类药物中最为出名的是沙度利胺（反应停），可导致胎儿海豹样畸形（sirenomelus），属 X 类药物。除海豹畸形外，还有各种短肢畸形，骨缺损的范围从形状、大小的异常直至整块骨骼或肢段的缺失。耳、心血管系统和肠管肌肉的畸形也很常见。反应停的"亲戚"来那度胺（2005 年获得 FDA 批准，2013 获得 CFDA 批准），适应证为多发性骨髓瘤，骨髓增生异常综合征和淋巴瘤，也为 X 类药物。

部分抗肿瘤药品也属于 X 类，如氨基蝶呤，其为叶酸的拮抗剂，与胎儿畸形有关。主要表现为胎儿生长受限、颅骨不能骨化、颅缝早闭、眶上嵴发育不全、小耳后旋、小颌，以及严重的肢体畸形。

抗凝药物华法林（Warfarin），其分子量低，可通过胎盘，引起明显的畸形和胎儿缺陷。约 1/6 暴露于华法林的妊娠，发生了流产、死胎及新生儿异常。在孕 6 周到孕 9 周之间暴露，胎儿有患华法林胚胎病（walfarin embryopathy）的风险，特征为鼻发育不全、斑点状脊椎和股骨骺。在中孕期和晚孕期，胎儿华法林暴露的相关缺陷一般是由于出血和瘢痕化造成的，造成中枢神经系统的表现，如胼胝体发育不全、Dandy-Walker 畸形、小眼畸形、视神经萎缩及发育延迟。

激素类部分药品，在孕 7 周到孕 12 周之间暴露于外源性性激素可以导致女性胎儿的完全男性化。例如，睾酮和蛋白同化甾类可以造成女性胎儿不同程度的男性化，包括早孕期暴露后的阴唇阴囊融合，以及之后的阴茎增大。早孕期暴露于丹那唑的女性胎儿中，大约 40% 会发生剂量相关男性化。曾被用以治疗先兆流产的性激素己烯雌酚（stilbestrol），其女性子代在 6~26 岁间发生阴道腺病或阴道透明细胞癌的风险增加。

视黄醛类，如维生素 A，超剂量口服时可能有致畸风险。

异维 A 酸（Accutane），当大剂量早孕期暴露导致胎儿流产率高，畸形涉及头颅、面部、心脏、中枢神经系统和胸腺。

依曲替酯（Tegison），可以造成与异维 A 酸相似的严重畸形。建议育龄期妇女在治疗停药后至少 2 年后再怀孕。

部分已知的 X 类药品如下所示：

抗病毒药物：利巴韦林（病毒唑）。

沙利度胺（反应停）。

抗肿瘤药：氨基蝶呤，来曲唑（芙瑞），氟尿嘧啶（扶时可），来那度胺，阿那曲唑（艾达），阿比特龙，贝沙罗汀，地盖瑞利。

抗心律失常药：决奈达隆。

血脂调节药：他汀类药品，如阿托伐他汀（立普妥），瑞舒伐他汀（可定），普伐他汀（福他宁），氟伐他汀（来适可），洛伐他汀（艾乐汀），匹伐他汀（利维乐），辛伐他汀（正支）。

高血压药：波生坦（全可利），安立生坦（安倍生坦）；米索前列醇（米索）。

减肥药：奥利司他（赛尼可），洛卡西林。

抗凝药：华法林钠（华法林）。

垂体激素：亮内瑞林（抑那通），戈舍瑞林（诺雷得），曲谱瑞林（达菲林），替莫瑞林。

免疫调节药：来氟米特（爱若华）。

男性激素类：达那唑（安宫唑），非那雄胺（保法止），甲睾酮（甲基睾丸素），羟甲烯龙，氟甲睾酮。

女性激素类：己烯雌酚，雌二醇（爱斯妥），醋酸甲羟孕酮（安宫黄体酮），炔诺酮（妇康），氯米芬（法地兰），乌利司他，甲地孕酮（米托索），前列腺素，米非司酮（息隐），炔孕酮（孕酮），司坛唑醇（康力龙）。

神经系统用药：双氢麦角胺，酒石酸麦角胺。

镇静催眠药：艾司唑仑（舒乐安定）。

皮肤科用药：他扎罗汀（乐为），异维 A 酸（保肤宁）。

（杨　滢）

参考文献

[1] 边旭明, 邬玲仟, 姜玉新. 实用产前诊断学[M]. 北京: 人民军医出版社, 2008:446-451.

[2] GRIFFIN B L,STONE R H,ELLBIARY S Y, et al. Guide for Drug Selection During Pregnancy and Lactation: What Pharmacists Needto know for Current Practice[J]. Ann Pharmacother, 2018,52(8):810-818.

第 3 节　环境因素与出生缺陷

出生缺陷的病因中约 10% 与环境因素相关，大多数是遗传因素和环境因素相互作用的结果。环境无处不在，提高人们对环境健康意识，加强健康教育，从社会层面对环境危险进行管控，加强母婴的保护，减少环境有害危险因素的的暴露，是实现优生优育的关键步骤。

一、与致畸相关的环境因素

（一）化学因素

如铅、汞、烟草、酒精、石油化工企业常见毒物（内稀腈、二甲基酰胺、丁二烯、混苯、汽油）、微量元素（Cu、Zn、Fe、Mn、Ni）、药物（抗生素、激素类、镇静药、解热镇痛药）、农药等。

（二）生物学因素

如巨细胞病毒、风疹病毒、弓形体、单纯疱疹病毒等。

（三）物理因素

如噪声、X 射线超声波、微波、无线电波、电视、雷达探测等电磁辐射。

二、影响致畸因子易感性的因素

致畸因子对胎儿的影响，取决于剂量、使用时间和暴露时长，一般受孕后 17~45 日是胎儿最容易受影响的时期。畸形的类型和严重程度与暴露的时间、基因作用位点有关。

致畸因子在胚胎发育不同阶段的暴露，对器官组织的影响也不同。其原因包括：

（一）发育阶段

暴露发生时胚胎所处的发育阶段决定了哪些结构最容易受化学制剂和药物的不良影响，并且还决定了胚胎能修复损伤的程度。

（二）暴露等级

毒性效应的严重程度和发生率随暴露剂量增加而增加。

（三）阈值现象

阈值剂量是指在低于某一剂量的情况下，暴露对象的死亡、畸形、发育迟缓或者功能缺陷的发生率在统计学上并不高于非暴露对象。

（四）药物动力学和代谢

孕妇和发育期间胎儿的生理变化以及化合物的生物转化可以影响药物和化学制剂的吸收、体内分布、代谢产物活性和排泄，从而显著影响其对发育的毒性。

（五）母体疾病

母体疾病可能增加胎儿发生异常或者流产的风险，不管其是否暴露于化学制剂或药物。

（六）胎盘的物质转运

大多数药物和化学制剂可以通过胎盘，其通过胎盘的速度和程度受到分子质量、脂溶性、极性或离子化程度、血浆蛋白结合、受体介导、胎盘血流、母体和胎儿血清及组织间的 pH 梯度以及胎盘对化学制剂或药物的代谢的影响。

（七）基因型

母亲和胎儿的基因型可导致细胞敏感性、胎盘的物质转运、吸收、新陈代谢、物质的受体结合和分布等的差异，并且能解释毒性效应在个体间和物种间存在的差异。

三、化学因素

（一）药物与出生缺陷

见本章第 2 节。

（二）重金属与出生缺陷

包括铅、汞、锰、镉等。重金属铅、汞、锰会损害胎儿神经发育，导致 IQ 下降。汞、镉与出生后的肾炎，以及自身免疫性疾病有关。在不同的生命阶段，铅的免疫毒性不同。血铅的水平必须低于 10 μg/L，即使血铅恢复正常水平，早期的免疫毒性将持续存在影响。

（三）环境雌激素

这类物质干扰人体的内分泌，表现为激素效应，其效应非常广泛，从生殖系统效应到智力、运动能力、肝肾功能的损害等，促使人类雌性化越来越严重。塑料制品、塑料薄膜等，已成为污染全球大气、水体、土壤的环境激素。

环境雌激素可引起生殖细胞基因突变、染色体畸变，出现生殖遗传毒性；影响受精卵着床、受精卵不发育，导致发生不被察觉的流产；干扰胚胎发育基因的表达，导致胚胎发育及分化异常。

环境雌激素的分类　根据化学性质，环境雌激素分为洗涤剂：如辛基酚等；农药：如 DDT、六六六、乐果、马拉硫磷、乙酰甲胺磷等；除草剂：如氯氰菊酯、氰戊菊酯，利谷隆、除草醚、莠去净等；塑料制品：如树脂原料（双酚 A、双酚 F）、酞酸酯（薄膜）、聚苯乙烯（一次性餐具）等；塑料制品焚烧产物：如四氯联苯、二噁英等；工业化合物：如阻燃剂、多氯联苯、多溴联苯等；金属：如铅、汞、砷、镉等；人工合成激素：如避孕药、促进家畜生长的同化激素等；植物性雌激素：天然，至少 400 多种，如异黄酮、玉米赤霉烯酮等。

四、生物因素

某些特异性微生物感染可能造成胎儿或新生儿的问题，如畸形，先天性感染，短期或长期残疾，甚至死亡。已知致畸的病原体有弓形虫、风疹、巨细胞病毒、单纯疱疹病毒、梅毒、水痘、HIV、微小病毒 B19 等。

五、物理因素

（一）电离辐射

大剂量的电离辐射可造成胎儿死亡、发育迟缓、体细胞畸形、突变、染色体断裂和恶性肿瘤等。

（二）高热

早孕期母体温度升高 1.5℃，持续 24 小时，神经管缺陷风险增加，可以是热水澡、桑拿浴或母体发热。可导致的异常包括小头畸形，智力障碍，肌张力亢进或减退，抽搐。

（三）放射线

放射线致畸与剂量密切相关，只有累积量达到 5 rad 以上，致畸作用显著增加。诊断性 X 线照射量一般不足以引发胎儿畸形。但在宫内暴露以及早期接触 X 线，可能导致出生后的白血病、乳腺癌、甲状腺癌和脑癌等。

六、其他环境风险因素

（一）职业和环境暴露

如甲基汞、铅、多氯联苯等。

1. 空气污染　曾发生在纽约市的多环芳烃空气污染，当时有出生前暴露的儿童 3 岁的认知发育受到影响，学校表现也受到影响。

2. 多氯联苯（PCBs）　队列研究显示出生前 PCBs 暴露对婴幼儿认知功能有损伤作用。随着脐带血中 PCBs 水平的升高，儿童的言语量表得分降低。

（二）不良生活习惯

包括吸毒，摄入过量咖啡因，吸烟，饮酒，减肥产品的不当使用等。

（三）某些检查和诊断技术

通常认为由于泛影葡胺中的碘成分，孕期使用可能会影响新生儿的甲状腺功能。但欧洲泌尿生殖放射协会的造影剂安全委员会发表的一篇有关评论中，并未找到证据证明孕期使用碘造影剂会产生副作用，但他们也建议，若在孕期注射过碘造影剂，那么应在生后第一周检查新生儿的甲状腺功能。美国放射学会及欧洲泌尿生殖放射协会采取的策略是，哺乳期母亲接受碘造影剂后，无须中断母乳喂养。

（杨　滢）

参考文献

[1] 国家人口发展战略研究课题组. 国家人口发展战略研究性报告[R]. 2007

[2] MARK I E, MARK P J, YUVAL Y. 产前诊断[M]. 段涛, 胡娅莉, 吕时铭, 译. 北京: 人民卫生出版社, 2010:77.

[3] WEBB J A, THOMSEN H S, MORCOS S K, et al. The use of iodinated and gadolinium contrast media during pregnancy and lactation[J]. Eur Radiol, 2005,15:1234–1240.

第4节　不良生育及家族史的相关风险因素咨询

不良生育包括自然流产、死胎以及有缺陷儿的分娩。家族史是指某一种病的患者的家族成员（较大范围的家族成员，不仅限于祖孙等直系亲属）中发病情况。

一、自然流产

（一）常见病因

自然流产史是导致再生育妊娠失败的独立危险因素；发生 2 次或 2 次以上流产的约占生育期妇女 5%，而 3 次或 3 次以上的约占生育期妇女 1%；曾有 3 次以上连续自然流产史的患者再次妊娠后胚胎丢失率接近 40%。我国将 3 次或 3 次以上在妊娠 28 周之前的胎儿丢失定义为复发流产

（recurrent spontaneous abortion, RSA），但建议对连续发生 2 次流产即应重视并予评估，因其再次出现流产的风险与 3 次者相近。

自然流产的常见病因如下：

1. 胚胎因素　主要为胚胎遗传学异常，如染色体的数目异常、结构异常等。

2. 母体因素　如孕妇高龄、肥胖、罹患全身性疾病、内分泌异常、血栓前状态、免疫功能异常、畸形子宫和存在感染因素等。

3. 环境因素　如铅、甲醛、苯、砷等化学物质过多接触。

（二）病因筛查

对于有自然流产史的妇女，应详细询问病史，并进行流产病因的筛查。

1. 病史采集　详细询问夫妇双方的病史，包括年龄、月经婚育史、既往疾病史、家族史及遗传病史；以往流产发生的孕周、有无诱因及伴随症状、流产胚胎有无异常，以及是否进行过染色体核型分析检查；计算体重指数（BMI），体格检查和妇科检查，必需的实验室检查（尤其是细胞遗传学）和辅助如超声检查评估与流产相关的可能风险因素与病因。

2. 常规检查

（1）女方：妇科双合诊检查、宫颈细胞学、生殖道感染等。

（2）男方：泌尿外科外生殖器检查、精液常规等。

（3）染色体检查：夫妇染色体核型分析、流产绒毛/胚胎样本 CMA 分析技术。

（4）解剖因素检查：建议对所有早期 RSA 患者及有 1 次或 1 次以上晚期自然流产史者进行盆腔超声。

（5）内分泌检查：包括性激素（尤其是黄体功能、PRL）、高雄激素、甲状腺及胰岛功能测定等。

（6）感染因素检查：必要时 TORCH 抗体筛查（含弓形虫、巨细胞病毒、风疹病毒、单纯疱疹病毒）、解脲支原体、沙眼衣原体检测和细菌性阴道病检测等。

（7）血栓前状态检测：纤维蛋白原及 D- 二聚体、凝血酶时间（TT）、部分凝血活酶时间（APTT）、凝血酶原时间（PT）；抗心磷脂抗体（ACA）谱，及同型半胱氨酸（Hcy）；纤维蛋白原 Fg；D- 二聚体；血小板聚集率检测。确诊合并血栓前状态时，需进一步进行蛋白 C，蛋白 S，抗凝血酶Ⅲ AT-Ⅲ 活性检测。必要时可进行遗传性 PTS 基因筛查。

（8）免疫因素检测：建议对所有早期 RSA 患者及曾有 1 次或以上不明原因的妊娠 10 周以后胎儿丢失者可行抗磷脂抗体谱的筛查。诊断 APS 患者还应检查抗核抗体、抗双链 DNA 抗体、抗干燥综合征（SS）A 抗体，抗 SSB 抗体等，以确诊 SLE、RA 等自身免疫疾病。"原因不明复发性流产"（unexplained drecurrent spontaneous abortion, URSA）者进行自身抗体抗甲状腺抗体检查，有条件者可行封闭抗体检查及外周血中 NK 细胞的数量和（或）活性检查。

（三）咨询建议

1. 一般指导建议

（1）生活方式：规律生活，均衡膳食，充足睡眠，适当运动；纠正被动吸烟、长期酗酒、过量饮用咖啡等不良生活习惯。

（2）孕前营养：孕前 3 个月及孕期适量补充微量元素、维生素，纠正营养不良。

（3）保持心理健康：避免因流产产生的焦虑和自卑心理。

（4）避免接触致畸物：从孕前 3 个月开始有意识地避免接触致畸物。

（5）谨慎用药。

（6）流产后（3~6个月）可以再次生育。

2. 遗传咨询 对遗传学检查异常者应行遗传咨询，如染色体结构异常（易位，倒位）携带者建议行辅助生殖技术（植入前诊断技术 PGD）；再孕时可行介入性产前遗传学诊断。

（四）干预治疗

1. 内分泌因素 有生育要求的甲状腺功能减退和亚临床甲状腺功能减退患者，应在孕前及孕期积极监测与治疗；积极治疗糖尿病，于计划妊娠前 3 个月尽可能将血糖控制在正常范围，糖化血红蛋白（hemoglobin A1c, HbA1C）控制标准：<6.5%。

2. 解剖结构因素 建议孕前矫正双角子宫或鞍状子宫；子宫纵隔明显者可通过宫腔镜切除整形；宫颈机能不全患者可在妊娠 13~14 周行预防性宫颈环扎术进行对症处理。

3. 血栓前状态和免疫因素 对于自身免疫型复发性流产的抗磷脂抗体综合征和血栓前状态患者，予小剂量阿司匹林，肝素等治疗，建立治疗观察指标，合理调整用药剂量和时间，尽量减少过度治疗；对于抗核抗体阳性的 SLE 患者，可与风湿免疫科共同指导下治疗；同种免疫功能紊乱者的治疗目前仍有争议。

4. 生殖道感染者 在孕前常规治疗。

二、死胎

（一）常见病因

1. **母体因素** 糖尿病、妊娠高血压、感染等。
2. **胎儿因素** 染色体和基因异常、胎儿生长受限等。
3. **胎盘因素** 胎盘早剥等。
4. **脐带因素** 脐带扭转、缠绕等。

（二）病因筛查

1. **死胎娩出后行尸检与胎儿附属物检查** 评估死胎病因。
2. **胎儿和附属物染色体核型分析和染色体微阵列分析** 提供遗传诊断。
3. **胎盘病理学检查** 可帮助诊断胎盘病变。

（三）风险评估

1. **评估流程**

（1）病史采集（家族史、既往疾病史、孕产史，遗传病史）、前次死胎死产相关信息（胎儿尸检、胎儿核型、胎盘及脐带检查、母亲情况）。

（2）辅助检查及特殊检查（特别是自身免疫性疾病、感染性疾病及夫妇双方的遗传学检查）；计算其体重指数（BMI）。

2. **评估死胎再发风险**

（1）低危妇女（上次死胎原因不明）：孕 20~37 周再发死胎风险为 7.8~10.5/1000；大于孕 37 周以上再发死胎风险约为 1.8/1000。

（2）有胎儿生长受限病史的高危孕妇：再发死胎风险约为 21.8/1000。

（3）其他有高危因素的孕产妇：再发死胎率会增加。

（四）指导建议

1.一般指导

（1）做好计划妊娠，保持健康体重。

（2）孕前检查与遗传咨询，找出高危因素及病因。

（3）孕前积极治疗原发病。

（4）一旦怀孕，即是高危妊娠。

（5）做好早中孕期产前血清和超声筛查，尽早发现胎儿发育异常及妊娠期糖尿病和高血压病等。

（6）重视孕期自我监护，早期发现胎儿宫内缺氧。

2.治疗建议

（1）积极筛查与治疗孕前糖尿病、高血压，将血糖和血压控制在正常范围。

（2）治疗重度贫血和严重心血管疾病等原发病。

（3）积极治疗感染性疾病。

（4）有死胎史的孕产妇再生育要掌握合适的分娩时机，减少新生儿并发症的发生。

三、出生缺陷患儿分娩史

（一）常见病因

1.宫内环境因素 包括生物因素、化学因素、物理因素和药物因素等。

2.遗传学原因 包括单基因病，多基因病和染色体病等。

（二）临床表现

出生缺陷可涉及人体各个系统，包括形态、结构、功能、代谢、精神、行为等方面的异常。形态结构异常表现为先天畸形，如开放性神经管畸形、唇腭裂、四肢异常等。生理功能和代谢缺陷常导致先天性智力低下及聋哑、致盲等异常。

（三）病因筛查

1.病史采集 详细询问夫妇双方的病史，包括年龄、月经婚育史、既往疾病史和家族史；了解孕期情况，如孕期用药、有无宫内感染以及有无 X 线接触等；了解患者的临床表现、检查结果及临床诊断。

2.遗传学病因筛查 应用遗传学检查技术，如核型分析技术、CMA 检测技术、WES 检测技术、PCR 检测技术以及荧光原位杂交等技术，对可能涉及遗传机制的出生缺陷患儿进行遗传学诊断。

3.其他辅助检查及特殊检查 如自身免疫性疾病和感染性疾病等的排查。

（四）再次妊娠指导建议

1.一般指导

（1）孕前优生健康检查，计划妊娠、科学备孕。

（2）倡导平衡膳食与均衡营养，保持体质指数在适当范围，合理补充叶酸、钙剂、铁剂等多种维生素和微量元素。

（3）孕前检查与遗传咨询，找出高危因素及病因。

（4）孕前积极治疗原发病，主动进行孕前健康体检，在专业医师指导下合理用药。

2.咨询建议

（1）如出生缺陷为母体因素所导致（糖尿病、高血压等），应积极筛查与治疗。如存在孕前糖尿病、高血压疾病等，应将血糖和血压控制在正常范围，孕期产科规范管理。

（2）如出生缺陷与宫内感染（例如，风疹，弓形虫，巨细胞病毒，梅毒等）有关时，再次妊娠前进行 TORCH 检测 (防止急性期)，梅毒 RPR 检测等，积极治疗感染性疾病。

（3）如出生缺陷与孕期药物使用有关时，孕前 3 个月慎用药物。

（4）如出生缺陷与孕期 X 线接触有关时，在再次妊娠时应予以避免。

（5) 如出生缺陷与某些营养素缺乏有关，例如，开放性神经管畸形，建议孕前 3 个月至孕后 3 个月服用叶酸 5 mg + 多种维生素 1 片 / 日。

（6）如出生缺陷属于遗传性疾病，在遗传学诊断已明确的前提下，可采用相应的检测技术，进行植入前诊断和产前诊断，防止类似患儿的出生。

四、遗传病家族史的咨询

遗传病家族史包括以下 4 种类型：① 单基因异常，异常基因来源于父母一方或双方 [经典的孟德尔遗传，父和（或）母为患者或正常携带者]，自发突变（父母正常，常见于常染色体显性异常）；② 基因组异常；③ 染色体异常；④ 线粒体异常。

在收集临床资料时，应着重于阳性检测结果以及具有鉴别诊断意义的阴性检测结果，收集家系成员的相关信息，绘制家系图谱，判断遗传方式。根据疾病的不同遗传学机制，选择合适的遗传学检测手段，明确遗传学原因。告知就诊者，如能明确致病的遗传学机制，可行有效的产前诊断，反之现有检查不能完全排除生育类似患儿的可能。

（杨 滢）

参考文献

[1] 中华医学会妇产科学会产科分会. 复发性流产诊治专家共识(2016)[J]. 中华妇产科杂志, 2016,51(1):3-9.

[2] 国家妇幼健康研究会生殖免疫学专业委员会专家共识编写组. 复发性流产合并血栓前状态诊治中国专家共识[J]. 中华生殖与避孕杂志, 2021,41(10):861-875.

[3] American College of Obstetricians and Gynecologists, Society forMaternal-Fetal Medicine. Management of stillbirth: obstetric Care Consensus No.10[J]. Obstet Gynecol, 2020,135(3):e110-e132.

[4] 中华医学会妇产科学分会产科学组. 孕前和孕期保健指南(2018)[J]. 中华妇产科杂志, 2018,53(1):7-13.

第十章

常见胎儿宫内治疗

随着胎儿医学的发展，特别是胎儿超声技术的应用，使得胎儿期的一些疾病能够及时得到恰当治疗。目前胎儿宫内治疗的途径有 4 种：① 通过母体给药治疗胎儿疾病；② 通过超声引导羊膜腔穿刺给药治疗胎儿疾病；③ 通过超声引导脐血管穿刺给药治疗胎儿疾病；④ 胎儿疾病宫内手术治疗。本章将介绍常见的胎儿疾病宫内治疗。

第 1 节　药物治疗

一、常见的胎儿药物治疗的疾病

目前开展的胎儿宫内药物治疗有：胎儿快速性心律失常、胎儿生长受限和胎儿肺囊腺瘤等。

二、常见的胎儿疾病治疗方法

（一）胎儿快速性心律失常

经胎盘或直接胎儿给予抗心律失常药，如地高辛、氟卡尼等。获益证据来自单中心回顾性研究、病例报道。

（二）胎儿生长受限

阿司匹林口服可降低因子痫前期导致的胎儿生长受限发生率，但对单纯的胎儿生长受限尚未见疗效，此外，西地那非、类胰岛素样生长因素 -1 等药物的获益尚未见临床证据。

（三）胎儿肺囊腺瘤

当胎儿出现水肿或容积比（肺囊腺瘤容积与胎儿头围的比值，CVR）>1.6 时，可考虑行母体类固醇治疗，若单疗程无效，可进行多疗程治疗。

第2节　宫内手术

一、胎儿疾病宫内手术治疗的原则

1982 年，国际胎儿医学及外科学会（IFMSS）针对性地提出了胎儿治疗必须遵循的原则，包括：
1. 必须对胎儿疾病进行精确的诊断与分期。
2. 熟悉胎儿疾病的自然病程。
3. 目前确无有效的产后治疗方法。
4. 动物模型证实手术确为可行，能够改善不良结局。
5. 手术必须在胎儿医学中心进行，多学科参与，并经过伦理讨论，充分告知家属胎儿宫内干预的利弊及对母、胎带来的近期和远期风险。

二、目前临床常规开展的胎儿宫内手术

1. 复杂双胎并发症的宫内手术　胎儿镜下胎盘交通血管激光凝固术主要适应疾病为双胎输血综合征、选择性生长受限，是目前有随机对照临床研究支持的宫内治疗措施。

选择性减胎术，如胎儿镜下双极电凝脐血管术、射频消融术，主要适应疾病为双胎选择性生长受限、双胎反向动脉灌注序列征、双胎之一结构畸形。

2. 宫内输血术　主要适应疾病为 Rh 等母胎血型不合或微小病毒 B19 感染所致胎儿贫血、免疫性血小板减少症。

3. 胎儿引流术　成熟应用于胎儿原发性胸腔积液（乳糜胸）的宫内胎儿胸腔/羊膜腔引流，此外，也有文献报道引流术应用于胎儿后尿道瓣膜畸形引起肾盂积水、中脑导水管狭窄引起脑积水、胎儿肺囊腺瘤、巨大胎儿卵巢囊肿、胎儿骶尾部畸胎瘤等大量积液的引流，但临床有效性有待进一步研究证实。

4. 其他

（1）先天性膈疝行球囊气道封堵术，对于中重度胎儿膈疝的宫内治疗，可以提高新生儿存活率和降低出生后体外膜肺的使用。

（2）对不伴室间隔缺损的胎儿主动脉、肺动脉瓣闭锁行宫内球囊扩张术，可有效改良胎儿左、右心室发育不良状态，为出生后新生儿行保留双心室手术提供条件。

（3）畸胎瘤、绒毛膜血管瘤、隔离肺等肿瘤行超声引导下肿瘤供血血管的激光凝固术，能有效阻断肿瘤血供，缓解胎儿贫血、水肿、羊水过多等症状。

（4）脊髓脊膜膨出宫内修补术，早期该类手术多采用开放性手术，即剖宫后胎儿脊髓脊膜膨出修补再进行子宫缝合手术。但该类手术创伤较大，近年来越来越多的胎儿医学中心开展胎儿镜下微创胎儿脊髓脊膜膨出修补手术。

（郑明明）

参考文献

[1]　BAUMGARTEN H D, FLAKE A W. Fetal Surgery[J]. Pediatr Clin North Am, 2019,66(2):295-308.

[2]　孙路明, 段涛. 胎儿宫内治疗的相关问题[J]. 实用妇产科杂志, 2020,36(03):161-164.

[3]　孙瑜, 杨慧霞. 我国胎儿宫内手术的现状和展望[J]. 中华妇产科杂志, 2020,55(12):819-822.

第十一章

产前筛查与诊断质量控制与管理

第 1 节　母血清学产前筛查的质量控制与管理

通过产前筛查及诊断识别胎儿严重先天缺陷，行早期干预，是降低出生缺陷儿活产、提高出生人口健康素质的重要手段。母血清学产前筛查不同于其他生化检查项目，同时涉及遗传咨询、标本采集、实验室检测与分析、超声检查等多个环节，需要各类专业人员的密切配合，任何环节的细小偏差，都可能对结果的判定产生影响。建立良好的质量控制管理体系是提高产前筛查效率的先决条件。

一、检测前信息采集与知情同意

筛查风险值与孕妇的预产年龄、体重、孕周、月经周期、种族、不良孕产史、胎儿个数、是否吸烟以及是否患有某些疾病等有关，须准确详细记录。预产年龄应按照孕妇公历出生日期计算，体重需现场测量，且注意冬夏不同季节的差异。建议使用超声指标（冠臀距、头围或双顶径）来确定孕周，在中孕期测量的头围和双顶径易受胎儿生长发育情况影响，一般认为早孕期冠臀距更能真实反映孕龄。1 型糖尿病孕妇母血清 AFP 平均降低 20%，吸烟者 HCG 水平较不吸烟孕妇低 20%~30%，非整倍体染色体病孕产史者再次生育时患病风险增加，在收集信息时均应详细询问并记录。筛查前须充分告知每位孕妇筛查实验的内容、目的、意义、报告形式及本实验室的检出率等情况，强调低风险不等于无风险，而高风险孕妇还需进一步检查来确诊，签署知情同意书。

二、标本的采集、运输及储存

严重的脂血或溶血会对检测结果造成影响，宜采集孕妇的清晨空腹静脉血。采血量为 2~3 mL，不加抗凝剂，标记好姓名及编号。室温下（18~28℃）静置 0.5~2 小时，待血凝块收缩后离心，彻底分离血清。如于 1 周内检测，可置于 2~8℃冰箱保存；超过 1 周，于 –20℃保存待测，并避免反复冻融；超过 3 周，则需置于 –70℃保存。夏季炎热，如血清分离不及时或保存不当很容易导致 fhCGβ 水平升高，影响筛查结果。以 fβhCG 为例，当环境温度达 30℃时，必须在采血后 2 小时内分离血清；40℃时，fhCGβ 2 小时即可增加 50% 以上；24 小时将增加 500%。对需送往中心实验室集中检测的样本，安排专人低温运送，并做好交接记录。严格做好实验前质量控制，建立实验室标本退还制度，对不合格标本应拒绝检测。

三、标本检测及风险评估

按标准操作流程进行检测，每次实验需详细记录实验日期、实验人员、仪器设备工作状态是否正常、质控品是否在控、检测标本数量及结果、筛查阳性率等相关数据。检测时需同时测定质控品，试剂厂家所提供的质控限只能作为参考，不宜直接使用，实验室应通过预实验建立本实验室质控品的靶值、质控限。出现失控情况后，应暂缓发报告，分析失控原因。定期参加室间质量评价，按要求测定室间质控品，及时上报测定结果。

孕妇血清标志物浓度会随孕周的不同而发生变化，评估风险时首先要将检测浓度换算成MOM值，即每个孕周的中位数的倍数，并对体重、种族、不良孕产史等的因素进行校正后来计算其似然比，最后根据孕妇的年龄风险和似然比综合得出生育患儿的概率。关注筛查检出率的同时，也要合理控制假阳性率。假阳性率越高意味着越多孕妇需接受进一步的细胞遗传学产前诊断，除造成经济上的浪费外，也增加孕妇不必要的精神负担。

四、报告咨询

血清学筛查报告的咨询应首先核实孕周、年龄等信息是否准确，当孕周误差超过1周时，应交由实验室重新评估风险。高风险者，可建议其接受产前诊断；临界风险者，可建议无创性DNA产前检测。但无论高风险还是低风险，孕妇都应该接受常规产前超声胎儿结构筛查。

对高风险孕妇进行遗传咨询时，除解释胎儿可能的患病风险外，也应告知孕妇多数高风险胎儿经产前诊断后会确诊为正常，减轻其焦虑情绪。同时告知孕妇绒毛/羊水/脐带血穿刺为创伤性检查，存在细胞培养失败、宫内感染、流产等风险，是否接受产前诊断由孕妇及其家属决定，并签署知情同意书。值得注意的是，并不是βhCG值越高，患病风险越高，一般βhCG MOM值在2.0~2.5时最易发生唐氏综合征。βhCG升高可能与死胎、滋养细胞肿瘤、早产、低体重和子痫前期有关，而AFP升高可能是流产、早产、低体重或子痫前期等高危妊娠先兆。

五、妊娠结局的随访

实验室需对所有参加筛查的孕妇进行随访，详细记录妊娠结局。对拒绝产前诊断者可取新生儿脐带血进行染色体检查；对于自然流产、人工终止妊娠、死产者取胎儿组织标本。假阴性病例也需要进行染色体核型确认。只有通过随访，获得筛查实验的真阳性、假阴性，才能明确筛查效率，对筛查方案进行成本效益分析。实验室还需定期评估筛查的检出率、假阳性率、敏感性、特异性、阳性预测值等，加强试验后的质量控制，以对现行的筛查流程、筛查方案进行评估，规范筛查流程，提高筛查效率。

（段红蕾）

参考文献

[1] PALOMAKI G E, BRADLEY L A, MCDOWELL G A, et al. Technical standards and guidelines: prenatal screening for Down syndrome[J]. Genet Med, 2005, 7(5):344-354.

[2] 段红蕾, 胡娅莉. 早孕期和中孕期胎儿非整倍体血清学筛查的规范化[J]. 实用妇产科杂志, 2011, 27(7): 486–488.

[3] COWANS N J, STAMATOPOULOU A, HELLSTRÖM J, et al. PAPP-A and free ss-hCG stability in first trimester serum using PerkinElmer AutoDELFIA and DELFIA Xpress systems[J]. Prenat Diagn, 2010, 30(2):127–132.

第 2 节　孕妇外周血胎儿游离 DNA 产前检查的质控与管理

产前筛查和产前诊断是体系化的医疗行为，需要全面完善的检测前咨询、检测后咨询、高危人群产前诊断及筛查人群随访。2016 年 10 月 28 日，原国家卫生计生委办公厅发布关于规范有序开展孕妇外周血胎儿游离 DNA 产前筛查与诊断的工作通知，颁布《孕妇外周血胎儿游离 DNA 产前筛查与诊断技术规范》（以下简称《规范》），该规范主要包括开展孕妇外周血胎儿游离 DNA 产前筛查与诊断技术的基本要求、适用范围、临床服务流程、检测技术流程以及质量控制指标等内容。分别通过规范临床服务流程、检测技术流程确保无创胎儿染色体非整倍体检测（non-invasive prenatal testing, NIPT）项目在检测前、检测中和检测后的工作有序化开展，达到质量控制指标要求。本节结合国内外 NIPT 专项指南，对于该检测中的质控点进行分析探讨。

一、NIPT 的临床质量控制

NIPT 的临床质量控制涵盖检测前咨询及知情同意、检测信息采集、标本采集及运转、临床报告出具及发放、检测后咨询及处置、妊娠结局随访、资料信息保存等环节。

1. 产前 DNA 检测涉及多层面临床流程

DNA 检测的遗传咨询是减少纠纷最为重要的一个环节，应当从早孕期开始就为孕妇提供最新、适度且准确的信息，从而使受检者做出最佳或最适选择。使受检者都能够接受到 NIPT 及其检测前和检测后的宣教与咨询服务。对适用人群并自愿进行检测的孕妇，或属于"慎用人群"但在充分告知的前提下自愿检测的孕妇，医师应当对孕妇本人及其家属详细告知该检测的目标疾病、目的、意义、准确率、局限性、风险以及其他供选筛查与诊断方案，签署知情同意书并双方签字。

在 NIPT 检测前应向孕妇进行如下检测前咨询：① NIPT 是可选择的。应告知受检者所有针对胎儿染色体非整倍体的筛查或诊断试验是可选择的。应该给受检者一个机会去思考试验结果可能带来的影响；② NIPT 是一项筛查技术。它并不能直接诊断或排除胎儿罹患某一种染色体病，只是将胎儿分成高风险和低风险；③解释目标染色体非整倍体的临床特征。应采用准确、中性的语言来描述常见胎儿染色体非整倍体的临床特征；④需要告知 NIPT 检测有一定失败率（0~12.2% 不等）；⑤关于检测后咨询，强调 NIPT 只是筛查技术，因此存在假阳性和假阴性可能，即便筛查结果为低风险并不能完全排除胎儿罹患目标染色体疾病的风险，仍旧要随访。高风险孕妇需要行侵入性产前诊断以明确诊断，不能根据 NIPT 结果直接作出终止妊娠决定，需通过介入性产前诊断予以确诊。同时，应告知孕妇 NIPT 不能筛查神经管畸形，需在孕中期进行神经管畸形筛查。

2. 关于检测技术的选择

（1）允许受检者依据其个人目标与意愿选择侵入性的诊断性技术或者筛查性技术，来检测胎儿染色体非整倍体和（或）基因组异常。即，最终是采用侵入性检测还是非侵入性筛查由受检者及其家属决定。应告知羊膜穿刺和绒毛膜穿刺可能的风险。

（2）告知所有受检者，经绒毛穿刺、羊膜腔穿刺、脐血管穿刺获得胎儿样本进行产前诊断检测染色体异常以及具有临床意义的基因可拷贝数变异（copy number variation, CNV）的一种可供选择的方法。

3. NIPT 是否应提供给包括低风险或普通风险在内的所有孕妇

除了规范中规定的适用人群外，医师如何判断是否应提供给包括低风险或普通风险的其他孕妇。应当有如下事前和事后告知：

（1）告知所有孕妇，相对于传统的血清学筛查技术，NIPT 是目前目标染色体非整倍体（21- 三体综合征、18- 三体综合征、13- 三体综合征）检测敏感性最高的筛查方法。当孕妇出于某种考虑，自愿进行检测时，可以提供该技术。

（2）当 NIPT 检测报告提示胎儿染色体非整倍体高风险时，应进行遗传咨询，并应提供诊断性检测。

（3）当胎儿诊断为染色体或者基因组变异时，应采用易懂的方式，为患者提供准确、无偏倚及最新的信息，帮助胎儿父母理解其所关注的问题。这些资料应当反映该疾病诊断蕴含的医学与社会伦理及心理学问题。

4. NIPT 是否可用于筛查性染色体非整倍体异常

（1）作为 NIPT 检测前咨询内容，应告知所有孕妇 NIPT 技术将扩展到性染色体非整倍体筛查，但对于阴性结果的病例不会告知胎儿性别。

（2）禁止缺乏临床指征、单纯出于胎儿性别鉴定这一目的而选择性染色体非整倍体检测。

（3）若以性连锁疾病或性染色体非整倍体为目标疾病的筛查，应告知受检者 NIPT 对于性染色体非整倍体筛查的假阳性率较高，并说明原因。还应告知患者，如胎儿确诊为这类异常，预后可能存在较大表型差异（如特纳综合征）。

（4）当 NIPT 结果提示性染色体非整倍体高风险时，应推荐患者进行遗传咨询并应提供产前诊断。

（5）当胎儿诊断为性染色体非整倍体异常时，应采用易懂的方式，为患者提供准确、适度及最新的信息，帮助胎儿父母理解其所关注的问题。还应当告知该疾病诊断蕴含的医学与社会伦理及心理学问题。

5.《规范》对于筛查人群的随访做出明确的要求。对于筛查结果为低风险的人群随访率应达90%，高风险人群的随访率应达 100%。

二、NIPT 的实验室质量控制

因为不同实验室采用的 NIPT 技术平台和检测方法不一样，对于实验结果分析的详细的性能参数无法设置统一的标准范围。例如，不同平台 DNA 提取建库的浓度不同，因此建库成功与否的标准就不同；扩增方法不同，对于质控品的建库浓度的标准就有差异；测序仪不同，对测序数据量和原始数据量要求也不同；不同公司不同批号的阳性质控品 DNA 占比和 Z 值存在批间差，等等。因此，在我国 NIPT 规范中，对于 NIPT 项目的实验室质量控制以最终随访结局中的几个质量控制指标而进行评估。包括检出率、假阳性率、阳性预测值、检测失败率（表 11-2-1）。

表 11-2-1　NIPT 质量指标要求

	检出率	复合假阳性率	复合阳性预测值	检测失败率（实验）
21-三体	≥95%			
18-三体	≥85%	≤0.5%	≥50%	≤5%
13-三体	≥70%			

其计算方法和公式见下：

		病例组	非病例组	合计
诊断	阳性	（真阳性）a	（假阳性）b	$a+b$
试验	阴性	（假阴性）c	（真阴性）d	$c+d$
合计		$a+c$	$b+d$	$a+b+c+d$

$$检出率（阳性检出率）=\frac{a+b}{a+b+c+d}$$

$$假阳性率=\frac{b}{b+d}$$

$$阳性预测值=\frac{a}{a+b}$$

$$假阴性率=\frac{c}{a+c}$$

$$阴性预测值=\frac{d}{c+d}$$

$$灵敏度=\frac{a}{a+c}$$

$$诊断符合率=\frac{a+d}{a+b+c+d}$$

$$误诊率=\frac{b}{b+d}$$

其中，阳性预测值反映筛查试验结果阳性者患目标疾病的可能性。即，某试验诊断为患病的人中，真正患病的人占多少；阴性预测值反映检测结果为阴性受试者中真正未患病的可能性。即，某试验诊断为未患病的人中，真正未患病的人占多少。这些指标，虽然可以反映出整个体系运行的质量状态，但是并不能完全代表一个实验室质量控制的好坏，每个实验室都要建立起基于本实验室一定时期内的 DNA 质量、文库质量、样本检测值、质控品检测值、下机数据读数、多克隆数、GC 含量、重复率等质量控制参数范围，并根据室间质评、室内质控的变化做适当动态调整。影响胎儿 DNA 片段浓度占比（fetal fraction, FF）因素较多，建议对 FF 进行监测。此外，对 GC 含量变异系数、检测值拟合曲线、校正的 Z 值偏离情况等进行监测和计算，以帮助结果解读和做出临床建议或决策。

自 2011 年二代测序技术引入中国以来，国内学者进行了相关研究并根据研究结果明确地将 NIPT 技术定位于"目标疾病明确，检测效果接近于诊断的产前筛查技术"。加强孕妇外周血胎儿游离 DNA 产前检查的质量控制与管理有助于提高技术精准度，更好地造福人类。

（陈　瑛　陈爱玲）

参考文献

[1] SACHS A, BLANCHARD L, BUCHANAN A. Recommended pre-test counseling points for noninvasive prenatal testing using cell-free DNA: a 2015 perspective[J]. PrenatDiagn, 2015,35 (10):968–971.

[2] GIL M M, ACCURTI V, SANTACRUZ B. Analysis of cell-free DNA in maternal blood in screening for aneuploidies: updated meta-analysis[J]. Ultrasound ObstetGynecol, 2017, 50 (3):302–314.

[3] DENG C, LIU S. Factorsaffecting the fetal fraction in noninvasive prenatal screening: areviewr[J]. Front Pediat, 2022,10:812781.

第 3 节　产前遗传学诊断的质量控制与管理

一、胎儿染色体细胞遗传产前诊断技术质量管理

（一）标本接收和登记

细胞遗传实验室收到标本后，应立即核对标本标识的孕妇姓名与产前诊断申请单、产前诊断病历和知情同意书是否一致。羊水标本要观察是否有母血污染并记录。按照实验室的产前诊断标本分类给标本唯一的编号并登记。

（二）细胞培养

1. 细胞培养操作应在无菌间和超净工作台进行。

2. 每个标本建立两个独立的培养系统，包括双线接种、应用不同的培养试剂和置于不同的培养箱等。

3. 标本应有备份（细胞悬液或换液瓶）以备进一步检测需要。

4. 如果细胞培养不满意，实验室应在绒毛穿刺和羊膜腔穿刺之日起 14 日内、脐血管穿刺之日 7 日内通知临床医师。任何培养失败都必须有书面的总结报告。

（三）染色体核型分析

1. 绒毛、羊水细胞染色体分析

（1）培养瓶法至少计数在 2 个以上独立培养的培养瓶中独立分布的 20 个细胞，至少分析在 2 个以上独立培养的培养瓶中的 5 个细胞。

（2）原位法至少计数在 2 个以上独立培养的器皿中平均分布的 15 个细胞集落中的 15 个细胞，1 个集落计数 1 个细胞。如果没有 15 个集落，则至少计数 10 个集落中的 15 个细胞。至少分析在 2 个以上独立培养的培养器皿中的 5 个细胞。

2. 胎儿脐带血染色体分析：至少计数在 2 个以上独立培养的培养瓶中独立分布的 20 个细胞，至少分析在 2 个以上独立培养的培养器皿中的 5 个细胞。

3. 染色体嵌合异常的处理：绒毛染色体分析嵌合异常，必要时进行羊水或脐血复核；羊水核型分析嵌合异常，必要时进行脐血复核。

4. 如果需要对父母的染色体进行分析以助诊断，应尽可能在同一个实验室进行。

（四）实验质量管理要求

1. 所分析的染色体常规 G 显带必须达到 320 条带水平分辨率。

2. 细胞培养成功率：绒毛细胞和羊水细胞培养成功率不得低于 95%；脐血细胞培养成功率不得低于 98%。

3. 核型分析报告率：核型分析报告率不低于 98%，应尽可能明确所有诊断失败的原因，诊断失败的记录以及相应整改措施的记录至少应保存 1 年。

4. 参加国家临床检验中心组织的染色体室间质量评价活动，并取得合格证书。不合格结果应查找原因并采取纠正措施，同时进行文件化记录。文件记录保存 10 年以上。

二、基因芯片产前诊断技术质量管理

（一）标本的采集和处理

1. 标本采集后应立即在无菌离心管外写明孕妇姓名和采集日期，按照实验室的产前诊断标本分类给标本唯一的编号并登记。标本处理过程应避免污染。标本处理后应及时送往染色体基因芯片实验室。

2. 实验室收到标本后，应立即核对标本标识的孕妇姓名与产前诊断申请单、产前诊断病历和知情同意书是否一致。羊水标本要观察是否有母血污染并记录。

3. 标本保存。绒毛标本应及时清洗后 / 羊水标本应离心后 / 脐血置于 EDTA 抗凝管中，如当日不进行 DNA 提取，应将标本移至 −20℃ 下保存。上述标本均可在 4℃ 下短暂存放，方便当日进行 DNA 提取。

（二）实验质量管理要求

1. 检测报告率达 99% 以上。

2. 每年应参加室间质量评价活动，或与同级别或较高级别医院进行室间比对至少 1 次，根据比对结果有质量持续改进计划与执行效果评价（PDCA 模式）。

3. 追踪随访

（1）对所有检测对象进行妊娠结局的随访，随访率应≥95%。

（2）随访内容包括妊娠结局、孕期是否顺利及胎儿或新生儿是否正常。

（3）诊断结果为阳性的孕妇应随访产前诊断结果、妊娠结局。对流产或终止妊娠者，应尽量争取获取组织标本行遗传学诊断，并了解引产胎儿发育情况。

（4）随访结果的记录产前诊断机构应如实登记随访结果，总结统计分析、评估诊断效果。

4. 产前诊断病历（包括申请单、签署的知情同意书），实验室原始资料（包括本次实验的室内质控等）应保存5年以上，另有规定的除外。检测数据应当进行安全备份，并与互联网物理隔离。可追溯原始序列的核心数据保存应当不少于3年。检测后的DNA标本应长期保存在-70℃下至少3年，保存过程中避免反复冻融。

三、产前单基因遗传病基因诊断操作技术质量管理

（一）标本的采集和处理

1. 标本采集后应立即在无菌离心管外写明孕妇姓名和采集日期，按照实验室的产前诊断标本分类给标本唯一的编号并登记。标本处理过程应避免污染。标本处理后应及时送往实验室。

2. 实验室收到标本后，立即核对标本标识的孕妇姓名与产前诊断申请单、产前诊断病历和知情同意书是否一致。产前诊断标本要观察是否有母血污染并记录。

3. 标本保存。绒毛标本应及时清洗后/羊水标本应离心后/脐血置于EDTA抗凝管中，如当日不进行DNA提取，应将标本移至-20℃下保存。上述标本均可在4℃下短暂存放，方便当日进行DNA提取。

4. 试剂储存购置试剂要记录如下信息：购买日期，批号，数量，有效期，验收人，保存条件，存放地点等。DNA提取试剂盒和PCR产物回收试剂盒置于常温保存，PCR试剂和测序用分子试剂在-20℃条件下保存，其中测序用荧光试剂及其他荧光试剂应分装避光保存，DNA测序用缓冲液和分离胶应在4℃存放。拆封及自行配制的试剂，应在规定时间内使用，逾期不得使用，并做好使用记录，如检测不成功，应标注失败日期及失败原因。

（二）基因检测

1. 建议产前基因检测方法能够直接检测父母致病突变所在位点，采用相同的检测方法对胎儿进行相关致病突变的检测。

2. 在操作中必须设阴性对照和阳性对照，必要时设内参照。

3. 必要时，标本需进行二次独立的检测，在二次检测结果完全一致时给出检测报告。

4. 如果具备全外显子突变检测的能力，建议除对致病突变位点进行检测外，对基因的全外显子也进行检测，尽可能排除新发突变或未发现突变。

5. 为保证产前诊断的准确性，有必要进行羊水细胞、绒毛细胞或脐带血标本的STR位点检测，排除胎儿标本的母血污染，并可避免标本混淆。

6. 检测结果应当严格按照实验室标准进行双人判读。对于判读结果不一致或者存在分歧的，应当由技术负责人组织讨论，并形成记录，必要时补充实验或者采用其他方法验证。

（三）室内质控和室间质控

1. 室内质控

（1）所有单基因病产前基因诊断 DNA 样本应当经过母体污染排除实验，并进行标本确认。

（2）可根据本实验室具体技术情况选择检测方法和体系，并提前制订检测方法和操作程序。

（3）可能的情况下,单基因病产前基因诊断应当同时采用2种方法进行.若无法采用2种方法检测，则由 2 名检测人员平行双盲检测。

（4）日常质控：一般检测实验中需要同时设立阴性质控（正常对照）、阳性质控、内对照，基于 PCR 的检测实验还应设立不含模板的空白对照；定量检测，可采用统计学方法进行室内质量控制；质控样本要与待测样本同时检测。

（5）检测不合格或失败时，应当进行原因说明，并有相应的预防措施和纠正措施，并注意因报告延迟与医师和孕妇进行及时沟通。

2. 室间质量评价 定期参加国家卫生健康委临床检验中心组织开展的室间质评。对于尚无室间质评的项目，建议遗传病基因诊断实验室建立实验室网络，进行交流学习监督，进行临床标本的对比检测，评估实验室检测质量。

（四）产前诊断病历和实验原始数据的保存

产前诊断病历（包括申请单、签署的知情同意书），实验室原始资料（包括本次实验的室内质控等）应保存 5 年以上，另有规定的除外。检测数据应当进行安全备份，并与互联网物理隔离。可追溯原始序列的核心数据保存应当不少于 3 年。检测后的剩余 DNA 标本应长期保存于 −70℃，保存过程中避免反复冻融。

（虞　斌）

参考文献

[1] 中国医师协会检验医师分会. 染色体核型检验诊断报告模式专家共识[J]. 中华医学杂志, 2016, 96(12):933–936.

[2] 国家卫生健康委员会临床检验中心产前筛查与诊断室间质量评价专家委员. 染色体微阵列分析实验室技术要求专家共识[J]. 中华检验医学杂志, 2019,42(9): 745–751.

[3] 中国医院协会临床检验专业委员会出生缺陷防控实验技术与管理学组. 产前诊断实验室质量指标专家共识[J]. 中华医学遗传学杂志, 2020, 37(12):5.

[4] WAPNER R J, NORTON M E. An Introduction: Prenatal Screening, Diagnosis, and Treatment of Single Gene Disorders[J]. Clin Obstet Gynecol, 2021,64(4):852–860.

第 4 节　产前超声筛查与诊断的质量控制与管理

我国是出生缺陷的高发国家，每一个出生缺陷患儿的诞生都严重增加家庭和社会的压力，因此建议每一个孕妇于孕 11~13^{+6} 周行早孕期胎儿超声结构检查，于孕 20~24 周行中孕期系统超声结构筛查，有效降低出生缺陷。为保证产前超声筛查与诊断的准确性，其质量控制和管理显得尤为重要。

如何进行产前超声筛查与诊断的质量控制与管理?

一、人员准入

所有进行早孕期胎儿超声结构检查的医师均应参加相关培训，经考核合格，取得相关资质，以后每年同一时间考核；所有进行产前超声筛查与诊断的医师均参加产前超声筛查培训，经考核合格，取得相关资质。

二、机器设备

所有进行产前超声筛查的机器均配备腹部凸阵探头，进行产前超声诊断的机构还需配备阴道探头，有中晚孕及心脏检查模式，运用局部放大、回放及频谱多普勒等功能。

三、图像采集

标准图像的采集和测量是产前超声筛查质量控制的关键。

早孕期胎儿结构超声检查标准切面的选取参照 2013 年国际妇产科超声学会（The International Society of Ultrasound in Obstetrics and Gynecology, ISUOG）指南并适当拓展，包括头臀长、NT（多于一次，选最大值）、颅脑横切面、面部（眼眶、鼻后三角、上腭）、腹部（腹部脐带插入部位、胃泡、膀胱血流、双肾冠状面）、心脏（四腔心、四腔心血流、三血管血流、心率）、脊柱、四肢（上、下肢三节段、股骨）、胎盘，共至少 20 个切面，其中测量切面 10 个。如为多胎妊娠，应仔细辨别绒毛膜性、羊膜性，留存相应图像。

中孕期标准切面的选取参照 2011 年国际妇产科超声学会（ISUOG）指南，包括头部（双顶径、头围标准切面，侧脑室前、后角切面，小脑切面）、面部（眼眶、鼻骨、口唇）、心脏（四腔心、四腔心血流、左室流出道、右室流出道、三血管管径、三血管血流、心胸比）、腹部（腹壁脐带插入部位、腹围、胆囊、膀胱血流、双肾横断面、肾血流、膈肌）、脊柱（矢状面和骶尾部冠状面）、四肢（上、下肢三节段，双侧尺桡骨及胫腓骨，股骨及肱骨）、胎盘脐带插入部位，宫颈和羊水，共 37 个切面，其中测量切面 10 个。

每位产前超声筛查医师存储每例孕妇所有图像，质控小组定期随机抽取图像进行图像评分，以观察其规范化程度，同时对弱项进行针对性再培训，使其从中不断地熟悉胎儿各部位的解剖结构，利于更准确、快速地进行标准化扫查和获取图像。

同时结合图像评分，定期进行操作者自身及组间差异性分析，及时发现并纠正图像采集过程中的质量问题，有效提高超声培训中超声医师产前筛查的质量。除了开展早、中孕分级质控外，还需进行单病种质控。

四、图像存储

所有图像均存储于超声工作站系统内，并长期保存。

五、转诊制度

异常病例或可疑异常病例转诊至上级医师复核,由两名医师同时出具报告。

六、多学科会诊制度

所有疑难复杂病例参加每周一次的多学科会诊,由产科、遗传科、影像科、胎儿医学、新生儿科等专家组成会诊团队,超声结合临床,提供咨询。

七、随访制度

所有病例安排专人随访,跟踪妊娠结局。

(茹 彤 杨 岚)

参考文献

[1] 茹彤, 胡娅莉, 许碧云. 孕中期超声胎儿结构筛查图像质量控制[J]. 江苏医药, 2013,39(22):2680–2683.
[2] 徐燕, 茹彤, 胡娅莉. 孕中期超声胎儿结构筛查在超声培训中的质量控制[J]. 现代妇产科进展, 2016,25(8):589–592.